高职高专护理专业"十二五"规划教材

总主编 王维利

Nursing

妇产科护理学

FUCHANKE HULIXUE

主 编 王玉蓉

副主编 常 青 吕建萍 周利华

编 者 （以姓氏笔画为序）

王玉蓉（合肥职业技术学院）

吕建萍（皖南医学院弋矶山医院）

孙雪芹（蚌埠医学院）

岳 峰（阜阳职业技术学院）

周利华（安徽医科大学）

周群英（皖西卫生职业学院）

洪 蕊（皖南医学院弋矶山医院）

贾娟娟（安徽医学高等专科学校）

徐嵘嵘（合肥职业技术学院）

常 青（皖西卫生职业学院）

U0241210

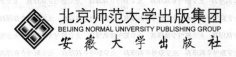
北京师范大学出版集团
BEIJING NORMAL UNIVERSITY PUBLISHING GROUP
安徽大学出版社

图书在版编目(CIP)数据

妇产科护理学/王玉蓉主编. —合肥:安徽大学出版社,2012.8(2016.8 重印)
ISBN 978-7-5664-0103-8

Ⅰ. ①妇… Ⅱ. ①王… Ⅲ. ①妇产科—护理学 Ⅳ. ①R473.71

中国版本图书馆 CIP 数据核字(2011)第 076326 号

妇产科护理学

王玉蓉 主编

出版发行:北京师范大学出版集团
　　　　　安 徽 大 学 出 版 社
　　　　　(安徽省合肥市肥西路 3 号 邮编 230039)
　　　　　www.bnupg.com.cn
　　　　　www.ahupress.com.cn
印　　刷:合肥远东印务有限责任公司
经　　销:全国新华书店
开　　本:184mm×260mm
印　　张:24
字　　数:595 千字
版　　次:2012 年 8 月第 1 版
印　　次:2016 年 8 月第 5 次印刷
定　　价:41.00 元
ISBN 978-7-5664-0103-8

策划统筹:李 梅 钟 蕾　　　　　　　装帧设计:李 军
责任编辑:钟 蕾 武溪溪　　　　　　　责任印制:赵明炎

编写说明

　　受安徽大学出版社之邀,安徽医科大学护理学院携手全省高校护理学院(系)、医学专科院校护理系的教师和部分医院临床高级护理人员,共同编写了这套护理学专科专业教材。编写这套教材的目的很明确:一是为安徽省护理专业的教材建设打下基础;二是为安徽省护理专业教师提供一个教学交流的平台;三是为安徽省护理学科"十二五"规划的完成与发展做出贡献。编写全程都做了精心的设计。本套教材的编写思路和要求如下:

　　● **态度知识技能并重**　学做人——是教育的基本要求,也是职业教育的重点;尊重他人与自己,认知社会与职业,提高学生的情商,反映在教学的每一个环节;教师有责任以课堂教学为平台、以教材为媒介,帮助学生提高情商,帮助学生认知护理专业的职业价值;这在每册教材的每一章学习目标和内容中都有所体现。学知识——是学生的主要任务;能提高学生获取知识的积极性是优秀教材的特性之一;本套教材期望通过新颖活泼的编写方式来予以体现。学技能——是学生应用知识从事护理职业的关键;技能按其性质和表现特点,可区分为动(操)作技能和智力技能(如归纳、演绎、分析、写作之类)两种。护理专业学生的操作技能培养与教材中操作原则、流程的编写密切相关,而智力技能涉及教材内容编写的方方面面,我们强调在教材编写中,注意各种技能之间的相互影响,努力以学生已形成的技能来促进其新技能的形成,即技能正迁移;在教材内容编写中做到明确、准确、精确、有意义、有逻辑、有系统,前后呼应,融会贯通,避免学生已形成的技能阻碍了新技能的形成,即技能负迁移,这是本教材努力追求的。

　　● **编写体例新颖活泼**　学习和借鉴优秀教材特别是国外精品教材的写作思路、写作方法以及章节安排;摒弃传统护理专业教材中知识点表述按部就班、理论讲解抽象和枯燥无味的弊端;学习和借鉴优秀人文学科教材的写作模式,风格清新活泼。抓住学生的兴趣点,让教材为学生所用,便于学生自学,尤其是避免学生面对教材、面对专业课程产生畏难情绪。

● **注重人文知识与专业知识的结合** 教材中适当穿插一些有趣的历史和现实事例。注重教材的可读性,改变专业教材艰深古板的固有面貌,以利于学生在学习护理专业知识的同时,提高其人文素质素养,起到教书育人的作用。

● **以学生及职业特征为本** 现代教育观和职业教育规范要求我们教师在编写这套教材时,努力做到以学生为中心,以学生未来从事的护理职业特征为本,并且考虑到医疗卫生改革的现状和临床护理发展变化的趋势。在教材编写中多设置提问、回答等互动环节,为学生参与教学提供必要条件。教材发挥的作用是在学生听教师授课的同时,还要自己动手、动脑;强调锻炼学生的思维能力以及运用知识解决问题的能力。

● **与时俱进更新教材内容** 将最新的知识吸收到教材中。教材中用到的示意图、实物图、实景图、流程图、表格、思考题等都要注重其前沿性,让学生开拓知识视野。

目前,我国护理学已由原来医学一级学科下设的二级学科增列为国家一级学科,这为我国护理专业的发展提供了很好的契机。在这套教材出版后,我们期望全体参加编写教师仍然能保持团队合作的精神,安徽医科大学护理学院愿意继续携手安徽省医学院校护理专业各学科教师,以校际学科教研组的形式开展学科学术研究和教学合作与交流,共同讨论使用本套教材时发现的问题与解决问题的方法,为这套教材再版做好准备。

王维利

2011 年于合肥

前 言

根据安徽省"十二五"发展纲要规划,安徽医科大学护理学院、安徽大学出版社组织省内多所本科、高职院校护理专业专家共同编写了这套安徽省高职高专护理专业"十二五"规划教材,旨在通过这套实用型护理教材的编写和使用,推动安徽省高职高专护理专业教学改革,提高安徽省高职高专护理专业教学质量,为社会培养更多实用型护理人才。

为了满足护理专业临床实际工作需要,适应护理专业学生就业实际情况,本书以高职护理专业培养目标为原则,以系统化整体护理思想和普通高等教育医疗、护理最新版教材为指导,简化了医疗知识,加入了新知识,突出了妇产科护理实践技能的培养,充分体现了其思想性、科学性和先进性。为了增加实用性和启发性,本书的编写结合了2011年全国职业护士资格考试大纲,体例上也作了较大的创新,不仅每章有小结和课后思考题,在每章前还引入案例和该章的学习目标,以便于学生自学。

根据《妇产科护理学》的课程特点,共分为二十二章,分别介绍了女性生殖系统解剖及生理、正常妊娠及分娩妇女的护理、异常妊娠及分娩妇女的护理、妇科疾病病人的护理、妇产科护理操作技术、计划生育妇女的护理及妇女保健等内容。本书在编写过程中力求与整套教材保持体例一致。涉及疾病内容时,分疾病概要和护理两部分介绍。其中,疾病概要主要包括病因与发病机制、临床特点和治疗原则三部分;护理部分选取典型疾病按照完整的护理程序列出其护理评估、护理诊断、护理目标、护理措施和护理评价,并附健康教育,其余疾病简化,只列出护理评估、护理诊断、护理措施和健康教育。护理诊断一般只列出2～5个。因此,教学中要求教师培养学生的批判性思维,引导学生理论联系实际,结合护理对象的实际情况进行评估、诊断,拟定护理目标,制定相应的护理措施并做出护理评价。此外,对每章开头的导入案例和课后思考题教材中没有作进一步分析,要求教学中教师在学生自己思考的基础上给予指导。

由于编写时间紧迫和编者视野的局限、书中难免有错误和不当之处,欢迎读者批评指正。

王玉蓉

2011年7月

目录

第一章

绪　论

情景导入

　　一名护理学专业的大一学生王某陪母亲去医院妇产科看病,医生检查后诊断其为卵巢肿瘤,建议住院治疗。在陪母亲住院期间,王某看到母亲手术后很痛苦,可自己因为不具备临床护理知识,不能很好地协助护士护理母亲,心里很难受。想到大二就要学习妇产科护理学了,王某下决心一定要学好这门课程,将来能帮助像自己母亲这样的病人。

　　问题:
　　1.妇产科护理学将学习哪些知识?
　　2.如何才能学好妇产科护理学?

本章学习目标

　　1.了解妇产科护理学的发展简史。
　　2.了解妇产科护理学的范畴、学习目的。
　　3.了解妇产科护理学的特点及学习方法。
　　4.在了解妇产科护理对象特殊性的基础上,树立爱心、同情心和责任心。

　　妇产科护理学是对妇女现存和潜在的健康问题进行评估、诊断与处理,为妇女健康提供服务的一门学科,是现代护理学的重要组成部分,也是护理专业的主干课程之一。

一、妇产科护理学的发展简史

　　妇产科护理的发展历史悠久,最早源于产科护理,人类参与妇女的生育过程是早期产科护理的雏形,后来逐渐发展成为一门独立的学科。

　　西方最早记述有妇产科及妇产科护理学的是 Ebers 古书,书中记载了约在公元前 2200年,古埃及民间对缓解产科阵痛、判断胎儿性别及诊断妊娠的方法,也有关于分娩、流产、月经以及一些妇科疾病的处理方法。我国医学历史悠久,公元前 1300～1200 年,用甲骨文撰写的"卜辞"中就有王妃分娩染疾的记载。2000 多年前,中医古典巨著《内经》、唐代孙思邈的《千金要方》、宋代陈子明的《妇人大全良方》等,都分别对妊娠和女性疾病作了不同深度的分析和论述,反映了我国古代中医妇产科的发展水平。

近代,随着分娩场所的变迁,产科护理人员结构、性质发生了根本的变化。从最初由有经验的女性参与生育过程,接生技术手口相传,到由在医院接受过专业训练、具备特殊技能的护理人员参与产科护理,使产科护理有了较大的发展。

现代,随着医学模式的转变和社会发展过程中人们对生育、健康及医疗保健需求的变化,妇产科护理也从单纯的"对疾病"的护理发展为"保障人类健康"的护理;护理人员的工作场所逐渐由医院扩大到家庭、社区;工作内容也从被动地执行医嘱、完成分工的常规技术操作和对病人的躯体护理,扩大到提供整体化护理。护理人员开始应用理论指导临床实践,增加了护理工作的科学性和主动性,使护理人员的整体素质得到了很大提高,推动了妇产科护理的快速发展。

"以家庭为中心的产科护理"是现代妇产科护理学中最具典型意义的整体化护理,代表了现代妇产科护理的发展趋势。"以家庭为中心的产科护理"是指:确定并针对个案、家庭、新生儿在生理、心理、社会等方面的需要及调适,向他们提供具有安全性和高质量的健康照顾,尤其强调提供促进家庭成员间的凝聚力和维护身体安全的母婴照顾。当前在全国各医院开展的"爱婴医院"、"温馨待产"、"无痛分娩"、"母婴同室"、"新生儿抚触"以及欧美一些国家采用的家庭成员陪伴分娩、分娩时体位按需调整等都是"以家庭为中心的产科护理"的具体体现。

二、妇产科护理学的范畴及学习目的

妇产科护理学的范畴主要包括:女性生殖系统解剖、生理,正常孕产妇的护理,异常孕产妇的护理,妇科疾病病人的护理,计划生育指导和妇女保健等。

学习妇产科护理学的目的在于掌握现代妇产科护理理论和技术,发挥护理的特有职能,为病人提供缓解痛苦、促进康复的有效护理,帮助护理对象尽快获得生活自理能力;为健康妇女提供自我保健知识,使其增强保健意识,预防疾病并维持健康状态。

三、妇产科护理学的特点及学习方法

妇产科护理的对象有其特殊性,是不同年龄阶段的妇女,而且主要针对妇女生殖系统的生理和病理进行护理,因此,具有以下一些特点:①妇产科护理涉及女性隐私,伦理问题往往较多。②妇产科疾病发生与年龄密切相关,如子宫内膜癌多见于老年妇女。③产科护理关系到母婴两条生命的安危,责任重大。④产科疾病和妇科疾病多有因果关系,如产后大出血导致希恩综合征,慢性输卵管炎导致异位妊娠等。⑤妇产科护理学与基础医学、相关护理学科及人文社会学科关系密切,如妊娠合并心脏病、产后抑郁等。⑥随着医学的不断发展以及现代医学新知识、新理论、新技术的不断涌现,当前妇产科护理工作范畴比传统的妇产科护理扩展了很多,不仅需要给护理对象提供生理护理,还需要提供心理护理。

因此,要求学生在学习过程中应培养良好的情感态度,学会充分尊重护理对象,富有爱心、同情心和强烈的责任心。病例分析时应在充分了解护理对象的基础上准确地收集资料,进行评估、诊断分析,然后制定护理计划和实施。要注意产科与妇科之间、妇产科与其他学科之间的相互联系与相互影响,比如在产褥期妇女的护理过程中,应明确既要做好产褥期妇女保健,预防生殖道感染,保证母婴健康,又要做好计划生育的指导;右下腹急腹痛时要考虑异位妊娠、黄体破裂和阑尾炎之间的鉴别等。此外,由于妇产科护理学是与基础医学、相关护理学科及人文社会学科关系密切的一门实践学科,因此要求学生在学习期间不仅要掌握医学、护理学基础和相关护理学科知识,还要具备一定的文化基础知识、人文社会学科知识和专业实践能力,同时要综合运用到护理实践中,针对护理对象开展个性化的整体护理。

本章小结

妇产科护理学是对妇女现存和潜在的健康问题进行评估、诊断与处理,为妇女健康提供服务的一门学科,是现代护理学的重要组成部分。其范畴主要包括:女性生殖系统解剖、生理,正常孕产妇的护理、异常孕产妇的护理,妇科疾病病人的护理,计划生育指导和妇女保健等。学习妇产科护理学的目的在于掌握现代妇产科护理理论和技术,发挥护理的特有职能,为病人提供缓解痛苦、促进康复的有效护理,帮助护理对象尽快获得生活自理能力;为健康妇女提供自我保健知识,使其增强保健意识、预防疾病并维持健康状态。因为妇产科护理对象的特殊性,使妇产科护理有其自身的特点,这对学习者提出了更高的要求。

本章关键词:妇产科护理学;范畴;学习目的;特点;学习方法

课后思考

1.妇产科护理学讲述了哪些知识?
2.学习妇产科护理学的目的是什么?
3.妇产科护理学的特点有哪些?

(王玉蓉)

第二章
女性生殖系统解剖与生理

情景导入

妇产科护理是专门针对女性生殖系统现存或潜在健康问题进行诊断、治疗和护理的一门科学,旨在为妇女健康提供服务保障。因此,为了学好这门课程,我们将首先带领大家熟悉女性生殖系统的解剖、生理知识。

问题:

1.女性生殖器官包括哪些?

2.女性一生各阶段分别有哪些生理特点?

本章学习目标

1.掌握女性外生殖器范围及组成、内生殖器组成及功能、骨盆结构、月经生理及经期卫生、卵巢的功能及其周期性变化、子宫内膜的周期性变化。

2.熟悉女性生殖器邻近器官、卵巢性激素的功能。

3.了解女性骨盆结构及骨盆底组织、女性一生各阶段的生理特点、性周期的调节。

第一节 女性生殖系统解剖

女性的生殖系统包括外生殖器、内生殖器及其相关组织和邻近器官。骨盆为内生殖器官的所在地,且与分娩关系密切,故本节一并介绍。

一、外生殖器(external genitalia)

女性外生殖器又称外阴,指女性生殖器的外露部分,位于两股内侧之间,包括从耻骨联合至会阴间的组织(图 2-1)。

(一)阴阜

为耻骨联合上方的皮肤隆起,其皮下含有丰富的脂肪组织。青春期,此部位开始生长阴毛,并向大阴唇外侧扩展,呈尖端向下的倒三角形分布。阴毛色泽、疏密、粗细因个体或种族不同而有差异。

(二)大阴唇

为位于阴阜至会阴之间,靠近两股内侧的一对纵行隆起的皮肤皱襞。大阴唇外侧面为皮肤,青春期长出阴毛,出现色素沉着,皮层内含有皮脂腺与汗腺;内侧面湿润似黏膜。大阴唇有较厚的皮下脂肪层,内含丰富的血管、淋巴管及神经,组织较为疏松,局部受伤后易出血形成血肿。未婚女性两侧大阴唇自然合拢,遮盖尿道外口与阴道口;经产妇受分娩影响,大阴唇向两侧分开;绝经后女性大阴唇阴毛稀少,呈萎缩状。

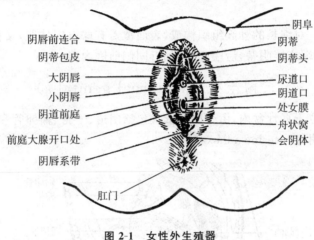

图 2-1　女性外生殖器

(三)小阴唇

为一对薄皮肤皱襞,位于大阴唇内侧。其表面湿润、色褐、无阴毛分布,但含有丰富的神经末梢,故极为敏感。两侧小阴唇前端互相融合,并分为前后两叶包绕阴蒂,前叶形成阴蒂包皮,后叶形成阴蒂系带。大阴唇、小阴唇的后端相会合,在正中线形成横皱襞,称阴唇系带。经产妇受分娩影响,阴唇系带不明显。

(四)阴蒂

位于两侧小阴唇顶端联合处,可勃起,与男性阴茎海绵体组织相似。阴蒂分为三部分:前端为阴蒂头,富含神经末梢,极敏感;中间为阴蒂体;后端为一对阴蒂脚,附着于两侧耻骨支上。其中仅阴蒂头暴露于外阴。

(五)阴道前庭

为一菱形区域,位于两侧小阴唇间,前至阴蒂,后至阴唇系带。此区域内,前方有尿道外口,后方有阴道口,在阴道口与阴唇系带间有一浅窝,称舟状窝或阴道前庭窝。

1.尿道外口　位于阴蒂头后下方、前庭的前部,略呈圆形。其后壁上有一对并列腺体,称尿道旁腺,其分泌物有润滑尿道口的作用,但此腺体开口小,常为细菌潜伏之处。

2.阴道口及处女膜 阴道口位于尿道外口后方、前庭的后部,大小、形状常不规则。阴道口周缘覆盖有处女膜,为一层较薄的黏膜皱襞。膜的两面均由鳞状上皮覆盖,其内含结缔组织、血管与神经末梢。处女膜中央有孔,孔的大小、形状以及膜的厚薄因人而异。处女膜一般在初次性交或剧烈运动时破裂,可少量出血;阴道分娩时进一步破损,产后仅留有几个较小的隆起痕迹,称为处女膜痕。

3.前庭大腺 又称巴多林腺,为位于两侧大阴唇后部及深部的一对腺体,如黄豆大小,被球海绵体肌覆盖。其腺管细长,1～2cm,开口于阴道前庭后方,小阴唇与处女膜之间的沟内中下 1/3 处。性兴奋时其分泌黄白色黏液润滑阴道。正常情况下不能触及此腺体,若因感染致腺管闭塞,形成前庭大腺脓肿,或仅腺管开口闭塞而分泌物集聚,形成前庭大腺囊肿,则能触及或看到。

4.前庭球 由一对细长的勃起组织构成,表面覆盖有球海绵体肌,又称球海绵体。位于阴道前庭两侧,其前端连接阴蒂,后端膨大,邻近同侧前庭大腺。

二、内生殖器(internal genitalia)

女性内生殖器位于真骨盆内,由外向内依次包括阴道、子宫、输卵管和卵巢,其中输卵管和卵巢合称为子宫附件(uterine adnexa)(图 2-2)。

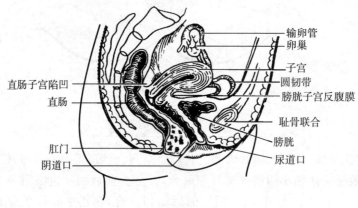

（1）矢状断面观

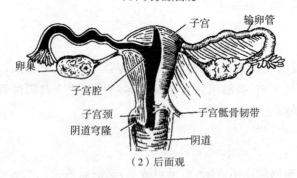

（2）后面观

图 2-2 女性内生殖器

（一）阴道（vagina）

1.功能　是性交器官，也是经血排出与胎儿娩出的通道。

2.位置和形态　位于真骨盆下部中央，呈上宽下窄、向前弯曲的腔道，前壁邻近膀胱与尿道，后壁贴近直肠，后壁较前壁稍长。正常情况下前后壁互相紧贴，防止外界病原体入侵。阴道上端包绕宫颈阴道部，下端开口于阴道前庭的后部。环绕子宫颈周围的隐窝部分称阴道穹隆，按位置可分前、后、左、右4个部分，其中后穹隆位置最深，其顶端与盆腔最低点（直肠子宫陷凹）紧密相邻，可经此处行穿刺或引流，是某些疾病诊断或实施手术的重要途径，具有十分重要的临床意义。

3.组织结构　阴道壁由内向外由黏膜层、肌层和纤维组织膜构成。其内富含静脉丛，故而局部损伤后易发生出血或形成血肿。阴道黏膜呈淡红色，由复层扁平鳞状上皮细胞覆盖，内无腺体。

4.生理特点　青春期后，阴道黏膜受性激素影响而发生周期性变化；阴道内呈酸性环境，对细菌的繁殖入侵起到一定的防御功效；阴道壁横行皱襞增多，外覆弹力纤维，有较大的伸展性。幼女和绝经后妇女因受卵巢功能低下的影响，阴道黏膜上皮薄，皱襞少，故伸展性小，易导致创伤及感染。

（二）子宫（uterus）

1.功能　青春期开始，受性激素影响，子宫内膜发生周期性改变而产生月经；性交后，子宫为精子到达输卵管的必经之路；受孕后，子宫为晚期囊胚着床、胚胎与胎儿生长发育的场所；分娩时，子宫收缩促使胎儿及其附属物娩出。

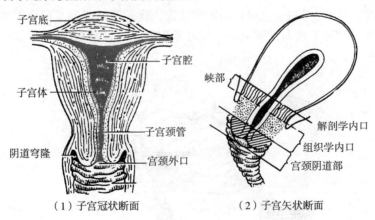

（1）子宫冠状断面　　　　（2）子宫矢状断面

图 2-3　子宫

2.位置和形态　子宫位于骨盆腔中央，坐骨棘水平之上，前为膀胱，后为直肠，正常站立时呈轻度前倾前屈位。为上宽下窄、前扁后凸、腔小壁厚的肌性器官，形如倒置的梨形。正常成年女性子宫重约50g，长 7～8cm，宽 4～5cm，厚 2～3cm，容积约 5ml。子宫上部较宽，称子宫体，其顶部隆起称子宫底，宫底两侧与输卵管连接并相通的部位为子宫角。子宫下部呈圆柱状，较窄，称子宫颈，子宫颈以阴道为界，阴道以上部分称宫颈阴道上部，宫颈伸入阴道内的部分称宫颈阴道部(图 2-3)。宫体与宫颈的比例随年龄变化而不同,女童期为 1∶2,成年女性为 2∶1,老年期为 1∶1。宫颈内腔呈梭形,称子宫颈管,成年女性长 2.5～3cm,下端为宫颈外口,通向阴道。未产妇的宫颈外口呈圆形,经产妇受分娩影响形成大小不等的横裂,将宫颈分为前唇和后唇。子宫体与子宫颈之间最狭窄的部分称子宫峡部,非孕期长约 1cm,妊娠后被逐渐伸展拉长,至妊娠末期可达 7～10cm,形成子宫下段,成为软产道的一部分。子宫峡部上端解剖上较狭窄,称解剖学内口;下端称组织学内口,此处宫腔内膜转为宫颈黏膜。

3.组织结构　宫体和宫颈组织结构不同。

(1)宫体:宫体由内向外由 3 层组织构成,内层为子宫内膜,或称黏膜层,中间为肌层,外层为浆膜层,即脏层腹膜。

子宫内膜为一层粉红色黏膜组织,包括致密层、海绵层和基底层 3 层结构。进入青春期后受卵巢性激素影响,内膜表面 2/3 可发生周期性变化而剥脱出血形成月经,称功能层;靠近子宫肌层的 1/3 内膜不受卵巢性激素影响,无周期性变化,称基底层。

子宫肌层厚,非孕时约 0.8cm,由大量平滑肌束与少量弹力纤维组成。肌束如网状纵横交错排列,可分 3 层:内层环行,中层交织排列,外层纵行。肌层血运丰富,子宫收缩时血管被压迫,能有效控制子宫出血。

子宫浆膜层为脏层腹膜,与肌层紧贴,覆盖于宫体底部及前后壁。在子宫前面靠近峡部处,腹膜与子宫壁结合疏松,向前反折覆盖于膀胱,形成膀胱子宫陷凹,覆盖于此处的腹膜称膀胱子宫返折腹膜。在子宫后面,腹膜沿子宫壁向下,达宫颈后方及阴道后穹隆处,向后折向直肠,形成直肠子宫陷凹,又称"道格拉斯陷凹"。

(2)宫颈:主要由结缔组织构成,并含有少量平滑肌纤维、血管和弹力纤维。宫颈管黏膜由单层高柱状上皮覆盖,黏膜内有大量腺体,受卵巢性激素影响,可周期性地分泌碱性黏液,形成黏液栓堵塞宫颈管,起到一定的自净防御功能。宫颈阴道部为复层扁平鳞状上皮,表面光滑。在宫颈外口柱状上皮与鳞状上皮交界处是宫颈癌的好发部位。

4.子宫韧带　共有 4 对,与盆底组织一起维持子宫正常位置(图 2-4)。

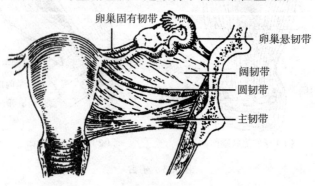

图 2-4　子宫各韧带

(1)圆韧带:呈圆索状而得名,长 10～12cm,由结缔组织与平滑肌构成。分别自两侧子宫角前方、输卵管近端下方发出,经阔韧带前叶的后方,向前外侧下方延伸达两侧骨盆壁,而后穿过腹股沟管终止于大阴唇前端。其作用是维持子宫呈前倾位置。

(2)阔韧带:为一对翼形的双层腹膜皱襞,由覆盖在子宫前后壁的腹膜自子宫两侧缘分别向外伸展达到骨盆壁而形成。阔韧带分为前后两叶,其上缘游离,内 2/3 包裹输卵管,外 1/3 移行成为卵巢悬韧带,或称为骨盆漏斗韧带,此处有卵巢动静脉穿行。在输卵管之下、与卵巢相接处之上称输卵管系膜。阔韧带后叶和卵巢相连接处称卵巢系膜。卵巢内侧与子宫角间的阔韧带稍增厚,称卵巢韧带或卵巢固有韧带。位于子宫体两侧的阔韧带称宫旁组织,内含丰富的血管、淋巴管、神经和大量的疏松结缔组织。阔韧带的作用是维持子宫在盆腔的中央位置。

(3)主韧带:又称宫颈横韧带,横行于宫颈两侧与骨盆侧壁之间,位于阔韧带下方。为一对坚韧的平滑肌和结缔组织纤维束,其作用是固定宫颈位置,防止子宫下垂。

(4)宫骶韧带:自宫体与宫颈交界处后面的上侧方(相当于组织学内口水平)出发,向两侧绕过直肠抵达第 2、3 骶椎前方。宫骶韧带由结缔组织与平滑肌组成,外覆腹膜,短厚有力,将宫颈向后向上牵拉,其作用是间接维持子宫呈前倾位置。

以上韧带、骨盆底肌及筋膜组织若受损或薄弱,可导致子宫位置异常,造成不同程度的子宫脱垂。

(三)输卵管(fallopian tube)

1.功能　将卵子拾入输卵管管腔,是精子与卵子相遇并形成受精卵的场所,也是向宫腔输送受精卵的通道。

2.位置与形态　在阔韧带上缘内,内侧与子宫角相通,外端游离呈伞状,并邻近卵巢。输卵管为一对细长而弯曲的肌性腔道,长 8～14cm,根据其形态自内向外可分 4 个部分,分别为间质部、峡部、壶腹部和伞部。间质部为潜行于子宫壁内的部分,管腔最狭窄且短,长约 1cm;峡部位于间质部外侧,管腔较狭窄、细直,长 2～3cm;壶腹部在峡部外侧,管腔较宽大,弯曲,长 5～8cm;伞部长 1～1.5cm,为输卵管最外侧部分,末端开口于腹腔,呈漏斗状形态,有许多细长的指状突起,具有"拾卵"功能。

3.组织结构　分为 3 层,由内向外分别是黏膜层、平滑肌层和浆膜层。黏膜层被覆单层高柱状上皮,其上皮细胞通过纤毛摆动协助运送卵子,无纤毛的细胞具有分泌功能;平滑肌层由内环、外纵两层肌肉组成,可产生节律性收缩,引起输卵管由远端向近端蠕动,有帮助拾卵、输送受精卵作用,并可阻止经血逆流和宫腔内感染向腹腔内扩散;浆膜层为腹膜的一部分,亦即阔韧带上缘。黏膜上皮细胞的形态、分泌、纤毛摆动及输卵管肌肉收缩均受卵巢激素的影响而产生周期性变化。

(四)卵巢(ovary)

1.功能　可产生卵子和分泌性激素,具有生殖和内分泌功能,是一对性腺。

2.位置与形态　悬于子宫两侧,输卵管后下方,内侧以卵巢固有韧带连接于子宫,外侧以卵巢悬韧带连接于骨盆壁,并以卵巢系膜连接于阔韧带后叶,下缘游离。卵巢呈扁椭圆形,其大小、形状因年龄、个体差异及月经周期阶段不同而有差异。青春期前,表面光滑;随着青春期产生排卵后,表面逐渐凹凸不平。成年妇女的卵巢大小约 4cm×3cm×1cm,重 5～6g,呈灰白色;绝经后,其逐渐萎缩变小、变硬,妇科检查不易触及。

3.组织结构　卵巢表面无腹膜,覆有单层立方上皮,称生发上皮,有利于成熟卵子的排出,但同时也易于卵巢恶性肿瘤细胞的播散。上皮深面有卵巢白膜,为一层致密纤维组织。其内部为卵巢实质,分为皮质和髓质两部分。外层为皮质,内含数以万计的原始卵泡(又称始基卵泡)、发育各级的卵泡、黄体及其退化后的残余结构及致密结缔组织;中心为髓质,无卵泡,含疏松结缔组织及丰富的血管、淋巴管、神经及少量与卵巢韧带相延续的平滑肌纤维(图2-5)。

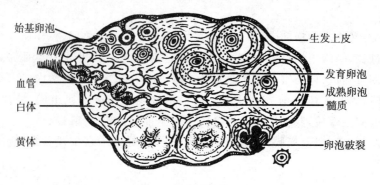

图 2-5　卵巢(切面观)

三、骨　盆(pelvis)

(一)骨盆

女性骨盆具有承托上部躯体重量、支持和保护盆腔脏器的作用,也是胎儿经阴道分娩时必经的骨性产道,其大小、形态直接影响到分娩能否顺利进行。通常女性骨盆较男性骨盆相比宽而浅,有利于胎儿的娩出。

1.骨盆的组成

(1)骨盆的骨骼:骨盆由骶骨、尾骨和左右两块髋骨组成。骶骨由5～6块骶椎合成,呈楔形;尾骨由4～5块尾椎合成;每块髋骨分别由髂骨、坐骨及耻骨融合而成(图2-6)。

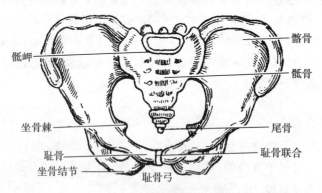

图 2-6　正常女性骨盆(前上观)

(2)骨盆的关节:包括耻骨联合、骶髂关节及骶尾关节。耻骨联合位于骨盆的前方,由两耻骨之间的纤维软骨连接而成。在骨盆后方,骶骨和髂骨的联合处称为骶髂关节。骶骨与尾骨之间形成骶尾关节,具有一定的活动度。

（3）骨盆的韧带：连接骨盆各部之间的韧带中有两对最为重要，一对是骶结节韧带，为骶骨、尾骨与坐骨结节之间的韧带；另一对是骶棘韧带，连接骶、尾骨与坐骨棘，其宽度又称坐骨切迹宽度，是判断中骨盆平面狭窄与否的重要指标。

妊娠期由于卵巢性激素作用，骨盆韧带变松弛，各关节活动性亦增加，有利于分娩时胎儿通过骨性产道。

2.骨盆的分界　以耻骨联合上缘、两侧髂耻线及骶岬上缘的连线为界，将骨盆分为上、下两部分，即假骨盆和真骨盆。

（1）假骨盆：位于骨盆分界线之上，又称大骨盆，构成腹腔的一部分，其前为腹壁下部，两侧为髂骨翼，后方为第5腰椎。假骨盆与产道无直接关系，但通过测量假骨盆某些径线长短可间接了解真骨盆的大小。

（2）真骨盆：位于骨盆分界线之下，又称小骨盆，亦称骨产道或硬产道，是胎儿娩出的骨性腔道。真骨盆有上、下两口，上端称骨盆入口，下端称骨盆出口，中间为骨盆腔。骨盆腔形态前浅后深，四壁均由骨骼和韧带构成，其前壁为耻骨联合和耻骨支，两侧壁为坐骨、坐骨棘及骶棘韧带，后壁为骶骨与尾骨。

3.骨盆标记

（1）坐骨棘：是坐骨后缘突起部分，位于真骨盆中部，可经肛诊或阴道检查触及，是分娩过程中衡量胎先露下降程度的重要标志。

（2）骶岬：骶骨前面凹陷形成骶窝，第1骶椎向前突出称为骶岬，是测量骨盆内径（对角径）的重要骨性标志。

（3）耻骨弓：由两耻骨降支的前部连接而成，女性骨盆耻骨弓角度正常为$90°\sim100°$。

4.骨盆的类型　骨盆的形态、大小个体差异极大，造成差异的因素除种族差异外，还与遗传、营养、性激素和疾病等有关。通常按 Callwell 与 Moloy 分类，将骨盆分为4种类型：

（1）女性型：骨盆入口呈横椭圆形，入口横径较前后径稍长，两侧坐骨棘间径大于或等于10cm，坐骨棘突出不明显，耻骨弓较宽。为女性正常骨盆，在我国妇女中最常见，占$52\%\sim58.9\%$。

（2）扁平型：骨盆入口呈扁椭圆形，横径长、前后径短，耻骨弓宽，骶骨短，失去正常弯度，骨盆变浅。在我国妇女中较常见，占$23.2\%\sim29\%$。

（3）类人猿型：骨盆入口呈长椭圆形，骨盆各平面前后径稍长，横径均较短。两侧壁稍内聚，坐骨棘较突出，坐骨切迹较宽，耻骨弓较窄，此骨盆比其他类型骨盆深，且前部较窄而后部较宽。在我国妇女中占$14.2\%\sim18\%$。

（4）男性型：骨盆入口略呈三角形，两侧内聚，坐骨棘突出，坐骨切迹窄，耻骨弓较窄。整个骨盆腔呈漏斗形，容易造成难产。在我国妇女中少见，仅占$1\%\sim3.7\%$。

上述4种基本类型仅为理论上分类，临床所见多为混合型骨盆。

（二）骨盆底（pelvic floor）

骨盆底由多层肌肉和筋膜所构成，封闭骨盆出口，有尿道、阴道和直肠贯穿其中。骨盆底具有承载、支托盆腔脏器，并保持其于正常位置的功能。分娩时如处理不当，可不同程度地损伤骨盆底，致产后发生阴道、直肠壁膨出和子宫脱垂等疾病。骨盆底前方是耻骨联合下缘与耻骨弓,两侧由耻骨降支、坐骨升支及坐骨结节构成,后方是尾骨尖。其由内向外分 3 层(图 2-7)。

1.**内层** 即盆膈。由两侧向下向内合成漏斗形的肛提肌及其内、外筋膜组成,尿道、阴道和直肠分别穿过其间,为骨盆底最坚韧的一层。每侧肛提肌由前内向后外分别包括耻骨尾骨肌、髂骨尾骨肌、坐骨尾骨肌三部分,具有加强盆底支托力的作用,亦可加强肛门与阴道括约肌的作用。

2.**中层** 即泌尿生殖膈。覆盖于骨盆出口的前三角形平面上,由上、下两层坚韧筋膜和其间的一对会阴深横肌及尿道括约肌形成,又称三角韧带。尿道和阴道于此穿过。

3.**外层** 即浅层筋膜与肌肉。位于外生殖器、会阴皮肤和皮下组织的下方,由会阴浅筋膜及其深面的球海绵体肌、坐骨海绵体肌和会阴浅横肌三对肌肉及肛门外括约肌组成。该层肌肉的肌腱于阴道外口和肛门之间会合,形成会阴中心腱。

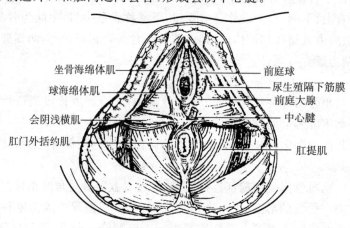

图 2-7 骨盆底肌层

会阴的概念有广义和狭义之分。广义的会阴是指封闭骨盆出口的所有软组织;狭义的会阴则是指位于阴道口和肛门之间的软组织,又称会阴体,厚 3～4cm,呈楔形,从外向内逐渐变窄,其表层是皮肤、皮下脂肪和筋膜,内层为会阴中心腱。会阴中心腱由球海绵体肌、会阴浅横肌、会阴深横肌、肛门外括约肌的肌腱和部分肛提肌及其筋膜交织形成。妊娠期会阴组织变软,伸展性加大,利于分娩;但分娩时仍应注意保护,避免造成会阴撕裂伤。

四、邻近器官

女性生殖器官与同在盆腔内的其他器官位置相邻,血管、淋巴管及神经间也有密切联系。如生殖器官出现感染、创伤和肿瘤等病变时,易累及邻近器官;邻近器官出现生理改变或疾病时,亦同样影响生殖器官。

(一)尿道

位于耻骨联合和阴道前壁之间的一肌性腔道,长 4～5cm,直径约 0.6cm,始于膀胱三角尖端,穿过盆膈、泌尿生殖膈,开口于阴道前庭的前部。由于女性尿道邻近阴道,且短而直,易引发泌尿系统感染。

（二）膀胱

位于耻骨联合与子宫间的一囊状肌性器官，其大小、形状可因其盈虚及邻近器官状况发生变化。膀胱空虚时位于盆腔内，充盈时可凸向腹腔，妨碍盆腔检查，且手术中充盈的膀胱易受损，故妇科检查及妇科手术前必须先排空病人的膀胱。

（三）输尿管

为一对肌性圆索状管道，全长约 30cm，粗细不均，最细部分内径仅 3～4mm，最粗可达 7～8mm，管壁厚 1mm。女性输尿管始自肾盂，于腹膜后沿腰大肌前偏中线侧下降（腰段），到骶髂关节处跨髂外动脉起点的前方入骨盆腔（骨盆段），后继续沿髂内动脉下行，达阔韧带基底部时折向前内方，于子宫颈外侧约 2cm 处，在子宫动脉的下方穿过（图 2-8），而后经阴道侧穹隆顶端绕向前内方入膀胱壁穿越输尿管隧道（膀胱段），在壁内斜行 1.5～2cm 后，开口于膀胱三角区底部外侧角。结扎子宫动脉和打开输尿管隧道时，应避免输尿管损伤。

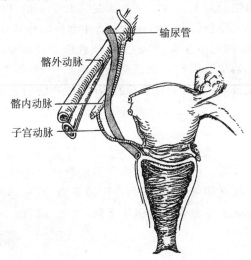

输尿管
髂外动脉
髂内动脉
子宫动脉

图 2-8　输尿管与子宫

（四）直肠

位于盆腔后部，介于子宫、阴道和骶骨之间，上与乙状结肠相接，下与肛管相连。直肠全长 15～20cm，上 1/3 段前面和两侧面均有腹膜覆盖；中 1/3 段仅前面覆有腹膜，且腹膜折向前上方覆盖宫颈与子宫后壁，形成直肠子宫陷凹（或称道格拉斯窝）；下段无腹膜覆盖。肛管长 2～3cm，周围有肛门内、外括约肌及肛提肌，借会阴体与阴道下段分开。分娩和妇科手术时应避免损伤直肠和肛管。

（五）阑尾

通常位于右髂窝内，长 7～9cm，根部与盲肠相连，远端游离。阑尾的位置、长短、粗细常常有较大变异，有时下端可达右侧附件部位，故女性患阑尾炎时可能影响输卵管和卵巢等生殖器官,且两者可相互影响。此外,妊娠期阑尾还可随子宫增大逐渐向上外方移位,给妊娠期阑尾炎的诊断增加了难度。

第二节 女性生殖系统生理

一、女性一生各阶段的生理特点

女性从胎儿形成到衰老是一个渐进的生理过程,也是下丘脑-垂体-卵巢轴功能发育、成熟至衰退的过程。根据女性生理特点将女性一生分为7个阶段,但并无截然界限,可受遗传、营养、环境、心理等因素影响而存在个体差异。正确认识各阶段特点,对于做好妇女保健和健康教育工作,具有十分积极的重要意义。

(一)胎儿期

从妊娠第9周起至出生前称胎儿期。来源于父亲和母亲的23对染色体受精后组成一个新个体,其中包括22对常染色体和1对在性发育中起决定作用的性染色体。胚胎6周后原始性腺开始分化,若胚胎细胞不含Y性染色体,则性腺分化缓慢,到胚胎8～10周性腺组织方才出现卵巢结构。原始生殖细胞分化成初级卵母细胞,四周围绕性索皮质的扁平细胞形成原始卵泡。由于无雄激素,无副中肾管抑制因子,故中肾管退化,两条副中肾管发育成女性生殖器。

(二)新生儿期

出生后4周内称新生儿期。由于在母体内受到胎盘产生的性激素影响,新生女婴的生殖器官与乳房呈现出一定程度的发育,表现为外阴较丰满、乳房略肿大或有少量泌乳;出生后,胎盘循环停止,新生儿血中性激素含量迅速下降,可出现阴道少量流血。以上这些均属生理现象,短期内可自然消退。

(三)儿童期

从出生4周到12岁左右称儿童期。约8岁之前,儿童体格持续生长发育,但下丘脑-垂体-卵巢轴的功能处于抑制状态,生殖器为幼稚型,表现为阴道狭长,无皱襞,上皮薄而缺乏糖原,阴道酸度低,局部抵抗力弱;子宫小,肌层很薄,宫颈较长,为宫体的2倍;输卵管细而弯曲;卵巢长而窄,卵泡非促性腺激素依赖性自主生长,但仅发育到窦前期即萎缩、退化。子宫、输卵管和卵巢位于腹腔内,接近骨盆入口。

约8岁起,性腺轴抑制状态解除,神经、内分泌调节功能逐渐发展,生殖器官得以初步发育。卵巢形态逐步变为扁卵圆形,受垂体促性腺激素影响卵泡呈现一定程度的发育,同时分泌性激素,但仍达不到成熟阶段,不排卵。内生殖器官逐渐下降至骨盆腔内。女性特征也逐步呈现,胸、髋、肩及外阴部出现皮下脂肪堆积,乳房开始发育。

(四)青春期

自乳房发育等第二性征出现至生殖器官逐渐发育成熟的时期称青春期。世界卫生组织

(WHO)规定青春期为 10～19 岁。该时期的生理特点有以下几点。

1.全身发育 身高加速增长,体型逐渐接近成年女性,各器官的生理功能逐渐发育成熟。

2.第一性征 促性腺激素分泌增加、作用加强,促使卵巢发育,女性激素分泌增加,内、外生殖器官进一步发育,从幼稚型变为成人型。阴阜隆起,阴唇变肥厚,有色素沉着;阴道长度及宽度增加,黏膜增厚且出现皱襞;子宫增大,宫体增大尤为明显,为宫颈的 2 倍;输卵管增粗,弯曲度变小;卵巢增大,皮质内出现不同发育阶段的卵泡,卵巢表面随着排卵发生开始出现凹凸不平。此时虽已初步具有生育能力,但整个生殖系统功能尚未完善。

3.第二性征 音调变高;乳房发育、隆起;阴毛和腋毛出现;骨盆横径的发育大于前后径;胸、臀、肩部皮下脂肪增多;呈现女性特有体态。其中,乳房发育为女性第二性征的最初特征,是女性青春期发动的标志。

4.月经来潮 第一次月经来潮通常发生于乳房发育 2.5 年后,是青春期的重要标志。由于此时性腺轴调节功能尚不健全,可有卵泡发育成熟,但多无排卵,月经周期常不规律。经 2～4 年建立规律的周期性排卵之后,月经逐步正常。

（五）性成熟期

一般自 18 岁左右开始,约历时 30 年。此期卵巢功能已发育成熟,有规律地周期性排卵和分泌性激素,是女性生育机能和内分泌机能最旺盛的时期,又称生育期。受性激素周期性变化的影响,各生殖器和乳房均发生周期性改变。

（六）绝经过渡期

从卵巢功能开始衰退直至最后一次月经的时期。该阶段长短不一,因人而异,一般始于 40 岁后,短者 1～2 年,长者 10 余年,甚至 20 年。

该时期卵巢功能逐渐衰退,卵泡数量显著减少,且对垂体促性腺激素敏感性下降,常发生卵泡发育不全,出现周期不规则的无排卵性月经。当卵泡自然耗竭,或剩余卵泡对垂体促性腺激素丧失反应时,月经永久停止称绝经。从卵巢功能衰退到绝经后 1 年内的时期称围绝经期。受卵巢内分泌功能下降的影响,生殖器官逐渐萎缩,出现血管舒缩障碍和神经精神症状,常表现为潮热、多汗、头痛、失眠、情绪不稳定、抑郁或烦躁等,称围绝经期综合征。我国妇女绝经多发生于 44～54 岁间。

（七）绝经后期

指女性绝经后的生命时期,机体逐渐老化。绝经后期初期卵泡耗竭,卵巢间质分泌的雄激素在外周组织中转化为雌酮,成为体内雌激素的主要来源。60 岁之后称为老年期,此时卵巢功能衰竭,性激素水平明显下降,不足以维持女性性征,生殖器官进一步萎缩、老化。阴唇皮下脂肪变薄;阴道黏膜萎缩,皱襞减少,弹性下降;子宫萎缩;卵巢缩小、变硬。此外,还易发生代谢紊乱,如骨代谢失常可致骨质疏松引发骨折,脂质代谢异常可出现高脂血症。

二、卵巢功能及其周期性变化

(一)卵巢功能

卵巢是女性的性腺,主要有生殖和内分泌两大功能,能产生卵子并排卵、合成并分泌女性激素。

(二)卵巢的周期性变化

从青春期开始到绝经前,卵巢的形态和功能发生周期性变化称卵巢周期,主要表现为:

1.卵泡发育及成熟　卵泡从胚胎形成后即开始不依赖于促性腺激素的刺激进行自主发育和闭锁,至新生儿出生时卵巢内大约剩余 200 万个原始卵泡,儿童阶段卵巢皮质内含有密集成群的原始卵泡,髓质逐渐退化,到青春期卵泡数仅剩下 30~50 万个。原始卵泡含有一个卵母细胞,周围环绕一层梭形或扁平细胞,因其胞浆内含有颗粒,故称颗粒细胞。进入青春期,受促性腺激素刺激,原始卵泡开始发育,颗粒细胞由单层增殖为复层,由梭形转变为柱状,形成初级卵泡;之后进一步发育,卵细胞增大,出现卵泡腔,产生卵泡液,形成次级卵泡。通常每一月经周期只有一个优势卵泡完全发育成熟,进入排卵前阶段,多数次级卵泡发生退化(图 2-9)。成熟卵泡体积会显著增大,直径可达 15~20mm,并移行至卵巢表面向外突出,其结构从外向内依次为卵泡外膜、卵泡内膜、颗粒细胞、卵泡腔、卵丘、放射冠和透明带。妇女一生中仅有 400~500 个卵泡发育成熟并排出,其余的卵泡发育到一定程度后均自行退化形成闭锁卵泡。

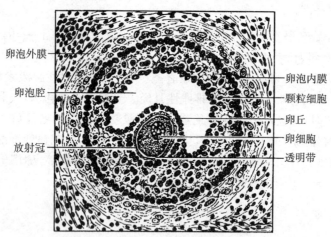

图 2-9　发育成熟的卵细胞

2.排卵　卵细胞排出卵子的过程称排卵。发育成熟的卵泡在卵泡内蛋白溶酶和激素的作用下,卵泡腔内压力升高,卵泡壁颗粒细胞层和卵泡膜及其外周卵巢组织变薄,最终溶解、破裂,发生排卵。随卵细胞排出,透明带、放射冠和少量卵丘内的颗粒细胞也一起排出。排卵一般发生在下次月经来潮前 14 日左右,可由两侧卵巢轮流交替排卵,也可由一侧卵巢连续排出。

3.黄体形成与退化 排卵后卵泡腔内液体流出,压力下降,卵泡壁塌陷,卵泡膜血管破裂,血液流入腔内凝成血块称为血体。向卵泡腔内侵入的卵泡颗粒细胞和内膜细胞受腺垂体分泌的黄体生成素作用发生黄素化,胞浆内出现黄色颗粒类脂质状物,周围由结缔组织的卵泡外膜包绕,称为黄体。黄体可分泌孕激素和雌激素,于排卵后7~8日(相当于正常月经周期第22~23日)成熟,此时黄体体积和功能达最高峰,外观色黄,直径1~2cm。

若卵子未受精,黄体在排卵后9~10日开始退化。黄体细胞萎缩变小,血管减少,由侵入黄体的结缔组织和成纤维细胞所代替,组织纤维化,外观转为白色,称白体。排卵日至下一次月经来潮间约14天为黄体期。黄体衰退后激素水平下降导致月经来潮,卵巢中新一批卵泡开始发育,进入新一轮周期。若卵子受精,月经黄体继续发育成为妊娠黄体,分泌更多女性激素以维持妊娠,至妊娠10周后胎盘形成接替其功能。

(三)卵巢分泌的性激素

卵巢合成分泌的性激素主要包括雌激素、孕激素和少量雄激素,均为甾体激素。

1.雌、孕激素周期性变化(图2-10)

(1)雌激素:卵泡发育初始,分泌量很少;随着卵泡发育,分泌量逐渐增多;至月经周期第7日雌激素水平开始迅速增加,于排卵前达第一个高峰。排卵后循环中雌激素稍减少,至排卵后1~2日,黄体开始分泌激素,循环中雌激素量又逐步升高,在排卵后7~8日黄体成熟之时形成第二高峰。第二高峰较第一高峰值稍低,且较为平坦。此后黄体萎缩,雌激素水平急剧下降,于月经期达最低水平。

(2)孕激素:卵泡发育期不合成,排卵前LH排卵峰发生时开始少量分泌,排卵后分泌逐渐增加,于排卵后7~8日黄体成熟时,分泌量达高峰,之后开始逐渐下降,至月经来潮时降到卵泡期水平。

2.卵巢性激素的生理作用

(1)雌激素(estrogen):由卵泡颗粒细胞、卵泡内膜细胞和黄体细胞合成。人体内雌激素有雌二醇、雌酮、雌三醇3种,前两者可相互转化,而后者是前两者的代谢产物,在肝脏中降解后,由肾脏排出。其中雌二醇是女性体内生物活性最强的雌激素。临床上通过测定血、尿中雌激素水平,可了解卵巢功能。雌激素的生理功能主要有:

1)促进阴道上皮细胞增生角化,黏膜增厚,细胞内糖原含量增加,维持阴道酸性环境,增强局部抵抗力。

2)促进子宫发育,子宫肌细胞增生肥大,肌层增厚,血运增加,收缩力增强及对缩宫素敏感性增强;促进子宫内膜腺体和间质增生、修复,呈增生期改变;使宫颈口松弛、扩张,宫颈黏液分泌增多,性状变稀薄,拉丝度佳。

3)促进输卵管肌层发育,节律性收缩振幅增强,蠕动增加;促进上皮细胞分泌,纤毛生长,有利于受精卵向宫腔输送。

4)促进卵泡发育,卵巢内胆固醇积蓄。

5)促进阴唇发育、丰满、色素加深。

6)促进乳腺管增生,乳头与乳晕着色;大量雌激素抑制乳汁分泌;促进其他第二性征发育。

7)促进水钠潴留;促进肝脏合成高密度脂蛋白,抑制合成低密度脂蛋白,降低循环中总胆固醇水平,降低胆固醇与磷脂的比例,减少胆固醇沉积于动脉管壁,防止冠状动脉硬化;促进骨钙沉积,维持血中钙磷平衡。

8)通过对下丘脑和垂体的正负反馈调节,控制下丘脑和垂体的激素分泌。

(2)孕激素(progestin):主要由黄体合成。人体内孕激素以孕酮为主,其代谢产物为孕二醇,经肾脏自尿液排出,测定尿中孕二醇水平可了解孕酮产生的情况。其生理功能主要有:

1)促使阴道上皮细胞脱落加快,呈舟状细胞。

2)促使子宫肌纤维松弛,活力下降,兴奋性降低,对外界刺激的反应能力下降,对缩宫素敏感性降低,利于胚胎和胎儿在子宫腔内生长发育;促使子宫内膜转为分泌期,为孕卵植入做准备;促使宫颈口闭合,宫颈黏液分泌减少,性状变稠厚,拉丝度差,易形成宫颈管黏液栓。

3)增加输卵管平滑肌收缩速度,抑制其节律性收缩,抑制黏膜上皮细胞纤毛的生成和黏液分泌,调节孕卵的正常运行。

4)在雌激素影响的基础上,促进乳腺小叶和腺泡发育成熟。

5)促进水钠排泄。

6)通过对下丘脑、垂体的负反馈调节,抑制下丘脑和垂体的激素分泌。

7)兴奋下丘脑体温调节中枢,使基础体温于排卵后升高 $0.3\sim0.5℃$。正常妇女排卵前基础体温低,排卵后基础体温升高的双相型体温变化,可作为判定有无排卵的重要指标。

(3)雌激素和孕激素的协同与拮抗作用:一方面,雌激素和孕激素具有协同作用,孕激素在雌激素作用的基础上,进一步促进女性生殖器官和乳房的发育,为妊娠做准备;另一方面,二者又有拮抗作用,表现在阴道上皮细胞角化脱落、子宫内膜增生分泌变化、子宫肌层收缩、宫颈黏液变化、输卵管蠕动与纤毛运动及水钠代谢等方面。

(4)雄激素(androgen):卵巢可分泌少量雄激素——睾酮。其生理功能主要有:

1)是合成雌激素的前体。

2)促进阴阜、阴蒂、阴唇发育和阴毛、腋毛的生长,维持女性第二性征及正常生育功能。但雄激素过多会拮抗雌激素的作用。

3)促进血红蛋白与红细胞增生、蛋白质合成、肌肉生长及骨骼发育,性成熟后促使骨骺关闭,促进钠、氯重吸收,促使基础代谢率增加。

三、子宫内膜的周期性变化

(一)子宫内膜的周期性变化

随着卵巢周期性变化的影响,女性生殖系统各器官亦表现出相应的周期性变化,尤以子宫内膜的周期性变化最明显(图2-10),子宫内膜功能层出现周期性剥脱出血形成月经。以一个正常月经周期28日为例,其组织形态的周期性改变分3期。

1.月经期 月经周期第1~4日。此期雌激素和孕酮撤退,内膜中前列腺素合成、活化,刺激子宫肌层收缩,使内膜功能层的螺旋小动脉发生持续的节段性收缩、痉挛,导致内膜血流减少,进而缺血、缺氧,局灶性坏死,血管壁通透性增加,血管破裂致内膜底部血肿形成,内膜功能层从基底层崩解剥脱,与血液混合排出形成月经。

2.增生期　月经周期第5~14日。此期相当于卵泡发育成熟期。子宫内膜的增生与修复在月经期即已开始。在雌激素作用下,子宫内膜不断增生,逐渐增厚至3~5mm,表面高低不平;腺体增多、拉长,呈弯曲状;间质水肿明显;间质中小动脉增生、延长,管壁增厚,管腔增大,呈螺旋状弯曲。

3.分泌期　月经周期第15~28日。此期相当于黄体期。月经周期第15~23日,相当于黄体形成期。受黄体合成的雌、孕激素作用,子宫内膜继续增厚,并呈锯齿状;腺体更长、更加弯曲,腺体内的分泌上皮细胞分泌糖原排入腺腔;间质高度水肿、疏松;小动脉进一步增生,螺旋化卷曲明显,子宫内膜供血充足,适宜受精卵植入和发育。排卵后7日子宫内膜分泌反应达高峰,恰与晚期囊胚着床同步。月经周期第24~28日,为分泌期晚期,也是月经来潮前期,相当于黄体退化期。子宫内膜厚度可达10mm,呈海绵状;腺体开口面向宫腔,仍有糖原分泌;间质更加水肿、疏松;螺旋小动脉快速增长超出内膜厚度,管腔扩张,更加弯曲。

(二)月经生理及经期卫生

1.月经的定义　月经(menstruation)是指随卵巢激素周期性变化而出现的,子宫内膜周期性剥脱与出血。规律的月经来潮是女性生殖功能成熟的标志之一。

2.月经初潮　指第一次月经来潮。月经初潮年龄早在11~12岁,迟至15~16岁,大多为13~14岁。近年来,月经初潮年龄有提前的趋势,16岁之后月经尚未来潮者应当引起临床重视。月经初潮的早晚受遗传、身体素质、营养状况、体重和气候环境等各种内外因素的影响。

3.月经周期　月经出血第1日为一个月经周期的开始,相邻两次月经第1日的间隔时间称一个月经周期,一般为21~35日,平均28日。月经周期长短因人而异,只要规律恒定,提前或延后数天,仍属正常。

4.月经持续时间及出血量　每次月经持续时间称为经期,一般为2~7日,平均3~5日。每次月经的总出血量为经量,为30~50ml,一般不超过80ml,以月经的第2~3日出血量最多。月经量很难统计,临床上常通过每日更换月经垫次数进行粗略估计。

5.月经血特征　一般呈暗红色、碱性、无臭味、黏稠但不凝固,偶尔有小凝血块。其成分除血液外,还有子宫内膜碎片、宫颈黏液和阴道上皮脱落细胞。由于剥脱的子宫内膜中含有较多的活化物质,可将经血中纤溶酶原激活转变为纤溶酶,裂解纤维蛋白形成流动的分解产物,故月经血不凝固,以液体状态排出。

6.月经期症状　大多无特殊症状。但由于经期盆腔充血及受前列腺素的作用,可出现下腹及腰骶部坠胀不适感或子宫收缩痛,少数妇女可出现乳房胀痛、轻度神经系统不稳定症状(如失眠、头痛、易激动或精神抑郁)、胃肠功能紊乱症状(如食欲不振、恶心、呕吐、便秘或腹泻)、膀胱刺激症状(如尿频)、鼻黏膜出血、皮肤痤疮等,但一般不影响正常生活和工作。

7.经期卫生　经期盆腔充血,宫颈口松弛,全身及生殖器官局部抵抗力下降,应加强卫生保健措施,预防感染。

(1)帮助青春期女性正确认识月经,解除不必要的思想顾虑,保持精神愉快。

(2)指导女性做好经期保健。保持外阴部清洁,勤换卫生垫和内裤,勤洗外阴;经期不宜行盆浴、坐浴、阴道冲洗、游泳及性生活;注意多保暖,少吃生冷食物,避免冷水浴或淋雨,防止受寒;加强营养,忌食辛辣等刺激性食品,保持大小便通畅;注意劳逸结合,一般经期可照常工作,但不宜参加剧烈运动或重体力劳动。

(3)经期如出现严重腹痛、经量明显增多或减少、经血混浊伴异味等症状,应及时就诊。

四、性腺轴的调节

卵巢的周期性变化,引起女性生殖系统各器官的一系列周期性变化,称生殖器官的周期性变化。月经是这个周期性变化中的重要标志,故又称月经周期。生殖器官的周期性变化(图 2-10)是在中枢神经系统控制下,通过下丘脑—垂体—卵巢轴(hypothalamus-pituitary-ovarian axis, HPOA)的调节来实现的。该轴的主要生理功能是控制女性发育,维持正常月经及性功能,因此又称性腺轴。此外,它也参与调节机体内环境和物质代谢。

(一)下丘脑对垂体的调节作用

下丘脑弓状核神经细胞脉冲式分泌促性腺激素释放激素(GnRH),它是一种神经激素,包括卵泡刺激素释放激素(FSH-RH)和黄体生成素释放激素(LH-RH)。二者可直接通过下丘脑与脑垂体间的门脉系统输送到腺垂体,控制垂体合成并分泌促性腺激素,即卵泡刺激素(FSH)和黄体生成激素(LH)。

(二)垂体对卵巢的调节作用

垂体接受 GnRH 刺激,脉冲式合成并分泌 FSH 和 LH 等与生殖调节直接相关的糖蛋白激素,调节卵巢的周期性变化。FSH 在少量 LH 的协同下,主要促使卵巢内卵泡发育、成熟,合成并分泌雌激素;LH 则在 FSH 的协作下,促使卵母细胞成熟、排卵,促使黄体形成并发育,维持黄体功能,促进孕激素和雌激素的合成与分泌。

(三)卵巢激素的反馈调节

卵巢虽受垂体促性腺激素调节,但当其分泌的雌、孕激素水平不断升高时,又反过来影响下丘脑、垂体的分泌活动,这种作用称为反馈作用。促进下丘脑兴奋,性激素分泌增多者称正反馈;反之,促进下丘脑抑制,性激素分泌减少者称负反馈。低雌激素水平对下丘脑产生正反馈作用;高雌激素水平对下丘脑产生负反馈,但排卵后和高水平孕激素协同,对下丘脑产生抑制作用。

(四)性周期的调节

月经来潮前,黄体萎缩,雌、孕激素水平急剧下降至最低,解除了对下丘脑、垂体的反馈抑制,使下丘脑又开始分泌 GnRH。GnRH 刺激垂体合成分泌 FSH 和少量的 LH,二者共同刺激卵巢内卵泡发育和分泌雌激素,促进子宫内膜增生。随着雌激素水平逐渐升高,当浓度低于 200pg/ml 时,对下丘脑负反馈逐渐增强,抑制下丘脑与垂体分泌 GnRH 和 FSH、LH,循环中 FSH 水平下降。当卵泡逐渐发育成熟,雌激素出现高峰,浓度高于或等于 200pg/ml 时,对下丘脑产生正反馈,促进垂体释放大量 LH、FSH,形成排卵前 LH、FSH 峰,促使成熟卵泡排卵。排卵后黄体形成，分泌雌激素和孕激素，促进增生期子宫内膜转向分泌期；同时雌、孕激素联合作用抑制 FSH、LH 合成，从而抑制卵泡发育。当黄体开始萎缩，雌孕激素分泌减少，子宫内膜失去激素支持，坏死、脱落及出血，月经来潮，此时循环中雌、孕激素含量极少，对下丘脑、垂体的抑制解除，GnRH 开始重新分泌，FSH、LH 回升，又一批新卵泡生长发育，开始进入一个新月经周期。性周期调节如此周而复始地进行。

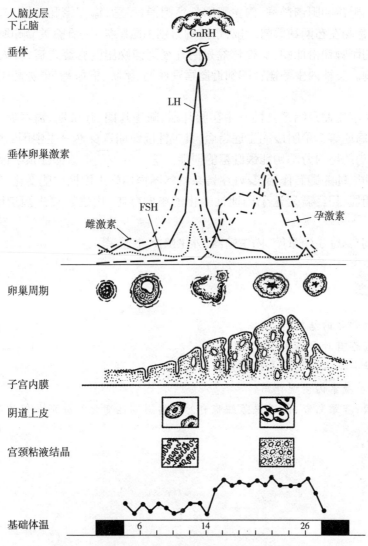

图 2-10　月经周期中垂体、卵巢、子宫内膜、阴道涂片、宫颈黏液结晶及基础体温的周期性变化

　　总之，下丘脑、垂体与卵巢之间彼此相互依存，相互制约，共同调节正常性周期。其他内分泌腺也与性周期调节密切关联。而所有这些生理活动并非孤立，均受到大脑皮层支配，神经内分泌系统在月经周期调节中起十分关键的作用。大脑皮层、下丘脑、垂体或卵巢中任一环节发生障碍，都可引起卵巢功能紊乱、月经失调。此外，外界环境、精神因素等也会影响性周期调节。

本章小结

　　本章主要介绍了女性生殖系统的解剖与生理知识,这是学习《妇产科护理学》的基础。

　　女性生殖系统解剖包括内、外生殖器官及其相关组织与邻近器官。其中,外生殖器包括阴阜、大小阴唇、阴蒂和阴道前庭;内生殖器包括阴道、子宫、输卵管和卵巢,位于骨盆腔内。骨盆由骶骨、尾骨和左右两块髋骨构成,骨骼间分别由骶尾关节、骶髂关节和耻骨联合相连,由骶结节韧带和骶棘韧带加固;女性骨盆是胎儿经阴道娩出的必经之道,其大小、形态对分娩有着直接影响。女性内生殖器官的邻近器官有尿道、膀胱、输尿管、直肠和阑尾,与内生殖器可相互影响。

　　女性生殖系统生理介绍了女性一生在胎儿期、新生儿期、儿童期、青春期、性成熟期、绝经过渡期、绝经后期等 7 个阶段的生理特点,其中性成熟期是女性一生中历时较长的一个阶段,是卵巢生殖功能与内分泌功能最旺盛的时期。这一阶段在中枢神经系统控制下,通过下丘脑—垂体—卵巢轴的调节作用,女性生殖系统各器官均产生周期性的变化,其中以子宫内膜的变化尤为明显,月经就是这个周期性变化的重要标志,也是妇女生殖功能成熟的标志之一。

　　本章关键词:女性生殖系统;内生殖器;外生殖器;性激素

课后思考

　1.简述女性骨盆的结构特点。

　2.子宫的韧带有什么作用?

　3.简述女性一生各阶段的生理特点。

　4.简述雌、孕激素的生理作用。

　5.子宫内膜、宫颈黏液、阴道脱落细胞有怎样的周期性变化?分别与何种激素有关?

(徐嵘嵘)

第三章

妊娠期妇女的护理

情景导入

　　张女士,新婚,月经过期 10 日未来,既往月经正常,现清晨起来出现恶心、呕吐,到医院检查咨询是否怀孕或者患病。

问题:

1.作为一名护士,你应指导张女士进行哪些相关检查?

2.如果张女士怀孕了,你如何进行孕期健康教育?如何指导她进行产前检查?

本章学习目标

　　1.掌握胎儿附属物的形成与功能,妊娠诊断及妊娠各期孕妇护理评估、护理诊断、护理措施和健康指导。掌握妊娠期常见症状及护理。

　　2.熟悉妊娠期孕妇的生理变化和心理反应。

　　3.了解胎儿发育及特点。

　　4.每个学生能运用所学知识对孕妇进行健康教育,准确推算预产期。

第一节　妊娠生理

　　妊娠是胚胎和胎儿在母体内发育成长的过程。卵子受精是妊娠的开始,胎儿及其附属物自母体排出是妊娠的终止。妊娠是一个非常复杂而又极为协调的生理过程。由于受精的日期不易确定,临床上以末次月经的第一日作为妊娠的开始,全过程共 10 个妊娠月(1 个妊娠月为 4 周),即 40 周或 280 日。

一、胚胎的形成

(一)受精

　　成熟卵子和精子结合的过程称为受精。精子由阴道经子宫颈管进入宫腔,子宫内膜白

细胞产生的 α 与 β 淀粉酶解除精子顶体酶上的"去获能因子",使精子具有受精能力,称为精子获能。卵子从卵巢排出后经输卵管伞端的"拾卵"作用进入输卵管内,停留在输卵管壶腹部与峡部连接处等待受精。当卵子与精子相遇时,精子顶体外膜破裂,释放顶体酶,在酶的作用下,精子穿过放射冠、透明带,与卵子的表面接触开始受精,卵原核和精原核逐渐融合完成受精,受精后的卵子称孕卵或受精卵(图 3-1)。

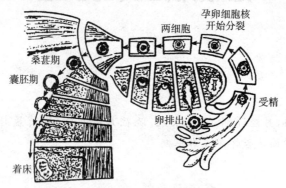

图 3-1　卵子受精和孕卵的植入

(二)受精卵的输送与发育

受精卵进行有丝分裂的同时,借助输卵管蠕动和纤毛推动,向子宫腔方向移动,约在受精后第 3 日,分裂成由 16 个细胞组成的实心细胞团,称桑葚胚,也称早期囊胚。约在受精后第 4 日,早期囊胚进入子宫腔,并继续分裂发育形成晚期囊胚。

(三)植入

晚期囊胚侵入子宫内膜的过程,称植入或着床。在受精后第 6～7 日开始植入,第 11～12 日完成。植入部位通常在子宫底、子宫体腔的前壁或后壁。着床需经过定位、黏着和穿透 3 个阶段,必须具备的条件是:①透明带消失。②囊胚细胞滋养层分化为合体滋养层细胞。③囊胚和子宫内膜同步发育并相互配合。④孕妇体内有足够的孕酮。囊胚植入后,细胞继续分裂,经两胚层、三胚层,最终发育分化成胎儿的各个系统、器官及其附属物。

(四)蜕膜的形成

孕卵植入后的子宫内膜称蜕膜。按蜕膜与孕卵植入部位的关系,将蜕膜分为 3 部分(图 3-2)。

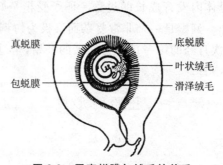

图 3-2　子宫蜕膜与绒毛的关系

1.底蜕膜　与孕卵接触的蜕膜，以后发育成胎盘的母体部分。

2.包蜕膜　覆盖在孕卵表面的蜕膜，随孕卵发育逐渐突向宫腔，约在妊娠12周因羊膜腔明显增大，子宫腔逐渐消失，包蜕膜与真蜕膜逐渐融合。

3.真蜕膜　除底蜕膜、包蜕膜以外覆盖子宫腔表面的蜕膜，又称壁蜕膜。

二、胎儿附属物的形成与功能

胎儿附属物是指胎儿以外的组织，包括胎盘、胎膜、脐带和羊水。

(一)胎盘

1.胎盘的形成　胎盘由底蜕膜、叶状绒毛膜和羊膜构成。

(1)底蜕膜：构成胎盘的母体部分，底蜕膜的螺旋小动脉和小静脉开口于绒毛间隙，因动脉压力高，血液喷入绒毛间隙，再散向四周，经蜕膜小静脉回流入母体血液循环，故绒毛间隙充满母血。绒毛中有毛细血管，胎儿血自脐动脉入绒毛毛细血管网，再经脐静脉入胎儿体内。由此可见，胎盘有母体和胎儿两套血液循环，血液在各自封闭的管道内循环，互不相混，但是可以通过绒毛毛细血管壁、绒毛间质及绒毛表面细胞层，依靠渗透、扩散和绒毛上皮细胞的选择力进行物质交换。

(2)叶状绒毛膜：构成胎盘的胎儿部分，是胎盘的主要部分。晚期囊胚着床后，滋养层细胞迅速增殖，并与胚外中胚层共同组成绒毛膜。与底蜕膜接触的绒毛因血供丰富发育良好，称叶状绒毛膜或丛密绒毛膜；与包蜕膜接触的绒毛膜因缺乏血供而萎缩退化，称平滑绒毛膜，与羊膜共同组成胎膜。绒毛滋养层合体细胞溶解周围的蜕膜形成绒毛间隙，多数绒毛游离其中，称游离绒毛。少数绒毛紧附于蜕膜深部起固定作用，称固定绒毛。绒毛间隙之间有蜕膜隔将胎盘分成若干胎盘小叶。

(3)羊膜：是胎盘的最内层，构成胎盘的胎儿部分。附着在绒毛膜板表面，光滑，无血管、神经及淋巴管，具有一定弹性的半透明薄膜。

2.胎盘的形态结构　妊娠足月时胎盘呈圆形或椭圆形，重450～650g(胎盘实质重量受胎血及母血影响较大)，直径16～20cm，厚1～3cm，中间厚，边缘薄(图3-3)，约占胎儿体重的1/6。胎盘分胎儿面和母体面，胎儿面被覆羊膜呈灰白色，光滑半透明，脐带中的动静脉从附着处分支向四周呈放射状分布，直达胎盘边缘；母体面粗糙，呈暗红色，由18～20个胎盘小叶组成。

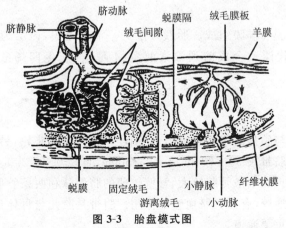

图3-3　胎盘模式图

3.胎盘的功能 胎盘是母体与胎儿间进行物质交换的重要器官。包括气体交换、供给营养物质、排泄胎儿代谢产物、防御功能及合成功能等。

(1)气体交换:胎儿通过胎盘与母体进行气体交换,利用胎血与母血之间的 O_2 与 CO_2 的分压差,以简单扩散的方式获取 O_2,排出 CO_2。

(2)供给营养:胎儿生长发育所需要的营养物质,如葡萄糖、氨基酸、脂肪酸、水、电解质、水溶性维生素等,以易化扩散、主动转运、合成分解等形式通过胎盘供给胎儿。

(3)排泄废物:胎儿的代谢产物如尿酸、尿素、肌酐、肌酸等,经胎盘进入母血,由母体排出体外。

(4)防御功能:胎盘虽能阻止母血中某些有害物质进入胎儿血中,但屏障作用有限。各种病毒(如风疹病毒、巨细胞病毒等)、小分子量对胎儿有害的药物等均可通过胎盘影响胎儿,导致胎儿畸形甚至死亡。细菌、弓形虫、衣原体、支原体、螺旋体可在胎盘部位形成病灶,破坏绒毛结构进入胎儿血液感染胎儿。母血中免疫抗体如 IgG 能通过胎盘,使胎儿在出生后短时间内获得被动免疫力。

(5)合成功能:主要合成激素和酶。合成的激素有蛋白激素和甾体激素两大类。蛋白激素主要是人绒毛膜促性腺激素(HCG)和人胎盘生乳素(HPL);甾体激素有雌激素和孕激素。合成的酶有缩宫素酶、耐热性碱性磷酸酶等。

1)人绒毛膜促性腺激素(HCG):由合体滋养细胞分泌。受精后 10 日左右可用放射免疫法自母体血清中测出,成为诊断早孕的敏感方法之一。至妊娠第 8~10 周时分泌达高峰,持续 1~2 周后逐渐下降,产后 2 周降至正常水平。HCG 的主要作用是影响月经黄体,使其增大成为妊娠黄体,增加甾体激素的分泌以维持妊娠等。

2)人胎盘生乳素(HPL):由合体滋养细胞分泌。于妊娠 5~6 周用放免法可在母血中测出,34~36 周达高峰,直至分娩。产后 HPL 值迅速下降,约产后 7 小时不能测出。HPL 的主要作用是促进母体乳腺发育,为产后泌乳做准备。

3)雌激素和孕激素:妊娠早期由卵巢妊娠黄体分泌甾体激素的功能,妊娠 8~10 周由胎盘替代,并随妊娠进展分泌量逐渐增高。雌、孕激素共同参与妊娠期母体各系统的生理变化。

(二)胎膜

胎膜由平滑绒毛膜和羊膜组成。胎膜外层为平滑绒毛膜,内层为羊膜。胎膜含有较多的酶,参与甾体激素代谢及合成前列腺素前身物质——花生四烯酸,对分娩发动有一定作用。

(三)脐带

脐带是连接胎儿与胎盘的条索状组织,一端连于胎儿腹壁脐轮,另一端附着于胎盘胎儿面。妊娠足月胎儿的脐带长 30~70cm,平均约 50cm,直径 0.8~2.0cm,表面被羊膜覆盖呈灰白色。脐带断面中央有一条管腔较大、管壁较薄的脐静脉和两条管腔较小、管壁较厚的脐动脉。血管周围为华通胶,有保护脐血管的作用。脐带是胎儿与母体进行气体交换、营养供应和代谢产物排出的重要通道。

（四）羊水

充满在羊膜腔内的液体称羊水。妊娠早期,羊水主要来源于母体血清经胎膜进入羊膜腔的透析液。妊娠中期以后,羊水主要来源于胎儿的尿液。妊娠晚期胎肺参与羊水的形成,从肺泡分泌至羊膜腔。羊水不断产生的同时,又不断被羊膜吸收、被胎儿吞咽入消化道,以维持母体、胎儿与羊水三者之间的液体平衡。随着胚胎的发育,羊水量逐渐增加,妊娠38周时约1000ml,此后羊水量逐渐减少,妊娠40周时约800ml。妊娠早期羊水无色、澄清。足月羊水中因含有胎脂、胎儿脱落上皮细胞、毳毛等而略显浑浊、不透明,羊水内常悬有小片状物,包括胎脂、胎儿脱落上皮细胞、毳毛、毛发、少量白细胞等。此时羊水比重为1.007~1.025,呈弱碱性,pH为7.20。

羊水的功能:①使胎儿在宫腔内有一定的活动度,防止胎儿与羊膜粘连。②起缓冲作用,避免胎儿受外来损伤,减轻母体对胎动的不适感。③保持羊膜腔内恒温恒压。④分娩时能传导宫缩的压力,破膜后冲洗、润滑产道。⑤通过羊水检测可了解胎儿的成熟度、性别及某些遗传性疾病。

三、胎儿发育及生理特点

妊娠8周内的胎体称胚胎,是其主要器官完成分化的时期;从妊娠第9周起称胎儿,为各器官进一步发育成熟的时期。

（一）胎儿发育特征

8周末:已初具人形,头大,约占整个胎体的一半。各内脏器官的原基已形成,B超检查可见胎心搏动。

12周末:胎儿体重约14g,身长约9cm。外生殖器已发育,部分可分辨胎儿性别。

16周末:胎儿体重约110g,身长约16cm。从外生殖器可确定胎儿性别,部分孕妇自觉有胎动,X线检查可见到胎儿骨骼阴影。

20周末:胎儿体重约320g,身长约25cm。产科检查可听到胎心音。全身有毳毛,出生后有心跳、呼吸、排尿及吞咽运动。从妊娠20周至满28周前娩出的胎儿称有生机儿。

24周末:胎儿体重约630g,身长约30cm。各内脏器官均已发育,皮下脂肪开始沉积,但皮肤仍呈皱缩状。

28周末:胎儿体重约1000g,身长约35cm。皮下脂肪沉积不多,皮肤粉红色,可有呼吸运动,但肺泡Ⅱ型细胞中表面活性物质含量低,此期出生的胎儿易患特发性呼吸窘迫综合征,若加强护理,可以存活。

32周末:胎儿体重约1700g,身长约40cm。面部毳毛已落,生活力尚可。此期出生者如注意护理,可以存活。

36周末:胎儿体重约2500g,身长约45cm。皮下脂肪发育良好,毳毛明显减少,指（趾）甲已达指（趾）端,生活能力良好,此期出生者基本可以存活。

40周末:体重约3400g或以上,身长约50cm。胎儿已发育成熟,体形外观丰满,皮肤粉红色,指（趾）甲已超过指（趾）尖,男性睾丸已下降到阴囊,女性大小阴唇发育良好。出生后哭声响亮,吸吮力强,能很好存活。

(二)胎儿的生理特点

1. 循环系统

(1)解剖学特点:

1)脐静脉 1 条:将来自母体胎盘、氧含量较高、营养较丰富的血液带入胎体,生后闭锁为肝圆韧带。脐静脉的末支为静脉导管,生后闭锁为静脉韧带。

2)脐动脉 2 条:将来自胎儿、氧含量较低的混合血注入胎盘,与母血进行物质交换,生后与相连的腹下动脉共同闭锁为腹下韧带。

3)动脉导管:位于肺动脉与主动脉弓之间,生后闭锁为动脉韧带。

4)卵圆孔:位于左右心房之间,于生后 6 个月完全闭锁。

(2)血循环特点:来自胎盘的血液进入胎儿体内分三支:一支直接入肝,一支与门静脉汇合入肝,这两支的血液最后由肝静脉入下腔静脉。另有一支经静脉导管直接注入下腔静脉。所以,下腔静脉血是混合血,有来自脐静脉含氧较高的血,也有来自胎儿下肢和盆腔脏器的含氧较低的血。

卵圆孔开口正对下腔静脉入口,故下腔静脉入右心房的血液绝大部分通过卵圆孔进入左心房。上腔静脉入右心房的血液,正常情况下流向右心室,进入肺动脉。

由于肺循环阻力较高,肺动脉血液大部分经动脉导管流入主动脉,只有约 1/3 的血液经肺静脉入左心房进入左心室,继而入升主动脉,直至全身后经腹下动脉,再经脐动脉进入胎盘,与母血进行气体和物质交换。可见,胎儿体内都是动静脉混合血,各部分血液含氧量不同,进入肝、心、头部及上肢的血液含氧和营养较高,而注入肺及身体下部的血液含氧和营养较少。

2. 血液

(1)红细胞:妊娠早期,红细胞生成主要是来自卵黄囊,妊娠 10 周时主要在肝脏,以后骨髓和脾逐渐具有造血功能。妊娠足月时,90% 的红细胞由骨髓产生。妊娠 32 周以后,红细胞总数无论是早产儿还是足月儿均较高,约为 $6×10^{12}/L$,胎儿红细胞的生命周期约为成人的 2/3。

(2)血红蛋白:胎儿血红蛋白分为 3 种,即原始血红蛋白、胎儿血红蛋白和成人血红蛋白。妊娠前半期均为胎儿血红蛋白,随着妊娠进展,成人血红蛋白逐渐增多。

(3)白细胞:妊娠 2 个月后,胎儿血循环中出现白细胞,妊娠足月时可达 $(1.5～2)×10^{10}/L$。妊娠 12 周,胸腺、脾脏发育,两者均产生淋巴细胞,成为机体内抗体的主要来源。

3. 呼吸系统　母儿血液在胎盘进行气体交换完成胎儿的呼吸功能。胎儿在出生前必须完成呼吸道(包括气管及肺泡)、肺循环及呼吸肌的发育,且活动协调才能生存。近年来,由于医学超声技术的发展,B 超在妊娠 11 周时可观察到胎儿的胸壁运动,妊娠 16 周时可见胎儿的呼吸运动,使羊水进出呼吸道,促使肺泡扩张及生长。胎儿呼吸运动为 30～70 次/分,时快时慢,有时也很平稳。当发生胎儿窘迫时,可出现大喘息样呼吸。

4. 消化系统　妊娠 11 周小肠就有蠕动,妊娠 16 周时胃肠功能已经基本建立。胎儿可吞咽羊水,同时能排出尿液以控制羊水量。胎儿肝脏功能不够健全,缺乏许多酶,不能结合因红细胞破坏后产生的大量游离胆红素。仅有小部分在胎儿肝内结合,通过胆道氧化成胆绿素排出肠外。胆绿素的降解产物使胎粪呈墨绿色。

5.泌尿系统　妊娠 11～14 周,胎儿肾脏已有排泄功能。妊娠 14 周,胎儿膀胱内已有尿液。妊娠后半期,胎尿成为羊水的重要来源之一。

6.内分泌系统　胎儿甲状腺是胎儿期发育最早的内分泌腺。妊娠 6 周开始发育,妊娠 12 周已能合成甲状腺素。胎儿肾上腺的发育良好,其重量与胎儿体重之比远超过成年人,胎儿肾上腺皮质能产生大量的甾体激素,与胎儿肝脏、胎盘、母体共同完成雌三醇的合成。因此,血、尿雌三醇测定成为临床上了解胎儿、胎盘功能常见的方法。妊娠 12 周,胎儿胰腺分泌胰岛素。

第二节　妊娠期母体的变化

一、妊娠期母体的生理变化

妊娠期在胎盘激素与神经内分泌的作用下,母体各系统发生了一系列适应性的变化。

(一)生殖系统变化

1.子宫

(1)子宫体:妊娠后逐渐增大变软,子宫大小由非妊娠时的 7cm×5cm×3cm 增大至妊娠足月时的 35cm×25cm×22cm。宫腔容积由非妊娠时约 5ml 增加至妊娠足月时约 5000ml,子宫重量由非妊娠时 50g 增加至足月时 1100g。早期子宫呈球形且不对称,妊娠 12 周时,增大的子宫超出盆腔。妊娠晚期,子宫多呈不同程度的右旋,与乙状结肠占据盆腔左侧有关。子宫的增大与子宫肌细胞肥大有关,而不是肌细胞数目增多。其中子宫底增长最快,下段次之,宫颈最少。子宫动脉非妊娠时屈曲,至妊娠足月时逐渐变直,以适应胎盘内绒毛间隙血流量增加的需要。宫缩时子宫血流量明显减少。

(2)子宫峡部:非妊娠时长约 1cm,妊娠后随子宫增大逐渐被拉长变薄,成为软产道的一部分,形成子宫下段,临产时长 7～10cm。

(3)子宫颈:外观肥大、充血、变软,呈紫蓝色。宫颈管内腺体肥大,宫颈黏液增多,形成黏稠的黏液栓,保护宫腔不受感染。

2.输卵管、卵巢　输卵管伸长,血运增加,黏膜有时呈蜕膜样改变;卵巢略增大,停止排卵。一侧卵巢可见妊娠黄体,妊娠黄体分泌雌、孕激素以维持妊娠。妊娠 10 周后,妊娠黄体功能由胎盘替代。

3.外阴、阴道　外阴局部充血,皮肤增厚,色素沉着,大阴唇结缔组织变松软,伸展性增加;阴道黏膜着色、变厚,皱襞增多,结缔组织变松软,伸展性增加,阴道分泌物增多,酸度增高,可抑制致病菌的生长。

(二)乳房

乳房增大,孕妇自觉乳房发胀、刺痛或触痛。乳头和乳晕有明显的色素沉着。乳晕周围的皮脂腺增生肥大呈结节状隆起,称蒙氏结节。妊娠后期,尤其在近分娩期,挤压乳房时可有数滴稀薄黄色液体溢出,称初乳。

(三)血液及循环系统

1.血液　血容量于妊娠 6～8 周开始增加,至妊娠 32～34 周达高峰,增加 30%～45%,维持此水平直至分娩。其中血浆增加多于红细胞增加,血液相对稀释,出现生理性贫血。妊娠期骨髓不断产生红细胞。为适应红细胞增生、胎儿成长和孕妇各器官生理变化的需要,应在妊娠中、晚期补充铁剂,防止缺铁性贫血。妊娠晚期白细胞可增至$(10～15)×10^9/L$。因纤维蛋白原和凝血因子 Ⅱ、Ⅴ、Ⅶ、Ⅷ、Ⅸ、Ⅹ 均增加,仅 Ⅺ、Ⅹ Ⅲ 降低,使血液黏稠度增加,血液处于高凝状态,血沉加快。

2.心脏　由于血容量增加、新陈代谢加快及胎儿循环的建立,孕妇心搏出量增加,心率每分钟增加 10～15 次。妊娠晚期,子宫增大,膈肌上升,心脏随之向左上移位,大血管扭曲,多数孕妇在心尖区和肺动脉区可闻及柔和的收缩期吹风样杂音。

3.血压及静脉压　妊娠期收缩压一般不发生变化,舒张压因外周血管扩张而降低,脉压增大。随着妊娠的进展,下腔静脉血液回流量增多,加之增大右旋子宫的压迫,使静脉回流受阻,孕妇的下肢、外阴、直肠的静脉压升高,易发生下肢水肿、外阴或下肢静脉曲张、痔。如长时间仰卧位,可引起回心血量减少,心排出量减少使血压下降,称仰卧位低血压综合征。

(四)泌尿系统

妊娠期,肾血流量及肾小球滤过率均增加,至妊娠足月时比非妊娠时增加 30%～50%,肾脏负担加重,尿中可出现少量蛋白,餐后可出现糖尿。输尿管受孕激素影响,张力降低,轻度扩张,蠕动减弱,尿流缓慢,且右侧输尿管受右旋妊娠子宫压迫,孕妇易发生右侧肾盂肾炎。

妊娠早期,增大的子宫压迫膀胱可引起尿频,妊娠 12 周以后,子宫体高出盆腔,压迫膀胱的症状消失,尿频改善。妊娠末期,由于胎先露进入盆腔,膀胱受压,孕妇再次出现尿频。

(五)呼吸系统

妊娠早期,胸廓横径加宽,周径加大,横膈上升。妊娠中期,肺通气量增加大于耗氧量,孕妇有过度通气现象,这有利于提供孕妇和胎儿所需的氧气。妊娠晚期子宫增大,腹肌活动幅度减少,以胸式呼吸为主,气体交换保持不变。妊娠期呼吸次数变化不大,每分钟不超过 20 次,但呼吸较深。妊娠期呼吸道黏膜充血、水肿,易发生上呼吸道感染。

(六)消化系统

妊娠早期,约半数孕妇出现不同程度的恶心、呕吐等早孕反应症状,妊娠 12 周左右缓解。妊娠期胃肠平滑肌张力降低,胃排空时间延长,易有上腹部饱满感。肠蠕动减弱,易便秘。由于受雌激素影响,孕妇牙龈充血、水肿、增生,刷牙时牙龈易出血。

(七)内分泌系统

妊娠末期,腺垂体明显增大,嗜酸细胞肥大、增多,形成"妊娠细胞"。产后若有出血性休克,可使增生、肥大的垂体缺血、坏死,导致席汉综合征(Sheehans syndrome)。

妊娠期由于妊娠黄体和胎盘分泌大量雌、孕激素,对下丘脑及垂体产生负反馈作用,使促性腺激素分泌减少,故孕期无卵泡发育成熟,也无排卵。垂体催乳激素的分泌随妊娠进展而增加,分娩前达高峰,与其他激素协同作用,促进乳腺发育,为产后泌乳作准备。促甲状腺激素(TSH)、促肾上腺皮质激素(ACTH)分泌增多,但因游离的甲状腺素及皮质醇不多,没有甲状腺、肾上腺皮质功能亢进的表现。

(八)其他

1.体重　体重于妊娠12周前无明显变化,妊娠13周起平均每周增加350g,正常不超过500g,至妊娠足月约增加12.5kg。

2.皮肤　孕妇腺垂体分泌促黑素细胞激素增加,增多的雌、孕激素有黑色素细胞刺激效应,使黑色素增加,导致孕妇乳头、乳晕、腹白线、外阴等处出现色素沉着。面颊出现呈蝶形分布的褐色斑,习称妊娠斑,于产后自行消退。随着妊娠的进展,在孕妇的腹壁、大腿上,由于弹力纤维过度伸展而断裂,出现波浪状、凹陷、紫色的条纹,称妊娠纹。

3.骨骼、关节及韧带　骨质在妊娠期间一般无改变,仅在妊娠次数过多、过密又不注意补充维生素 D 及钙时,易出现骨质疏松症。部分孕妇自觉腰骶部不适、肢体疼痛,可能与骨盆韧带及椎骨间的关节、韧带松弛有关。妊娠晚期孕妇重心前移,为保持身体平衡,孕妇头部、肩部向后仰,腰部前挺,形成典型孕妇姿势。

二、妊娠期母体的心理变化

妊娠期,孕妇及其家庭成员的心理会随着妊娠的进展而有所变化。虽然妊娠是一种生理现象,但对孕妇而言,它是个人和家庭生活的转折点。随着新生命的来临,家庭中原有的生活状态和家庭成员角色都随之将发生很大的变化,准父母的心理需要重新调适。如果了解孕妇这段时期的心理变化,护理人员就可以有针对性地给孕妇及其家庭成员以适当的照顾和引导,促进孕妇顺利渡过妊娠期。孕妇常见的心理反应有以下几种。

1.惊讶和震惊　多数孕妇在怀孕初期都会感到惊讶和震惊。

2.矛盾心理　与有的孕妇由于工作、学习等原因暂时不想要孩子或由于计划生育原因不能生孩子有关;还可能与初为人母,缺乏抚养孩子的知识和技能;缺乏可以利用的社会支持系统;经济负担过重;第一次妊娠,对恶心、呕吐等生理性变化无所适从等因素有关。

3.接受　一般当胎动出现能真正感受到"孩子"存在时,孕妇开始接受"孩子"。开始猜测"孩子"性别,给未出生的孩子起名字,关心孩子的营养及出生后的喂养和生活护理等方面的知识。并出现为孩子购买出生后生活用品的"筑巢反应"。

4.情绪波动　可能是由于体内激素的作用,孕妇往往情绪波动较大,常为一些小事而激动。也可能与孕妇妊娠晚期身体不适或担心分娩不顺利感到焦虑等因素有关。

5.内省　孕妇往往喜欢独处,考虑自己的比较多,如专注自己的身体变化、穿着、体重、饮食和休息等。这种专注使孕妇(能)有计划地调节自己,以适应新生儿的来临,但也可能会使配偶及其他家庭成员感受冷落而影响相互之间的关系。

美国妇产科护理专家鲁宾(Rubin)认为,孕妇为接受新生命的诞生,维持个人及家庭的

功能完整,必须完成 4 项心理发展任务,分别是:

1.确保自己及胎儿顺利渡过妊娠期、分娩期 为了确保自己和胎儿的健康和安全,孕妇应学习有关产科护理学知识,遵从医护人员的建议和指导,使整个妊娠期维持最佳的健康状况。

2.促使家庭重要成员接受新生儿 新生儿的出生会对整个家庭产生较大的影响。因此,孕妇不仅自己要接受新生儿,还要促使家庭重要成员特别是配偶接受新生儿,保证孕妇及配偶对父母角色的认同,以顺利完成孕期心理发展任务。

3.学习贡献自己 生育与养育,更多的是奉献,孕妇须控制自己的需求以满足胎儿或新生儿的需要。所以,在妊娠过程中,孕妇必须学会调整自己,以便产后顺利担负起照顾新生儿的重任。

4.情绪上与胎儿连成一体 随着妊娠的进展,尤其是胎动产生以后,孕妇对胎儿的感情逐渐加深。孕妇常通过各种胎教方式与胎儿进行情感、动作和声音等方面的沟通,这会为孕妇将来与新生儿建立良好的情感奠定基础。

第三节 妊娠诊断

临床上将妊娠分为 3 个时期:妊娠 13 周末以前称为早期妊娠(first trimester),第 14～27 周末称为中期妊娠(second trimester),第 28 周及其后称为晚期妊娠(third trimester)。

一、早期妊娠诊断

(一)病史与症状

1.停经 生育年龄有性生活史的女性,平时月经周期规则,一旦月经过期 10 日或以上,应首先考虑妊娠。停经是妊娠最早、最重要的症状。

2.早孕反应 约有 50% 的孕妇在停经 6 周左右出现恶心、晨起呕吐、食欲不振、喜食酸物或偏食、厌恶油腻、乏力、嗜睡等症状,称早孕反应。多于妊娠 12 周左右自行消失。

3.尿频 由增大的子宫压迫膀胱所致,至妊娠 12 周左右,增大的子宫进入腹腔,对膀胱的压迫解除,尿频症状消失。

(二)体征

1.乳房的变化 乳房增大,乳头、乳晕着色,蒙氏结节出现。

2.生殖器官的变化 子宫增大变软,阴道黏膜及子宫颈充血,呈紫蓝色。停经 6～8 周时,双合诊检查子宫峡部极软,感觉子宫体与子宫颈似乎不相连,称黑加征(Hegar sign)。子宫随停经月份而逐渐增大呈球形。停经 8 周时,子宫为未孕时的 2 倍,停经 12 周时为未孕时的 3 倍,并超出盆腔,在耻骨联合上方可以触及。

(三)辅助检查

1.妊娠试验 采用免疫学方法测定受检者血或尿中 HCG 的存在或含量。临床上多用早孕诊断试纸法检测受检者尿液,若在白色显示区呈现上下两条红色线为阳性,结合临床表现可以诊断为早孕。

2.超声检查　最早在孕 5 周时,B 型超声检查可见到增大的子宫内出现妊娠囊,妊娠囊内见胚芽和原始心管搏动,可确诊为宫内妊娠、活胎。

3.黄体酮试验　利用孕激素在体内突然撤退导致子宫内膜脱落出血的原理,对怀疑早孕的妇女,每日肌注黄体酮 20mg,连用 3～5 日。如停药后 7 日仍未出现阴道流血,早孕可能性大。

4.宫颈黏液检查　宫颈黏液量少、黏稠,拉丝度差,涂片干燥后光镜下仅见到排列成行的椭圆体而无羊齿植物叶状结晶,则早孕的可能性较大。

5.基础体温测定　连续睡眠 6～8 小时后醒来后未做任何活动前测量体温 5 分钟(多测口腔体温),记录于基础体温单上,按日连成曲线。感冒、发热或用药治疗等情况在体温单上注明。双相型体温的妇女,停经后高温相持续 18 日不见下降者,早孕可能性大;持续 3 周以上者,可能性更大。

二、中、晚期妊娠诊断

(一)病史与症状

孕妇有早期妊娠经过,并感觉腹部逐渐增大,有胎动,可触及胎体,听到胎心,较易诊断。

(二)体征

1.子宫增大　随着妊娠月份的增加,子宫逐渐增大。腹部检查时,手测子宫底高度或尺测耻上子宫高度可以初步判断子宫大小与妊娠周数是否相符(表 3-1,图 3-4)。

表 3-1　不同妊娠周数的子宫底高度及子宫长度

妊娠周数(妊娠月份)	手测子宫底高度	尺测耻上子宫底长度(cm)
满 12 周(3 个月末)	耻骨联合上 2～3 横指	
满 16 周(4 个月末)	脐耻之间	
满 20 周(5 个月末)	脐下 1 横指	18(15.3～21.4)
满 24 周(6 个月末)	脐上 1 横指	24(22.0～25.1)
满 28 周(7 个月末)	脐上 3 横指	26(22.4～29.0)
满 32 周(8 个月末)	脐与剑突之间	29(25.3～32.0)
满 36 周(9 个月末)	剑突下 2 横指	32(29.8～34.5)
满 40 周(10 个月末)	脐与剑突之间或略高	33(30.0～35.3)

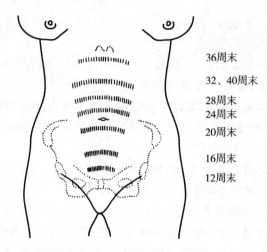

36周末

32、40周末

28周末

24周末

20周末

16周末

12周末

图 3-4　妊娠周数和宫底高度

2.胎动　指胎儿的躯体活动,因冲击子宫壁,胎动明显时孕妇能感觉到。多数孕妇于妊娠 18～20 周时开始自觉胎动,正常值为 3～5 次/小时。随着妊娠的进展,胎动逐渐增多,至妊娠 32～34 周达高峰,妊娠末期胎动逐渐减少。

3.胎心音　妊娠 18～20 周,用胎心听筒或胎心听诊仪经孕妇腹壁可以听到胎心音,呈双音,似钟表"滴答"声,速度较快,正常值为 120～160 次/分。妊娠 24 周以前,胎心音多在脐下正中或稍偏左、右听到。妊娠 24 周以后,胎心音多在胎背侧听得最清楚,头先露时在脐下,臀先露时在脐上,肩先露时在脐周围。但应注意,听到的胎心音要与子宫杂音、腹主动脉音及脐带杂音相鉴别。

4.胎体　妊娠 20 周以后,经腹壁能触及子宫内的胎体,妊娠 24 周以后,运用四步触诊法能区分胎头、胎背、胎臀及胎儿四肢,通过检查可以判断胎产式、胎先露、胎方位。其中胎头圆而硬,胎臀软而宽。

(三)辅助检查

1.超声检查　B 型超声检查不仅能显示胎儿数目、胎方位、胎心搏动、羊水量、胎盘位置、胎儿有无畸形等,还能测定胎头双顶径、股骨长等,了解胎儿生长发育情况。

2.胎儿心电图　国内常用间接法检测胎儿心电图,妊娠 12 周以后能显示较规律的图形,妊娠 20 周后成功率更高,对诊断胎心异常有一定价值。

三、胎产式、胎先露、胎方位

妊娠 28 周以前,羊水相对较多,胎儿较小,胎儿在子宫腔内的位置和姿势容易改变。妊娠 32 周后,由于胎儿增大,羊水量相对减少,胎儿的活动范围逐渐缩小,其位置和姿势相对恒定。胎儿在子宫腔内所取的姿势称为胎势,正常为胎头俯屈,颏部贴近胸壁,脊柱略向前弯,四肢屈曲交叉于胸腹前,呈椭圆形,以顺应妊娠晚期子宫腔的形状。

（一）胎产式

胎儿纵轴与母体纵轴之间的关系称胎产式。胎儿纵轴与母体纵轴平行者称纵产式、垂直者称横产式、交叉者称斜产式。临床以纵产式为多，约占妊娠足月分娩总数的99.75%。斜产式在分娩过程中多转为纵产式，偶尔转为横产式（图3-5）。

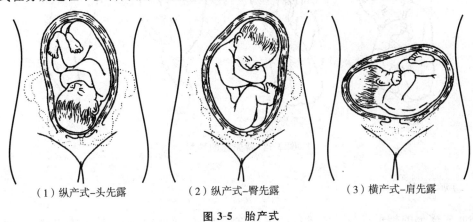

（1）纵产式–头先露　　　（2）纵产式–臀先露　　　（3）横产式–肩先露

图3-5　胎产式

（二）胎先露

最先进入骨盆入口的胎儿部分称为胎先露。纵产式有头先露和臀先露，横产式有肩先露。

头先露因胎头屈伸程度不同分为枕先露、前囟先露、额先露和面先露（图3-6）。臀先露因入盆先露不同可分为混合臀先露、单臀先露、单足先露和双足先露（图3-7）。

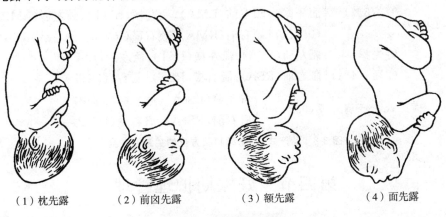

（1）枕先露　　　（2）前囟先露　　　（3）额先露　　　（4）面先露

图3-6　头先露的种类

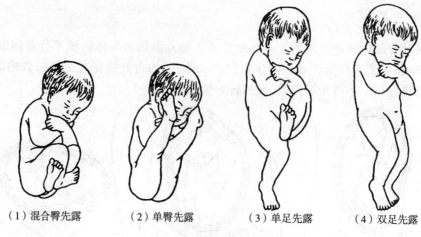

(1)混合臀先露　　　（2）单臀先露　　　（3）单足先露　　　（4）双足先露

图 3-7　臀先露的种类

（三）胎方位

胎儿先露部的指示点与母体骨盆的关系称胎方位（简称胎位）。枕先露以枕骨，面先露以颏骨，臀先露以骶骨，肩先露以肩胛骨为指示点。根据指示点与母体骨盆左、右、前、后、横的关系而有不同的胎方位（图 3-8）。例如，枕先露时，胎儿枕骨位于骨盆左前方，为枕左前位。

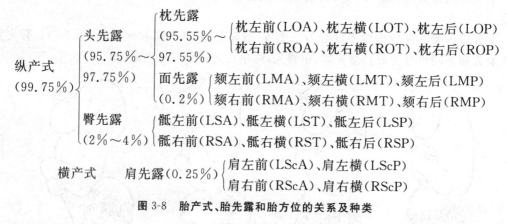

图 3-8　胎产式、胎先露和胎方位的关系及种类

第四节　妊娠期护理管理

一、护理评估

妊娠期的护理评估主要通过定期产前检查来实现。通过定期产前检查，可以收集到孕妇妊娠期完整的资料，明确孕妇和胎儿的健康状况，及早发现并治疗妊娠合并症和并发症（如妊娠期高血压疾病、妊娠合并心脏病等），及时纠正胎位异常，及早发现胎儿发育异常，从而为孕妇提供连续的整体护理。

围生医学(perinatology)又称围产医学,是研究在围生期内加强对围生儿及孕产妇卫生保健,也就是研究胚胎的发育、胎儿的生理病理以及新生儿和孕产妇疾病的诊断与防治的一门学科,对降低围生期母儿死亡率和病残儿发生率、保障母婴健康具有重要意义。围生期是指产前、产时和产后的一段时期,孕产妇要经历妊娠期、分娩期和产褥期3个阶段。国际上对围生期的规定有4种:①围生期Ⅰ:从妊娠满28周(即胎儿体重≥1000g或身长≥35cm)至产后1周。②围生期Ⅱ:从妊娠满20周(即胎儿体重≥500g或身长≥25cm)至产后4周。③围生期Ⅲ:从妊娠满28周至产后4周。④围生期Ⅳ:从胚胎形成至产后l周。我国现阶段采用围生期Ⅰ计算围生期死亡率。

(一)健康史

1.个人资料

(1)年龄:年龄过小容易发生难产;年龄超过35岁的高龄初产妇,容易并发妊娠高血压疾病、产力异常、产道异常,应予以重视。

(2)职业:了解孕妇妊娠早期有无接触放射线、铅、汞、苯、有机磷农药、一氧化碳等可引起胎儿畸形的有毒有害物质。

(3)其他:孕妇的教育文化程度、宗教信仰、婚姻状况、经济收入情况、家庭住址以及电话号码等资料。

2.推算预产期　问清末次月经(last menstrual period,LMP)的日期,推算预产期(expected date of confinement,EDC)。从末次月经第1日算起,月份减3或加9,日期加7。实际分娩日期与推算的预产期可以相差1~2周,如孕妇记不清末次月经的日期或哺乳期月经恢复来潮前受孕,则可根据早孕反应出现时间、胎动开始时间以及子宫底高度等加以估计。

3.本次妊娠经过　了解停经后有无早孕反应,有无病毒感染史及用药情况;询问首次胎动出现的时间,在妊娠过程中有无阴道流血、头痛、头晕、心悸、气短、下肢浮肿等症状。

4.既往史及手术史　了解有无高血压、心脏病、糖尿病、结核病、肝肾疾病、血液病等,注意发病时间和治疗用药情况。了解有无手术史、手术名称及手术时间。

5.月经史及孕产史　了解月经初潮的年龄、月经周期和月经持续时间。月经周期长者预产期相应推迟。了解既往有无孕产史及其分娩方式,有无流产、早产、死胎、死产、难产及产后出血等病史。

6.家族史　了解孕妇家族中有无高血压、糖尿病、双胎、遗传性疾病等病史。

7.丈夫健康状况　了解孕妇的丈夫有无烟酒嗜好、遗传性疾病、性传播性疾病等。

(二)身心状况

1.全身检查　观察孕妇的发育、营养、精神状态、身高及步态。身材瘦小者(身高145cm以下)常伴有骨盆狭窄。检查心肺功能是否正常,乳房发育情况及乳头有无凹陷,脊柱及下肢有无畸形。测量血压,正常不应超过140/90mmHg,或与基础血压相比,升高不超过30/15mmHg。测量体重,妊娠晚期体重每周增加不应超过500g,超过者应注意有无水肿或隐性水肿。

2.产科检查 包括腹部检查、骨盆测量、阴道检查、肛门检查和绘制妊娠图。检查前先告知孕妇检查的目的、步骤,检查时动作应轻柔,以取得合作。检查者如为男医生,应有护士陪同,注意保护孕妇隐私。

(1)腹部检查:孕妇排尿后仰卧于检查床上,头部垫高,露出腹部,双腿略屈曲分开,放松腹肌,检查者站在孕妇右侧。

1)视诊:注意腹形及大小,腹部皮肤有无妊娠纹、手术瘢痕和水肿。腹部过度膨隆者,应考虑双胎或多胎、羊水过多、巨大儿的可能;腹部过小者,应考虑胎儿生长受限、羊水过少、孕周推算错误等;悬垂腹、尖腹应考虑有骨盆狭窄的可能。

2)触诊:先用软尺测量子宫的高度及腹围,子宫高度是从耻骨联合上缘中点至子宫底的距离,腹围是绕脐一周的数值。随后用腹部四步触诊法查清胎儿大小、胎产式、胎先露、胎方位、先露是否衔接、羊水多少和子宫敏感度(图3-9)。前3步手法,检查者面向孕妇头端;第4步手法,检查者面向孕妇足端。

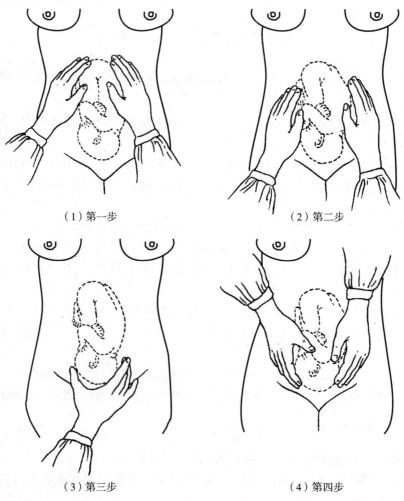

(1)第一步　　　　　　　　　　　　(2)第二步

(3)第三步　　　　　　　　　　　　(4)第四步

图3-9　胎位检查的四步触诊法

第一步:检查者双手放置于子宫底部,了解子宫外形并摸清子宫底高度,估计胎儿大小与妊娠月份是否相符。然后以双手指腹相对轻推,判断子宫底部的胎儿部分,如为胎头,硬而圆而且有浮球感;如为胎臀,软而宽而且形状略不规则。

第二步:检查者双手分别放置于腹部左右两侧,一手固定,另一手轻轻深按,两手交替,仔细分辨胎背和胎儿四肢。平坦饱满者为胎背,高低不平的部分是胎儿肢体,有时能感觉到胎动。同时,可以估计胎儿大小和羊水的多少。

第三步:检查者右手放置于耻骨联合上方,拇指与其余4指分开,握住胎儿先露部,左右轻轻晃动,以确定是否衔接。如先露部仍可以活动,表示尚未入盆;如胎先露部不能被推动,表示已入盆衔接。

第四步:检查者面向孕妇足端,两手分别放置于胎先露部的两侧,向骨盆入口方向深按,再次核实先露部是胎头还是胎臀,并确定先露部入盆的程度,当先露部是胎头还是胎臀难以确定时,可做B超检查以明确诊断。

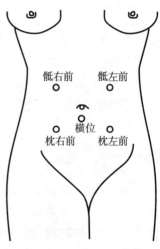

图 3-10　胎心听诊部位

3)听诊:胎心音在靠近胎背上方的孕妇腹壁上听得最清楚。妊娠24周前,胎心音多在脐下正中线附近听到,28周后根据胎方位的不同听诊部位不同。枕先露时,胎心音在脐下左或右侧听取;臀先露时,在脐上左或右侧听取;肩先露时在靠近脐部下方听得最清楚(图3-10)。当确定胎背方向有困难时,可借助胎先露及胎心音综合分析判断胎方位。

(2)骨盆测量:通过骨盆测量可以了解骨产道情况,判断胎儿能否经阴道分娩。分为骨盆外测量和骨盆内测量2种。

1)骨盆外测量:操作简单,无不适及痛苦,产前检查应常规进行,能间接判断骨盆大小及其形态,骨盆外测量常测量的径线有:

髂嵴间径:孕妇取仰卧位腿伸直,测量两侧髂前上棘外缘间的距离(图3-11),正常值为23~26cm。

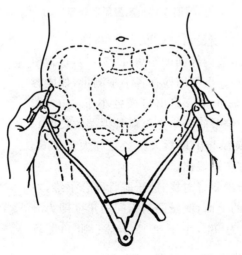

图 3-11　测量髂嵴间径

髂嵴间径:孕妇取仰卧位腿伸直,测量两侧髂嵴外缘最宽处的距离(图 3-12),正常值为25~28cm。

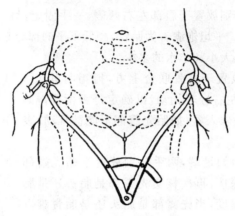

图 3-12　测量髂嵴间径

骶耻外径:孕妇取左侧卧位,左腿屈曲,右腿伸直,测量第 5 腰椎棘突下(相当于米氏菱形窝的上角)至耻骨联合上缘中点的距离(图 3-13),正常值为 18~20cm。此径线可间接推测骨盆入口前后径长短,是骨盆外测量中最重要的径线。

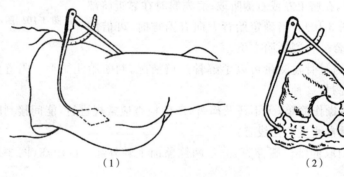

（1）　　　　　　　　　　（2）

图 3-13　测量骶耻外径

坐骨结节间径(骨盆出口横径):孕妇取仰卧位,两腿屈曲,双手抱膝。测量两侧坐骨结节内缘间的距离(图 3-14),正常值为 8.5~9.5cm,平均值 9cm。也可用检查者手拳测量,如能容成人拳头,则大于 8.5cm,属正常。当出口横径小于 8cm 时,应测量出口后矢状径(坐骨结节间径中点至骶骨尖端的长度),正常值为 8~9cm。出口横径与出口后矢状径之和大于 15cm时,一般足月胎儿可以通过产道娩出。

耻骨弓角度:用两拇指尖斜着对拢,放于耻骨联合下缘,左右两拇指平放在耻骨降支的上面,测量两拇指间的角度即为耻骨弓角度(图 3-15)。正常为 90°,小于 80°为异常。此角度反映出口横径的宽度。

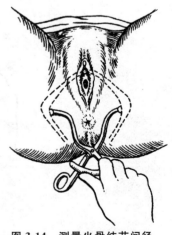

图 3-14　测量坐骨结节间径

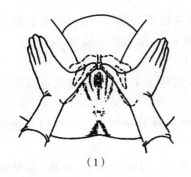
（1）

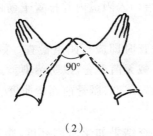
（2）

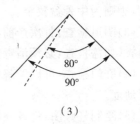
（3）

图 3-15　测量耻骨弓角度

2）内测量：骨盆外测量有狭窄时应行骨盆内测量。一般在妊娠 24～36 周会阴较松软时进行。妊娠 36 周后测量时，应消毒外阴，戴无菌手套。内测量主要径线有：

对角径（又称骶耻内径）：自耻骨联合下缘至骶岬上缘中点的距离（图 3-16）。检查者一手示、中指伸入阴道，用中指尖触及骶岬上缘中点，示指上缘紧贴耻骨联合下缘，并标记示指与耻骨联合下缘的接触点。测量中指尖至此接触点的距离，即为对角径。正常值为 12.5～13cm。减去 1.5～2cm，即为骨盆入口前后径的长度。如果中指触不到骶岬，说明此径线大于 12.5cm。

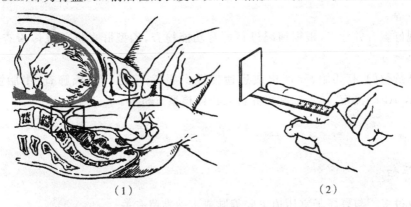
（1）　　　　　　　　　　　　　　　　　　　（2）

图 3-16　测量骶耻内径

坐骨棘间径：测量两侧坐骨棘间的距离（见图 3-17）。检查者一手的示指、中指伸入阴道内，分别触及两侧坐骨棘，估计其间的距离。正常值约为 10cm。

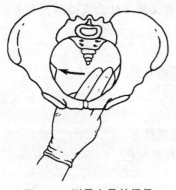

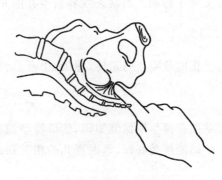

图 3-17　测量坐骨棘间径　　　　　　　　**图 3-18　测量坐骨切迹宽度**

坐骨切迹宽度:为坐骨棘与骶骨下部间的距离,即骶棘韧带的宽度,代表中骨盆后矢状径(图3-18)。检查者将示、中指伸入阴道内并排置于韧带上,如能容纳3横指(5~5.5cm)为正常,否则为中骨盆狭窄。

(3)阴道检查:首次产前检查时即应行阴道检查。妊娠最后1个月,应避免不必要的阴道检查,如需检查,必须消毒后戴无菌手套,以防感染。

(4)肛门检查:可以了解胎先露部、骶骨前面弯曲度、坐骨棘及坐骨切迹宽度以及骶尾关节活动度。

(5)绘制妊娠图:将各项检查结果如子宫底高度、腹围、胎方位、胎心率、血压、体重等填于妊娠图中,绘成曲线图,观察动态变化,及早发现并及时处理孕妇或胎儿的异常情况。

3.心理社会状况　了解孕妇对妊娠的态度及接受程度,家庭成员是否理解支持,孕妇家庭收入情况,孕妇对妊娠、分娩有无恐惧和焦虑心理等。

(三)辅助检查

1.常规检查　血常规、血型和尿常规。

2.B超检查　了解胎儿大小、宫内发育情况、有无畸形等;胎盘位置、成熟度等;羊水性状、量、颜色等。

3.出现妊娠合并症者,根据情况进行肝肾功能检查,乙型肝炎抗原抗体检查,心电图检查等。

4.对高龄孕妇、有死胎、死产史或患遗传性疾病者,应进行唐氏筛查、甲胎蛋白(alpha fetoprotein,AFP)测定、羊水细胞培养行染色体核型分析等。

二、护理诊断/问题

(一)孕妇

1.体液过多　与妊娠子宫压迫下腔静脉或水钠潴留有关。

2.便秘　与妊娠引起肠蠕动减弱有关。

3.知识缺乏　缺乏妊娠期保健相关知识。

4.焦虑　与担心胎儿发育是否正常,胎儿性别,自己是否存在产科并发症有关。

5.父母不称职　与缺乏抚养新生儿的知识和技能又缺乏社会支持系统有关。

(二)胎儿

有受伤的危险　与遗传、感染、中毒、胎盘功能障碍有关。

三、护理目标

1.孕妇获得孕期保健知识,能维持孕妇和胎儿健康状态。

2.孕妇能接受妊娠,掌握育儿的相关知识,适应母亲角色。

四、护理措施

(一)一般护理

告知孕妇产前检查的意义和重要性,预约下次产前检查的时间和内容。产前检查从确定为早孕时开始,妊娠20周开始正规进行系统产科检查,以后定期复查。一般妊娠28周前,每4周检查1次;妊娠28～36周,每2周检查1次;妊娠36周后,每周检查1次。若发现异常情况应增加检查次数或随时检查。

(二)乳房护理

嘱孕妇自孕6～7月开始做乳房护理,应每天用温水擦洗乳头以防乳头皲裂,做适度按摩,促进血液循环,保障乳腺管畅通,纠正短小、凹陷乳头。有早产史者避免刺激乳头,敏感者有宫缩时要停止。帮助孕妇了解母乳喂养的优点,坚定母乳喂养的信心,使每一位母亲都能用母乳喂养自己的婴儿。

(三)心理护理

告诉孕妇,其情绪变化可以通过神经内分泌的调节对胎儿产生影响,要保持心情愉快、轻松。让孕妇自己了解妊娠的全过程以及可能出现的情况,在怀孕的早、中、晚期对孕妇及其丈夫进行教育,讲解有关的保健知识,使孕妇在孕期能积极配合。这样可以有效地减轻心理压力,解除思想负担,做好孕期保健,发现异常情况及时到医院就诊。

五、护理评价

1. 孕妇和胎儿健康,无并发症发生。
2. 孕妇为即将有自己的孩子而感到高兴,并学会育儿技能。

六、健康教育

(一)营养指导

为了满足孕妇增大的子宫、乳房、胎儿生长发育的需要,孕期应指导孕妇加强营养,帮助孕妇制定合理的饮食计划,以满足自身和胎儿的双重需要,为分娩和哺乳做准备。

孕妇饮食应符合均衡、自然,食物应具有充足的热量,优质蛋白质、脂肪、铁、钙、各种微量元素和多种维生素。要求膳食多样化,营养全面,不偏食但也不能营养过剩,以免引起巨大儿和微量元素中毒。由于孕妇食物中钙、铁含量往往不足,我国营养学会建议孕妇自孕4～5个月开始补充铁剂、钙剂,禁止吸烟、吸毒和饮酒。

(二)衣着与个人卫生

孕妇衣服应宽松、柔软、保暖、舒适。不宜穿紧身衣,以免影响血液循环和胎儿活动。戴松紧适宜的乳罩,以能支托增大的乳房为标准。孕期避免穿高跟鞋,尽量穿轻便舒适的平跟鞋,以防腰背痛及身体失去平衡。妊娠期分泌旺盛,应指导孕妇勤沐浴、换衣,沐浴以淋浴为主,特别是妊娠后期,应避免盆浴,注意外阴清洁,防止感染。

(三)活动与休息

妊娠期可以从事轻体力劳动和家务。28 周后应适当减轻工作量,不上夜班,避免长时间站立或重体力劳动。接触放射线或有毒物质的工作人员,妊娠期应予以调离。

妊娠期孕妇每日应保持 8 小时的睡眠,午休 1～2 小时。卧床时宜左侧卧位,纠正右旋的子宫,以增加胎盘血供。妊娠晚期,坐位时可抬高下肢,减轻下肢水肿。孕妇最适宜的活动是散步,但不要到人多拥挤、空气不佳的公共场所。

(五)性生活指导

指导孕妇妊娠前 3 个月及末 3 个月避免性生活,防止流产、胎膜早破、早产和感染。

(六)胎教

胎教的目的是帮助孕妇自我调控身心的健康与欢愉,为胎儿提供良好的生存环境;同时也给生长到一定时期的胎儿以合适的刺激,通过这些刺激,促进胎儿的生长。现代科学技术对胎儿的研究发现,胎儿在子宫内对声、光、触摸有反应,并且孕妇在妊娠期的心理状态对胎儿的身心发育也有较大影响。孕中期是开展胎教的最佳时期,目前使用的胎教方法有:音乐、触摸、言语、心情、艺术、光照等,其中音乐胎教最方便简单。

(七)孕期自我监护

胎动计数和胎心音计数是孕妇进行自我监护胎儿宫内情况的重要手段。妊娠 28 周后,嘱孕妇开始数胎动,每日早、中、晚各数 1 小时胎动,3 次相加乘以 4 即为 12 小时的胎动数。一般每小时胎动数不少于 3 次,12 小时内胎动累计数 30 次以上,不少于 10 次。若少于 10 次,或逐日下降大于 50% 而不能恢复者,均提示胎儿宫内缺氧,需采取措施。教会家庭成员听胎心音并作记录,使孕妇及家庭成员了解胎儿宫内情况,同时可以增进孕妇和家庭成员之间的亲情关系。

(八)药物使用

许多药物可以通过胎盘影响胚胎和胎儿的发育。尤其是妊娠最初 2 个月,胚胎组织器官正在分化发育阶段,易受某些药物的影响而致畸。因此既不能滥用,也不能有病不用,因为疾病同样会影响胎儿,更不能自选自用药物,一定要在医生的指导下使用已证明对胚胎与胎儿无害的药物。可用可不用的药物应尽量不用或少用。严格掌握剂量、持续时间。坚持合理用药,病情控制后及时停药。选用对胎儿危害较小的药物。禁止使用已肯定能致畸的药物。能单独用药就避免联合用药,能用结论比较肯定的药物就不用比较新的药。如孕妇病情危重,则慎重权衡利弊后,方可考虑使用。

(九)识别异常症状

指导孕妇识别异常症状,如:妊娠早期阴道流血;妊娠 3 个月后仍持续呕吐,发热、腹痛、头昏、胸闷、心悸、气短等;妊娠晚期液体突然自阴道流出;胎动计数突然减少等。嘱孕妇在出现以上症状时及时到医院就诊,以免延误治疗最佳时期。

第五节　妊娠期常见症状及护理

一、恶心、呕吐

约 50% 的孕妇在妊娠 6 周左右出现早孕反应,12 周左右消失。在此期间应避免空腹或食用难以消化的食物。必要时按医嘱服用维生素 B_6 等药物。

二、尿频、尿急

常发生在妊娠 12 周内和预产期前 1～2 周。早期妊娠系因增大子宫压迫所致,临产前系胎先露衔接入盆压迫膀胱所致,属正常现象,无需特殊处理,产后可逐渐消失。如果症状严重,要排除感染。

三、白带增多

妊娠期受激素影响,阴道分泌物增多是正常的生理变化。但要排除假丝酵母菌、滴虫、淋球菌、衣原体等感染。嘱孕妇保持外阴部清洁,每日清洗外阴或经常沐浴,但严禁阴道冲洗。嘱穿宽松、透气性好的棉质内裤,经常更换,增加舒适感。如白带过多,外阴瘙痒伴疼痛、红肿,阴道局部可放置制霉菌素栓剂。

四、水　肿

孕妇在妊娠后期易发生踝部及小腿水肿,休息后消退属正常现象。如果下肢明显凹陷性水肿或经休息后不消退,应警惕妊娠期高血压疾病的发生。嘱孕妇左侧卧位,解除右旋增大的子宫对下腔静脉的压迫,下肢稍垫高 15°,能使下肢静脉回流改善,减轻水肿。避免长时间的站立或蹲坐,以免加重水肿的发生。

五、下肢、外阴静脉曲张

嘱孕妇避免长时间站立、行走,休息时下肢稍抬高,平时穿弹力裤袜或下肢绑弹性绷带,能改善下肢静脉回流。

六、便　秘

便秘是妊娠期常见的症状之一,尤其是妊娠前即有便秘者。由于妊娠期孕妇肠蠕动减弱,更易便秘。嘱孕妇养成每日定时排便的习惯,多吃水果、蔬菜等含纤维素多的食物,同时增加每日饮水量,注意适当的活动。未经医生允许不可随便使用大便软化剂或轻泻剂,禁用峻泄剂和灌肠,以免引起流产和早产。

七、腰背痛

妊娠期由于关节韧带松弛,增大的子宫向前突出,使孕妇身体重心后移,背伸肌持续处于紧张状态,孕妇常出现腰背不适。嘱孕妇平时适当活动锻炼,使肌肉具有良好的弹性,不坐沙发,穿宽松合适的平跟鞋等。如疼痛较剧烈时,卧床休息(硬床垫),用热水袋局部热敷、按摩等可以缓解症状。如果疼痛未见缓解甚至加重者,查找有无其他原因,对因处理。

八、下肢痉挛

常见于妊娠晚期,是孕妇缺钙的表现。嘱孕妇饮食中增加钙的摄入,避免腿部疲劳、受凉,伸腿时避免脚趾尖伸向前,走路时脚跟先着地。发作时指导孕妇将痉挛下肢伸直,局部热敷按摩,直至痉挛消失。必要时遵医嘱口服钙剂。

九、仰卧位低血压综合征

妊娠晚期孕妇取仰卧位时,增大的子宫压迫下腔静脉使回心血量减少,出现头晕、恶心、呕吐、胸闷、面色苍白、出冷汗、心跳加快及不同程度血压下降,当转为侧卧位后,上述症状即可减轻或消失,一般不必紧张。嘱孕妇避免仰卧位,选择左侧卧位最好。

十、失　　眠

孕妇由于体内激素水平的改变,在精神和心理上都比较敏感,对压力的耐受力也会降低,常会忧郁和失眠。嘱孕妇平时尽量避免吃影响情绪的食物,例如咖啡、茶、油炸食物等,睡前不要想得太多,晚上听一些轻音乐,喝一杯温牛奶等。

十一、贫　　血

妊娠中晚期,孕妇对铁的需要量增加,嘱平时多吃含铁丰富的食物:如动物肝脏、瘦肉、蛋黄、鸡、鱼、虾、豆类、绿叶蔬菜水果等。妊娠4~5个月时开始补充铁剂,如硫酸亚铁0.3g,1次/日,饭后20分钟口服,可减轻胃肠道反应。加服维生素C和钙剂可帮助吸收。如已经贫血,应查明贫血原因。

本章小结

本章主要介绍了妊娠生理、妊娠期母体的变化、妊娠诊断、妊娠期护理管理、妊娠期常见症状及护理。

妊娠生理重点掌握妊娠的概念,胎儿附属物的形成及功能。妊娠指胚胎和胎儿在母体内发育成长的过程。卵子受精是妊娠的开始,胎儿及其附属物自母体排出是妊娠的终止。妊娠全程共10个妊娠月即40周或280日。胎儿附属物包括胎盘、胎膜、脐带和羊水。胎盘是母体与胎儿间进行物质交换的重要器官。其功能包括气体交换、供给营养物质、排泄胎儿代谢产物、防御功能及合成功能。

妊娠期母体的变化中,其中变化最大的是生殖系统,要求掌握妊娠期母体生理变化,熟悉妊娠期母体心理变化,能及时发现孕妇由于生理、心理变化引起的不适,帮助孕妇了解妊娠知识,指导孕妇减轻由于知识缺乏引起的焦虑及身体的不适。

妊娠全过程分3个时期,妊娠13周末以前称为早期妊娠;14~27周末称为中期妊娠;28

周及其后称为晚期妊娠。掌握胎产式、胎先露、胎方位的定义,记住子宫底增加的高度、正常胎动每小时 3～5 次、正常胎心音每分钟 120～160 次。

护理评估主要通过定期产前检查来实现。要求会预约产前检查时间,能进行产科检查(包括腹部检查、骨盆测量、阴道检查、肛门检查和绘制妊娠图)。妊娠期妇女全身发生了很大的变化,应加强护理,促进孕妇舒适,预防妊娠期并发症。

妊娠期常见症状及护理是要求掌握的内容,对于常见症状能够识别及进行指导。

本章关键词:妊娠;胎产式;胎先露;胎方位;产前检查

课后思考

1. 解释妊娠、胎产式、胎先露、胎方位的含义。

2. 简述胎盘的组成及功能。

3. 产科检查包括哪些内容? 该如何操作?

4. 张某,女,26 岁,结婚半年,停经 50 日,清晨恶心、呕吐 1 周,到医院检查诊断为早孕。请给予其孕期保健指导。

(常 青)

第四章
分娩期妇女的护理

情景导入

王女士,28 岁,G_1P_0,孕 39^{+1} 周,由家人陪伴来医院产科就诊。体格检查:血压:120/80mmHg,子宫收缩持续 30~40 秒,间歇 5~6 分钟,胎心 140 次/分。肛门检查:宫颈管已消失,宫颈口扩张 2cm,先露为胎头,位置:一1,胎膜未破。就诊时,王女士较紧张,不断询问护士胎儿是否正常,什么时候能生出孩子。

问题:

1. 请判断王女士是否已临产?若临产,正处于第几产程?
2. 你认为还需完善哪些检查,以利评估分娩有无困难及做出分娩方式的决策?
3. 该产程中主要应采取哪些护理措施?

本章学习目标

1. 掌握分娩、足月产、早产、过期产的概念及产程分期。
2. 掌握影响分娩的因素及其特点,掌握骨盆各平面重要径线的正常值及其意义。
3. 掌握分娩机制、临产的诊断、分娩各期临床表现及护理要点。
4. 熟悉新生儿娩出后的护理和 Apgar 评分的内容。
5. 护理产妇、新生儿过程中要体现爱心和责任心。

妊娠满 28 周(196 日)及以上,胎儿及其附属物全部从母体娩出的过程,称为分娩(delivery)。妊娠满 28 周至不满 37 足周(196~258 日)间分娩,称为早产(premature delivery);妊娠满 37 周至不满 42 足周(259~293 日)间分娩,称为足月产(term delivery);妊娠满 42 周(294 日)及以后分娩,称为过期产(postterm delivery)。

第一节 影响分娩的因素

影响分娩的 4 个因素为产力、产道、胎儿及精神心理因素。若各因素均正常并能相互适应,胎儿便能顺利经阴道自然娩出,为正常分娩;反之,将发生分娩困难。

一、产　力

产力是将胎儿及其附属物从子宫内逼出的力量。产力主要包括子宫收缩力(简称宫缩)、腹肌及膈肌收缩力(又称腹压)和肛提肌收缩力。

(一)子宫收缩力

是临产后的主要产力,贯穿于分娩的全过程。临产后的规律性宫缩使宫颈管消失、宫颈口扩张、胎儿先露部下降。子宫收缩力具有以下特点。

1. 节律性　是临产的重要标志。正常宫缩为宫体肌不随意、有节律的阵发性收缩并伴有疼痛。每次宫缩由弱渐强(进行期),维持一定时间(极期),随后由强渐弱(退行期),直至消失进入间歇期(图4-1),间歇期子宫肌肉恢复松弛。间歇一段时间后,下一次宫缩开始,如此反复直到分娩结束。

临产初期,每次宫缩持续约30秒,间歇期5～6分钟。随着产程进展,宫缩持续时间逐渐延长,间歇期逐渐缩短。当宫口开全(10cm)后,宫缩持续时间可长达60秒,间歇期可缩短至1～2分钟。宫缩强度亦随产程进展逐渐增强。宫缩时,子宫肌壁间血管受压而血流量减少;宫缩间歇期,子宫的血流量恢复,有利于对胎儿的血供。

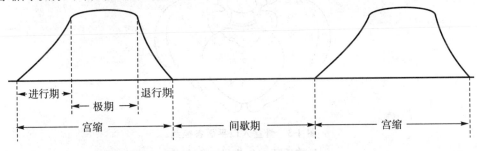

图 4-1　正常宫缩节律性示意图

2. 对称性和极性　正常宫缩起自两侧子宫角部,以微波形式迅速向宫底中线集中,左右对称,然后以2cm/s速度向子宫下段扩散,约15秒均匀协调地遍及整个子宫,此为子宫收缩的对称性(图4-2)。宫缩以子宫底部最强最持久,向下逐渐减弱,宫底部收缩力的强度几乎达到子宫下段的2倍,此为子宫收缩的极性。

3. 缩复作用　子宫收缩时肌纤维缩短变宽,间歇时肌纤维松弛但不能完全恢复到原来的长度,如此反复收缩,肌纤维越来越短,子宫上部肌壁越来越厚,宫腔容积缩小,子宫下段被逐渐拉长、扩张,迫使胎先露下降及宫颈管缩短直至消失,这种现象称子宫收缩力的缩复作用。

(二)腹肌及膈肌收缩力

是第二产程时娩出胎儿的重要辅助力量。当宫口开全、胎先露部已下降至盆底时,每次宫缩,前羊水囊和胎先

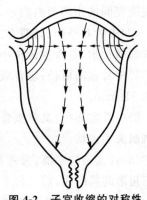

图 4-2　子宫收缩的对称性

露部压迫盆底组织及直肠,反射性地引起排便动作。此时产妇主动屏气,喉头紧闭向下用力,腹肌及膈肌收缩使腹内压增高,促使胎儿娩出。腹压在第二产程末配合宫缩时运用最有效,过早运用容易导致产妇疲劳和宫颈水肿,使产程延长。

(三)肛提肌收缩力

可协助胎先露内旋转、胎头仰伸、胎儿娩出;当胎盘降至阴道时,还能协助胎盘的娩出。

二、产 道

是胎儿娩出的通道,分骨产道与软产道两部分。

(一)骨产道

指真骨盆。其形状、大小与分娩关系密切。

1.骨盆各平面及其径线

(1)骨盆入口平面:为骨盆腔上口,前方为耻骨联合上缘,两侧为髂耻缘,后方为骶岬上缘。呈横椭圆形,是真假骨盆的交界面。共有 4 条径线(图 4-3)。

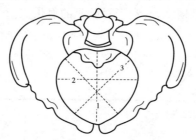

图 4-3 骨盆入口平面各径线
1.前后径 2.横径 3.斜径

1)入口前后径:又称真结合径。耻骨联合上缘中点至骶骨岬前缘中点的距离,平均值为 11cm。

2)入口横径:两侧髂耻缘间的最大距离,平均值为 13cm。

3)入口斜径:左右各一。左骶髂关节至右髂耻隆突间的距离为左斜径,右骶髂关节至左髂耻隆突间的距离为右斜径,平均值为 12.75cm。

(2)中骨盆平面:其前方为耻骨联合下缘,两侧为坐骨棘,后方为骶骨下端,此平面前后径长而横径短,是骨盆最狭小平面。有 2 条径线。

1)中骨盆前后径:耻骨联合下缘中点通过两侧坐骨棘连线中点至骶骨下端的距离,平均值为 11.5cm。

2)中骨盆横径:又称坐骨棘间径。为两侧坐骨棘间的距离,平均值为 10cm,其长短与分娩机制关系密切。

(3)骨盆出口平面:为骨盆腔下口,由 2 个在不同平面的三角形组成。坐骨结节间径为 2 个三角形共同的底,前三角平面的顶端为耻骨联合下缘,两侧为耻骨降支;后三角平面的顶端为骶尾关节,两侧为骶结节韧带。

1)出口前后径:耻骨联合下缘中点至骶尾关节间的距离,平均值为 11.5cm。

2)出口横径:也称坐骨结节间径。两侧坐骨结节末端内缘间的距离,平均值为 9cm,其长短与分娩机制关系密切。

3)出口前矢状径:耻骨联合下缘中点至坐骨结节间径中点间的距离,平均值为 6cm。

4)出口后矢状径:骶尾关节至坐骨结节间径中点间的距离,平均值为 8.5cm。若出口横径稍短,而出口后矢状径较长,两径之和大于 15cm 时,正常大小的胎头可通过后三角区经阴道娩出。

2.骨盆轴与骨盆倾斜度

(1)骨盆轴:指连接骨盆各假象平面中点的曲线。此轴上段向下向后,中段向下,下端向下向前。分娩时,胎儿即沿此轴完成一系列分娩机制而娩出。

(2)骨盆倾斜度:指妇女直立时,骨盆入口平面与地平面所形成的角度,一般为 60°。若倾斜度过大,会影响胎头衔接和娩出。

(二)软产道

是由子宫下段、宫颈、阴道及骨盆底软组织构成的弯曲管道。

1.子宫下段　由子宫峡部形成。非孕时子宫峡部长 0.8～1cm。孕 12 周后子宫峡部逐渐扩展成宫腔的一部分,至妊娠末期被拉长形成子宫下段。临产后的规律性子宫收缩进一步使其拉长至 7～10cm,肌壁变薄成为软产道的一部分。由于子宫肌纤维的缩复作用,子宫上段肌壁越来越厚,子宫下段肌壁被牵拉扩张变得越来越薄。由于子宫上下段的肌壁厚薄不同,在两者交界处的子宫内面形成一环状隆起,称为生理缩复环(physiologic retraction ring)(图 4-4)。

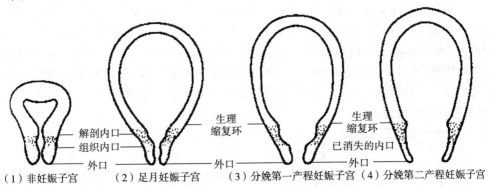

（1）非妊娠子宫　（2）足月妊娠子宫　（3）分娩第一产程妊娠子宫（4）分娩第二产程妊娠子宫

图 4-4　子宫下段形成、宫口扩张及生理缩复环

2.宫颈

(1)宫颈管消失:临产前宫颈管变软,长 2～3cm。临产后,规律性子宫收缩牵拉宫颈内口的子宫肌纤维及周围韧带向上向外扩张,加之胎先露部支撑使前羊水囊呈楔状,使宫颈管形成漏斗形,随后宫颈管逐渐短缩、展平直至消失。初产妇多是宫颈管先缩短消失,后宫口扩张;经产妇则多是宫颈管缩短消失与宫口扩张同时进行。

(2)宫口扩张:临产前,初产妇的宫颈外口仅容一指尖,经产妇可容纳一指。临产后,主要是由于子宫肌收缩及缩复向上牵拉使宫口逐渐扩张,加之子宫下段的蜕膜发育不良,胎膜容易与该处蜕膜分离而向宫颈管突出形成前羊水囊,胎先露的衔接使前羊水不能回流而滞留于前羊水囊内,协助扩张宫口。破膜后,胎先露部直接压迫宫颈,扩张宫口的作用更明显,产程不断进展,直至宫口开全,胎头方能通过。

3.骨盆底、阴道及会阴 临产后,前羊水囊及胎先露部下降压迫骨盆底,使软产道扩张成一向前弯的长筒,前壁短后壁长,阴道外口开向前上方。阴道黏膜皱襞展平使腔道加宽。同时,肛提肌向下及向两侧扩展,肌纤维拉长,会阴体变薄,以利胎儿通过。分娩时,会阴体虽然能够承受一定压力,但若保护不当,也易造成裂伤。

三、胎 儿

胎儿能否顺利通过产道,还取决于胎儿大小、胎位、胎儿有无造成分娩困难的发育异常等因素。

(一)胎儿大小

胎儿大小也是决定分娩难易的重要因素之一。胎儿过大时胎头径线过大,胎儿过熟时颅骨过硬胎头不易变形,尽管骨盆大小正常,也可因相对性头盆不称造成难产。

1.胎头颅骨 由2块顶骨、额骨、颞骨及1块枕骨组成。在胎儿期,各颅骨之间尚未愈合而留有缝隙,称颅缝,两顶骨之间称矢状缝,额骨与顶骨之间称冠状缝,顶骨与枕骨之间称人字缝,颞骨与顶骨之间称颞缝,两额骨之间称额缝。两颅缝交界空隙较大处为囟门。在胎头前部呈菱形的为前囟(大囟门),后部呈三角形的为后囟(小囟门)(图4-7)。颅缝与囟门处有软组织覆盖,使颅板有一定的活动余地,使得胎头具有一定的可塑性。胎头通过产道时,颅缝可轻度重叠使其变形,缩小体积而有利娩出。

2.胎头径线 主要有4条径线:①双顶径:两侧顶骨隆突间的距离,是胎头最大横径,足月胎儿平均值为9.3cm。②枕额径:又称前后径,为鼻根上方至枕骨隆突的距离,足月胎儿平均值为11.3cm,胎头多以此径线衔接。③枕下前囟径:也称小斜径,为前囟中点至枕骨隆突下方的距离,足月胎儿的平均值为9.5cm,是胎头的最小径线,分娩时胎头俯屈后以此径线通过产道。④枕颏径:也称大斜径,为颏骨下方中央至后囟顶部的距离,是胎头的最大径线,足月胎儿平均值为13.3cm(图4-5)。

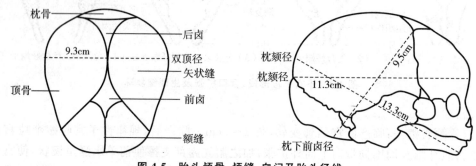

图4-5 胎头颅骨、颅缝、囟门及胎头径线

(二)胎位

若胎体纵轴与骨盆轴一致为纵产式。尤其当头先露时,胎儿较易通过产道,因胎儿以头的周径最大、肩次之、臀最小。若胎头可以顺利通过产道，则胎肩和胎臀的娩出一般没有困难。臀先露时，因小而软的胎臀先娩出，软产道扩张不充分，后娩出的胎头颅骨无变形机会，致胎头娩出困难。横产式时，胎体纵轴与骨盆轴垂直，足月的活胎不能通过产道，对母儿威胁极大。

（三）胎儿畸形

若胎儿的某一部分发育异常，如脑积水、联体双胎等，使胎头或胎体过大，通过产道常发生困难。

四、精神心理因素

分娩虽然是生理现象，但对于产妇尤其是初产妇来说确实是一种持久而强烈的应激源。对于分娩知识的一知半解，以及从亲友处听到的有关分娩的负面诉说，诱导了她们对分娩的紧张害怕和恐惧。这些负面精神心理可影响产妇机体内环境的平衡和社会适应力及健康。因此护理人员应认识到影响分娩的因素，除了产力、产道和胎儿这些客观因素之外，精神心理也是十分重要的影响因素。

焦虑、抑郁是产妇心理应激最常见的反应。适当的焦虑可提高人体适应环境的能力，而过度焦虑将导致一系列的生理病理反应，如交感、肾上腺髓质系统和下丘脑、垂体及肾上腺皮质系统的活动增强，血浆中皮质醇和儿茶酚胺浓度增高。去甲肾上腺素减少可使子宫收缩增强，而去甲肾上腺素与焦虑呈负相关，疼痛与皮质醇之间呈正相关。由此，焦虑、抑郁使子宫收缩力减弱，疼痛敏感。强烈的宫缩痛更加重产妇的焦虑不安情绪。分娩时产妇往往大喊大叫，体力消耗过多，极易疲乏而使产程延长，手术产率增高，产后出血量增加。有研究显示：产妇的性格特征、个人经历、知识水平、文化背景、社会条件和环境等都是分娩时产妇心理状态的影响因素。

第二节　枕先露的分娩机制

分娩机制（mechanism of labor）是指胎儿先露部为适应骨盆各平面的不同形态，被动地进行一系列适应性转动，以其最小径线通过产道的全过程。包括衔接、下降、俯屈、内旋转、仰伸、复位及外旋转、胎儿娩出等动作。临床上枕先露占 $95.75\%\sim97.75\%$，又以枕左前位最多见，故以枕左前位的分娩机制为例说明（图 4-6）。

1. 衔接　胎头双顶径进入骨盆入口平面，胎头颅骨最低点接近或到达坐骨棘水平，称衔接。胎头进入骨盆入口时呈半俯屈状态，以枕额径衔接，由于枕额径大于骨盆入口前后径，胎头矢状缝坐落在骨盆入口右斜径上，枕骨位于骨盆的左前方。经产妇多在分娩开始后胎头衔接。初产妇多在预产期前 1～2 周内胎头衔接，若初产妇临产后胎头仍未衔接，应警惕可能存在头盆不称。

2. 下降　胎头沿骨盆轴前进的动作称下降。下降贯穿于分娩的全过程，与其他动作相伴随。下降动作呈间歇性，宫缩时胎头下降，间歇时胎头稍回缩。促使胎儿下降的主要动力有：①宫缩时通过羊水传导，压力经胎轴传到胎头。②宫缩时宫底部直接压迫胎臀。③宫缩时胎体伸直伸长。④腹肌、膈肌收缩使腹压增加,经子宫传到胎儿。临床上常以胎头下降程度作为判断产程进展的重要标志。

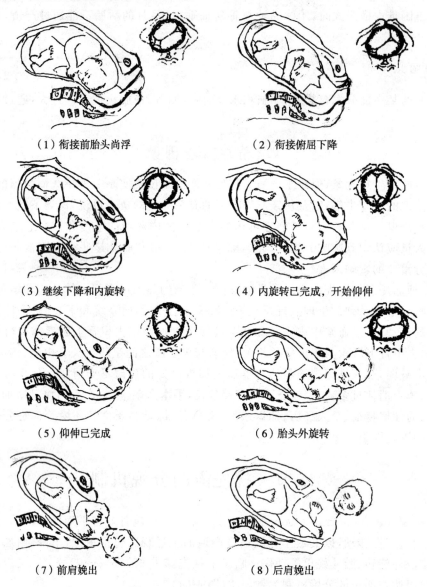

(1) 衔接前胎头尚浮　　　　　　　　(2) 衔接俯屈下降

(3) 继续下降和内旋转　　　　　　　(4) 内旋转已完成,开始仰伸

(5) 仰伸已完成　　　　　　　　　　(6) 胎头外旋转

(7) 前肩娩出　　　　　　　　　　　(8) 后肩娩出

图 4-6　枕左前位的分娩机制示意图

3.俯屈　当胎头以枕额径进入骨盆腔降至骨盆底时,处于半俯屈状态的胎头枕部遇肛提肌阻力,借杠杆作用进一步俯屈,使胎头衔接时的枕额径俯屈为枕下前囟径,以最小径线适应产道,有利于胎头进一步下降。

4.内旋转　当胎头到达中骨盆平面时,为适应中骨盆及出口前后径大于横径的特点,胎头围绕骨盆轴发生旋转,使其矢状缝与中骨盆及出口前后径相一致,称内旋转。枕先露时,胎头枕部位置最低,到达骨盆底时,肛提肌收缩力将胎头枕部推向阻力小、部位宽的前方,枕左前位的胎头向前旋转 45°,后囟转至耻骨弓下方。一般胎头在第一产程末完成内旋转动作,少数也有在第二产程完成的。

5.仰伸　完成内旋转后,胎头继续俯屈下降达阴道外口,此时宫缩和腹压继续迫使胎头下降,而盆底肌和肛提肌收缩力则将胎头向前推进,两者的合力使胎头沿骨盆轴方向向上向前。当胎头枕骨达耻骨弓下时,即以此为支点,使胎头逐渐仰伸,胎头的顶、额、鼻、口、颏依次由会阴前缘娩出。当胎头仰伸时,胎儿双肩已进入骨盆,并落在骨盆入口左斜径上。

6.复位及外旋转　胎头娩出时,胎儿双肩径沿骨盆入口左斜径下降。两者呈扭曲角度。胎头娩出后,为使胎头与胎肩恢复正常关系,胎头枕部自然向左旋转 45°,称复位。胎肩在盆腔内继续下降达中骨盆平面时,为适应中骨盆及出口前后径大于横径的特点,胎儿前(右)肩向前向中线旋转 45°,胎儿双肩径转成与出口前后径一致。胎头枕部随之在外继续向左旋转 45°,以保持胎头矢状线与胎儿双肩径的垂直关系,称外旋转。

7.胎儿娩出　完成外旋转后,胎儿前(右)肩在耻骨弓下先娩出,随即后(左)肩从会阴前缘娩出。胎儿躯干、臀部及下肢随之顺利娩出。

分娩机制是一个连续的过程,各动作之间并没有明确的界限,尤其经产妇更为明显。下降动作始终贯穿于整个分娩过程中。胎头的各种适应性转动都是伴随着下降而逐渐完成的。

第三节　分娩的诊断

一、先兆临产

出现一些预示孕妇不久将临产的症状,称先兆临产。

1.假临产　分娩发动之前,孕妇常有“假临产”症状出现。其特点是宫缩持续时间短且不恒定,间歇时间长且不规律,宫缩强度不增加。常在夜间出现而于清晨消失。宫缩多局限于下腹部,不能使宫颈管缩短和宫口扩张。给予强镇静剂可抑制这种宫缩。

2.轻松感　孕妇感到上腹部较前舒适,进食量较前增多,呼吸较前轻快,系胎先露部下降进入骨盆入口,使子宫底下降的缘故。

3.见红　在临产前 24~48 小时内,因宫颈内口附近的胎膜与该处的子宫壁分离,毛细血管破裂致少量出血,与宫颈管内的黏液栓相混经阴道排出,称见红。它是分娩即将开始的一个比较可靠的征象。若阴道流血量较多,超出平时月经量,则应考虑妊娠晚期出血如前置胎盘、胎盘早剥等疾病。

二、临产的诊断

临产开始的标志是:有规律性且逐渐增强的子宫收缩,持续 30 秒或以上,间歇 5~6 分钟,同时伴有进行性地宫颈管消失、宫口扩张和胎先露下降。

三、总产程及产程分期

总产程即分娩全过程,是指有规律宫缩开始至胎儿及其附属物娩出。分为 3 个产程。

1.第一产程　又称宫颈扩张期,从规律性宫缩开始到宫口开全为止。初产妇宫颈较紧,宫口扩张较慢,需 11~12 小时;经产妇宫颈较松,宫口扩张较快,需 6~8 小时。

2.第二产程 又称胎儿娩出期,从宫口开全到胎儿娩出。初产妇需 1～2 小时;经产妇常数分钟即可完成,一般不应超过 1 小时。

3.第三产程 又称胎盘娩出期,从胎儿娩出到胎盘娩出。需 5～15 分钟,不应超过 30 分钟。

第四节 分娩期妇女的护理

一、第一产程妇女的护理

【临床表现】

1.规律宫缩 产程开始时,宫缩持续时间较短约 30 秒,间歇期为 5～6 分钟,且收缩力较弱。随着产程进展,宫缩持续时间逐渐延长至 40～50 秒,间歇期较短,在 2～3 分钟,且强度不断增加。当宫口近开全时,宫缩持续时间可达 1 分钟或以上,间歇期仅 1～2 分钟。

2.宫口扩张 随着宫缩的不断增强,子宫颈管逐渐缩短直至消失,宫口逐渐扩张。潜伏期宫口扩张速度较慢,进入活跃期后明显加快。当宫口开全时,宫口边缘消失,子宫下段及阴道形成宽阔的筒腔。通过肛查或阴道检查,可以确定宫口扩张程度。

3.胎头下降 伴随宫缩和宫颈的扩张,胎儿先露部逐渐下降。准确判断胎头下降程度,即明确胎头颅骨最低点与骨盆坐骨棘平面的关系,是决定胎儿能否经阴道分娩的重要观察指标。可行肛查或阴道检查,同时能协助判断胎方位。

4.胎膜破裂 简称破膜。当胎先露部衔接时,将羊水阻断为前、后两部分,在胎先露部前面的羊水约为 100ml,形成前羊水囊。宫缩时,前羊水囊嵌入子宫颈有助于扩张宫口。随着宫缩逐渐增强,羊膜腔内压力逐渐增高,当增加到一定程度时胎膜自然破裂。破膜多发生在宫口近开全时。

【护理】

(一)护理评估

1.健康史 询问并查阅产前检查记录,了解产妇的一般情况,如姓名、年龄、职业、文化程度、身高、体重、营养状况、既往病史、过敏史、家族史、月经史、婚育史等。了解本次妊娠经过,包括末次月经、预产期、妊娠期有无阴道流血,高血压等异常情况。询问就诊时的主要不适及程度,如腹痛、见红、阴道流液等。

2.身体状况

(1)一般情况:临产后产妇的脉搏、呼吸可能稍有增加,但体温变化不大。宫缩时,血压可能上升 5～10mmHg,故应在宫缩间歇时测血压,且收缩压不应超过基础血压 30mmHg。大多数产妇有腰酸、腰骶部胀痛等主诉。

(2)产程进展情况:

1)通过四步触诊了解胎产式和胎方位;测量宫高、腹围估计胎儿大小;骨盆外测量了解各径线值,初步评估胎儿经阴道分娩的可能性。

2)观察子宫收缩。可通过触诊法和胎儿监护仪观察子宫收缩的持续时间、间歇时间、强度等,做出客观判断,不能只凭产妇的主观感觉。

3)检测宫颈扩张及胎先露的下降程度以评估产程进展。应适时在宫缩时行肛门指检,必要时行阴道检查,了解胎方位、胎膜是否破裂及羊水的性状、中骨盆平面的形状与大小,判断有无头盆不称等。

(3)胎儿宫内情况:可用胎心听诊器或多普勒胎儿监护仪于宫缩间歇期严密监测胎心变化。正常胎心率为 $120\sim160$ 次/分。

(4)辅助检查:可通过胎儿监护仪、B超、胎儿头皮血等进一步检查了解胎儿在宫内的安危。并做好血常规、尿常规、血型、血凝常规及交叉配血试验、肝功能、肾功能、心电图等各项检查。

3.心理社会状况

(1)心理状况　第一产程由于时间较长,宫缩痛加上对分娩的担心和害怕,产妇特别是初产妇容易产生焦虑、恐惧、紧张和急躁等不良情绪,不能进食和休息,甚至出现恶心、呕吐等消化道症状,使精力和体力严重消耗,导致宫缩乏力影响产程进展。

(2)产妇的支持系统　评估产妇的婚姻情况、社会经济地位等资料。了解产妇对于丈夫、父母等社会支持系统的期望值。评估产妇可能得到的社会支持系统。

(二)护理诊断/问题

1.急性疼痛　与逐渐增强的子宫收缩有关。
2.焦虑　与担心本身及胎儿安危,害怕分娩不顺利有关。
3.知识缺乏　缺乏分娩相关知识。

(三)护理目标

1.产妇表示疼痛程度减轻。
2.产妇焦虑程度减轻。
3.产妇能描述正常分娩过程知识,并能主动参与和配合。

(四)护理措施

1.一般护理

(1)观察生命体征:测体温、脉搏、呼吸。宫缩时血压常可升高 $5\sim10$ mmHg,间歇期恢复原状,产程中应每隔 $4\sim6$ 小时测量 1 次。若发现产妇血压升高或有妊娠高血压疾病,应增加测量次数,并予以相应的处理。

(2)补充液体和热量:产程中,产妇的体力消耗很大,而产妇多因宫缩痛和精神高度紧张,消化功能降低,不愿多进食。此时护理人员应利用宫缩间歇期,鼓励产妇少量多次进食高热量易消化的流质或半流质食物,以保持足够的精力和体力。对产程延长、进食少而又多汗甚至呕吐者,应遵医嘱予以静脉补液,以防止发生脱水和衰竭。

(3)活动和休息:若产妇宫缩不强,未破膜,可在室内适当活动,有助于产程进展。若胎膜已破、初产妇宫口近开全或经产妇宫口已扩张至 4cm 时,应嘱产妇卧床休息并左侧卧位。

(4)清洁与舒适:产程中,出汗、见红、羊水会弄湿产妇的衣服和床单、床垫,护理人员应及时帮助产妇擦汗,更换污染床垫和床单,大小便后予以会阴冲洗,保持会阴部的清洁和干燥以增进舒适,预防感染。

(5)排尿和排便:应鼓励产妇每2~4小时排尿1次,以免膀胱充盈影响宫缩及胎先露下降。如出现尿潴留经诱导排尿无效时,可行导尿术。若初产妇宫口扩张小于4cm,经产妇小于2cm时,可用温肥皂水行大量不保留灌肠。灌肠既能清除粪便,避免分娩时粪便污染,又能通过反射作用刺激宫缩,加速产程进展。但产妇有以下情况禁忌灌肠:①胎膜早破。②阴道流血。③胎头未衔接。④胎位异常。⑤有剖宫产史。⑥中、重度妊娠期高血压疾病。⑦严重心脏病。⑧胎儿宫内窘迫。⑨会阴陈旧性Ⅲ度撕裂伤。⑩宫缩过强。护理人员在灌肠之前,要先做肛查,掌握好适应证,向产妇耐心解释灌肠目的、操作步骤及配合要点。操作时,注意保护隐私,利用宫缩间歇期插管。

2.监测产程进展

(1)子宫收缩:最简单的检测方法是将手掌放于产妇腹壁上,感觉宫缩时宫体部隆起变硬,间歇期松弛变软,以观察宫缩的持续时间、间歇时间、强度及其规律性。一般每隔1~2小时观察1次,连续观察3次宫缩并予以记录。还可用胎儿监护仪描记出宫缩曲线,包括宫缩强度、频率和每次宫缩持续时间,是较全面反映宫缩的客观指标。

(2)胎心:常用电子胎心听诊器于宫缩间歇期时听胎心。潜伏期应每隔1~2小时听1次,活跃期应每隔15~30分钟听1次,每次听1分钟,应注意胎心的频率、节律强弱。若胎心率超过160次/分或少于120次/分,或节律不规则,提示胎儿宫内窘迫。应立即给产妇吸氧,予左侧卧位,并报告医生及时处理。

用胎儿监护仪描记胎心曲线,不仅能获得每分钟的胎心率,还可观察胎心率的变异及其与宫缩、胎动的关系。此法能判断胎儿在宫内的状态。若宫缩后胎心率不能迅速恢复或节律不齐,或胎心率低于120次/分或高于160次/分,均提示胎儿缺氧。

(3)宫口扩张及先露部下降:是产程进展的重要标志。可通过肛门检查或者阴道检查判断宫口扩张及胎头下降情况,每次检查后描绘产程图,记录宫口扩张曲线和胎头下降曲线,以指导产程的处理。

1)肛门检查:应在宫缩时进行,初产妇在潜伏期每2~4小时肛查1次,活跃期每1小时肛查1次,应根据宫缩情况和产妇临床表现适当增减检查次数。肛查次数不宜过多,整个产程一般不超过10次。通过肛查可以了解宫颈厚薄、软硬度、宫口扩张程度、是否已破膜、骨盆腔大小、胎方位及胎头下降程度。

肛查方法:产妇仰卧,两腿屈曲分开,检查者站在产妇右侧,用消毒纸覆盖阴道口避免粪便污染。右手示指戴指套蘸肥皂水,轻轻伸入直肠内,示指向后先触及尾骨尖端,了解尾骨活动度,再触摸两侧坐骨棘是否突出并确定胎头高度,然后用指端掌侧探查子宫颈口,摸清其四周边缘,估计宫口扩张的厘米数(一横指宽度约相当于1.5cm)。宫口近开全时,仅能摸到一窄边。宫口开全时,则摸不到宫口边缘。未破膜者,在胎头前方可触及有弹性的前羊膜囊。已破膜者则能直接触到硬而圆的胎头,胎头无水肿时,还能触及颅缝及囟门的位置,有助于确定胎方位。若触及有搏动的条索状物,应考虑有脐带先露或脐带脱垂的可能性,应报告医生及时处理。

2)阴道检查:当肛查不清、产程进展缓慢或滞产、疑有脐带先露或脐带脱垂时,可在严密消毒下行阴道检查,能直接摸清胎位、宫口扩张及胎先露下降程度,并能清楚了解中骨盆腔情况,有助于决定分娩方式。

　　3)绘制产程图:以临产时间(小时)为横坐标,以宫口扩张程度(厘米)和先露下降程度(厘米)为纵坐标,画出宫口扩张曲线和胎头下降曲线(图4-7)。一般在临产后开始绘制产程图,用红色"O"表示宫颈扩张,蓝色"X"表示胎先露部最低点所处的水平,并用红线连接"O",蓝线连接"X",所绘成的两条曲线分别为宫口扩张曲线和胎头下降曲线。

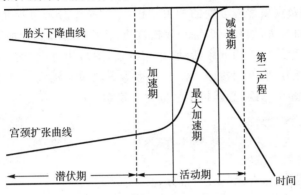

图 4-7　产程图

　　宫口扩张曲线:将第一产程分为潜伏期和活跃期。潜伏期是指从临产即出现规律性子宫收缩到宫口扩张 3cm。此期宫口扩张速度较慢,平均每 2～3 小时扩张 1cm,约需 8 小时,最大时限 16 小时,若超过此时限,称为潜伏期延长。活跃期是指宫口扩张 3～10cm,此期扩张速度明显加快,约需 4 小时,最大时限 8 小时,若超过此时限,称为活跃期延长。活跃期又可分三期:宫口扩张 3～4cm 为加速期,约需 1.5 小时;宫口扩张 4～9cm 为最大加速期,约需 2 小时;宫口扩张 9～10cm 为减速期,约需 30 分钟。

　　胎头下降曲线:是评估分娩难易的有效指标之一。以胎头颅骨最低点与坐骨棘平面的关系表示胎头下降程度。坐骨棘平面是判断胎头高低的标志。胎头颅骨最低点平坐骨棘时,以"0"表示;在坐骨棘平面上 1cm 时,以"−1"表示;在坐骨棘平面下 1cm 时,以"+1"表示,其余以此类推(图4-8)。正常情况下,初产妇在临产后胎头多已衔接,宫口近开全时,先露部应达坐骨棘平面以下。经产妇多有破膜后胎头才迅速下降者。

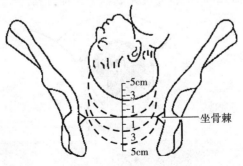

图 4-8　胎头高低的判断

　　(4)胎膜破裂:胎膜多在宫口近开全时自然破裂,前羊水流出。一旦胎膜破裂,应立即听取胎心,并注意观察羊水性状、颜色、量和破膜时间,并记录。破膜后应垫消毒垫,注意外阴清洁,防止感染。若胎头尚未入盆,应抬高臀部,防止脐带脱垂。

3.疼痛护理与心理支持　分娩疼痛是多数女性一生中经历的最剧烈、历时最长的疼痛。产妇容易因此失去自控能力,引发害怕—紧张—疼痛综合征,由此引起一系列神经内分泌反应,导致各种功能和代谢紊乱,增加了剖宫产率。因此,减轻疼痛对产妇顺利度过分娩期,提高围生期保健工作质量至关重要。

分娩前,使产妇及家属掌握分娩的相关知识,了解整个分娩过程及疼痛产生的原因,并教会减轻分娩疼痛的方法,如呼吸训练和放松技巧、轻抚腹部和骶骨加压法等。

分娩时,第一产程鼓励产妇下床活动,采用舒适体位,用音乐、图片、谈话等方法分散产妇对分娩阵痛的注意力,也可用按摩、淋浴、热敷等方法减轻疼痛。有条件的医院可进行家属陪伴分娩,助产士导乐分娩,甚至提供家庭化分娩室。

（五）护理评价

1.产妇不适程度是否减轻。

2.产妇情绪是否稳定,有无信心正常分娩。

3.产妇能否积极参与和配合分娩过程,适当休息和活动、饮食与排泄。

二、第二产程妇女的护理

【临床表现】

宫口开全后,多已自然破膜,若此时仍未破膜,将影响胎头下降,应人工破膜。破膜后,宫缩常暂时停止,产妇略感舒适,随后宫缩重现且较前增强,每次持续时间达 1 分钟或以上,间歇期仅为 1~2 分钟。当胎先露部降至骨盆底压迫直肠时,产妇有排便感,不自主地向下屏气,使用腹压。随着产程进展,胎头下降达骨盆出口时,会阴体渐膨隆和变薄,肛门松弛。宫缩时胎头露出阴道口,宫缩间歇期胎头又缩回阴道内,称胎头拨露。当胎头双顶径越过骨盆出口,宫缩间歇时胎头不再回缩,称胎头着冠(图 4-9)。此时会阴极度扩张变薄,应注意保护会阴。产程继续进展,胎头枕骨露出于耻骨弓下,出现仰伸,胎儿额、鼻、口、颏部相继娩出。随后胎头复位及外旋转,前肩和后肩相继娩出,胎体很快娩出,随之涌出后羊水。经产妇的第二产程短,有时仅需几阵宫缩,即可完成以上全部过程。

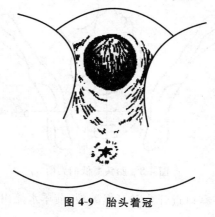

图 4-9　胎头着冠

【护理】

（一）护理评估

1.健康史 了解产妇第一产程经过及处理情况,评估胎儿宫内安危。

2.身心状况

(1)产程进展及胎心变化:评估子宫收缩的持续时间、间歇时间及强度;密切关注胎心变化;观察产妇是否能正确使用腹压,观察胎先露下降、胎头拔露和着冠情况,以便适时行会阴冲洗,做好接产准备;评估会阴部条件,结合胎儿大小,判断是否需要行会阴切开术。

(2)心理状态:进入第二产程,产妇的体力消耗更大,而且宫缩更频繁、腰骶部酸痛和会阴部胀痛加剧,大多产妇表现为焦躁不安、精疲力竭。护理人员应给予安慰和鼓励,并密切关注其血压及生命体征的变化。

3.辅助检查:可以使用胎儿监护仪严密监测宫缩和胎心的变化。

（二）护理诊断／问题

1.有受伤的危险 与可能发生会阴撕裂、新生儿产伤有关。

2.焦虑 与担心分娩是否顺利和胎儿是否健康有关。

3.慢性疼痛 与子宫收缩及会阴部侧切术后会阴部伤口疼痛有关。

（三）护理目标

1.产妇及新生儿没有受伤。

2.产妇情绪稳定,正确使用负压,积极配合,分娩经过顺利。

（四）护理措施

1.心理护理 应创设一个清洁、温馨、宁静的分娩环境,避免不良刺激。医护人员要有仁爱之心,态度和蔼。第二产程应有助产士陪伴,给予产妇更多的安慰和支持,消除其紧张和恐惧感。出汗多时给予湿毛巾擦拭,宫缩间歇期指导并协助产妇饮水。

2.密切观察宫缩及胎心变化 此期宫缩频而强,应密切关注产力和胎头下降情况,同时严密监测胎儿有无急性缺氧,应勤听胎心,通常5～10分钟听1次,必要时可用胎儿监护仪持续监测。若发现第二产程延长或胎心异常,应立即给予氧气吸入并报告医生,进行阴道检查,并尽早结束分娩。

3.指导产妇屏气 宫口开全后,护理人员需反复地提醒、正确地指导产妇运用腹压,以减少产妇的体力消耗。方法:让产妇双足蹬在产床上,两手分别握住产床旁的把手,一旦出现宫缩,先深吸一口气屏住,然后如解大便样向下用力屏气以增加腹压。宫缩间歇时,嘱产妇呼气使全身肌肉放松休息。宫缩再次出现时,再做同样的屏气动作,如此反复直至胎头着冠。胎头着冠后,宫缩时应让产妇哈气,宫缩间歇时稍微用力,以免胎头娩出过快造成会阴裂伤。

4.接产准备 初产妇宫口开全、经产妇宫口扩张4cm且宫缩规则有力时,应将产妇送至分娩室做好接生准备工作。方法:让产妇仰卧于产床上,两腿屈曲分开,露出外阴部,臀下置一便盆或塑料布,用消毒肥皂水纱球擦洗外阴部,顺序是大小阴唇、阴阜、大腿内上 1/3、会阴及肛门周围(图 4-10);然后用温开水冲去肥皂水,用消毒干纱球盖住阴道口,以防止冲洗液进入阴道,用消毒干纱球擦干;最后用 0.1‰苯扎溴铵溶液冲洗或聚维酮碘消毒,随后取下阴道口的纱球及臀下便盆或塑料布,铺无菌巾于臀下。接生者以外科手消毒法常规洗手后穿手术衣、戴手套,打开产包铺巾,准备接生。

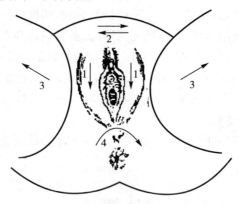

图 4-10 外阴部擦洗顺序

5.接产

(1)接产要领:正确保护会阴,协助胎头俯屈,让胎头以最小径线(枕下前囟径)在宫缩间歇期缓慢通过阴道口,这是预防会阴撕裂的关键。指导产妇正确屏气,胎肩娩出时也要注意保护好会阴。

(2)接产步骤:接生者站在产妇右面,当胎头拔露使阴唇后联合紧张时,开始保护会阴。方法:在会阴部盖上消毒巾,接产者右肘支在产床上,右手拇指与其余四指分开。利用手掌大鱼肌顶住会阴部。每当宫缩时应向上向内方托压,同时左手应轻轻下压胎头枕部,协助胎头俯屈和使胎头缓慢下降。宫缩间歇时,保护会阴的右手稍放松,以免压迫过久引起会阴水肿。当胎头枕部在耻骨弓下露出时,左手应按分娩机制协助胎头仰伸,右手仍注意保护会阴。若宫缩强,应嘱产妇张口哈气解除腹压,在宫缩间歇时则让产妇稍向下屏气,使胎头缓慢娩出。胎头娩出后,右手还要注意保护会阴,不要急于娩出胎肩,应以左手自鼻根向下颏挤压,挤出胎儿口鼻内的黏液和羊水,然后协助胎头复位和外旋转,使胎儿双肩径与骨盆出口前后径相一致。接产者的左手向下轻压胎儿颈部,使前肩自耻骨弓下先娩出,继而再托胎颈向上,使后肩从会阴前缘缓慢娩出。双肩娩出后,松开右手,双手协助胎体及下肢以侧位相继娩出。记录胎儿娩出时间。胎儿娩出后,在产妇臀下放置有刻度的接血器,以准确计算阴道流血量。

(五)护理评价

1.产妇有无会阴撕裂。

2.新生儿有无头颅血肿、锁骨骨折等产伤。

3.产妇情绪是否稳定,能否正确使用腹压,积极配合,分娩过程是否顺利。

三、第三产程妇女的护理

【临床表现】

胎儿娩出后,子宫底降至脐平,产妇略感轻松,宫缩暂停几分钟后重又出现。由于宫腔容积突然明显缩小而胎盘不能相应缩小,胎盘与子宫壁发生错位剥离,剥离面出血形成胎盘后血肿。随着子宫继续收缩,剥离面积不断扩大,直至胎盘完全剥离,出现胎盘剥离征象:①子宫底收缩变硬呈球形,子宫下段被扩张,子宫体被推向上,宫底升高达脐上。②剥离的胎盘降至子宫下段,阴道口外露的一段脐带自行延长。③阴道少量流血。④用手掌尺侧在产妇耻骨联合上方轻压子宫下段时,子宫体上升而外露的脐带不再回缩。判断胎盘完全剥离后,助产人员应在宫缩时协助将其娩出。根据胎盘剥离的部位不同,有两种不同的娩出方式:①胎儿面娩出式:胎盘从中央开始剥离,而后向周围剥离扩大。其特点是胎盘胎儿面先排出,随后见少量阴道流血,这种方式多见。②母体面娩出式:胎盘从边缘开始剥离,血液沿剥离面流出。其特点是胎盘母体面先排出,胎盘排出前有较多量的阴道流血。这种方式少见。

【护理】

（一）护理评估

1.健康史　了解第一、第二产程分娩经过及产妇、新生儿情况。

2.身心状况

（1）产妇:胎盘娩出前,注意观察产妇宫缩和阴道出血量、色、性状,识别胎盘剥离征象。胎盘娩出后,检查胎盘胎膜是否完整,判断有无胎盘或胎膜的残留。检查软产道损伤情况。产后2小时重点监测产妇的血压、脉搏、子宫收缩、阴道出血量等生理状况。评估产妇的心理状态,观察产妇对新生儿的第一反应,能否接受新生儿性别,评估亲子间的互动。

（2）新生儿:检查评估新生儿健康状况,进行阿普加评分（Apgar score）,观察有无新生儿窒息及其程度,有无产伤和畸形。

（二）护理诊断/问题

1.有体液不足的危险　与产后出血有关。

2.有父母不称职的危险　与产后疲惫、会阴伤口疼痛或新生儿性别与期望不符有关。

（三）护理目标

1.产妇不发生产后出血。

2.产妇情绪稳定,接受新生儿并开始亲子间的互动。

（四）护理措施

1.产妇护理

（1）协助胎盘娩出:当确认胎盘已完全剥离时,于宫缩时让产妇向下屏气略用腹压,接生者以左手握住宫底（拇指置于子宫前壁,其余四指放于子宫后壁）并按压,同时右手轻拉脐带,协助胎盘娩出。当胎盘娩出至阴道口时,接生者用双手捧住胎盘,向一个方向旋转并缓慢向外牵拉,协助胎膜完全剥离排出(图 4-11)。若胎膜排出过程中发现有部分断裂,可用血管钳夹住断裂上段的胎膜,再继续向原方向旋转,直至胎膜完全排出。接生者切忌在胎盘尚未完全剥离之前,按揉及下压宫底或牵拉脐带,以免胎盘部分剥离而造成产后出血或拉断脐带,甚至造成子宫内翻等并发症。

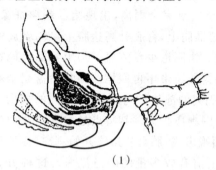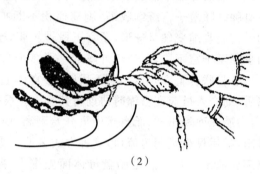

（1）　　　　　　　　　　　　　　　　（2）

图 4-11　协助胎盘、胎膜娩出

(2)检查胎盘胎膜:将胎盘铺平,先检查胎盘母体面的胎盘小叶有无缺损,然后将胎盘提起,检查胎膜是否完整,胎膜破裂口距胎盘边缘距离,脐带长度及附着部位,再检查胎盘胎儿面边缘有无血管断裂,以便及时发现副胎盘。

(3)检查软产道:胎盘娩出后,应仔细检查会阴、小阴唇内侧、尿道口周围、阴道、阴道穹隆部及宫颈有无裂伤,若有裂伤应立即缝合。

(4)预防产后出血:胎盘胎膜娩出以后,应立即按摩子宫刺激其收缩以减少出血。对估计有产后出血可能的产妇,可在胎儿前肩娩出时,给予缩宫素 10～20U 或麦角新碱 0.2mg 肌内注射。若胎盘未完全剥离而出血多时,应在严密消毒下行徒手剥离胎盘术。若胎儿娩出已 30 分钟,胎盘仍未排出而出血不多时,应注意排空膀胱,再轻轻按压子宫底及注射宫缩剂,仍不能使胎盘排出时,再行徒手剥离胎盘术。

(5)产后 2 小时护理

1)观察产后出血情况:产后 2 小时是产后出血的高发时间段,又称为第四产程。因此,胎盘娩出后,产妇应留在产房观察 2 小时,监测其血压、脉搏、子宫收缩、宫底高度、膀胱充盈情况、阴道流血量、会阴、阴道有无血肿等。若阴道流血量虽然不多,但子宫收缩乏力、宫底上升,按之有血块涌出,提示宫腔内有积血;若产妇自觉有肛门坠胀感,多提示有阴道后壁血肿,应行肛查确诊,并报告医生及时处理。

2)促进舒适:产程结束后,应及时移去产妇臀下的污染敷料,为产妇进行温水擦身,垫好消毒会阴垫,更换被褥和床单,使产妇感到清洁、舒适,并及时补充水分,喂给易消化、营养丰富的食物,以补充分娩过程中的能量消耗,促进体力的恢复。

(6)促进亲子互动:产后初期,产妇虽然身体上感到疲惫,但情绪上却很兴奋,若新生儿情况稳定,护理人员应协助产妇与新生儿尽早开始交流互动,如皮肤与皮肤的接触、目光交流,产妇触摸和拥抱新生儿,协助新生儿在产后 30 分钟内进行吮吸等。

(7)填写好分娩记录单和产妇交接单。

2.新生儿护理

(1)清理呼吸道:新生儿娩出断脐后,应继续清除呼吸道的黏液和羊水,用吸痰管或导管吸净新生儿口鼻腔的黏液和羊水,以免发生吸入性肺炎。如呼吸道黏液和羊水确已吸净而仍未啼哭时,可用手轻弹新生儿足底。新生儿大声啼哭,表示呼吸道已畅通。

(2)脐带处理:新生儿娩出后,先清理呼吸道,若无脐带绕颈,在距脐带根部15～20cm处用两把血管钳夹住脐带,两钳相距2～3cm,从中间剪断。先将气门芯套在血管钳上,在距离脐轮1cm处夹住脐带,并在血管钳上0.5cm处剪断脐带,挤出残余血液,将气门芯拉过脐带断面,套于血管钳下脐带根部,注意不可将脐轮皮肤套在气门芯内。断面用20％高锰酸钾或5％聚维酮碘消毒,消毒时药液切不可接触新生儿皮肤,以免灼伤皮肤。以无菌纱布或无菌婴儿护脐贴覆盖固定。目前还有用双道棉线、脐带夹、血管钳等结扎脐带的方法。注意脐带必须扎紧防止脐带出血。

(3)阿普加评分(Apgar score):此评分法用于判断有无新生儿窒息及窒息的严重程度,是以新生儿出生后1分钟内的心率、呼吸、肌张力、喉反射及皮肤颜色5项体征为依据,每项为0～2分(表4-1),满分为10分。8～10分为正常;4～7分为轻度窒息(青紫窒息),需清理呼吸道、人工呼吸、吸氧等处理;0～3分为重度窒息(苍白窒息),需紧急抢救,行喉镜在直视下气管内插管吸痰并给氧。新生儿评分异常者应在出生后5分钟再次评分。

表 4-1　新生儿阿普加评分法(Apgar score)

体征	0分	1分	2分
每分钟心率	0	<100	≥100
呼吸	0	浅慢且不规则	佳
肌张力	松弛	四肢稍屈曲	四肢活动好
喉反射	无反射	有些动作	咳嗽、恶心
皮肤颜色	全身苍白	躯干红,四肢青紫	全身红润
总评分	0分	5分	10分

(4)一般护理:在新生儿断脐后,应立即用无菌巾擦干皮肤注意保暖,必要时置入新生儿保暖处理台,以防体热迅速散失。新生儿抱给产妇,让产妇看清孩子性别。擦净足底胎脂,将新生儿足印及产妇拇指印印于新生儿病历上,于新生儿右手腕系上标明新生儿性别、体重、出生时间、母亲姓名和床号的腕带。测量新生儿的身长和体重,做身体外观如有无兔唇、腭裂、尿道下裂、无肛门、手脚多指症或脑脊膜膨出及产伤等检查。详细体格检查无异常者,在娩出30分钟内抱给母亲进行第1次吸吮。

(五)护理评价

1.产妇在分娩中及分娩后出血量是否少于500ml。

2.产妇能否接受新生儿并开始与新生儿目光交流、皮肤接触和早吮吸。

（六）健康教育

1.指导产妇产后注意休息与营养，吃易消化含丰富蛋白质、高维生素、高热量的饮食，尽量避免辛辣、刺激性的食物。促进体力的恢复。

2.做好并教会产妇及家属新生儿护理，如婴儿皮肤及脐部护理。宣传母乳喂养好处，指导产妇坚持4~6个月纯母乳喂养。

3.指导做产后保健操，促进骨盆肌及腹肌张力恢复。

4.注意保持外阴部清洁卫生，预防感染。如血性恶露较多、时间较长，超过1个月，应及时到医院就诊。

5.产后42日带孩子一同去医院接受母婴健康检查。

6.产褥期禁止性生活，顺产42日后可行上环避孕，剖宫产6个月方可上环，6个月内可行工具避孕，非哺乳者可选用药物避孕。哺乳期即使月经未恢复，也会有排卵而导致怀孕。

本章小结

本章主要阐述了分娩的概念；影响分娩四大因素的特点、表现、正常值及其意义；介绍了分娩、足月产、早产、过期产及临产诊断与产程分期的基本概念及分娩机制；重点叙述了分娩3个产程的临床经过及护理要点。

妊娠满28周及以上，胎儿及其附属物全部从母体娩出的过程，称为分娩。分娩根据时间早晚分早产、足月产和过期产。产力、产道、胎儿及精神心理因素均正常并能相互适应，胎儿便能顺利经阴道自然娩出；反之，将发生分娩困难。产力是将胎儿及其附属物从子宫内逼出的力量。子宫收缩力是临产后的主要产力。宫缩的节律性是临产的重要标志。产道是胎儿娩出的通道，分骨产道与软产道两部分。骨产道即真骨盆，其形状、大小与分娩关系密切。因此，须掌握骨盆各平面及其径线的正常值及其意义。胎儿能否顺利通过产道，还取决于胎儿大小、胎位、胎儿有无造成分娩困难的发育异常等因素。此外精神心理因素也影响分娩。

分娩机制包括衔接、下降、俯屈、内旋转、仰伸、复位及外旋转、胎儿娩出等动作，是胎儿先露部为适应骨盆各平面的形状与大小，被动地进行一系列适应性转动，以其最小径线通过产道的全过程。

第一产程从规律性宫缩开始到宫口开全为止。以规律性宫缩、伴有宫口扩张和胎先露下降为主要临床表现，应给予产妇整体护理，除应注意产妇的生命体征、能量的补充、活动与休息、排便与排尿等一般情况，更要严密监测产程进展和胎心的变化，并给予疼痛护理与心理支持。

第二产程从宫口开全到胎儿娩出。产妇体力消耗更大，宫缩更紧、胎心易变化，应有助产人员全程陪伴，给予产妇更多的安慰和支持，严密观察宫缩及胎心变化，观察胎先露下降、胎头拔露和着冠情况，指导产妇屏气，应适时做好接产准备，以及新生儿复苏的急救准备。

第三产程从胎儿娩出到胎盘娩出。当出现胎盘剥离征象，确认胎盘已完全剥离时，应适时娩出胎盘，严密观察宫缩及阴道出血情况，防止产后出血。进行新生儿Apgar评分。做好新生儿护理。

本章关键词：分娩；分娩机制；临产；产程

课后思考

1. 叙述影响分娩的四大因素及其作用。

2. 叙述各产程的临床经过及护理要点。

3. 阐述 Apgar 评分的内容及意义。

4. 叙述分娩疼痛的原因及护理措施。

5. 某初产妇,25 岁,妊娠 39^{+2} 周,规律性宫缩 8 小时,血压 110/70mmHg,骨盆各径线正常,预测胎儿体重为 2800g,枕左前位,胎心率 136 次/分,肛查宫口开大 3cm,胎头位置"0"。该产妇产程进展正常吗? 需要如何处置?

（吕建萍）

第五章

产褥期护理

情景导入

李某,女,25岁,第1胎,会阴侧切产一子,现产后第2日,体检:乳汁少,宫底脐下3横指,恶露红色,无气味,会阴切口处水肿明显。

问题:
1. 如何促进母乳喂养成功?
2. 如何护理会阴?

本章学习目标

1. 掌握产褥期妇女的生理特点及护理措施。
2. 熟悉正常新生儿的生理特点。
3. 熟悉母乳喂养的优点及方法。

第一节 产褥期妇女的护理

从胎盘娩出至产妇除乳腺外的全身各器官恢复或接近正常未孕状态的一段时期,称为产褥期(puerperium),一般为6周。在产褥期,产妇的全身各系统特别是生殖系统发生了较大的生理变化,而且,伴随着新生儿的出生,产妇及其家庭经历着心理与社会的适应过程。

一、产褥期妇女的身心特点

(一)产褥期妇女的生理特点

1. 生殖系统

(1)子宫复旧:产褥期生殖系统变化最大的器官是子宫。妊娠子宫自胎盘娩出后逐渐恢复至未孕状态的过程称子宫复旧(uterine involution),子宫复旧包括子宫体肌纤维缩复、子宫内膜再生和子宫颈复原。

1)子宫体肌纤维缩复:子宫体肌纤维的缩复不是肌细胞数目的减少,而是肌细胞体积的缩小,与肌细胞胞浆蛋白被分解排出、胞浆减少有关。随着肌纤维不断缩复,产后1周,子宫体缩小至约妊娠12周大小,在耻骨联合上方刚可扪及;产后10日,子宫降至骨盆腔内,腹部检查已摸不到子宫底;产后6周,子宫恢复至正常非妊娠期大小。子宫重量也逐渐减少,分娩结束时约重1000g,产后1周约500g,产后2周约300g,产后6~8周逐渐恢复到未孕时的50g。

2)子宫内膜再生:胎盘、胎膜从蜕膜海绵层分离排出后,残留的蜕膜表层逐渐变性、坏死、脱落,随恶露自阴道排出。紧贴肌层的子宫内膜基底层逐渐再生为新的功能层,使除胎盘剥离面外的宫腔表面均为新生的子宫内膜,这一过程约需3周。胎盘附着部位内膜完全修复约需6周。

3)子宫颈复原及子宫下段变化:胎盘娩出后,子宫颈松软,外口呈环状如袖口。产后1周,宫颈内口关闭,宫颈管外形恢复;产后10日,子宫颈内口恢复至未孕状态;产后4周,子宫颈完全恢复至正常形态。由于分娩时多在子宫颈外口3点及9点处发生轻度裂伤,使初产妇的子宫颈外口由产前的圆形(未产型),变为产后的"一"字形(已产型)。产后子宫下段收缩,逐渐恢复至未孕时的子宫峡部。

(2)阴道:分娩后,阴道腔扩大,阴道壁松弛,肌张力低下,阴道黏膜皱襞减少甚至消失。产褥期,阴道腔逐渐缩小,阴道壁肌张力逐渐恢复,阴道黏膜皱襞约在产后3周重新出现。但不能完全恢复至未孕时状态。

(3)外阴:分娩后的外阴轻度水肿,于产后2~3日自行消退。会阴部若有轻度撕裂或会阴切口缝合后,均能在3~5日愈合。分娩时,处女膜撕裂形成残缺不全的处女膜痕。

(4)盆底组织:因分娩时过度伸展,使盆底肌及其筋膜弹性减弱,且常伴有肌纤维部分断裂。产褥期坚持做产后康复健身操,盆底肌可逐渐恢复至接近正常未孕状态。如盆底肌及其筋膜发生严重的断裂可造成骨盆底松弛,产褥期如过早参加重体力劳动或剧烈运动,容易导致阴道壁膨出,甚至子宫脱垂等。

2. **乳房** 乳房的主要变化是泌乳。妊娠期雌激素、孕激素、胎盘生乳素刺激乳房发育及初乳形成。分娩时,随着胎盘的剥离、排出,产妇血中的胎盘生乳素、雌激素、孕激素迅速下降,对垂体催乳素功能的抑制解除,产妇开始泌乳。乳汁分泌主要依赖于哺乳时新生儿的吸吮刺激,当婴儿吸吮乳头时,由乳头传来的感觉信号经传入神经纤维抵达下丘脑,使垂体催乳激素呈脉冲式释放,促进乳汁分泌。吸吮动作还能反射性地引起神经垂体释放缩宫素,缩宫素使乳腺腺泡周围的肌上皮细胞收缩,喷出乳汁。因此,吸吮是保持不断泌乳的关键。产妇的营养、睡眠、情绪及健康状况也与乳汁的分泌密切相关。由于多数药物可经母血渗入到乳汁中,故产妇哺乳期用药,应考虑药物对婴儿的不良影响。

3. **血液及其循环系统** 产褥早期血液仍处于高凝状态,有利于减少产后出血,纤维蛋白原、凝血酶、凝血酶原于产后2~4周恢复正常。产后红细胞计数及血红蛋白值增高。白细胞总数增加可达$(15\sim30)\times10^9/L$,其中,中性粒细胞增多,淋巴细胞稍减少,一般于产后1~2周恢复至正常水平。产后血小板数增多。红细胞沉降率于产后3~4周降至正常。

妊娠期血容量增加,于产后2~3周恢复至未孕状态。在产后最初3日,尤其是24小时内,由于子宫缩复及胎盘循环的停止,大量血液从子宫流向产妇体循环,同时大量的组织间液回吸收,使产妇体循环血容量增加 15%～25%,妊娠合并心脏病产妇此时极易发生心力衰竭。

4. **消化系统** 产后胃酸分泌减少,胃肠肌张力及蠕动减弱,需 1～2 周恢复。产妇因长时间卧床少动,腹肌、盆底肌肉松弛,肠蠕动减弱,容易发生肠胀气和便秘。

5. **泌尿系统** 妊娠期体内潴留的大量水分产后主要通过肾脏随尿排出,故产后最初 1 周尿量增多。妊娠期发生的肾盂及输尿管生理性扩张,在产后 2～8 周恢复正常。由于分娩过程中膀胱受压导致膀胱黏膜水肿、充血、肌张力降低,会阴伤口疼痛和不习惯床上排尿等因素,产妇容易发生尿潴留。

6. **内分泌系统** 妊娠期增大的腺垂体,于产褥期逐渐恢复至未孕状态。雌激素和孕激素水平急剧下降,于产后 1 周恢复至未孕水平。胎盘生乳素于产后 6 小时已测不出。产后,哺乳者垂体催乳素虽然下降,但仍高于非孕时水平,不哺乳者则于产后 2 周降至非孕时水平。

产褥期恢复排卵的时间与月经复潮的时间因人而异,亦受哺乳的影响。不哺乳产妇一般在产后 6～10 周月经复潮。哺乳产妇月经复潮延迟,平均在产后 4～6 个月恢复排卵。哺乳期产妇首次月经复潮前多有排卵,因此,月经未复潮前产妇有受孕可能,应采取避孕措施。

7. **腹壁** 妊娠期出现的下腹正中线色素沉着,在产褥期逐渐消退。腹部皮肤因受妊娠期子宫增大影响,部分弹力纤维断裂,腹直肌呈不同程度分离,使产后腹壁明显松弛,在产后 6～8 周恢复。初产妇腹部紫红色妊娠纹变为银白色陈旧妊娠纹。

(二)产褥期妇女的心理特点

1. **产褥期妇女的心理变化** 产后,产妇因家庭关系的改变、家庭经济的需求、母亲角色的转换和新生儿外貌及性别等问题,容易产生心理脆弱,出现不稳定状态,特别是初产妇,可能经历不同的心理感受,表现为高涨的热情、高兴、满足感、幸福感、压抑及焦虑等。

2. **影响产褥期妇女心理变化的因素**

(1)产妇的年龄:未成年产妇(<16 岁)由于生理、心理及社会等各方面发展尚未成熟,影响其心理适应。年龄较大者(>35 岁)往往有疲劳感,可能在事业和母亲的角色上面临更多的冲突。

(2)社会支持:社会支持系统不但提供心理的支持,同时也提供物质资助。能得到丈夫或亲友更多的理解和帮助,有助于产妇的心理适应。

(3)产妇对分娩、新生儿的感受:与产妇对分娩知识的了解、分娩过程是否顺利及对新生儿的期望等有关。当产妇对分娩的过程及新生儿的性别、容貌的期望与实际有很大的差异时,则会产生情绪低落等不良的心理状态。

3. **心理调适** 分娩后的产妇需要从妊娠及分娩期的不适、疼痛、焦虑中恢复,需要接纳家庭新成员及新家庭,这一过程称为心理调适。产褥期妇女的心理调适主要表现在两方面:确立家长与孩子的关系和承担母亲角色的责任。根据 Rubin 研究结果,其过程一般经历 3 个时期。

(1)依赖期:产后 1～3 日,产妇的很多需要需通过别人来满足,如对孩子的关心、喂奶、沐浴等,产妇多表现为用语言表达对孩子的关心,较多地谈论自己妊娠和分娩的感受。这一时期支持系统的关心帮助和悉心指导有助于产妇顺利过渡到第二期。

（2）依赖—独立期：产后 3～14 日，产妇表现出较为独立的行为，开始关注周围的人际关系，主动参与力所能及的活动，如：学习和练习护理自己的孩子，亲自喂奶而不需要帮助等。这一时期也可能因为产妇感情脆弱、妊娠和分娩的痛苦经历、产后承担太多的母亲责任、丈夫注意力转移到新生儿、糖皮质激素和甲状腺素处于低水平等因素造成情绪压抑。因此，及时的鼓励、指导和帮助显得尤为重要。

（3）独立期：产后 2 周至 1 个月，此期，婴儿、产妇和家人已成为一个完整的系统，新家庭形成并正常运作。此期夫妻双方在哺育孩子、承担家务等方面应注意相互协调。

二、产褥期妇女的护理

（一）护理评估

1.健康史　仔细阅读产前记录、分娩记录、用药史，特别注意了解异常情况及其处理经过，如产时出血多、会阴撕裂、新生儿窒息等。

2.身心状况

（1）症状、体征：

1）生命体征：产后，产妇的体温多数在正常范围内，24 小时内稍有升高，一般不超过38℃。可能与产程中产程延长、过度疲劳或机体脱水有关。体温超过 38℃应考虑有感染的可能。产后 3～4 日因乳房血管、淋巴管极度充盈，也可出现 37.8～39℃，称泌乳热（breast fever），一般持续 4～16 小时后降至正常。产后脉搏在正常范围内，略缓慢，与子宫胎盘循环停止及卧床休息等因素有关。产后腹压降低，膈肌下降，产妇由妊娠期的胸式呼吸变为胸腹式呼吸，呼吸深慢，14～16 次/分。血压在产褥期平稳，无明显变化。

2）子宫复旧：胎盘娩出后，宫底脐下 1 指，子宫圆而硬。产后第 1 日，子宫底上升至平脐，以后每日下降 1～2cm，产后 10 日在耻骨联合上方扪不到子宫底。

3）产后宫缩痛：产褥早期因宫缩引起下腹部阵发性剧烈疼痛称产后宫缩痛。于产后 1～2 日出现，持续 2～3 日自然消失。经产妇多见。哺乳时，反射性缩宫素分泌增加可使疼痛加重。

4）恶露：产后随子宫蜕膜的脱落，血液、坏死蜕膜组织经阴道排出称恶露（lochia）。根据恶露的颜色、内容物及持续时间的不同分为 3 种类型：①血性恶露（lochia rubra）：色鲜红，量多，有时有小血块，因含大量血液而得名。镜检可见多量红细胞、坏死蜕膜和少量胎膜组织。在产后最初 3～4 日出现。②浆液恶露（lochia serosa）：色淡红似浆液，镜检可见少量红细胞、白细胞，较多的坏死蜕膜组织、宫颈黏液、阴道排液及细菌等。持续 10 日左右。③白色恶露（lochia alba）：色泽较白，黏稠，镜检可见大量白细胞、坏死蜕膜组织、表皮细胞及细菌，持续 3 周左右干净。

正常恶露有血腥味，无臭味，持续 4～6 周干净，总量为 250～500ml，个体差异较大。若有子宫收缩乏力、胎盘残留或合并宫腔感染时，血性恶露持续时间延长，恶露量多并有臭味。

5）会阴伤口：阴道分娩者，因会阴部撕裂或侧切缝合而有轻度水肿，一般在产后 2～3 天或拆线后症状自行消退。

6）褥汗：产褥早期，皮肤排泄功能旺盛，排出大量的汗液，以夜间睡眠和初醒时明显，产后1周自行好转。

7)排尿困难及便秘:产后2～3日内产妇往往多尿,但由于会阴切口疼痛等原因容易发生排尿困难,特别是产妇第1次小便,容易发生尿潴留及尿路感染。产妇因卧床少动、加之进食较少,食物中缺乏维生素以及肠蠕动减弱,常发生便秘。

8)乳房:①评估乳房类型,有无乳头平坦、内陷。②评估乳汁的质和量:产后7日内分泌的乳汁呈淡黄色,质稠,称初乳,初乳中蛋白质丰富,还含有多种抗体,尤其是免疫球蛋白G(IgG)和分泌型免疫球蛋白A(sIgA),脂肪和乳糖含量较成熟乳少,极易消化,是新生儿早期理想的天然食物。产后7～14日分泌的乳汁为过渡乳,蛋白质含量逐渐减少,脂肪和乳糖含量逐渐增多。产后14日以后分泌的乳汁为成熟乳,白色。初乳和成熟乳均含有大量的免疫抗体,特别是SIgA可以保护新生儿的肠胃系统。③乳房胀痛和乳头皲裂:产后若没有及时哺乳或排空乳房,导致乳腺管不通而形成硬结,产妇可出现乳房胀痛。触摸乳房时有坚硬感,并有明显触痛。哺乳产妇尤其是初产妇,因孕期乳房准备不足或哺乳方法不当,或过度在乳头上使用肥皂擦洗等,容易发生乳头皲裂。表现为乳头红、裂开,偶有出血,产妇哺乳时疼痛。

9)母乳喂养产妇的评估:①生理因素:评估产妇是否有影响母乳喂养的生理因素,如:严重的心脏病、子痫、肝炎急性期、艾滋病;营养不良;睡眠欠佳;会阴及腹部切口疼痛;乳房疼痛、乳头皲裂及乳腺炎等;使用某些药物如麦角新碱、可待因、地西泮、巴比妥类等。②心理因素:评估产妇是否有影响母乳喂养的心理因素,如:不良的分娩体验、分娩后疲劳、自尊紊乱、缺乏信心、焦虑、抑郁等。③社会因素:评估产妇是否有影响母乳喂养的社会因素,如:得不到家人的支持;工作负担过重;婚姻问题;单身母亲或青少年母亲;母婴分离;知识缺乏(营养知识、喂养知识)等。

10)体重减轻:产后由于胎儿、胎盘娩出,羊水流失及产时失血,产妇体重约减轻6kg。产后第1周,因为子宫复旧、恶露、汗液及尿液的排出,体重又会下降4kg左右。

11)疲乏:由于产妇分娩过程中体力消耗大,产后护理新生儿及哺乳等原因导致产妇睡眠不足,使产妇在产后的最初几天感到疲乏,表现为精神不振、自理能力降低以及不愿亲近新生儿。

(2)辅助检查:产后常规体检,必要时进行血、尿常规检查,药物敏感试验等。如产后留置导尿管者需定期做尿常规检查,监测有无泌尿道感染。

3.心理社会状况

(1)产妇对分娩经历的感受:是能承受还是痛苦,直接影响产妇母亲角色的转换和产妇的情绪。

(2)产妇对自我恢复的满意度:包括自己形体的恢复、孕期和分娩过程中不适的恢复等,关系到产妇是否能悦纳自己和孩子,从而有效地护理孩子。

(3)产妇的行为:评估产妇的行为是属于适应性的还是不适应性的。产妇能悦纳孩子,满足孩子的需要,积极有效地锻炼身体,学习护理孩子的知识和技能等为适应性行为。相反,产妇不愿接触孩子,不亲自喂养孩子、护理孩子,或表现出心情不愉快、不愿与人交流等为不适应性行为。

(4)对孩子的看法:产妇能否接受孩子的性别及容貌,能否正确理解孩子的行为,决定着产妇是否能接纳孩子,能否有效地护理孩子和建立良好的母子关系。

(5)家庭氛围:良好的家庭氛围,有助于家庭各成员顺利地完成角色转变,有助于建立多种亲情关系。

(6)产后压抑:产妇在产后2~3日内发生轻度或中度的情绪反应称为产后压抑。主要表现为易哭、易激惹、不安,有时喜怒无常等,一般2~3日后自然消失,有时可持续达10日。产后压抑的发生可能与产妇体内的雌、孕激素水平的急剧下降、产后心理压力及疲劳等因素有关。

(二)护理诊断/问题

1.尿潴留　与产时损伤、不习惯床上小便等有关。
2.便秘　与卧床少动及纤维素摄入过少及肠蠕动减弱等有关。
3.焦虑　与心理调适缓慢、新角色不适应有关。
4.有体液失衡的危险　与分娩时大量出汗、水分摄入不足导致血液浓缩及产时失血有关。
5.母乳喂养无效　与产妇缺乏母乳喂养知识、母乳喂养技能不熟练有关。

(三)护理目标

1.产妇没有发生尿潴留。
2.产妇没有发生便秘。
3.产妇适应母亲角色。
4.产妇生命体征正常且稳定。
5.产妇母乳喂养成功。

(四)护理措施

1.一般护理
(1)环境:给产妇提供一个安静、舒适的休息环境。保持室内通风良好,空气清新,床单位清洁、整齐、干净,及时更换会阴垫。护理工作不打扰产妇的休息,保证产妇有足够的睡眠。

(2)生命体征观察:每天测体温、脉搏、呼吸及血压2次,如体温超过38℃,或脉搏、血压异常,应加强观察,查找原因,及时报告医生早做处理。

(3)饮食:产后1小时产妇可进流食或清淡半流饮食,逐渐过渡到普通饮食。食物应富有蛋白质、热量和水分。哺乳产妇多进汤汁饮食,同时适当补充维生素和铁剂。

(4)活动:鼓励产妇早下床活动,以利于子宫复旧,恶露排出,大小便通畅,增加食欲,预防下肢静脉血栓形成。一般正常分娩者,可鼓励产妇产后24小时下床活动。由于产妇产后盆底肌肉松弛,应避免负重劳动或蹲位活动,防止子宫脱垂。

(5)大小便:产后4小时要鼓励产妇及时排尿,对产后6小时仍未排尿者,可采取以下措施:①解除产妇怕排尿引起疼痛的顾虑,鼓励产妇下床排尿。②用热水熏洗外阴,用温开水冲洗尿道外口周围诱导排尿。③下腹无伤口者可于腹正中放置热水袋,刺激膀胱肌收缩排尿。④针刺关元、气海、三阴交、阴陵泉等穴位。⑤遵医嘱肌注新斯的明1mg。⑥若仍然无效给予导尿。

鼓励产妇早日下床活动,做产后操,多饮水,多吃蔬菜和含纤维素食物,以保持大便通畅。

2.子宫复旧护理 产后2小时内容易发生因子宫复旧不良导致的产后出血,故应严密观察,在产后即刻、30分钟、1小时、2小时各观察1次子宫收缩、宫底高度,并按压宫底,以免血块积压影响子宫收缩。同时,记录宫底高度、恶露的性质和量。以后每日在同一时间评估子宫复旧及恶露情况。如发现异常,应及时排空膀胱、按摩子宫,按医嘱给予宫缩剂;如恶露有异味,提示有感染的可能,配合医生做好血及组织培养标本的收集和抗生素的应用。产后当日,禁止用热水袋外敷止痛,以免子宫肌肉松弛造成出血过多。

3.会阴护理 产后应保持外阴清洁、干燥。用1:2000苯扎溴铵(新洁而灭)溶液、0.5%碘伏或1:5000高锰酸钾溶液,每日会阴擦洗2次,擦洗的顺序为由上到下,从内到外,会阴切口单独擦洗。大便后随时清洗。会阴部水肿严重者,可用50%硫酸镁湿热敷;有小血肿者,24小时后可用远红外线照射外阴,有大血肿者,应配合医生切开处理;有硬结者,用大黄、芒硝外敷或用95%酒精湿热敷;会阴部有缝线者,应每日观察伤口周围有无渗血、血肿、红肿、硬结及分泌物,并嘱产妇向会阴伤口对侧卧位。产妇切口疼痛剧烈或有肛门坠胀感时,应及时报告医生,以排除阴道壁及会阴部血肿。如有伤口感染,应提前拆线引流,并定时换药。伤口愈合不佳者,可在产后7~10日用1:5000高锰酸钾溶液坐浴,每日2次。会阴伤口3~5日拆线。

4.乳房护理

(1)一般护理:乳房应保持清洁、干燥,经常擦洗。分娩后第1次哺乳前,应将乳房用温香皂水及温开水洗净,以后每次哺乳前均用温开水擦洗乳头及乳晕。勿用肥皂及酒精之类擦洗,以免引起局部皮肤干燥、皲裂。乳头处有痂垢时,用油脂浸软后再用温水清洗。每次哺乳前柔和地按摩乳房,刺激泌乳反射。哺乳时应让新生儿吸空乳房,以免乳汁淤积影响乳汁分泌。哺乳期使用大小适中的棉质乳罩,避免过松或过紧。

(2)平坦及凹陷乳头护理:平坦或凹陷乳头婴儿很难吸吮到乳汁,可指导产妇做以下练习:

1)乳头伸展练习:将两拇指平行放在乳头两侧,向两侧外方慢慢地拉开,牵拉乳晕皮肤及皮下组织,使乳头向外突出。然后将两拇指分别放在乳头上、下两侧,将乳头向上、下纵向拉开(图5-1)。如此重复,每次15分钟,每日2次。

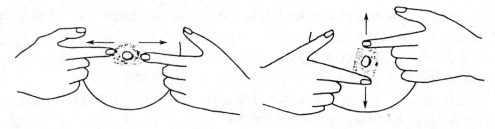

图5-1 乳头伸展练习

2)乳头牵拉练习:用一只手托住乳房,另一只手的拇指和中、示指抓住乳头向外牵拉。每日练习2次,每次牵拉10~20次。

3)配置乳头罩:从妊娠7个月起佩带乳头罩,柔和的压力可使内陷的乳头外翻,乳头经中央小孔保持持续突起,能稳定乳头周围组织。

此外,还可采用指导产妇改变多种哺乳姿势,利用负压吸引的作用使乳头突出,或在婴儿饥饿时先吸吮平坦一侧等方法。

(3)乳房胀痛护理:乳房胀痛多出现在产后 3 日内,因淋巴和静脉过度充盈,乳腺管不畅所致。产后尽早哺乳(半小时内开始哺乳),按需哺乳、增加哺乳的次数,每次哺乳后挤出多余乳汁,可预防乳房胀痛。若已出现乳房胀痛,可采取下列措施:

1)外敷乳房:可在哺乳前热敷乳房,促使乳腺管畅通。两次哺乳间冷敷乳房,减少局部充血、肿胀。

2)按摩乳房:哺乳前从乳房边缘向乳头中心按摩乳房,可促进乳腺管通畅,减少疼痛。

3)配戴乳罩:乳房肿胀时,戴有支托的大小合适的乳罩,可减轻产妇乳房充盈时的沉重感。

4)生面饼等外敷:用生面饼、芒硝或金黄散外敷乳房,可促使乳腺管畅通,减少疼痛。

5)服用药物:可口服维生素 B_6 或散结通乳的中药,常用柴胡(炒)、当归、王不留行、木通、漏芦各 15g,用水煎服,缓解疼痛。

(4)乳头皲裂护理:指导产妇掌握正确的哺乳方法,乳头皲裂轻者可继续哺乳,哺乳前先湿热敷乳房和乳头 3~5 分钟,同时按摩乳房,挤出少量乳汁,使乳晕变软,容易被婴儿含吮。哺乳时让全部乳头和大部分乳晕含吮在婴儿口中。先以损伤轻的一侧乳房哺乳,以减轻对另一侧乳房的吸吮力。同时,增加哺乳的次数,缩短每次哺乳的时间。哺乳后,挤出少许乳汁涂在乳头和乳晕上,短暂暴露使乳头干燥,能起到修复表皮的作用。疼痛严重者,可用乳头罩间接哺乳或用吸乳器吸出乳汁喂给新生儿,哺乳后在乳头皲裂处涂敷蓖麻油铋糊剂,于下次哺乳时洗净。

(5)乳汁不足护理:乳汁分泌不足主要是由于分娩后最初几天没有进行有效的吸吮,哺乳次数少造成。应指导产妇增加哺乳次数,掌握正确的哺乳方法,保持充足的睡眠,多进汤类食物,鼓励产妇树立信心。

(6)退乳护理:产妇因疾病或其他原因不能哺乳者,应尽早退奶。可指导产妇采用:①限进汤类饮食,不排空乳房,停止哺乳、挤乳,并束紧乳房。②遵医嘱口服己烯雌酚。③生麦芽 60~90g,水煎服,每日 1 剂,连服 3~5 日。④芒硝 250g 分装于两个布袋内,敷于两侧乳房并包扎固定,湿硬后及时更换,直至乳房不胀为止。

(7)乳腺炎护理:当产妇乳房局部出现红、肿、热、痛或有痛性结节时,提示患有乳腺炎。轻者于哺乳前先湿热敷乳房 3~5 分钟,并按摩乳房,轻轻拍打和抖动乳房,先用患侧乳房哺乳,便于保持患侧乳腺管通畅。每次哺乳时应充分吸空乳汁,同时增加哺乳的次数,每次哺乳至少 20 分钟。哺乳后充分休息,清淡饮食。体温升高者暂停哺乳,在医生指导下使用抗生素抗感染处理。局部形成脓肿时,需及时告知医生,予以切开引流,及时换药。

5.用药护理　避免产妇使用通过乳汁作用于新生儿的药物,以免药物毒副作用对新生儿造成影响。必须用药才能控制病情时,应在医师指导下合理用药,以免贻误治疗时机,并考虑是否停止哺乳。

6.心理护理

(1)促进精神放松:产妇诉说分娩的经历或不快时,应耐心倾听,积极、热情地回答。鼓励产妇说出对孩子及新家庭的想法。尊重风俗习惯,指导正确的产褥期生活方式。

(2)母婴同室:在产妇充分休息的基础上,让产妇多接触、亲近自己的孩子,逐渐参与护理孩子,培养母子感情。

(3)提供生活帮助:产后3日内,为避免产妇劳累,应主动为产妇及孩子提供日常生活护理。同时指导和鼓励丈夫及家人参与新生儿的护理。

(4)提供知识指导:提供自我护理及新生儿护理的知识和技能。如指导产妇饮食、休息、活动;指导产妇褥汗、乳房胀痛等的处理方法;指导新生儿喂养、沐浴的技能等,以减少产妇的困惑和无助感。

(五)护理评价

1.产妇血压、脉搏是否保持正常。

2.产妇产后是否及时排尿、排便。

3.产妇在喂养孩子后是否感到舒适,新生儿体重增长是否正常。

4.产妇在护士的指导下能否积极参与新生儿护理及自我护理,表现出自信和满足感。

(六)健康指导

1.一般指导 告知产妇居室应清洁通风,应注意根据天气冷暖增减衣服,防止受凉或中暑。继续保证充足的营养,注意休息,注意个人卫生。保持良好的心境,以适应新的家庭生活方式。

2.活动指导 指导阴道分娩的产妇,产后6~12小时内即可起床轻微活动,产后第2日可在室内随意走动。行会阴侧切或剖宫产的产妇,适当推迟活动时间。产后第2周开始,产妇可以做膝胸卧位,预防或纠正子宫后倾。

3.喂养指导 强调母乳喂养的重要性。对缺乏母乳喂养知识和技能的产妇进行及时的宣教;嘱继续保证充足的营养和休息,保持精神愉快,注意乳房的护理。上班的母亲可于上班前挤出乳汁存放于冰箱内,婴儿需要时由他人哺喂,下班后及节假日自己喂养,上班期间应注意摄取足够的水分和营养。

4.产褥期保健操 为促进腹壁、盆底肌肉张力的恢复,避免腹壁皮肤过度松弛,预防尿失禁、膀胱直肠膨出及子宫脱垂,可根据产妇的情况做产褥期保健操(图5-2)。运动量应由弱到强,循序渐进地进行练习。一般在产后第2日开始,每1~2日增加1节,每节做8~16次。出院后继续做至产后6周。

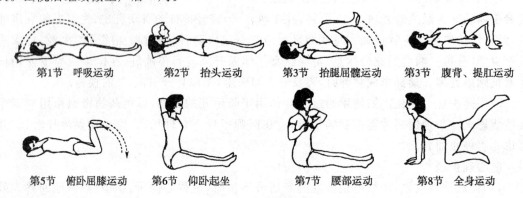

图5-2 产褥保健操

第 1 节:仰卧,深吸气,收腹,然后呼气。

第 2 节:仰卧,两臂直放于身旁,进行缩肛与放松动作。

第 3 节:仰卧,两臂直放于身旁,双腿轮流上举和并举,与身体呈直角。

第 4 节:仰卧,髋与腿放松,分开稍屈,脚底放在床上,尽力抬高臀部及背部。

第 5 节:仰卧坐起。

第 6 节:跪姿,双膝分开,肩肘垂直,双手平放床上,腰部进行左右旋转动作。

第 7 节:全身运动,跪姿,双臂支撑在床上,左右腿交替向背后高举。

5.计划生育指导　一般产后 6 周落实避孕措施,产后 4 周内禁止性生活。帮助产妇了解各种避孕措施,指导其选用适当的避孕方法。哺乳者宜选用工具避孕,不哺乳者可选用药物避孕。

6.产后访视与健康检查

(1)产后访视:社区医疗保健人员在产妇出院后 3 日内、产后 14 日和产后 28 日分别做 3 次产后访视,内容包括:①了解产妇饮食、睡眠和心理状况。②观察子宫复旧及恶露情况。③检查两侧乳房,了解哺乳情况。④观察会阴切口或剖宫产腹部切口情况。通过访视可了解产妇及新生儿健康状况,发现异常给予及时指导。

(2)产后健康检查:告知产妇应于产后 6 周带孩子一起来医院做一次全面检查,包括产妇全身检查、妇科检查和新生儿健康检查。全身检查主要包括测血压、脉搏,查血、尿常规,了解哺乳情况,了解内科、产科合并症的恢复情况等;妇科检查主要了解盆腔内生殖器是否已恢复至非孕状态。新生儿健康检查主要包括新生儿喂养、大小便等生长发育情况。发现异常及时告知医生处理。

第二节　母乳喂养

近十多年来,国际上已将促进和支持母乳喂养作为妇幼保健工作的重要内容。

一、母乳喂养的优点

1.母乳含有最适合婴儿生长发育的各种营养素,最适合婴儿胃肠的消化和吸收,是婴儿最理想的食物(和饮料)。

2.母乳中含多种抗体、活性细胞等免疫活性物质,能增强婴儿的抗感染能力。

3.母乳温度适宜,新鲜、无污染,喂养方便,十分经济。

4.母亲通过哺乳,可促进泌乳和子宫收缩,可预防产后出血。还能减少乳腺癌和卵巢肿瘤的发生率。

5.通过母乳喂养,还能增进母子(女)感情,对婴儿身心健康发展有重要意义。

二、促进母乳喂养成功的措施

为了提高母乳喂养成功率,世界卫生组织和儿童基金会于 1989 年发表了《保护、促进支持母乳喂养的联合声明》,要求每个妇幼保健机构都贯彻《促使母乳喂养成功的十点措施》,即:

1. 有书面的母乳喂养政策,并常规地传达到所有保健人员。

2. 对所有保健人员进行必要的技术培训,使他们能实施这一政策。

3. 要把母乳喂养的好处及处理方法告诉所有孕妇。

4. 帮助母亲在产后半小时内哺乳。

5. 指导母亲如何哺乳以及在与婴儿分开的情况下如何保持泌乳。

6. 除母乳外,禁止给婴儿喂任何食物和饮料,除非有医学指征。

7. 实行母婴同室——让母亲与婴儿 24 小时在一起。

8. 鼓励按需哺乳。

9. 不要将橡皮奶头等给母乳喂养的婴儿作为安慰物。

10. 促进母乳喂养支持组织的建立,并将出院母亲转给这些组织。

其中,临床措施中最重要的是早接触、早吸吮、母婴同室和按需哺乳。

三、母乳喂养指导

1. 告知母乳喂养的优点。

2. 母乳喂养生活指导

(1)饮食:为了促进乳汁分泌,满足泌乳活动所消耗的热能及婴儿生长发育的需要,产妇的饮食应为高蛋白的平衡饮食,比平时增加蛋白质 15～20g/d。因产妇活动少,孕期体内储备了一定量的脂肪。不需要增加脂肪的摄入量,但也不能过少,因为高质量的脂肪有利于婴儿大脑的发育,也有助于维生素 A、D、E、K 的吸收。哺乳产妇应多吃汤汁饮食,如鱼汤、骨头汤、鸡汤等,也应该进食一定量的纤维素饮食。不宜吃辛辣、刺激性食物,避免饮酒,禁烟及咖啡。

(2)休息及活动:产妇应充分休息,适当活动,做到劳逸结合,教会产妇与婴儿同步休息,生活有规律。

(3)保持心情愉快:因情绪因素会影响乳汁的分泌,产妇应该保持乐观,情绪稳定。

3. 喂养方法指导

(1)哺乳时间:用模拟示范或直接指导方法,协助早接触、早吸吮。一般于产后半小时内开始哺乳,此时乳房内的乳量虽少,但通过新生儿吸吮动作可刺激泌乳。产后 1 周内,哺乳次数应频繁些,间隔 1～3 小时,最初哺乳时间只需 3～5 分钟,以后逐渐延长至 15～20 分钟,原则上按需哺乳。

(2)哺乳方法:每次哺乳前应洗净双手,用消毒湿纱布或干净毛巾擦拭乳头;应指导产妇选择舒适体位。根据情况可采取坐位或卧位姿势(采取正确的姿势),使母儿紧密相贴。哺乳时,先挤压乳晕周围组织,挤出少量乳汁,用乳头刺激新生儿口唇,当新生儿产生觅食反应时,将乳头放入其口中,(乳头应放在)置于新生儿舌头上方,使新生儿将乳头及大部分乳晕吸吮住,并注意防止新生儿鼻部被乳房压住或头部与颈部过度伸展造成吞咽困难。哺乳结束时,用示指轻轻向下按压新生儿下颏,避免在口腔负压情况下拉出乳头引起乳头局部疼痛或皮肤损伤。哺乳后,挤出少许乳汁涂在乳头和乳晕上。

(3)注意事项:①让新生儿吸空一侧乳房后再吸吮另一侧,两侧交替。②哺乳完毕让新生儿直立靠于母亲肩上,轻拍背部 1～2 分钟,排出胃内空气,以防吐奶。③哺乳后,在离乳头两横指处挤压乳晕以排空乳房,以利于乳汁的再分泌。④哺乳后指导产妇佩戴合适棉制乳罩。⑤哺乳期限以 10 个月至 1 年为宜。

4.出院后喂养指导 继续保持合理的饮食与休息,保持心情愉快及乳房卫生。强调母乳喂养的重要性,并对产妇进行母乳喂养知识和技能的评估,对有关知识缺乏的产妇及时进行宣教。鼓励坚持母乳喂养 4~6 月。告知产妇及家属遇到喂养问题的咨询方法(医院的热线电话,门诊、保健人员、社区支持组织的具体联系方法)。

第三节 正常新生儿的护理

足月新生儿系指孕龄满 37 周至不足 42 周,体重≥2500g 出生的新生儿。新生儿期系指胎儿出生后断脐到满 28 日的一段时期。

一、正常新生儿的生理特点

(一)呼吸系统

新生儿出生后约 10 秒钟发生呼吸运动;新生儿肋间肌较弱,故呼吸主要靠膈肌运动,呈腹式呼吸。新生儿代谢快,需氧量多,呼吸浅而快,为 40~60 次/分。

(二)循环系统

在新生儿出生最初数日,可在新生儿心前区听到心脏杂音,与动脉导管尚未完全关闭有关。由于新生儿耗氧量大,其心率较快,新生儿心率通常为 90~160 次/分。新生儿血流多集中在躯干及内脏,因此可及肝脾,四肢容易发冷、发绀。

(三)消化系统

新生儿吞咽功能已完善,但贲门括约肌松弛,幽门括约肌较发达,易发生溢乳。除淀粉酶外,消化道已能分泌充足的消化酶,因此,新生儿消化蛋白质的能力较好,消化淀粉的能力较差,不宜过早喂淀粉类食物。正常新生儿出生后不久排出墨绿色糊状胎便,如出生后 24 小时未见胎便,应排除肛门闭锁或巨结肠等先天畸形。

(四)泌尿系统

新生儿肾小球滤过率低,浓缩功能相对不足,易发生水肿和脱水。一般在生后 24 小时内开始排尿,如 48 小时仍不排尿,应进一步检查。

(五)皮肤黏膜

新生儿出生全身皮肤被一层灰白色胎脂所覆盖,具有保护皮肤及减少散热的作用。新生儿皮肤娇嫩,易发生感染。新生儿两侧面颊部有隆起的脂肪垫,有利于吸吮乳汁,腭中线或齿龈部位形成黄白色的小颗粒称上皮珠,俗称"马牙",数周后可自然消退。均不可擦拭和挑破,以免发生感染。

（六）神经系统

新生儿脑相对较大，脊髓相对较长。大脑皮层兴奋性低，睡眠时间长，一昼夜觉醒时间仅为 2～3 小时。出生时已具备觅食反射、吸吮反射、握持反射、拥抱反射等原始反射。新生儿味觉发育良好，出生后 3～7 日听觉增强，痛觉较迟钝。

（七）体温

新生儿体温调节中枢发育不完善，皮下脂肪薄，体表面积相对较大，易散热，生后应及时保暖。若环境温度过高、进水少及散热不足，可使体温增高，发生脱水热。

（八）免疫系统

新生儿在胎儿期通过胎盘从母体内获得 IgG，使其在出生 6 个月内对多种传染病具有免疫力，如麻疹、白喉等。新生儿免疫系统功能不成熟，因缺乏分泌型 IgA，易发生呼吸道、消化道感染。IgA、IgM 不能通过胎盘，因此易患细菌感染。

（九）生理性黄疸

新生儿出生后，体内红细胞破坏增加，产生大量间接胆红素，而其体内葡萄糖醛酰转换酶不足，不能使间接胆红素全部结合成直接胆红素从胆道排出，导致高间接胆红素血症，致皮肤、黏膜及巩膜黄染称生理性黄疸。新生儿出生后 2～3 日开始出现，4～10 日后自然消退。

（十）乳腺肿大和假月经

由于受到胎盘分泌的雌孕激素的影响，新生儿生后 3～4 日可有乳腺肿胀，2～3 周可以消失。部分女婴生后 5～7 日可有阴道少许血性分泌物，持续 1～2 日自然消失。

（十一）生理性体重下降

新生儿由于出生后 2～4 日摄入量少，经皮肤及肺排出的水分相对较多，可出现生理性体重下降，属生理现象。下降幅度一般不超过 10％，4 日后回升，7～10 日恢复到出生时水平。

二、护　理

（一）护理评估

1. 健康史

（1）了解母亲既往妊娠史及本次妊娠经过；详细了解本次分娩方式及经过，有无异常情况发生。

（2）了解新生儿出生的时间、体重、性别；了解新生儿 Apgar 评分情况；有无新生儿窒息及严重程度。

2.身心状况　用 Apgar 评分法评估新生儿出生时状况,观察新生儿发育、反应、肌张力、皮肤颜色、生命体征;了解新生儿脐部是否渗血、出血、红肿,大小便是否异常,有无感染与损伤等。

（二）护理诊断/问题

1.有体温失调的危险　与体温调节中枢发育不完善有关。

2.有窒息的危险　与溢乳、呕吐有关。

3.有感染的危险　与新生儿免疫系统功能不成熟及皮肤黏膜屏障功能差有关。

（三）预期目标

1.新生儿体温正常。

2.新生儿未发生窒息。

3.新生儿未发生感染。

（四）护理措施

1.环境　母婴同室的房间应阳光充足、空气流通,室温应维持在 20～24℃,相对湿度在 50％～60％。

2.监测体温及体重变化　正常体温为 36～37.2℃,体温过高过见于室温高、保暖过度或脱水,应采取降温措施如松解衣服、降低室温、多饮水。体温过低见于室温过低、早产儿或感染,可加强局部环境温度,如在新生儿床上加用热水袋。若体重下降幅度超过 10％,应查明原因并处理。

3.保持呼吸道通畅　保持新生儿于合适体位,避免颈部弯曲,仰卧时头应弯向一侧,或采取左右交替侧卧体位。同时密切观察新生儿呼吸、面色,如出现面色苍白或青紫、啼哭异常、呼吸急促等,提示呼吸道不畅,应检查新生儿鼻腔是否通畅,如有分泌物及时清除。要避免新生儿口、鼻或胸部受到压迫。

4.脐带护理　新生儿出生后 24 小时应密切观察脐部有无渗血及出血,注意保持局部的清洁与干燥。每次沐浴后用 75％乙醇消毒脐带残断和脐轮处,如有分泌物,可涂 1％甲紫。脐带一般于出生后 3～7 日脱落。如脐部有感染,除局部清洁处理外,应告知医生,考虑是否需要全身使用抗生素。

5.沐浴　每日沐浴 1 次,可以清洁皮肤,预防感染,促进血液循环,使新生儿舒适、安静。沐浴有淋浴、盆浴、床上擦浴。医院以淋浴为主。沐浴时应注意:

（1）室温 26～28℃,水温 38～42℃,护士可用手腕测试水温。

（2）沐浴前不要哺乳。新生儿体温未稳定前不宜沐浴。

（3）在医院沐浴时防止交叉感染,每一个新生儿用一套沐浴用品。

（4）沐浴过程中动作要轻快敏捷,护士不能离开,防止新生儿受凉或损伤。

6.皮肤及臀部护理　新生儿娩出后用软毛巾擦净羊水及血迹,6 小时后除去胎脂。预防红臀,尿布应松紧适中,及时更换。大便后用温水洗净臀部并擦干。必要时涂 5％鞣酸软膏。若发生红臀,可用红外线照射,每次 10～20 分钟,每日 2～3 次。发生皮肤糜烂时可用消毒植物油或鱼肝油纱布敷在患处。

7.预防接种

(1)卡介苗:正常新生儿生后2～3日于左臂三角肌上端皮内注射接种,剂量为0.1ml,有皮肤病变、发热或其他疾病者应暂缓接种。

(2)乙肝疫苗:正常新生儿出生后24小时、1个月、6个月时各肌内注射乙肝疫苗1次,每次剂量为10μg。

（五）护理评价

1.新生儿体温是否正常。

2.新生儿是否发生窒息。

3.新生儿脐部、皮肤有无红肿,是否发生感染征象。

（六）健康指导

宣传有关育儿保健知识,指导家长依据新生儿的生理特点对新生儿进行观察与护理。促使母子皮肤接触,促进感情交流。保持新生儿皮肤清洁,每日沐浴,每次大便后用温水清洗,清洗后在皮肤皱褶处拍少许爽身粉。衣服应宽大而软,选用柔软吸水性强的尿布。

本章小结

本章主要阐述了产褥期妇女的护理,母乳喂养的指导和正常新生儿的护理。

产褥期是指产妇全身各器官除乳腺外从胎盘娩出至恢复或接近正常未孕状态的一段时期,一般需6周。产褥期变化最大的器官是子宫。妊娠子宫自胎盘娩出后逐渐恢复至非妊娠状态的过程称子宫复旧,子宫复旧包括子宫体肌纤维的缩复、子宫内膜的再生和子宫颈复原。产后红细胞计数、血红蛋白值、白细胞总数、中性粒细胞和血小板数增高,淋巴细胞稍减少,一般于产后1～2周恢复至正常。红细胞沉降率于产后3～4周降至正常。

产褥期妇女的心理特点一般经历依赖期、依赖—独立期、独立期3个时期。

护理评估除健康史外,重点注意生命体征、子宫复旧、产后宫缩痛、恶露情况,还要关注会阴伤口、褥汗、体重、膀胱充盈、便秘与肠胀气情况、乳房与母乳喂养情况。护理应注意环境、饮食、活动、子宫复旧、会阴、乳房、母乳喂养指导、自我护理及新生儿护理知识指导等。

本章关键词:产褥期;母乳喂养;足月新生儿

课后思考

1.简述产褥期的定义。

2.什么是恶露?恶露如何分类?

3.产褥期妇女的心理调适一般要经历哪几个时期?

4.张女士,26岁,足月分娩产后第2日,体温37.9℃,双乳胀痛,恶露量中,色暗红,味腥,宫底脐下1指,无压痛。该产妇为何低热?应该如何指导其产褥期保健?

（周群英）

第六章

高危妊娠妇女的护理

某女,26 岁,妊娠 34 周,自觉胎动减少 1 日。体检:血压 150/100mmHg,产科检查:宫高 28cm,腹围 87cm,胎心率 130 次/分,下肢浮肿(+),尿蛋白(+),NST结果为无反应型。

问题:

1. 如何进一步了解胎盘功能?

2. 怎样了解胎儿成熟度?

3. 你能制定出此孕妇的护理措施吗?

本章学习目标

1. 掌握高危妊娠监护措施。

2. 熟悉高危妊娠护理。

3. 了解高危妊娠的定义与范畴。

4. 关注高危妊娠孕妇的心理状况,帮助其走出心理困境。

一、定 义

高危妊娠(high risk pregnancy)是指妊娠期有个人或社会不良因素及有某种并发症或合并症等可能危害孕妇、胎儿、新生儿或者导致难产者。

二、范 畴

高危妊娠基本包括了所有的病理产科。包括以下 2 个方面。

(一)家庭及个人因素

1. 孕妇受教育时间少于 6 年,家属中有明显的遗传性疾病。

2. 孕妇及其丈夫职业的稳定性差、收入低下、未婚或独居、营养低下等。

3.未做或极晚做产前检查者。

4.孕妇年龄小于 16 岁,或者大于或等于 35 岁。

5.妊娠前体重低于 40kg 或高于 80kg,身高低于 140cm。

6.不孕 3 年以上,经治疗受孕者。

7.妊娠期接触大量放射线、化学性毒物或服用过对胎儿有影响的药物等。

8.不良嗜好 如大量吸烟、饮酒、吸毒等。

(二)疾病因素

1.有异常孕产史 如自然流产、异位妊娠、早产、死胎、死产、难产、新生儿死亡、新生儿畸形或有先天性、遗传性疾病等。

2.各种妊娠合并症 如妊娠合并心脏病、糖尿病、高血压、肝炎、肾脏病、甲亢、血液病、病毒感染等。

3.目前产科情况 各种妊娠并发症,如妊娠期高血压疾病、前置胎盘、胎盘早剥、羊水过多或过少、胎儿生长受限、过期妊娠、母儿血型不合等;可能发生异常分娩者,如胎位异常、多胎妊娠、骨产道异常、软产道异常等。

三、监护措施

系统的高危妊娠监护包括:婚前、孕前的保健咨询工作;对不宜结婚或不宜生育者的说服教育工作;孕前、早孕期的优生咨询及产前诊断工作;孕中期筛查妊娠并发症或合并症;孕晚期监护及评估胎儿生长发育和安危情况,监测胎盘功能及评估胎儿成熟度。具体的监护措施包括以下多种。

1.确定孕龄 根据末次月经时间、早孕反应出现时间、胎动出现时间等推算孕龄。

2.宫底高度及腹围 可以用来估计胎儿大小、胎龄,了解胎儿宫内发育情况,通常每次产前检查都要监测这 2 个指标。宫底高度是指耻骨联合上缘中点到宫底的弧形长度,测量前嘱孕妇排空膀胱。腹围指以塑料软尺经脐绕腹 1 周的周径。妊娠晚期,每孕周腹围平均增长约 0.8cm。根据子宫底高度及腹围数值估算胎儿大小的简易方法为:胎儿体重(g)＝宫底高度(cm)×腹围(cm)＋200。

3.妊娠图 是反映胎儿宫内发育及孕妇健康状况的动态曲线图。将每次产前检查所得的血压、体重、宫底高度、腹围、胎位、胎儿心率、尿蛋白等数值记录于妊娠图上,绘制成标准曲线,观察其动态变化。其中宫底高度曲线是妊娠图中最主要的曲线。腹围曲线因受孕妇腹壁厚度、腹壁松紧度的影响,仅供参考。

4.胎动计数监测 此指标可判断胎儿在宫内的安危。孕妇一般于 16～20 周自觉胎动,孕 28 周后胎动逐渐增强,次数增多,至足月又有所减少。胎动计数＞30 次/12 小时为正常,表示胎儿在宫内存活良好。如孕妇自觉胎动数减少,≤10 次/12 小时或下降超过自我测胎动规律的 50%,排除药物影响后,提示胎儿宫内缺氧。自觉胎动过频或过分剧烈,表示胎儿在宫内严重缺氧,有胎死宫内的危险。

5.胎心听诊 是临床最常用的方法,可以使用胎心听诊器或多普勒胎心仪监测。通过胎心率的异常变化可以了解胎儿宫内的安危。

6.B超　B超检查能显示胎儿数目、胎位、有无胎心搏动、有无胎儿体表畸形以及胎盘位置、胎盘成熟度等;通过测量胎头双顶径、股骨长度等估计胎儿的孕龄及预产期。

7.胎儿电子监护　可以连续记录胎心率的动态变化,同时观察胎动、宫缩对胎心率的影响。凡有胎动、胎心异常或高危妊娠都应于妊娠末期及临产后做胎心电子监护。胎心监护分内、外监护两种形式。外监护是将宫缩描绘探头和胎心探头直接放在孕妇的腹壁上,它操作方便,没有感染,但外界干扰会影响结果;内监护是在宫口开大 1cm 以上,将单极电极经宫口与胎头直接连接进行监测。内监护需在破膜后操作,有感染的可能,但记录较准确。

胎儿电子监护有两种功能:监测胎心率及预测胎儿宫内储备能力。

(1)监测胎心率:是用胎儿监护仪记录胎心率(fetal heart rate,FHR)。可有两种基本变化:胎心率基线(FHR-baseline,BFHR)及周期性胎心率(periodic change of FHR,PFHR)。

1)BFHR:是在无宫缩、无胎动影响下 10 分钟以上的胎心率平均值。正常 FHR 为 120～160次/分。若持续<120 次/分或>160 次/分,历时 10 分钟,为心动过缓或心动过速。胎心基线变异又称基线摆动,即在胎心率基线基础上的上下周期性波动,胎心基线变异的存在说明胎儿有一定的储备能力。正常胎心基线变异在 10～25 次/分之间。若胎心基线变异消失,表示胎心储备能力丧失。

2)PFHR:是指与子宫收缩有关的胎心率变化。它有 3 种类型:

无变化:子宫收缩后 FHR 仍保持原基线变异不变。

加速:子宫收缩时 FHR 基线暂时增加 15 次/分以上,持续时间>15 秒,是胎儿良好的表现,可能与胎儿躯干局部或脐静脉暂时受压有关。

减速:可分为 3 种:①早期减速:减速曲线下降与宫缩曲线上升几乎同时开始,宫缩后即恢复正常(图 6-1)。正常减速幅度<50 次/分,持续时间短,恢复快。与宫缩时胎头受压有关,不因体位或吸氧而改变。②变异减速:胎心率减速与宫缩的关系不恒定。但减速出现后下降迅速,且下降幅度大(>70 次/分),恢复迅速,持续时间长短不一(图 6-2)。与宫缩时脐带受压兴奋迷走神经有关,孕妇左侧卧位可减轻症状。③晚期减速:宫缩开始一段时间后(一般在高峰后)才出现胎心率减速,且下降缓慢,下降幅度<50 次/分,持续时间长,恢复也缓慢(图 6-3),与子宫胎盘功能不良、胎儿缺氧有关。

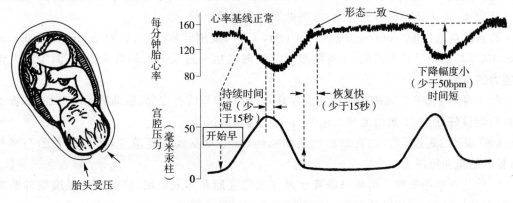

图 6-1　PFHR 早期减速

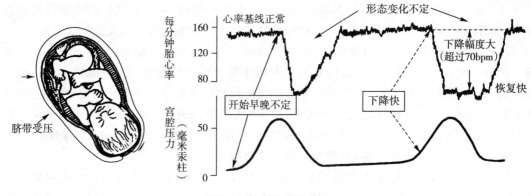

图 6-2　PFHR 变异减速

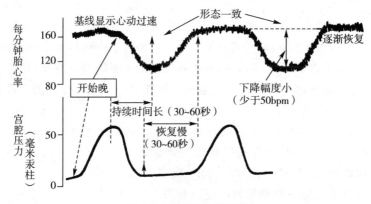

图 6-3　PFHR 晚期减速

（2）预测胎儿宫内储备能力：包括无应激试验、宫缩应激试验或缩宫素激惹试验。

1）无应激试验（non stress test，NST）：用于观察胎心基线的变异及胎动后胎心率的情况。

反应型：正常情况下，20分钟内至少有3次以上胎动伴胎心率加速＞15次/分，持续15秒以上，称为反应型，提示胎儿储备能力良好，一周后再复查。

无反应型：20分钟内胎动如少于3次或胎心率加速＜15次/分或胎动时无胎心率加速，称无反应型，提示胎儿储备能力差，可再做缩宫素激惹试验。

2）宫缩应激试验（contraction stress test，CST）或缩宫素激惹试验（oxytocin challenge test，OCT）：是通过诱发宫缩，了解胎盘于宫缩时发生一过性缺氧的负荷变化，测定胎儿储备能力的试验。

CST 阴性：无晚期减速和明显的变异减速，胎心率基线有变异，胎动后胎心率加快，提示胎盘功能良好，胎儿1周内无死亡危险，1周后重复该试验。

CST 阳性：超过50％的宫缩出现晚期减速，胎心率基线变异减少，胎动后无胎心率加速，提示胎盘功能减退。

8.胎儿心电图监测　可将电极置于母体腹壁或胎儿体表监测，目前多用经腹壁外监护法，对母儿无损伤，可协助诊断胎儿宫内缺氧及先天性心脏病。

9.羊膜镜检查　羊膜镜是在胎膜未破时插入子宫颈管观察羊膜及羊水情况的器械。正常羊水透明,呈淡青色或乳白色,见胎脂和胎发。胎儿宫内缺氧时羊水中混有胎粪,羊水呈黄色、黄绿色甚至深绿色。胎死宫内时羊水呈棕色、紫色或暗红色混浊状。

10. 实验室检查

(1)胎盘功能检查:可以采用孕妇血、尿雌三醇(E_3)测定,孕妇血清人胎盘生乳素(HPL)测定,阴道脱落细胞检查等方法进行判断。

1)孕妇血清游离 E_3 测定:采用放射免疫法,协助确定胎龄及胎儿胎盘功能。正常足月妊娠时临界值为 40nmol/L,低于此值或突然下降 50% 以上,提示胎儿、胎盘功能低下,胎儿宫内危险。

2)孕妇尿 E_3 测定:测孕妇尿 E_3 最好自妊娠 28 周起,每周 1 次,并做记录,与正常值作比较。正常值>15mg/24h,10~15mg/24h 为警戒值,<10mg/24h 为危险值。如妊娠晚期连续多次测得此值<10mg/24h,表示胎盘功能低下。也可用孕妇随意尿测雌激素/肌酐(E/C)比值,评价胎盘功能。尿 E/C 比值>15 为正常值,10~15 为警戒值,<10 为危险值。

3)孕妇血清人胎盘生乳素(HPL)测定:采用放射免疫法测定。足月妊娠时,正常值为4~11mg/L,若<4mg/L 或突然降低 50%,表示胎盘功能低下。

4)阴道脱落细胞检查:若舟状细胞成堆、无表层细胞、嗜伊红细胞指数(EI)<10%、致密核少者,提示胎盘功能良好;舟状细胞极少或消失、有外底层细胞、嗜伊红细胞指数>10%、致密核多者,提示胎盘功能减退。

(2)胎儿成熟度检查:可通过经腹壁羊膜腔穿刺抽取羊水进行分析。包括:羊水中卵磷脂/鞘磷脂比值(L/S),羊水中肌酐值,胆红素类物质含量,淀粉酶值及脂肪细胞出现率等,分别用于评估胎儿肺、肾、肝、唾液腺及皮肤的成熟度。其中,羊水 L/S 是评估胎儿肺成熟度的最常用方法。L/S>2,提示胎儿肺成熟;肌酐值≥176.8μmol/L,提示胎儿肾成熟;胆红素类物质值<0.02,提示胎儿肝成熟;淀粉酶值≥450U/L,提示胎儿唾液腺成熟;脂肪细胞出现率达 20%,则提示胎儿皮肤成熟。

(3)胎儿先天畸形及遗传性疾病的检查。

1)妊娠早期取绒毛或妊娠 16~20 周抽取羊水,也可取孕妇外周血提取胎儿细胞做遗传学检查,了解有无染色体异常。

2)测定羊水中酶了解有无先天性代谢缺陷病,测定羊水中甲胎蛋白(AFP),了解胎儿有无开放性神经管缺陷。

(4)胎儿缺氧及程度检查:常用胎儿头皮血测定。一般在宫颈扩张 1.5cm 以上时,取胎儿头皮血作 pH 测定。此法常与胎儿监护仪联合使用。头皮血 pH 正常值在 7.25~7.35 之间,如在 7.20~7.24 之间提示胎儿可能有轻度酸中毒,<7.20 则提示胎儿有严重酸中毒存在。

四、治疗原则

主要是预防和治疗引起高危妊娠的可能因素,保护母儿健康,降低围产期死亡率。一般处理有增加营养,取左侧卧位休息,改善子宫胎盘血液循环;病因处理要根据导致高危妊娠的不同病因进行处理,对怀疑有遗传性疾病者应于妊娠 16 周左右做羊水穿刺,进行遗传学诊断;产科处理包括提高胎儿对缺氧耐受力,预防早产,适时终止妊娠等。

五、护　理

（一）护理评估

1.健康史　了解孕产妇年龄、生育史、既往疾病史，了解孕产妇妊娠早期是否用过对胎儿有害的药物或接受过放射线检查、是否有过病毒感染史等。

2.身心状况

（1）了解孕妇身高、步态、体重：身高＜140cm者，易头盆不称；步态异常者应注意骨盆是否对称；体重过轻或过重都会增加危险性。

（2）测血压：如血压≥140/90mmHg或较基础血压升高30/15mmHg者为异常。

（3）评估心脏杂音及心功能。

（4）测量宫底高度和腹围，判断子宫大小是否与停经周数相符。过大者应排除羊水过多或双胎，过小者防止胎儿宫内发育迟缓。如果为足月，应估计胎儿大小，＜2500g或≥4000g均应给予重视。

（5）了解胎位有无异常，胎动计数情况；正确估计孕龄，描绘妊娠图。

（6）检查骨盆出口是否过小，外阴部有无静脉曲张等。

（6）评估有无胎膜早破、评估羊水量及性状。

（7）社会心理状况：妊娠早期，高危孕妇常担心流产、胎儿畸形；妊娠28周以后，高危孕妇因担心早产、胎儿异常或胎死宫内、死产等而产生焦虑、恐惧心理。也可因不可避免的流产、死胎、死产、胎儿畸形等而产生悲哀和失落心理。因此，要认真评估高危孕妇的应对机制、心理承受能力及社会支持系统。

3.辅助检查　需根据情况做血、尿常规检查，肝、肾功能测定，血糖及糖耐量，出凝血时间、血小板计数等检查。此外，需根据高危孕妇情况选择做B超检查、胎心音检查、胎心电子监护、胎儿心电图、羊膜镜检查、甲胎蛋白测定、胎盘功能检查、胎儿成熟度检查、胎儿头皮血气测定等。

（二）护理诊断／问题

1.焦虑　与担心自身及胎儿安危有关。

2.悲哀　与失去或预感到将失去胎儿等有关。

3.有受伤的危险（胎儿）　与胎儿宫内缺氧或手术有关。

4.有照顾者角色紧张的危险　与承担母亲角色感到困难有关。

（三）护理目标

1.孕产妇焦虑减轻或消失。

2.孕妇正确面对自己及孩子的危险。

3.胎儿及新生儿健康。

4.孕妇有良好的自信心。

（四）护理措施

1.一般护理　增加营养,保证胎儿正常生长发育的需要。对胎盘功能减退、胎儿发育迟缓的孕妇给予高蛋白质、高能量饮食,补充维生素、铁、钙及多种氨基酸;对胎儿生长过快者则要控制饮食。保持室内通风良好、空气新鲜。注意个人卫生,勤换衣裤。休息时建议取左侧卧位,以改善子宫胎盘氧供。避免剧烈运动,防止早产。

2.医护配合　为提高胎儿对缺氧的耐受力,可遵医嘱用10％葡萄糖500ml加维生素C 2g静脉缓慢滴注,每日1次,5～7日为1个疗程;对胎盘功能减退的孕妇应定时吸氧,以改善胎儿的血氧饱和度。一般3次/日,每次30分钟;有早产先兆者,必要时遵医嘱使用药物抑制宫缩,尽量延长妊娠时间;对需要终止妊娠而胎儿成熟度较差者,可于妊娠终止前用肾上腺皮质激素促进肺表面活性物质的形成和释放,促进胎儿肺成熟,预防新生儿呼吸窘迫综合征;经阴道分娩者,出现胎儿窘迫的症状和体征时应缩短第二产程,尽早结束分娩,并做好抢救新生儿窒息的准备工作。此外,妊娠合并糖尿病孕妇应做好血糖测定,正确留置血、尿标本;对妊娠合并心脏病者按医嘱正确给予药物,并提供用药指导和用药观察,间歇吸氧;前置胎盘病人应做好输血、输液准备;如需人工破膜、阴道检查、剖宫产术应做好术前用物的准备及配合工作等。

3.病情观察　对高危产妇做好观察记录。严密观察孕妇的心率、脉搏、血压、活动耐受力,有无阴道流血、高血压、水肿、心力衰竭、腹痛、胎儿缺氧等异常情况,及时报告医生并记录处理经过。严密观察产程进展情况,观察胎心率及羊水的色、量、性状,做好母儿监护,以便于发现问题及时处理。

4.心理护理　评估孕妇的心理状态,鼓励其倾诉心理的不悦。各种检查和操作之前向孕妇解释,提供指导,告之全过程及注意事项,以减轻其焦虑和恐惧心理,也可以通过转移孕妇注意力,鼓励孕妇听音乐、听故事、做深呼吸等办法使其症状减轻。应提供有利于孕妇倾诉和休息的环境,避免不良刺激。帮助孕妇适应角色转换,增加自信。

（五）护理评价

1.孕妇是否情绪稳定,心态平和。

2.孕妇能否与医护人员共同讨论自己及胎儿的安全或表达丧失胎儿的悲哀。

3.孕妇的高危因素是否得到有效控制,胎儿发育、生长是否良好。

4.孕妇能否主动获取婴儿护理的知识和技能,表现出能自己照顾婴儿的信心。

（六）健康教育

做好婚前及孕前优生咨询工作,对不宜结婚或不宜生育者做好解释、说服工作;指导孕妇提高保健意识,选择健康的生活方式;介绍高危妊娠的范畴及对母儿的影响,指导孕妇及时自我检测,必要时增加产前检查的次数,主动配合各项检查和治疗。为高危孕妇建立健康档案,定期家访。

本章小结

本章主要介绍了高危妊娠的概念、范畴、监护措施、治疗原则和护理。

高危妊娠是指妊娠期有个人或社会不良因素及某种并发症或合并症等可能危害孕妇、胎儿及新生儿或者导致难产者。

高危妊娠几乎包括了所有的病理产科。系统的高危妊娠监护包括婚前、孕前的保健咨询工作,孕前和早孕期的优生咨询及产前诊断工作;孕中期即开始筛查妊娠并发症或合并症;孕晚期监护及评估胎儿生长发育和安危情况,监测胎儿、胎盘功能及评估胎儿成熟。

胎儿宫内情况监护主要包括胎动计数、胎心听诊、胎儿心电图监测、胎心电子监护和实验室检查等。孕妇自觉胎动次数减少,12小时内胎动次数≤10次或低于自我测胎动规律的50%,要考虑胎儿宫内缺氧。胎心率<120次/分或>160次/分时,应监测胎心变化。胎心监护仪能连续观察并记录胎心率(FHR)的动态变化,同时有子宫收缩描记、胎动记录,反映三者的关系。实验室检查重点注意胎盘功能检查和胎儿成熟度检查。

处理原则主要是预防和治疗引起高危妊娠的可能因素,保护母儿健康,降低围产期死亡率。包括增加营养、卧床休息、处理病因、处理产科异常情况。

护理包括配合做好各项监护,防治胎儿宫内缺氧;做好孕妇心理护理,减轻其焦虑与恐惧;帮助孕产妇适应角色转换,增加自信;做好孕期健康指导等。

本章关键词:高危妊娠;胎心监护;胎儿成熟度;胎盘功能

课后思考

1.什么是高危妊娠?简述高危妊娠的范畴。

2.如何诊断高危妊娠?

3.高危妊娠的护理措施有哪些?

(周群英、王玉蓉)

第七章

异常妊娠妇女的护理

情景导入

王某,女,34 岁,G_2P_0,孕 34^{+3} 周,1 日前出现头痛、头晕、恶心,在家人陪伴下到产科门诊就诊。孕早中期无不适症状,孕 4 月感胎动至今。体检:BP 160/110mmHg,尿蛋白(++),水肿(++)。产科检查:腹部膨隆,无压痛,宫高 30cm,腹围 85cm,胎方位 LOA,胎心 140 次/分。

问题:

1.该孕妇发生了什么情况? 还应做哪些辅助检查?

2.该孕妇存在哪些主要护理问题? 应采取哪些护理措施?

3.如何为该孕妇进行健康指导?

本章学习目标

1.掌握各种妊娠期并发症的概念、护理评估、护理诊断及护理措施。

2.熟悉各种妊娠期并发症的临床表现、处理原则。

3.熟悉妊娠期高血压疾病的病理生理及硫酸镁的使用注意事项。

4.了解妊娠早期、晚期出血性疾病的病因。

5.关心体贴病人,帮助病人克服焦虑、恐惧心理。

第一节 流 产

一、疾病概要

妊娠不足 28 周、胎儿体重不足 1000g 而终止者称流产(abortion)。流产可分为自然流产与人工流产,本节只描述自然流产。妊娠 12 周前终止者称为早期流产,妊娠 12 周至不足 28 周终止者称晚期流产。

（一）病因

导致自然流产的原因很复杂，主要有以下几种。

1.胚胎因素　染色体异常是导致早期流产的主要原因。染色体异常包括数目异常：如单体、三体、多倍体；结构异常：如染色体断裂、缺失、易位等。

2.母体因素

（1）全身性疾病：严重贫血、心力衰竭、严重的急性传染病或感染性疾病、慢性肾炎、严重高血压等均可引起流产。

（2）生殖器官异常：子宫畸形（如双角子宫、子宫纵隔等）、子宫肌瘤（尤其是向子宫腔内发展的黏膜下肌瘤）均可影响胚囊着床和发育而导致流产。此外，宫颈重度裂伤、宫颈内口松弛、宫颈过短常导致胎膜破裂而流产。

（3）内分泌异常：黄体功能不足、甲状腺功能低下、严重糖尿病等皆可导致流产。

（4）不良习惯：过量吸烟、酗酒，过量服用咖啡、海洛因等毒品可引起流产。

（5）创伤刺激：如腹部手术、过度劳累、严重精神创伤、母体外伤等也可致流产。

3.免疫功能异常　妊娠类似同种异体移植，若母儿双方免疫不适应，则可引起母体排斥胚胎或胎儿而致流产。母儿血型不合、孕妇抗磷脂抗体产生过多、抗精子抗体的存在，均可导致胚胎受排斥而发生流产。

4.环境因素　砷、铅、甲醛、苯、氯丁二烯、氧化乙烯等化学物质接触过多可导致流产。

5.胎盘因素　滋养细胞发育或功能不全是胚胎早期死亡流产的重要原因之一，胎盘早剥引起的胎盘血循环障碍可导致晚期流产。

（二）病理

流产发生的时期不同，其病理过程亦不一致。流产发生于妊娠8周以前者，多数胚胎先死亡，然后底蜕膜的海绵层出血、坏死及血栓形成。因绒毛发育不全，与子宫壁联系不牢固，流产时胚胎和整个胎囊可完全剥离而排出，一般出血不多；流产发生妊娠于8～12周者，因绒毛发育繁盛，与底蜕膜联系较牢固，流产时胎儿或胎儿连同一部分胎盘绒毛先排出，常有一部分组织残留于宫腔内，影响子宫收缩，故出血较多；流产发生于妊娠12周以后，胎盘已完全形成，流产过程与足月分娩相似，先有阵发性子宫收缩，然后排出胎儿胎盘，一般流血不多。

（三）临床表现

主要症状是停经后阴道流血和腹痛。按流产发展的不同阶段，分为以下几种临床类型。

1.先兆流产(threatened abortion)　停经后出现少量阴道流血，出血量少于月经量，可伴有下腹部轻微酸胀痛，无妊娠物排出。妇科检查子宫大小与停经周数相符，宫颈口未开，胎膜未破。经休息及治疗，症状消失，妊娠可继续；若症状加重，则可能发展为难免流产。

2.难免流产(inevitable abortion)　由先兆流产发展而来，流产已不可避免。表现为阴道流血增多，阵发性腹痛加重或出现阴道流液（胎膜已破）。妇科检查子宫大小与停经月份相符或略小，宫颈口已扩张，但组织物尚未排出。

3. 不全流产(imcomplete abortion)　由难免流产发展而来,部分妊娠产物已排出体外,尚有部分残留在子宫腔内或嵌顿于宫颈口处,影响子宫收缩,阴道流血不止,甚至因出血过多致休克。妇科检查子宫小于停经月份,宫颈口已扩张并有妊娠物阻塞,可见多量血液流出。

4. 完全流产(complete abortion)　指胚胎或胎儿已全部从母体排出,阴道流血逐渐停止,腹痛逐渐消失。妇科检查子宫恢复正常大小或略大,宫颈口关闭。

自然流产的发展过程简示如下:

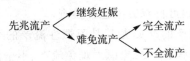

此外,流产尚有 3 种特殊情况:

1. 稽留流产(missed abortion)　指胚胎或胎儿已死亡滞留在宫腔内尚未自然排出者。随孕周进展,孕妇腹部不再增大,无胎动感或胎动消失。妇科检查子宫小于妊娠月份,宫颈口关闭,胎心消失。若时间过长,会导致凝血功能障碍。

2. 习惯性流产(habitual abortion)　连续自然流产 3 次或以上者称为习惯性流产。近年常用复发性流产取代习惯性流产,改为连续 2 次及 2 次以上的自然流产。每次流产多发生于同一妊娠月份,其临床经过与一般流产相同。

3. 流产合并感染(septic abortion)　流产过程中,若阴道流血时间长,有组织残留于宫腔内,有可能引起宫腔感染。病人出现寒战、发热、腹痛、阴道分泌物量多,有臭味。严重时可扩展到盆腔、腹腔、全身,并发盆腔炎、腹膜炎、败血症、感染性休克等,多见于不全流产合并感染。

(四)治疗原则

确诊流产后,应根据流产的不同类型进行相应的处理。先兆流产以保胎治疗为主;难免流产一旦确诊,应尽早清除宫腔内胚胎及胎盘组织;不全流产应及时行吸宫术或刮宫术清除宫腔内残留组织;完全流产症状消失,B 超检查宫腔内无残留物,如无感染,不需特殊处理;稽留流产一旦确诊,应及时促使妊娠产物排出,刮宫术前应行凝血功能检查;习惯性流产主要是在孕前查找原因,针对病因进行治疗,以预防为主;流产合并感染的治疗原则为积极控制感染后,尽快清除宫腔内残留物。

二、护　理

(一)护理评估

1. 健康史　评估病人有无全身性疾病、生殖器官疾病、内分泌功能失调、接触有害物质等病史,有无反复流产史。了解本次妊娠经过,有无早孕反应、体温升高、组织物排出,有无阴道排液及排液的色、量及气味等。

2. 身体状况

(1)症状:阴道流血的时间、量、颜色;有无腹痛及腹痛的时间、部位、性质及程度。

（2）体征：观察病人全身情况，有无贫血、感染征象，测量生命体征。妇科检查了解子宫大小是否与停经周数相符合，宫颈口是否扩张，有无妊娠物堵塞于宫颈口内。

（3）辅助检查

1）B超检查：对疑为先兆流产者，可根据妊娠囊的形态、有无胎心及胎动，确定胚胎或胎儿是否存活。不全流产及稽留流产等均可借助B超检查加以确定。

2）激素测定：连续测定病人血 β-HCG、孕酮、HPL 的动态变化，有助于诊断妊娠和判断预后。

3）其他：习惯性流产的夫妇可行双方染色体检查。

3.心理社会状况　先兆流产的孕妇尤其是习惯性流产的孕妇，常为能否继续妊娠和担心保胎药物对胎儿的影响而紧张、不安、焦虑。难免流产、不全流产、稽留流产的孕妇则因本次妊娠的失败而感到悲伤，担心以后再次妊娠是否发生流产等。护士应评估孕妇及家属对流产的看法、心理感受和情绪反应，同时应评估家庭成员对孕妇的支持是否有力。

（二）护理诊断/问题

1.焦虑　与失血过多担心自身及胎儿安危有关。

2.有感染的危险　与反复出血使机体抵抗力下降、宫腔内组织残留及宫腔内手术操作有关。

3.有体液不足的危险　与阴道流血过多有关。

4.自理缺陷　与保胎治疗或出血多需卧床休息有关。

（三）护理目标

1.孕妇情绪稳定，积极配合治疗。

2.孕妇住院期间无感染发生。

3.孕妇出血得到控制，贫血纠正。

4.孕妇卧床期间基本生活需要得到满足，病人感到舒适和满意。

（四）护理措施

1.先兆流产孕妇的护理　指导病人卧床休息，减少刺激，禁性生活，禁止灌肠，避免阴道检查；将日用品放在病人伸手可及处，协助其日常活动；保持外阴清洁，行会阴擦洗2次/日，置消毒会阴垫；保持大便通畅，避免增加腹压；严密观察腹痛及阴道流血；遵医嘱给予对胎儿危害小的镇静剂、保胎药等；若阴道流血和腹痛症状加重，β-HCG 持续不升或下降，B超检查发现胚胎发育不良，表明流产已不可避免时，应及时终止妊娠。

2.妊娠不能继续者的护理　配合医生做好终止妊娠的准备，协助医生完成手术过程，使妊娠产物完全排出。对于稽留流产的病人，若子宫小于12孕周，可行刮宫术。一次不能刮净，可于5～7日后再次刮宫。若子宫大于12孕周，应给予缩宫素5～10U加于5％葡萄糖液500ml内静脉滴注进行引产，促使胎儿胎盘排出。如有凝血功能障碍者，应尽早使用肝素、纤维蛋白原及输新鲜血等，待凝血功能好转后，再行刮宫或引产。

3.预防感染

(1)严密观察病人的体温、白细胞、阴道流血及分泌物的量、颜色、味。

(2)严格执行无菌操作。

(3)指导病人养成良好的卫生习惯,保持会阴部清洁、干燥。

(4)发现病人有感染征象时,应及时告知医生,遵医嘱给予抗生素。

4.心理护理　多陪伴病人,与病人建立良好的关系,倾听其心理感受,给予孕妇精神安慰。向病人解释各项治疗及护理的目的,减少其不必要的紧张与顾虑,使其情绪稳定。妊娠不能继续者,应给予同情和理解,帮助病人及家属接受现实,协助病人顺利渡过悲伤期。

(五)护理评价

1.孕妇情绪是否稳定,基本生活需要是否得到满足,能否积极配合治疗。

2.孕妇住院期间生命体征是否平稳、血红蛋白及白细胞计数是否正常,有无出血、感染征象。

(六)健康教育

护士应与孕妇及家属共同讨论此次流产的原因,并向他们讲解流产的相关知识,帮助他们为再次妊娠做好准备。对于习惯性流产的孕妇,应建议其行孕前诊断;对于宫颈内口松弛者应于妊娠14~18周行宫颈内口缝扎术,术后定期随诊,提前住院,待分娩发动前拆除缝线;对于原因不明的习惯性流产妇女,当有怀孕征兆时按黄体功能不全给予保胎治疗,直至超过发生习惯性流产的月份,嘱其卧床休息,禁止性生活,避免精神紧张,补充维生素 E 等;子宫畸形者需在妊娠前先行矫正手术。

第二节　异位妊娠

一、疾病概要

正常妊娠时,受精卵着床于子宫体腔内膜,当受精卵在子宫体腔以外着床发育称异位妊娠(ectopic pregnancy),习称宫外孕。按其发生部位不同,可分为输卵管妊娠、卵巢妊娠、腹腔妊娠、宫颈妊娠等,其中以输卵管妊娠最常见。本节主要描述输卵管妊娠。

输卵管妊娠以壶腹部妊娠最常见,其次为峡部、伞部、间质部。当输卵管妊娠流产或破裂时,可引起腹腔内严重出血,是妇科常见的急腹症之一,如不及时诊断、处理,可危及孕妇生命。

(一)病因

1.输卵管炎症　是导致输卵管妊娠的主要原因。慢性输卵管炎使输卵管管腔黏膜因炎症粘连变窄,且使输卵管黏膜上纤毛缺损,蠕动能力降低,或使输卵管与周围组织粘连,导致输卵管扭曲。以上因素均使受精卵的通过和运行受阻,不能正常进入宫腔,从而在输卵管着床、发育。

2.输卵管发育不良或功能异常　输卵管发育不良者,肌纤维发育差或缺乏,纤毛缺乏,其外形较正常输卵管细薄,并弯曲呈螺旋状,较正常输卵管长。此外,输卵管痉挛或蠕动异常,也可导致受精卵运送障碍。

3.其他　输卵管手术史、辅助生殖技术、避孕失败、内分泌失调、精神功能紊乱、孕卵游走、输卵管子宫内膜异位症、盆腔内肿瘤压迫等均可能造成输卵管妊娠。

（二）病理

1.输卵管妊娠的特点　输卵管管腔狭窄,管壁薄,妊娠时不能形成完好的蜕膜,受精卵植入后,不利于胚胎的生长发育。当妊娠发展到一定时期,可出现以下结果。

（1）输卵管妊娠流产(tubal abortion)：多见于输卵管壶腹部妊娠,常发生在妊娠 8～12周。由于输卵管管壁形成的蜕膜不完整,发育中的囊胚常向管腔突出,最终突破包膜而出血,囊胚可自输卵管管壁分离,进入管腔,然后经由伞端排入腹腔,称输卵管妊娠流产。

（2）输卵管妊娠破裂(rupture of tubal pregnancy)：多见于输卵管峡部妊娠,常发生在妊娠 6 周左右。囊胚生长使狭小的输卵管过度膨胀,滋养细胞侵蚀输卵管肌层和浆膜,最终导致输卵管破裂。输卵管肌层血供丰富,破裂所致的出血较流产时为剧,可在短时间内发生腹腔内大出血。

（3）陈旧性宫外孕：输卵管妊娠发生流产或破裂后,若反复内出血所形成的盆腔血肿不消散,血肿机化变硬,并与周围组织粘连,成为陈旧性宫外孕。

（4）继发性腹腔妊娠：输卵管妊娠发生流产或破裂后,胚胎随血液排至腹腔,偶有存活的胚胎组织继续从原位或重新种植而获得营养,可在腹腔中继续生长发育,形成继发腹腔妊娠。

2.子宫的变化　输卵管妊娠和正常妊娠一样,合体滋养细胞产生的 HCG 维持黄体生长,使甾体激素分泌增加,致使月经停止来潮,子宫增大、变软,子宫内膜出现蜕膜反应。若胚胎受损或死亡,滋养细胞活力消失,蜕膜自子宫壁剥离而发生阴道流血。排出的组织见不到绒毛,组织学检查无滋养细胞。

（三）临床表现

典型症状为停经后腹痛与阴道流血。

1.停经　多数病人停经 6～8 周以后出现不规则阴道流血。但有些病人并没有明显的停经史,容易误将不规则的阴道流血视为月经来潮。

2.腹痛　为病人就诊的主要症状。输卵管妊娠未发生流产或破裂前,由于胚胎在输卵管内逐渐增大,常表现为一侧下腹隐痛或酸胀感。当发生流产或破裂时,病人突感一侧下腹撕裂样疼痛,疼痛可由下腹部向全腹部扩散,血液刺激膈肌,可引起肩胛部放射性疼痛及胸部疼痛。常伴有恶心、呕吐。当血液聚集在子宫直肠陷凹时,可出现肛门坠胀感。

3.阴道流血　胚胎死亡后,常有不规则阴道流血,色暗红或深褐色,量少呈点滴状,一般不超过月经量,少数病人阴道流血量较多,类似月经。阴道流血可伴有蜕膜管型或蜕膜碎片排出,系子宫蜕膜剥离所致。阴道流血一般常在病灶去除后方能停止。

4.晕厥与休克　输卵管妊娠破裂,腹腔内急性出血,加之剧烈腹痛,轻者出现晕厥,严重者出现失血性休克,但其严重程度与阴道流血量不成正比。

(四)治疗原则

根据病情缓急,采取相应处理。以手术治疗为主,其次是药物治疗。

1. **手术治疗** 主要适用于:①生命体征不稳定或有腹腔内出血征象者。②诊断不明确者。③异位妊娠有进展者(如血 β-HCG 处于高水平,附件区大包块等)。④随诊不可靠者。⑤期待疗法或药物治疗禁忌证者。应在积极纠正休克的同时,进行手术抢救。手术方法有保守手术、根治手术、腹腔镜手术。

2. **药物治疗** 主要适用于输卵管妊娠早期,无或少量内出血,病情较轻,要求保生育能力的年轻病人。条件是:①无药物治疗的禁忌证。②输卵管妊娠未发生破裂或流产。③输卵管妊娠包块直径≤4cm。④血 β-HCG<2000U/L。⑤无明显内出血。常用化学药物是甲氨蝶呤(MTX),其作用机理是抑制滋养细胞增生,破坏绒毛,使胚胎发育停止而死亡。

3. **期待疗法** 少数输卵管妊娠可能发生自然流产或被吸收,症状较轻而无需手术或药物治疗。主要适应证为:①疼痛轻微,出血少。②随诊可靠。③无输卵管妊娠破裂的证据。④血 β-HCG<1000U/L,且继续下降。⑤输卵管妊娠包块<3cm 或未探及。⑥无腹腔内出血。

二、护 理

(一)护理评估

1. **健康史** 评估病人有无输卵管手术史、盆腔炎、不孕、放置宫内节育器等。准确核实停经时间,勿将不规则阴道流血视为末次月经。评估病人有无早孕反应。

2. **身体状况**

(1)症状:评估阴道出血量,是否伴有下腹部疼痛,有无头晕、四肢厥冷等症状。

(2)体征:检查有无贫血貌,有无低血压、脉搏细速、面色苍白、四肢厥冷等休克体征。有无发热。

1)腹部检查:有无明显压痛、反跳痛、肌紧张、移动性浊音。当输卵管流产或破裂所形成的血肿时间较长者,由于血液凝固机化变硬并与周围组织或器官发生粘连形成包块,可在下腹部扪及触痛、质实的包块。

2)妇科检查:阴道内常有来自宫腔的少许血液。未发生流产或破裂者,子宫稍大而软,在子宫侧方可触及小包块及轻压痛;发生流产或破裂者,阴道后穹隆饱满及触痛,将宫颈轻轻上抬或向左右摆动时引起剧烈疼痛,称为宫颈举痛或摇摆痛,此为输卵管妊娠的主要体征之一。内出血多时子宫有漂浮感。子宫一侧或其后方可触及包块,其大小、形状、质地常有变化,边界多不清楚,触痛明显。

(3)辅助检查

1)血 β-HCG 测定:采用灵敏度高的放射免疫法测定血中 β-HCG,对于协助异位妊娠的诊断和评价保守治疗的效果具有重要意义。

2)B 超检查:显示子宫增大,宫腔内空虚无妊娠物,宫旁出现低回声区。

3)阴道后穹隆穿刺:当怀疑病人有腹腔内出血时进行后穹隆穿刺,若抽出暗红色、不凝血液,说明有血腹症存在。但是,阴道后穹隆穿刺阴性并不能否定输卵管妊娠的存在,因为内出血量较少、血肿位置较高或子宫直肠陷凹有粘连时,可能穿刺抽不出血液。

4)腹腔镜检查:早期异位妊娠病人,腹腔镜下可见一侧输卵管肿大,表面紫蓝色,腹腔内无出血或有少量出血。目前腹腔镜检查被视为诊断异位妊娠的金标准,且可以在确诊的情况下进行手术治疗。

5)子宫内膜病理检查:将宫腔排出物或刮出物送病理检查,仅见蜕膜未见绒毛有助于诊断异位妊娠。

3.心理社会状况　病人突然发生剧烈腹痛、晕厥以及需要接受手术治疗,其本人及家属均无思想准备,非常紧张。护士应注意评估病人及家属的情绪反应,有无焦虑、恐惧、悲伤和自责,是否存在自尊紊乱、担心未来受孕能力等。

(二)护理诊断/问题

1.潜在并发症　出血性休克。
2.恐惧　与生命受到威胁及手术治疗有关。
3.有感染的危险　与出血多身体虚弱及手术切口存在有关。
4.悲伤　与将失去胎儿及担心以后能否受孕有关。

(三)护理目标

1.病人出血得到控制,休克症状得以及时发现并纠正,生命体征平稳。
2.病人恐惧减轻,情绪稳定,能积极主动地配合治疗与护理。
3.病人住院期间体温和白细胞在正常范围,无感染征象发生。
4.病人能以正常的心态正确面对本次妊娠的结局。

(四)护理措施

1.心理护理　对病人及其家属进行精神安慰和心理疏导,向病人及其家属介绍病情、医院环境、设备、技术,关心体贴病人,使其对医护人员产生信任,减少或消除紧张情绪,积极配合治疗。帮助病人以正常心态接受此次妊娠的失败,做好下次妊娠有关知识的宣教,解除病人对下次妊娠的恐惧。

2.手术治疗病人的护理　护士应与医生配合,积极抢救,纠正休克。将病人去枕平卧或取休克卧位,保暖,吸氧,禁食,测量生命体征,迅速建立静脉通道,必要时建立双通道,协助急诊抽血化验、备血,按急诊手术要求迅速做好术前准备,如备皮、配血、留置导尿管等。

3.非手术治疗病人的护理

(1)绝对卧床休息,避免一切刺激。在病人卧床期间,护士应提供相应的生活护理。

(2)告知病人病情发展的一些特征,若出血增多、腹痛加剧、肛门坠胀感明显等,应及时告诉医护人员。若有阴道排出物,须及时送病理检查。

(3)密切观察病人生命体征、腹痛及阴道出血情况,动态观察 β-HCG 的变化。如病人出现腹痛加剧、肛门坠胀感加重、阴道出血量增多等情况,需及时告知医生并协助处理。

(4)指导病人摄取营养丰富尤其是含铁丰富的食物和富含维生素的绿叶蔬菜,以促进血红蛋白的合成,增强抵抗力,增加肠蠕动,预防便秘。

(5)告知病人药物的副作用,如果出现不适要及时反映。

4.预防感染　保持室内通风;给予清淡、易消化的高热量、高蛋白质、富含维生素的流质或半流质饮食;注意个人卫生,保持会阴部清洁、干燥,有阴道流血者应给予会阴擦洗,2 次/日;遵医嘱应用抗生素,定时测量体温并记录。

（五）护理评价

1.病人休克症状是否得以及时发现并纠正。

2.病人恐惧感是否减轻或消失,能否积极参加治疗与护理。

3.病人住院期间体温和白细胞计数是否正常。

4.病人情绪是否稳定,能否正确对待本次妊娠的失败。

（六）健康教育

指导病人术后注意休息,加强营养,纠正贫血,增强机体抵抗力。保持外阴清洁,禁性生活 1 个月。积极避孕,再次妊娠最好在术后半年或 1 年后。指导病人出院后注意随访,尤其是再次妊娠时应及时就诊,加强监护。一旦发生生殖系统急性炎症,应及时、彻底地治疗,防止其演变为慢性炎症。

第三节　妊娠期高血压疾病

一、疾病概要

妊娠期高血压疾病(hypertensive disorder in pregnancy)是妊娠期特有的全身性疾病。多数病例在妊娠 20 周后,出现高血压、蛋白尿等症状,严重时出现头晕、眼花、抽搐、昏迷,严重威胁母儿生命。国内报道其发病率为 9.4%,国外报道其发病率为 7%～12%,是孕产妇和围生儿死亡的重要原因。

（一）高危因素与病因

流行病学调查发现有如下高危因素:①精神过分紧张或受刺激。②寒冷季节或气温变化过大。③孕妇年龄＜18 岁或＞35 岁。④有慢性高血压、慢性肾炎、糖尿病等病史。⑤营养不良。⑥体型矮胖。⑦子宫张力过高。⑧家族中有高血压史,尤其是孕妇之母有重度妊娠期高血压疾病等。

妊娠期高血压疾病的发病原因可能与下列因素有关。

1.异常滋养层细胞侵入子宫肌层　研究认为,子痫前期病人胎盘有不完整的滋养层细胞侵入子宫动脉,子宫螺旋动脉内皮损伤、组成血管壁的原生质不足等,使子宫螺旋动脉发生粥样硬化,导致螺旋动脉管腔狭窄、闭锁,引起胎盘血流灌注减少,引发妊娠期高血压疾病一系列症状。

2.免疫因素　妊娠被认为是成功的自然同种异体移植。胎儿在妊娠期内不受母体排斥是因为胎盘的免疫屏障作用、母体内免疫抑制细胞的作用等,其中以胎盘的免疫屏障作用最重要。研究发现，子痫前期呈间接免疫，镜下发现胎盘母体面表现为急性移植排斥，针对胎盘抗原性形成的封闭抗体下降，使胎盘局部免疫反应与滋养细胞表达 TCX 抗原形成的保护性作用减弱，最终导致妊娠期高血压疾病的发生。

3.血管内皮细胞受损　细胞毒性物质和炎性介质如氧自由基、过氧化脂质、肿瘤坏死因子、白细胞介素-6、极低密度脂蛋白等可能引起血管内皮损伤。当血管内皮细胞受损失时，导致血管收缩因子和血管舒张因子比例失调，使血压升高，从而引起一系列病理变化。

4.其他因素　据流行病学调查，妊娠期高血压疾病的发生与钙、镁、锌、硒、维生素 E 和维生素 C 等营养元素的缺乏有关。此外，本病可能与胰岛素抵抗、遗传因素有关。

(二)病理生理

基本病理生理变化是全身小血管痉挛，全身各系统各脏器灌注量减少。全身重要器官因缺血、缺氧而发生一系列病理生理改变。

1.脑　脑血管痉挛，通透性增加，脑组织水肿、充血、缺血及出血等。

2.肾脏　肾小球血管内皮细胞肿胀，体积增大，血流阻滞，导致梗死，出现蛋白尿、管型。

3.肝脏　因缺血而发生不同程度、不同范围的坏死。

4.心血管　冠状小动脉痉挛，心肌缺血、间质水肿及点状出血及坏死。周围血管阻力增加，使血压升高，易诱发心衰。

5.血液　血管壁渗透性增加，血液浓缩；凝血因子缺乏或变质导致血液呈高凝血状态，影响微循环灌注，易致 DIC。

6.胎盘　胎盘缺血可导致胎儿宫内生长受限、胎儿窘迫，严重时可发生螺旋小动脉栓塞，底蜕膜坏死出血，导致胎盘早剥。

(三)分类与临床表现

表 7-1　妊娠期高血压疾病分类及临床表现

分类	临床表现
妊娠期高血压 (gestational hypertension)	妊娠期首次出现 BP≥140/90mmHg，并于产后 12 周恢复正常；尿蛋白(一)；病人可伴有上腹部不适或血小板减少。
子痫前期(preeclampsia)	
轻度	妊娠 20 周后出现 BP≥140/90mmHg；尿蛋白≥0.3g/24h 或(＋)。可伴有上腹不适、头痛、眼花等症状。
重度	妊娠 20 周后出现 BP≥160/110mmHg；尿蛋白≥2.0g/24h 或随机尿蛋白≥(＋＋)；血清 ALT 或 AST 升高；持续性头痛、上腹不适、视觉障碍、肝细胞功能异常、血小板减少等。
子痫(eclampsia)	子痫前期孕妇抽搐，不能用其他原因解释。
慢性高血压并发子痫前期	高血压孕妇妊娠 20 周以前无尿蛋白，若妊娠 20 周后出现尿蛋白≥0.3g/24h；或妊娠 20 周前突然出现尿蛋白增加、血压进一步升高或血小板<100×10^9/L。
妊娠合并慢性高血压病	妊娠前或妊娠 20 周前发现血压升高，但妊娠期无明显加重；或妊娠 20 周后首次诊断高血压并持续到产后 12 周后。

子痫是妊娠期高血压疾病最严重的阶段,是导致母儿死亡的主要原因,其前驱症状短暂,进展迅速。子痫发作时,首先表现为抽搐、面部充血、口吐白沫,深昏迷;随之深部肌肉僵硬,很快发展为典型的全身高张性阵挛、有节律的肌肉收缩和紧张,呼吸停止,持续1～1.5分钟;然后抽搐停止,呼吸恢复,但病人仍昏迷;最后,病人意识恢复,但易激惹、烦躁。

子痫发生于妊娠晚期或临产前称产前子痫,占71%;发生于分娩过程中称产时子痫;发生于产后称产后子痫。

(四)对母儿的影响

1.对母体的影响　重度妊娠期高血压疾病可引起母体重要器官损害和功能障碍,可并发妊娠期高血压疾病性心脏病、脑出血、胎盘早剥、肾功能衰竭、DIC、HELLP综合征、产后出血等。

2.对胎儿的影响　重度妊娠期高血压疾病病人因胎盘床发生急性动脉粥样硬化改变,子宫胎盘血流灌注量减少,导致胎儿对氧和营养物质的摄取受到严重影响,常造成胎儿生长发育受限、胎儿窘迫、死胎、死产、新生儿窒息等。

(五)治疗原则

1.妊娠期高血压　可住院或在家治疗,卧床休息,宜左侧卧位。应加强孕期检查,密切观察病情变化,防止发展为危重症。

2.子痫前期　应住院治疗,防止发生子痫及并发症。治疗原则为休息、镇静、解痉、降压、合理扩容及利尿、适时终止妊娠。

(1)镇静:适当镇静可消除病人的焦虑和紧张,从而降低血压,缓解症状,预防子痫。常用药物有地西泮、冬眠合剂等。

(2)解痉:首选药物为硫酸镁,主要用于控制子痫发作或预防子痫发生。

(3)降压:适用于血压≥160/110mmHg,或舒张压≥110mmHg或平均动脉压≥140mmHg者,以及原发性高血压妊娠前已用降压药者。降压药物选择的原则应以对胎儿无毒副作用,不影响心输出量、肾血浆流量、子宫胎盘灌注量,不导致血压急剧下降或下降过低为宜。常用降压药物有肼苯哒嗪、拉贝洛尔、硝苯地平、甲基多巴、硝普钠等。

(4)扩容:扩容可以增加血容量,改善重要脏器的血液灌注,疏通微循环,改善胎儿宫内缺氧。主要用于严重的低蛋白血症、贫血等。有肺水肿、心功能衰竭先兆或肾功能不全者不宜扩容。常用的扩容剂有人血白蛋白、血浆、全血等。

(5)利尿:仅适用于急性心力衰竭、全身性水肿、脑水肿、肺水肿、血容量过多且伴有潜在肺水肿者。常用的利尿剂有呋塞米、甘露醇等。

(6)适时终止妊娠:为治疗妊娠期高血压疾病的有效措施。

3.子痫　治疗原则为控制抽搐,纠正缺氧和酸中毒,控制血压,待抽搐控制后适时终止妊娠。

二、护理

（一）护理评估

1. 健康史　评估病人孕 20 周前有无高血压、蛋白尿、水肿、抽搐等征象，既往有无原发性高血压、慢性肾炎及糖尿病病史等。评估病人有无本病的高危因素及家族史。此次妊娠的经过，包括有无出现异常情况及诊治的经过。

2. 身体状况

（1）症状：评估病人有无自觉症状如头痛、眼花、胸闷、恶心、呕吐等，出现自觉症状者提示病情进入先兆子痫阶段。

（2）体征：评估病人体重、血压、水肿等情况。水肿最初可表现为体重的异常增加（隐性水肿），每周增加≥0.5kg。

水肿特点是多由踝部开始，渐延至小腿、大腿、外阴部、腹部，按之凹陷，称凹陷性水肿。踝部及小腿有明显凹陷性水肿，经休息后不消退者，以"＋"表示；水肿延及大腿，以"＋＋"表示；水肿延及外阴和腹部为"＋＋＋"；全身水肿或伴腹水者为"＋＋＋＋"。

产科检查了解宫高、腹围、胎方位、胎心、胎儿大小等。

（3）辅助检查

1）尿液检查：尿比重≥1.02 表示尿液浓缩，根据尿蛋白定量可确定病情的严重程度。

2）血液检查：检测血常规、血黏度、凝血功能、肝肾功能、电解质与二氧化碳结合力等。

3）眼底检查：视网膜小动脉的痉挛程度反映全身小动脉痉挛的程度及本病的严重程度。检查可见视网膜小动脉痉挛，视网膜水肿、絮状渗出或出血，动静脉管径之比由 2∶3 变为 1∶2 甚至 1∶3，严重时可发生视网膜脱离。

4）其他：心电图、超声心动图、胎盘功能、胎儿成熟度检查、脑血流图检查等。

3. 心理社会状况　孕妇及家属对疾病缺乏认识，往往担心腹中胎儿的生长发育，担心治疗是否对胎儿有影响等，常产生焦虑、自责和矛盾心理，情绪比较低落。应评估孕妇及家属对疾病的认知、情绪反应。

（二）护理诊断/问题

1. 有受伤的危险（母亲）　与应用硫酸镁治疗及子痫发作等有关。

2. 有受伤的危险（胎儿）　与全身小动脉痉挛使胎盘血流量减少、胎盘功能受损有关。

3. 潜在并发症　胎盘早剥、凝血功能障碍、脑出血、急性肾功能衰竭。

4. 焦虑　与担心疾病及对母儿的影响有关。

5. 知识缺乏　缺乏妊娠期高血压疾病方面的相关知识。

（三）护理目标

1. 孕妇病情控制良好，未发生子痫及并发症。

2. 胎儿发育良好，顺利度过妊娠期、分娩期。

3. 孕妇及家属能有效地应对，情绪稳定。

4.孕妇和家属能识别不正常的症状及体征,并立即报告。

（四）护理措施

1.心理护理 护士应多与病人进行交流,引导病人说出焦虑的原因和感受,向其解释治疗及护理措施的理由和目的。指导孕妇多听音乐、与人交谈,以缓解其紧张忧虑情绪,保持心情舒畅。

2.妊娠期高血压病人的护理

（1）加强休息:保证充足的睡眠,每日睡眠不少于10小时,以左侧卧位为宜,避免平卧位。对于精神紧张、焦虑或睡眠欠佳者,可遵医嘱使用镇静剂。

（2）饮食指导:饮食中保证充足的蛋白质、蔬菜、维生素、铁和钙等,除孕妇全身水肿外,不必严格控制盐和液体的摄入。

（3）密切监护母儿状态:酌情增加产前检查次数和检查项目,加强母儿监测,关注病情变化。动态监测孕妇血压、尿蛋白、体重、血生化、胎儿发育状态及胎盘功能变化等,及时发现异常。向孕妇及家属讲解妊娠期高血压的相关知识,指导孕妇学会自我监测和识别危险信号,自数胎动,监测体重变化。若孕妇出现头痛、头晕、视物模糊等症状应及时就诊。

3.子痫前期病人的护理

（1）一般护理:卧床休息,宜左侧卧位,定期吸氧。保持环境安静,避免各种刺激。备好急救药品及物品。给予高蛋白质、高维生素饮食。除水肿外,不控制食盐,以防低钠综合征。

（2）密切观察病情:定期测量体温、脉搏、呼吸、血压、体重、腹围、尿蛋白、肝肾功能、心电图、B超检查等;监测胎心、胎动;注意有无胎盘早剥、心肾功能衰竭等并发症;密切观察和询问病人有无头痛、头晕、视物模糊等自觉症状。

（3）用药护理:硫酸镁是首选解痉药。

1）作用机制:镁离子作用于周围神经肌肉交接处,抑制运动神经末梢对乙酰胆碱的释放,阻断神经与肌肉间的传导;镁离子能刺激血管内皮细胞合成前列环素增多,降低机体对血管紧张素Ⅱ的敏感性,缓解血管痉挛;镁离子可提高孕妇及胎儿血红蛋白的亲和力,改善氧代谢。

2）用药方案:①静脉用药:静脉推注或滴注。首次负荷剂量25％硫酸镁20ml加于10％葡萄糖20ml中5～10分钟缓慢静脉注入,接着25％硫酸镁60ml加入5％葡萄糖液500ml静脉滴注,滴速为1～2g/h。②根据血压情况,决定是否加用肌内注射,用法为25％硫酸镁20ml加2％利多卡因2ml,臀肌深部注射,每日1～2次。每日总量25～30g。

3）毒性反应:正常孕妇血清镁离子浓度为0.75～1mmol/L,治疗有效浓度2～3.5mmol/L,若血镁浓度＞5.0mmol/L即可发生镁中毒。首先表现为膝反射减弱或消失,继之出现全身肌张力减退、呼吸困难,严重者呼吸肌麻痹,甚至呼吸、心跳停止,危及生命。

4）注意事项:因硫酸镁的治疗浓度和中毒浓度接近,应严密观察其毒性反应,控制用药速度和用量。在用药前及用药过程中除评估病人的血压外,还应监测以下指标:①膝腱反射存在。②呼吸≥16次/分。③尿量≥25ml/h或600ml/24h。④备好解毒剂10％葡萄糖酸钙注射液10ml,一旦出现中毒反应,立即静脉注射。

（4）适时终止妊娠：

1）终止妊娠的指征：①子痫病人经积极治疗 24～48 小时仍无明显好转者。②子痫前期病人孕周已超过 34 周。③子痫前期病人孕周不足 34 周，胎盘功能减退，胎儿已成熟者。④子痫前期病人，孕周不足 34 周，胎盘功能减退，胎儿尚未成熟者，可用地塞米松促胎肺成熟后终止妊娠。⑤子痫控制后 2 小时，可考虑终止妊娠。

2）终止妊娠的方式：①引产：适用于病情控制后，宫颈条件成熟者，或子宫颈条件不够成熟，但无胎儿宫内窘迫，且病情好转者。可先促子宫颈成熟，再予人工破膜，羊水清亮者，可给予缩宫素静脉滴注引产。②剖宫产：适用于有产科指征者，宫颈条件不成熟、短期不能经阴道分娩、引产失败、胎盘功能明显减退、或已有胎儿宫内窘迫征象者。

4.子痫病人的护理

（1）避免刺激：置病人于单人暗室，空气流通，保持环境安静，避免声音和光刺激，治疗与护理措施要集中，动作轻柔。派专人守护，加床档防止病人坠地受伤。

（2）保持呼吸道通畅：保持病人呼吸道通畅，并立即给氧，置开口器于口腔中，防止口舌咬伤，必要时用舌钳将舌拉住，避免舌后缀阻塞呼吸道。昏迷时，应禁食，置病人侧卧位，便于呕吐物排出，及时吸出口腔、鼻腔内的黏液及呕吐物，防止发生吸入性肺炎。取下活动义齿，加强口腔护理。

（3）严密观察病情：严密监测血压、脉搏、呼吸、体温；严格记录 24 小时出入量，保留尿管，观察并记录尿量及性状；注意有无宫缩及宫缩进展；监测胎心、胎动、胎儿发育情况、胎儿成熟度等；协助医生进行必要的检查，及早发现心功能衰竭、脑出血、肺水肿、HELLP 综合征、肾功能衰竭、DIC 等并发症，并积极处理。

（4）配合治疗：遵医嘱使用解痉、镇静、降压等药物，控制抽搐，纠正缺氧和酸中毒，观察药物疗效及反应。

（5）终止妊娠：抽搐控制后 2 小时可考虑终止妊娠。

（6）分娩期护理：保持产妇安静和充分休息，密切监测血压、脉搏、尿量、胎心、产程进展情况及病人有无自觉症状；可行阴道助产缩短第二产程，避免产妇用力；第三产程及时娩出胎盘并按摩宫底，预防产后出血，在胎儿前肩娩出后立即给予缩宫素（禁用麦角新碱），观察血压变化，重视病人的主诉。

（7）产褥期护理：产后应卧床休息，监测血压至产后 48 小时。重症病人产后继续使用硫酸镁 1～2 日。使用大量硫酸镁者，产后易发生宫缩乏力，恶露较常人多，因此应密切观察子宫复旧情况，防止产后出血。加强会阴部护理，每日行会阴擦洗 2 次，以防感染。

（五）护理评价

1.孕妇水肿是否缓解。

2.孕妇住院期间病情是否得到控制，生命体征是否维持平稳，有无发生子痫及并发症，有无发生抽搐、坠伤、窒息、药物中毒等。

3.胎儿发育是否良好，是否顺利度过妊娠、分娩期。

4.孕妇和家属能否复述不正常的症状及体征，情绪是否稳定，能否积极配合治疗及监测。

（六）健康教育

指导病人合理饮食，注意休息，休息时取左侧卧位，每日睡眠10小时左右。定期接受产前检查，监测血压、体重和尿蛋白变化。让病人了解体重异常增加是许多病人的首发症状，孕妇体重每周增加≥0.9kg或每月增加≥2.7kg是子痫前期的信号。指导病人监测胎动，发现身体不适如出现头痛、头晕、恶心等异常情况应尽早就医。

第四节　前置胎盘

一、疾病概要

胎盘在正常情况下附着于子宫体部的前壁、后壁或侧壁。妊娠28周后，若胎盘附着于子宫下段，甚至胎盘下缘达到或覆盖宫颈内口，其位置低于胎儿先露部，称前置胎盘（placenta previa）。前置胎盘是妊娠晚期出血的主要原因之一，也是妊娠晚期的严重并发症。

（一）病因

目前尚不清楚，可能与以下因素有关。

1. 子宫内膜病变与损伤　如产褥感染、多产、多次刮宫及剖宫产等，引起子宫内膜炎或子宫内膜受损，使子宫蜕膜血管生长不良，当受精卵植入时，血液供给不足，胎盘为了摄取足够营养而扩大面积，伸展到子宫下段。

2. 胎盘异常　多胎妊娠时胎盘面积较大而达到子宫下段，或副胎盘达到子宫下段或覆盖宫颈内口。

3. 受精卵滋养层发育迟缓　当受精卵被运送到子宫体腔时，尚未发育到能着床的阶段而继续下移到子宫下段着床，并在该处生长发育，形成前置胎盘。

（二）分类

根据胎盘边缘与宫颈内口的位置关系，将前置胎盘分为3种类型（图7-1）。

1. 完全性前置胎盘（中央性前置胎盘）　宫颈内口全部为胎盘组织所覆盖。

2. 部分性前置胎盘　宫颈内口部分为胎盘组织所覆盖。

3. 边缘性前置胎盘　胎盘下缘附着于子宫下段，边缘未超越宫颈内口。

胎盘下缘与宫颈内口的关系可随子宫下段的逐渐伸展、子宫颈管的逐渐消失和子宫颈口的逐渐扩张而改变。因此，前置胎盘的分类可随妊娠进展、产程进展而发生变化。目前，临床上以处理前的最后一次检查来确定其分类。

（三）临床表现

典型症状是妊娠晚期或临产时发生的无诱因、无痛性反复阴道流血。

1. 出血机理　妊娠晚期或临产后子宫下段逐渐伸展，牵拉子宫颈内口，使子宫颈管逐渐变短。宫颈外口扩张，附着于子宫下段及子宫颈内口的胎盘前置部分不能相应地伸展，以致与其附着处的子宫壁发生错位而剥离,血窦破裂出血。随着子宫下段不断伸展,出血往往反复发生,且出血量亦越来越多。

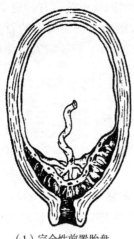 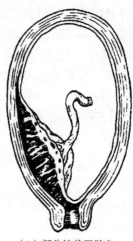 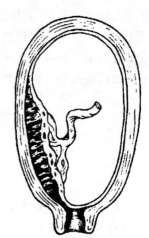

（1）完全性前置胎盘　　　　（2）部分性前置胎盘　　　　（3）边缘性前置胎盘

图 7-1　前置胎盘类型

2.出血特点　阴道流血发生时间的早晚、反复发生的次数、出血量的多少与前置胎盘的类型有关。完全性前置胎盘初次出血的时间早,在妊娠 28 周左右,反复出血的次数频繁,出血量较多,有时 1 次大量出血即可使病人陷入休克状态;边缘性前置胎盘初次出血的时间晚,多在妊娠 37～40 周或临产后,出血量也较少;部分性前置胎盘初次出血的时间和出血量介于上述两者之间。

（四）对母儿的影响

1.对母体的影响　由于反复多次或大量阴道流血,病人可出现贫血,贫血程度与阴道出血量成正比,出血严重者可发生休克;产后由于子宫下段肌肉菲薄,收缩力差,不足以使胎盘剥离的开放血窦闭合,易导致产后出血;产妇因失血较多,抵抗力低,加之胎盘前置部分接近宫颈外口致细菌易上行感染,易导致产褥感染;前置胎盘偶可合并胎盘植入,由于子宫下段蜕膜发育不良,胎盘绒毛可植入子宫下段肌层,使产后胎盘剥离不全而易造成大出血。

2.对胎儿的影响　因子宫下段有胎盘占据,影响胎先露入盆及下降,故易并发胎位异常及胎先露下降受阻;孕妇反复出血甚至大出血,易致胎儿宫内窘迫甚至死亡;期待疗法效果不佳时,往往需要提前终止妊娠,早产发生率及围生儿死亡率均较高。

（五）治疗原则

治疗原则是抑制宫缩、止血、纠正贫血和预防感染。应根据阴道流血量多少、有无休克、妊娠周数、产次、胎位、胎儿是否存活、是否临产等情况进行综合分析,采取相应的处理。

1.期待疗法　适用于妊娠<34 周、胎儿体重<2000g、阴道流血量少、孕妇一般情况好、胎儿存活者。目的是在保证孕妇安全的前提下,尽量延长胎龄达到或接近足月,从而减少早产,提高围生儿的存活率。

2.终止妊娠　适用于反复发生出血、出血量大甚至发生休克者，无论胎儿成熟与否，为了母亲安全应及时终止妊娠；胎龄达到36周，胎儿成熟度检查提示胎儿肺已成熟者；胎龄未达36周，出现胎儿宫内窘迫或胎心电子监护发现胎心异常者。终止妊娠的方法有：

(1)剖宫产：剖宫产可在短时间内娩出胎儿，迅速结束分娩，对母儿相对安全，是处理前置胎盘的主要手段。适用于完全性前置胎盘，持续大量阴道流血者；部分性和边缘性前置胎盘，出血量较多，先露高浮，短时间内不能经阴道分娩者；出现胎儿宫内窘迫者。术前应积极纠正贫血、输液、备血、预防感染等，做好预防产后出血和抢救新生儿的准备。

(2)阴道分娩：适用于边缘性前置胎盘、枕先露、阴道流血不多、估计在短时间内能经阴道分娩者。可在备血、输液条件下行人工破膜，并给予缩宫素加强宫缩促使胎头下降压迫胎盘前置部位而止血。若人工破膜后胎先露下降不理想，仍有出血或分娩进展不顺利，应立即改行剖宫产术。

二、护　理

(一)护理评估

1.健康史　既往有无子宫内膜炎、子宫内膜损伤史、人流史、孕产史及分娩情况等。评估本次妊娠的经过，产前检查情况，尤其是妊娠28周以后，是否出现无痛性、无诱因反复阴道流血。

2.身体状况

(1)症状：评估阴道出血时间、量、次数，有无伴随症状。

(2)体征：评估有无贫血貌，有无面色苍白、四肢发冷、脉搏微弱、血压下降等休克体征。评估贫血程度是否与阴道流血量成正比。腹部检查有无压痛、反跳痛，叩诊有无移动性浊音；前置胎盘位于子宫下段前壁时，可于耻骨联合上方听到胎盘血管杂音。

阴道检查适用于终止妊娠前为明确诊断并决定分娩方式。必须在有备血、输液、输血及手术的条件下方可进行，严格消毒外阴，执行无菌操作。评估胎方位、胎先露，先露部是否高浮等。

(3)辅助检查：

1)B超检查：可清楚显示子宫壁、宫颈、胎先露和胎盘关系，并根据胎盘边缘与宫颈内口的关系进一步明确前置胎盘的类型。是诊断前置胎盘最安全、有效的方法。

2)产后检查胎盘及胎膜：若胎盘边缘或部分胎盘有紫黑色陈旧性血块附着，表明为胎盘的前置部分，诊断可以确定。产后检查胎盘胎膜，若胎膜破口距胎盘边缘距离小于7cm，则可诊断前置胎盘。

3)实验室检查：血常规、出凝血时间等。

3.心理社会状况　孕妇及家属因反复发生阴道出血而感到恐惧、手足无措，担心母儿的安危。护士应评估孕妇及家属的焦虑程度、情绪反应及家庭社会支持系统是否有力。

（二）护理诊断/问题

1.潜在并发症　出血性休克。

2.有受伤的危险（胎儿）　与孕妇反复出血造成胎儿缺血、缺氧有关。

3.有感染的危险　与孕产妇失血导致机体贫血、抵抗力下降有关。

4.焦虑　与出血、担心自身及胎儿安危有关。

5.躯体移动障碍　与病情要求绝对卧床休息有关。

（三）护理目标

1.孕妇出血得到控制，生命体征正常。

2.胎龄达到或接近足月，胎儿安全度过妊娠期、分娩期。

3.孕妇住院期间无感染发生。

4.孕妇情绪稳定，以最佳身心状态接受治疗和护理，顺利通过分娩，母子平安。

5.孕妇基本需求得到满足。

（四）护理措施

1.接受手术治疗孕妇的护理　取去枕侧卧位，吸氧，迅速建立静脉通道，配血、备血，做好输血准备。积极抢救休克的同时，做好剖宫产的术前准备及抢救新生儿窒息的准备。

2.接受期待疗法孕妇的护理

（1）提供心理支持，减轻恐惧，增强孕妇信任感、安全感。

（2）绝对卧床休息，左侧卧位，定时吸氧（每日吸氧3次，每次20～30分钟）。禁止性生活、阴道检查、肛查、灌肠及任何刺激，以减少出血机会。

（3）纠正贫血：除口服铁剂、少量多次输血等措施外，指导孕妇加强营养，多摄入高蛋白质、含铁丰富的食物，如动物肝脏、绿叶蔬菜以及豆类等。这不仅有助于纠正贫血，还可以增强机体抵抗力和促进胎儿生长发育。

（4）严密观察病情和母儿情况，观察阴道流血的量、颜色、流血时间及一般状况，监测胎动、胎心。协助医师完成实验室检查，交叉配血备用。发现异常，及时报告医师并配合处理。

（5）遵医嘱用药：遵医嘱使用宫缩抑制剂抑制宫缩，常用药物有硫酸镁、利托君、沙丁胺醇等。估计孕妇需提前终止妊娠者，若孕周不足34周，胎儿尚未成熟者，可用地塞米松促胎肺成熟。

（6）预防感染：指导病人保持会阴局部清洁、干燥，勤换会阴垫，行会阴擦洗2次/日。产程中严格执行无菌操作，防止医源性感染的发生。必要时遵医嘱使用抗生素。

（7）预防产后出血：胎儿娩出后，及早使用缩宫素加强宫缩。产后严密观察产妇生命体征、子宫复旧及阴道流血情况，发现异常及时报告医师。

（五）护理评价

1.孕妇住院期间出血是否得到控制，生命体征是否正常。

2.胎儿接近或达到足月时是否终止妊娠，分娩是否顺利。

3.孕妇住院期间体温、白细胞及分类计数有无正常,有无出现产后出血和感染。

4.孕妇情绪是否稳定,是否顺利通过妊娠期、分娩期。

5.孕妇住院期间基本生活需要是否得到满足。

（六）健康教育

做好计划生育,推广避孕,防止多产,避免多次人工流产、引产或宫内感染,减少子宫内膜损伤。做好孕期保健,定期产前检查,对妊娠晚期出现的阴道流血,无论出血量多少均应及时就医。指导产妇出院后注意休息、营养和卫生。期待疗法者,嘱其避免剧烈活动,保持大便通畅,学会自我监护,一旦再次出血,随时就诊。

第五节 胎盘早剥

一、疾病概要

妊娠 20 周后或分娩期,正常位置的胎盘在胎儿娩出前,部分或全部从子宫壁剥离,称胎盘早剥(placenta abruption)。胎盘早剥是妊娠晚期出血的一种严重的妊娠期并发症,起病急、发展快,若不及时诊断、处理,可威胁母儿生命。胎盘早剥的发病率:国外 1‰~2‰,国内 0.46‰~2.1‰。

（一）病因

确切的原因及发病机制尚不清楚,可能与以下因素有关。

1.血管病变 孕妇患重度子痫前期、慢性高血压、慢性肾脏疾病时,底蜕膜螺旋小动脉痉挛或硬化,引起远端毛细血管缺血坏死以致破裂出血,血液流至底蜕膜层形成血肿,导致胎盘自子宫壁剥离。

2.子宫静脉压突然升高 妊娠晚期或临产后,孕妇长时间仰卧位,子宫压迫下腔静脉,使回心血量减少,血压下降。此时,子宫静脉淤血,静脉压升高,导致蜕膜静脉床淤血或破裂,形成胎盘后血肿,使胎盘部分或全部从子宫壁剥离。

3.宫腔内压力骤减 双胎分娩时第一胎娩出过快或羊水过多,行人工破膜后羊水流出过快,均可使宫腔内压力骤减,子宫体积迅速缩小,使胎盘与子宫壁发生错位而剥离。

4.机械性因素 外伤尤其是腹部直接受到撞击或挤压,或羊膜腔穿刺时刺破前壁胎盘附着处,使血管破裂出血,可引起胎盘剥离。

5.脐带因素 若脐带过短或因脐带绕颈绕体导致相对过短、分娩过程中胎儿下降牵拉脐带等可导致胎盘早剥。

6.其他因素 如吸烟、滥用可卡因、孕妇代谢异常、孕妇有血栓形成倾向、子宫肌瘤等与胎盘早剥的发生有关。

（二）病理变化及分类

主要病理变化是底蜕膜后出血并形成血肿,使胎盘自该处子宫壁剥离。

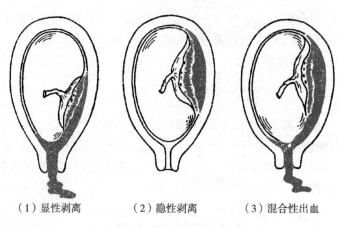

（1）显性剥离　　　　（2）隐性剥离　　　　（3）混合性出血

图 7-2　胎盘早剥的类型

根据胎盘剥离的不同程度分为以下 3 类。

1.显性剥离　若底蜕膜出血较多，形成胎盘后血肿，胎盘剥离面随之扩大，血液冲开胎盘边缘并沿胎膜与子宫壁之间经宫颈管流出。

2.隐性剥离　若胎盘边缘附着于子宫壁或胎先露部固定于骨盆入口，血液积聚于胎盘与子宫壁之间，未冲开胎盘边缘。

胎盘发生隐性剥离时，血液积聚于胎盘与子宫壁之间，随着胎盘后血肿压力的增加，血液可浸入子宫肌层，引起子宫肌纤维分离、断裂甚至变性，当血液浸入至子宫浆膜层时，子宫表面呈现紫蓝色淤斑，称为子宫胎盘卒中。

3.混合型出血　当胎盘发生隐性剥离，出血达到一定程度时，血液会冲开胎盘边缘及胎膜而外流，形成混合性出血。

（三）临床表现

临床特点是妊娠晚期突然发生的腹部持续性疼痛，伴有或不伴有阴道出血。根据胎盘剥离面的大小和出血量多少，采用 Sher(1985)分类法可分为 3 度。

Ⅰ度：多发生于分娩期，胎盘剥离面积小，病人可无明显自觉症状。子宫与妊娠周数相符合，胎位清楚，胎心正常。在产后检查胎盘母体面时，见凝血块及压迹。

Ⅱ度：胎盘发生约 1/3 剥离，病人表现为突然发生的持续性腹痛，阴道流血量少或无出血，贫血程度与外出血量不符。子宫大于妊娠周数，胎位清楚，胎心多正常。

Ⅲ度：胎盘发生约 1/2 剥离，主要症状为突然发生的持续性腹部疼痛伴腹胀，严重时病人可出现恶心、呕吐，以及面色苍白、出汗、脉弱及血压下降等休克征象。可无阴道流血或少量阴道流血，贫血程度与外出血量不相符。子宫比妊娠周数大，硬如板状，有压痛，以胎盘附着处最显著。宫缩时子宫多处于高张状态，间歇期不能放松，因此胎位触不清楚，胎心异常或消失。

（四）对母儿的影响

1.对母体的影响　剥离的胎盘绒毛和蜕膜释放大量组织凝血活酶，进入母血循环，激活母体凝血系统,导致 DIC,微血栓形成,造成脏器损害。随病情发展,促凝物质不断进入母血,激活纤溶系统,产生大量纤维蛋白原降解产物(FDP),导致继发纤溶亢进。由于凝血因子的大量消耗及高浓度 FDP 的生成,最终导致严重的凝血功能障碍。此外,胎盘早剥常并发贫血、产后出血、急性肾功能衰竭、羊水栓塞等。

2.对胎儿的影响 易引起胎儿宫内窘迫、新生儿窒息、早产,围生儿死亡率高。

(五)治疗原则

处理原则是积极纠正休克、及时终止妊娠。终止妊娠的方法应根据病情、胎儿状况及产程进展等情况而定。

二、护 理

(一)护理评估

1.健康史 询问既往有无慢性高血压、慢性肾病史,有无引起胎盘早剥的易患因素等。询问有无孕产史及分娩经过。重点评估本次妊娠的经过及产前检查等情况。

2.身体状况

(1)症状:评估阴道流血的量、颜色;腹痛的性质、部位、时间及严重程度;是否伴有恶心、呕吐。

(2)体征:评估贫血的程度,与外出血是否相符;观察有无休克体征;腹部检查评估腹痛的范围和程度;产科检查评估子宫大小、有无压痛、压痛的部位及程度、胎方位、胎心音等。

(3)辅助检查:

1)B超检查:可协助了解有无胎盘早剥及剥离的程度。典型声像图显示胎盘与子宫壁之间出现边缘不清楚的液性低回声区。同时可了解胎儿的宫内状况(有无胎动和胎心搏动)。

2)实验室检查:检测病人的血常规、尿常规、肝肾功能等。重型胎盘早剥病人可能并发DIC,还应进行有关凝血功能的实验室检查。

3.社会心理评估 孕妇及家属因突然发生大出血和急性腹痛而感到恐惧、手足无措,非常担心母儿安危。护士应评估孕妇及家属的情绪反应、恐惧程度及应对能力。

(二)护理诊断/合作性问题

1.潜在并发症 出血性休克、凝血功能障碍、急性肾功能衰竭、产后出血。

2.恐惧 与胎盘早剥起病急、进展快、危及母儿生命有关。

3.有受伤的危险(胎儿) 与胎盘功能障碍导致胎儿缺血、缺氧有关。

4.有感染的危险 与孕产妇出血多导致贫血、抵抗力下降有关。

(三)护理目标

1.孕妇出血得到有效控制,无并发症发生。

2.孕妇恐惧感减轻,身心舒适增加。

3.胎儿生长发育正常,安全度过妊娠期、分娩期。

4.孕妇住院期间无感染发生。

(四)护理措施

1.提供心理支持 医护人员要多巡视,多给予孕产妇安慰,耐心解答其关心的问题,帮助孕产妇建立良好的心态,顺利地度过妊娠期、分娩期。

2.纠正休克 帮助病人取左侧卧位,吸氧,保暖。迅速建立静脉通道,积极补充血容量,纠正休克,尽快改善病人的全身状况。及时输入新鲜血,既能补充血容量,又可补充凝血因子。

3.严密观察病情变化,及时发现并发症 严密观察病人生命体征的变化,监测胎动、胎心、宫底高度,密切观察阴道流血、腹痛及凝血功能情况;记录 24 小时液体出入量,观察尿量,当出现少尿或无尿时,应警惕肾衰竭的可能。一旦发现异常情况,应及时报告医生并配合处理。

4.为终止妊娠做准备 一旦确诊胎盘早剥,应及时终止妊娠,依具体状态决定分娩方式,护士需为此做好相应的准备。

5.预防产后出血 分娩后及时给予子宫收缩剂如缩宫素、麦角新碱、米索前列醇等加强子宫收缩,并配合按摩子宫。若经各种措施仍不能控制出血,子宫收缩不佳时,须及时做子宫切除术。若产妇大量出血且无凝血块,应考虑为凝血功能障碍。

6.产褥期护理 加强营养,纠正贫血,增强机体抵抗力。产后保持会阴清洁,会阴擦洗 2 次/日,指导产妇定时更换消毒会阴垫,防止感染。产后密切观察生命体征、阴道流血、子宫复旧等。根据产妇身体情况给予母乳喂养指导。

(五)护理评价

1.孕妇生命体征是否平稳,是否出现并发症。

2.孕妇恐惧感是否减轻,心情是否平稳。

3.胎儿生长发育是否正常,是否安全度过妊娠期、分娩期。

4.住院期间孕产妇体温、血象是否正常,有无感染发生。

(六)健康教育

妊娠前积极治疗高血压、慢性肾炎。妊娠后指导孕妇定期产前检查,积极预防和及时治疗妊娠期高血压疾病,孕晚期避免仰卧位及腹部外伤。若孕晚期出现不明原因的阴道流血,应及时就诊。羊水过多行羊膜腔穿刺抽液,或双胎妊娠分娩时,避免子宫腔压力下降过快而导致胎盘早剥。指导产妇出院后继续加强营养,纠正贫血,增强抵抗力。指导家属多关心体贴产妇。

第六节　其他异常妊娠

一、早　产

早产(Preterm labor)是指妊娠满28周至不满37周(196～258日)间分娩者。此时娩出的新生儿为早产儿,其出生体重1000～2499g,各器官发育尚不成熟,围生儿死亡率较高。占分娩总数的5%～15%,约15%的早产儿于新生儿期死亡。

【疾病概要】

(一)病因

诱发早产的常见原因有:

1.孕妇因素　包括:①合并子宫畸形(如双角子宫、纵膈子宫)、宫颈内口松弛、子宫肌瘤。②合并急、慢性疾病或并发妊娠期高血压疾病。③医源性因素:因孕妇病情严重需提前终止妊娠。④吸烟、吸毒、酒精中毒、重度营养不良。⑤其他:如长途旅行、气候变化、居住高原地带、家庭迁移、情绪剧烈波动、腹部直接撞击、创伤、性交或手术操作刺激等。

2.胎儿、胎盘因素　前置胎盘和胎盘早剥;羊水过多或羊水过少;多胎妊娠;胎儿畸形、胎死宫内、胎位异常;胎膜早破、绒毛膜羊膜炎;母儿血型不合;胎盘功能不全等。

(二)临床表现

1.先兆早产　妊娠满28周至不满37周出现至少10分钟1次的子宫收缩,伴宫颈管缩短、少许阴道流血和血性分泌物、腰背部疼痛。

2.早产临产　妊娠满28周至不满37周,出现规律性子宫收缩(≥4次/20分,持续≥30秒),伴宫颈管消退≥75%、宫颈口进行性扩张≥2cm以上者。

(三)治疗原则

先兆早产时,若胎儿存活,无畸形,无绒毛膜羊膜炎,无胎儿宫内窘迫,胎膜未破,无严重妊娠合并症或并发症,应抑制宫缩,尽量延长孕周,防止早产。若胎膜已破,早产不可避免时,应尽力提高早产儿的存活率。

【护理】

(一)护理评估

1.健康史　评估有无妊娠期并发症或合并症,有无外伤、精神创伤等易导致早产的高危因素。询问孕妇年龄、以往孕产经历,重点评估本次妊娠的经过及产前检查情况。

2.身体状况

(1)症状:评估阴道流血的量、次数;监测胎动。

(2)体征:评估宫缩持续时间、间隔时间及强度;评估胎心;产科检查了解胎先露、胎方位、宫颈管消退及宫口开大情况。

(3)辅助检查:B超检查测量胎儿双顶径、股骨长,估计胎儿大小。胎心监护仪可以动态监测胎心、宫缩的变化。检测胎盘功能。

3.心理社会状况　孕妇和家属常无思想准备,因担心胎儿早产后容易出现各种健康问题、是否能够存活而产生紧张、焦虑等情绪反应。应着重评估孕产妇及家属对分娩知识和新生儿护理知识的了解程度,以及对早产的情绪反应。

（二）护理诊断/问题

1.有受伤的危险　与早产儿发育不成熟、生活能力低下有关。
2.焦虑　与担心分娩是否顺利、早产儿预后差有关。

（三）护理措施

1.心理护理　关心体贴孕妇,为其提供心理支持;向孕妇讲解早产儿出生后治疗与护理的相关知识,解除孕妇及家属的思想顾虑。

2.一般护理　卧床休息,取左侧卧位,吸氧;保持大便通畅,避免使用腹压;避免各种刺激,对精神过度紧张者,遵医嘱给予一些对围生儿呼吸、神经系统功能抑制作用较小的镇静药物。

3.配合治疗　遵医嘱给予抑制宫缩的药物,并观察药物治疗效果,判断药物的不良反应。目前常用的抑制宫缩药物有 β_2-肾上腺素能受体激动剂、硫酸镁、钙拮抗剂、前列腺素合成酶抑制剂等。

估计早产难以避免时,应给予肾上腺糖皮质激素促进胎儿肺发育成熟,预防早产儿出现呼吸窘迫综合征。

4.分娩期护理　停用抑制宫缩的药物;严密观察宫缩、宫口扩张等产程进展情况;指导产妇取左侧卧位以增加胎盘灌注量,给产妇吸氧;勤听胎心或用胎心监护仪进行监护,及时发现胎儿宫内窘迫;第二产程行会阴切开,预防早产儿颅内出血;临产后慎用吗啡、哌替啶等药物,避免发生早产儿呼吸抑制;做好早产儿复苏和保暖的各项准备工作。

5.产褥期护理　向孕妇及家属传授早产儿的喂养知识及其他护理知识。

（四）健康教育

重视可能引起早产的因素,指导孕妇定期进行产前检查,注意孕期卫生,孕晚期避免性生活;加强对高危妊娠的管理,积极治疗各种妊娠合并症/并发症、泌尿生殖道感染,预防胎膜早破;宫颈内口松弛者应于妊娠 14～18 周做宫颈内口环扎术;告知孕妇早产的征象,发现异常应及时就诊。指导产妇避孕,如再孕时应加强产前保健和监护,避免早产再次发生。

二、过期妊娠

凡平时月经周期规律,妊娠达到或超过 42 周(≥294 日)尚未临产者称过期妊娠(post-term pregnancy)。其发生率占妊娠总数的 3%～15%。

【疾病概要】

（一）病因

尚未明确。可能与雌/孕激素比例失调、头盆不称、胎儿畸形、遗传因素等有关。

（二）病理变化

1.胎盘　妊娠42周后,胎盘病理变化有两种表现:①胎盘功能正常。②胎盘功能减退:物质交换、排泄与转运能力下降。

2.羊水　妊娠42周后羊水量逐渐减少,甚至可减少至300ml以下;羊水胎粪污染率明显增高。

3.胎儿　妊娠42周后,胎儿可能出现两种情况:①继续生长及巨大儿,约25%过期妊娠的胎儿出生体重超过4000g,颅骨钙化明显,不易变形,导致经阴道分娩困难。②成熟障碍:由于胎盘功能下降,胎儿缺氧、营养耗竭,不再继续生长发育。临床经过可分为3期:Ⅰ期为过度成熟,胎脂消失,皮下脂肪减少,皮肤干燥松弛,指(趾)甲长,身体瘦长,形似"小老人";Ⅱ期为胎儿缺氧,肛门括约肌松弛,羊水、胎膜、脐带受胎粪污染成绿色;Ⅲ期为胎儿进一步受胎粪污染为黄色。

（三）对母儿的影响

1.对母体的影响　因胎儿窘迫、巨大儿、头盆不称等使母体产伤及手术产率增加。

2.对围生儿的影响　易造成巨大儿、胎儿成熟障碍、胎儿窘迫、胎粪吸入综合征、新生儿窒息等,围生儿死亡率增高。

（四）治疗原则

准确核实孕周,判断胎盘功能是否正常是关键。应综合胎盘功能、胎儿大小、宫颈成熟度等综合分析,选择合适的分娩方式。对确诊过期妊娠而无胎儿窘迫、无明显头盆不称时,可考虑引产。引产前应常规进行宫颈Bishop评分,若宫颈Bishop评分≤7分,可遵医嘱使用促宫颈成熟药物,然后引产;若宫颈Bishop评分>7分,胎头已衔接者,可人工破膜,破膜后静脉滴注缩宫素,进行引产。

【护理】

（一）护理评估

1.健康史　根据孕妇以往月经周期的规律,末次月经的日期、早孕反应开始出现的时间、初感胎动的时间,B超检查检测胎儿双顶径、股骨长等资料综合判断、核实孕周和预产期。

2.身体状况

(1)孕妇情况:采用Bishop评分法评估宫颈成熟度。

(2)胎儿宫内情况:评估胎动、胎心及NST;B超检查检测胎儿双顶径、股骨长及羊水量、颜色、性状;羊膜镜观察羊水量、颜色、性状等。

（3）胎盘功能检查：通过测量孕妇血尿雌三醇/肌酐比值、羊膜镜检查及 B 超检查等评估胎盘功能与成熟度。

3.心理社会状况　孕妇及家属因非常担心胎儿发育是否正常，能否顺利分娩，而产生不同程度的紧张、焦虑。应评估孕妇的情绪状态及家属的支持是否有力。

（二）护理诊断/问题

1.有胎儿宫内窘迫的危险　与胎盘功能障碍导致胎儿缺血缺氧、抵抗力下降有关。

2.有受伤的危险　与巨大儿娩出困难、实施阴道助产等有关。

（三）护理措施

1.心理护理　对超过预产期的孕妇进行相关知识的宣传指导，减轻孕妇和家属的不安情绪，解释终止妊娠的必要性，争取得到孕妇及家属的理解和支持。指导孕妇加强自我监测，发现异常及时汇报。

2.一般护理　加强休息，宜左侧卧位，吸氧 2 次/日，改善胎儿缺氧。指导未临产的孕妇适当活动，如散步、做孕妇保健操等。

3.加强监护　指导孕妇每日坚持自数胎动，必要时行胎心电子监护。勤听胎心，注意胎心率及节律，发现异常应及时报告医生，并配合治疗。监测胎盘功能，遵医嘱及时送检血、尿标本等。

4.引产的护理　积极做好引产的准备工作，严密观察胎动、胎心及产程进展情况。进入产程后，鼓励产妇左侧卧位，吸氧，连续胎心监测，注意羊水性状，及早发现胎儿窘迫，并及时处理。产程中根据宫缩情况随时调整缩宫素滴速，并做好新生儿抢救、复苏准备。

（四）健康教育

指导孕妇进行定期产前检查；指导孕妇超过预产期 1 周尚未临产者，应到医院检查；指导孕妇每日数胎动，超过预产期 1 周尚未临产者，每 3 日做 1 次胎心监护。

三、多胎妊娠

若一次妊娠宫腔内有 2 个或 2 个以上胎儿时称多胎妊娠（multiple pregnancy）。其中以双胎妊娠最为多见，属高危妊娠范畴。

【疾病概要】

（一）分类

1.双卵双胎　由 2 个卵子分别受精后形成，约占双胎妊娠的 2/3。其发生与种族、遗传、胎产次、孕妇年龄等因素有关。2 个卵子可来源于同一成熟卵泡，或同一卵巢的不同成熟卵泡，也可分别来自于 2 个卵巢。双卵双胎各自形成自己的胎盘、胎囊，血液循环互不相通。因 2 个胎儿的基因不同，其性别、血型、容貌可相同或不同。

2.单卵双胎　由 1 个卵子受精后分裂而成，约占双胎妊娠的 1/3。单卵双胎的发生原因不明，不受种族、遗传、年龄、胎次及促排卵药物的影响。2 个胎儿的血液循环相通。因 2 个胎儿的基因相同,其性别、血型、容貌等也相同。

（二）临床表现

1.妊娠期　早孕反应较重;从妊娠 10 周开始子宫增大速度比同期正常单胎妊娠快,妊娠 24 周以后尤为明显;妊娠晚期因子宫过度增大易出现一些症状,如呼吸困难、心悸、胃部饱满、行走不便、下肢浮肿及静脉曲张等;孕中晚期体重增加过快,难以用水肿或肥胖进行解释。

2.分娩期　由于子宫过度膨胀,肌纤维过度伸展导致弹力下降,易发生宫缩乏力,使产程延长;因胎儿较小及胎位异常,破膜后易发生脐带脱垂;第一个胎儿娩出过快可导致第二个胎儿发生胎盘早剥;第一个胎儿娩出后,第二个胎儿的活动范围加大易转成横位;若第一个胎儿为臀位,第二个胎儿为头位,则可能发生胎头交锁;2 个胎儿均为头先露时,入盆可发生嵌顿,易导致梗阻性难产。

3.产褥期　双胎分娩后腹压突然骤降,易引起休克;产后宫缩乏力以及胎盘剥离面较大,常导致产后出血;双胎妊娠并发症多,手术产儿率增加,容易发生产褥感染。

（三）对母儿的影响

1.对母体的影响　妊娠期易并发流产、早产、胎儿畸形、妊娠期高血压疾病、羊水过多、胎膜早破、妊娠期肝内胆汁淤积症、贫血、前置胎盘、胎盘早剥等;分娩期易发生宫缩乏力、产程延长、胎盘早剥等;产后出血、产褥感染发生率增加。

2.对胎儿的影响　易发生胎儿生长受限、胎儿畸形、胎位异常、双胎输血综合征、早产、脐带异常、胎头交锁及胎头碰撞等。

（四）治疗原则

妊娠期应加强产前检查,做好妊娠期保健。积极预防贫血、妊娠期高血压疾病、前置胎盘、胎膜早破、早产等并发症。

【护理】

（一）护理评估

1.健康史　询问孕妇的年龄、胎产次,家族中有无多胎妊娠史;孕前是否使用促排卵药物等。

2.身体状况

(1)症状:早孕反应重;子宫增长迅速;压迫症状出现早且症状较重;体重增长过快。

(2)体征:产科检查子宫大于停经月份;孕中晚期腹部可触及多个肢体或 2 个以上胎头;胎头较小,与子宫大小不成比例;在不同部位可听到 2 个频率相差 10 次/分以上的胎心,或 2 个胎心之间有无音区;过度增大的子宫压迫下腔静脉,引起下肢水肿、静脉曲张等。

(3)B超辅助检查:早孕时行 B 超检查可见 2 个妊娠囊,中孕以后可见 2 个胎儿。可观察胎儿有无畸形,确定胎方位。

3.心理社会状况　双胎妊娠的孕妇既高兴又担心,特别是担心胎儿的生长发育是否正常,能否存活及顺利分娩。应着重评估孕妇有无焦虑情绪、家庭支持系统是否有力。

（二）护理诊断/问题

1.有受伤的危险　与双胎妊娠常引起胎位异常、早产有关。

2.潜在并发症　早产、脐带脱垂、胎盘早剥、产后出血。

3.焦虑　与担心胎儿生长发育及安全有关。

（三）护理措施

1.妊娠期护理　增加产前检查的次数和项目,监测宫高、腹围、体重;孕30周后多卧床休息,避免过度劳累,宜左侧卧位;增加营养,摄入足够的蛋白质、维生素、铁、钙、叶酸等,以满足母儿需要;帮助孕妇完成两次角色转变,接受成为2个孩子母亲的事实,消除紧张情绪,积极配合治疗与护理;加强产前检查,及时发现贫血、妊娠期高血压疾病、羊水过多、前置胎盘等并发症,积极处理;妊娠晚期禁止性交,避免刺激,防止早产;一般需提前入院待产。

2.分娩期护理　严密观察产程进展,勤听胎心,若出现宫缩乏力或产程异常,应酌情使用缩宫素加强宫缩,做好输血、输液及急救准备,及时发现脐带脱垂、胎盘早剥等并发症。第一个胎儿娩出时速度不可过快,以防第二个胎儿发生胎盘早剥;第一个胎儿娩出后应立即断脐,防止第二个胎儿失血;同时在腹部固定第二个胎儿,使其保持纵产式,通常间隔20分钟左右第二个胎儿娩出,若等待15分钟仍无宫缩,可行人工破膜或遵医嘱静脉滴注缩宫素促进宫缩。第二个胎儿前肩娩出后立即注射或静脉滴注缩宫素10U,同时腹部置沙袋,并以腹带紧裹,防止产妇腹压骤降引起休克。

3.产褥期护理　加强营养,积极纠正贫血,预防产后出血及产褥感染。如为早产,应加强对早产儿的观察与护理。指导产妇进行正确的母乳喂养。

（四）健康教育

指导孕妇注意休息,加强营养,避免重体力劳动,孕期如出现阴道流血或腹痛应及时就诊,产后注意子宫复旧,防止产后出血,指导产妇正确进行母乳喂养,选择有效的避孕措施。

四、羊水过多

凡妊娠任何时期羊水量超过2000ml称羊水过多(polyhydramnios)。发生率为0.5%～1%。多数孕妇羊水增多较慢,在较长时期内形成,称为慢性羊水过多;少数孕妇在数日内羊水急剧增多,称为急性羊水过多。

【疾病概要】

（一）病因

病因尚不清楚,可能与下列因素有关。

1.母体因素　孕妇患有糖尿病、ABO或Rh血型不合、妊娠期高血压疾病、急性肝炎、严重贫血等疾病时均可致羊水过多。

2.胎儿畸形　羊水过多孕妇中约25%合并胎儿畸形,以中枢神经系统和消化系统畸形最为常见。其中,50％为神经管缺陷,多为无脑儿与脊柱裂。

3.多胎妊娠　多胎妊娠时羊水过多的发生率为单胎妊娠的 10 倍,以单卵双胎居多。

4.胎盘、脐带病变　如巨大胎盘、胎盘绒毛血管瘤、脐带帆状附着也能导致羊水过多。

5.特发性羊水过多　约占 30％,原因不明。

（二）临床表现

1.急性羊水过多　较少见。多发生在妊娠 20～24 周,由于羊水急速增多,数日内子宫急剧增大,腹腔内脏器向上推移,使横膈上抬,可产生一系列压迫症状,导致孕妇不能平卧,呼吸困难,甚至发绀。腹壁皮肤因张力过大感到疼痛,严重者皮肤变薄,皮下静脉清晰可见。孕妇进食减少,常发生便秘。过度增大的子宫压迫下腔静脉,影响双下肢静脉回流,易导致下肢及外阴部水肿及静脉曲张。

2.慢性羊水过多　较多见,多数发生在妊娠 28～32 周,数周内羊水缓慢增多,多数孕妇无自觉症状,仅在产前检查时发现腹部膨隆,测量宫高及腹围大于同期孕妇,妊娠图中宫高曲线超出正常百分位数,腹壁皮肤发亮、变薄,触诊时感到皮肤张力大,有液体震颤感,胎位不清,胎心遥远或听不清。

（三）对母儿的影响

1.对母体的影响　易并发妊娠期高血压疾病;由于子宫肌纤维伸展过度,可致宫缩乏力、产程延长及产后出血;若破膜后宫腔压力骤降可导致胎盘早剥。另外,胎膜早破、早产的发生率也增加。

2.对胎儿的影响　常并发胎位异常,破膜后易引起脐带脱垂、胎儿窘迫及新生儿窒息,羊水过多常合并胎儿畸形,使围生儿的死亡率明显增高。

（四）治疗原则

主要取决于胎儿有无畸形、胎龄和孕妇压迫症状的严重程度。保守治疗多用于胎儿无畸形、症状较轻、妊娠未足月者。若妊娠已足月,可行人工破膜终止妊娠。确诊合并胎儿畸形时,应及时终止妊娠。

【护理】

（一）护理评估

1.健康史　详细询问孕妇年龄、以往孕产经历,有无糖尿病、妊娠期高血压疾病、多胎妊娠、母儿血型不合、胎儿畸形等病史。评估本次妊娠经过及产前检查情况等。

2.身体状况

(1)症状:有无因羊水过多引发的压迫症状,如呼吸困难、腹痛、食欲下降等。

(2)体征:测量孕妇体重、宫高、腹围,评估子宫大小与孕周是否相符,胎心是否遥远,双下肢有无水肿。

(3)辅助检查:

1)B超检查:测量羊水最大暗区垂直深度(amniotic fluid volume, AFV),＞7cm 为羊水

过多;羊水指数法(amniotic fluid index，AFI):以孕妇腹部脐横线与腹白线为标志线,将腹部分为 4 个象限,测定各象限最大羊水暗区垂直深度,即羊水指数,若相加>18cm,可诊断为羊水过多。

2)甲胎蛋白(AFP)测量:胎儿神经管畸形或消化道畸形都可使孕妇血及羊水中 AFP 异常增高。因此,测量母血清或羊水中 AFP 的值可作为胎儿神经管缺陷或消化道畸形的辅助诊断。

3)必要时进行孕妇血糖检查、血型检查、胎儿染色体检查等。

3.心理社会状况　羊水过多往往与母体疾病有关,且常常合并胎儿畸形,因此孕妇常有负疚感,担心胎儿可能存在某种畸形而异常紧张、焦虑。子宫过度增大又会给孕妇带来身体不适感,造成孕妇对本次妊娠的不愉快经历。应注意评估孕妇的焦虑情绪及对胎儿的期望程度。

（二）护理诊断/问题

1.潜在并发症　早产、胎盘早剥、脐带脱垂、产后出血、产褥感染。
2.焦虑　与担心胎儿可能畸形有关。

（三）护理措施

1.心理护理　加强与孕妇的交流,提供情绪上的支持,帮助其积极参与治疗和自我保健,说明保持心情愉快对胎儿发育的重要性。

2.配合治疗　对压迫症状严重、孕周不足 37 周、胎肺不成熟者可适当进行经腹羊膜腔穿刺放羊水,以缓解症状,延长孕周。羊膜腔穿刺注意事项:①用 B 超检查定位穿刺点或在 B 超检查监测下进行穿刺,以免造成胎盘及胎儿的损伤。②放羊水的速度不宜过快,每小时不超过 500ml,1 次放羊水量不超过 1500ml,以免宫腔压力骤减导致胎盘早剥或早产。③密切监测孕妇血压、心率、呼吸变化。④严格消毒,预防感染。

3.分娩期护理　破膜后应立即听胎心,防止脐带脱垂,做好抢救新生儿窒息的准备。注意新生儿有无畸形,如有异常应予记录,并告知家属。

4.预防产后出血　胎儿娩出后立即按摩子宫、尽快协助胎盘娩出,必要时遵医嘱给予缩宫素加强子宫收缩,腹部加压沙袋 6～12 小时,以免腹压骤降引起休克。

（四）健康教育

指导孕妇卧床休息,宜左侧卧位,减少下床活动。压迫症状较重者取半卧位,间断给氧。指导孕妇低盐饮食,防止便秘,减少增加腹压的活动,防止发生胎膜早破、脐带脱垂。抬高下肢,以增加下肢静脉回流。

五、羊水过少

妊娠晚期羊水量少于 300ml 者,称为羊水过少(oligohydramnios)。
【疾病概要】

（一）病因

主要与羊水产生减少和/或吸收、外漏增加有关。常见原因有:

1.胎儿泌尿系统畸形　如胎儿先天性肾缺如、肾发育不全、输尿管或尿道狭窄等导致胎儿少尿或无尿引起羊水减少。

2.胎盘功能不良　如过期妊娠、妊娠期高血压疾病、妊娠合并心脏病等疾病,造成胎盘功能不良、慢性胎儿宫内缺氧,引起胎儿血液循环重分配,主要供应脑和心脏,而肾血流量下降,胎尿生成减少,导致羊水过少。

3.胎膜早破　常出现继发性羊水过少。

4.母体因素　如脱水、血容量不足、血浆渗透压升高等,可使胎儿血浆渗透压增高,胎盘吸收羊水增加,胎儿肾小管重吸收水分增加,胎尿生成减少。孕妇使用某些药物如吲哚美辛、利尿剂等也可导致羊水减少。

（二）临床表现及对母儿的影响

子宫的敏感性高,孕妇常感胎动时腹痛;宫高、腹围较同期正常妊娠者小;临产后宫缩不协调,宫口扩张缓慢,产程延长。羊水过少发生在妊娠早期,易造成胎儿畸形、肢体短缺、胎膜与胎体相连;羊水过少发生在妊娠中晚期,子宫周围压力容易对胎儿产生影响,易引起胎儿肌肉骨骼畸形,如斜颈、手足畸形等。因妊娠时吸入少量羊水有助于胎肺的膨胀和发育,羊水过少者可导致胎儿肺发育不全、胎儿生长迟缓等,易发生胎儿宫内窘迫与新生儿窒息,围生儿死亡率高。

（三）治疗原则

羊水过少是胎儿危险的极其重要的信号,一旦发现,应积极寻找原因并处理。若羊水过少合并胎儿畸形,或妊娠已足月无明显胎儿畸形,应立即引产终止妊娠。人工破膜后若羊水少且黏稠,有严重胎粪污染,同时出现胎儿宫内窘迫,估计短时间内不能经阴道分娩,应尽快剖宫产。若妊娠未足月胎儿无明显畸形,可行经腹羊膜腔输液。

【护理】

（一）护理评估

1.健康史　询问孕妇有无妊娠期高血压疾病、过期妊娠、心脏病、慢性肾炎等病史。

2.身体状况

(1)症状与体征:询问孕妇胎动时有无不适感,评估孕期体重增加情况。腹部检查了解宫高、腹围。

(2)辅助检查:

1)B超检查:用羊水指数法,若 AFI≤8cm 可疑羊水过少,AFI≤5cm 可诊断为羊水过少。测量单一最大羊水暗区垂直深度（AFV）≤2cm 可诊断羊水过少。同时判断胎儿有无畸形。

2)胎心电子监护:若频繁出现晚期减速则提示胎儿宫内缺氧。

3)直接测量羊水:破膜后测量羊水量少于 300ml,可诊断为羊水过少。

3.心理社会状况　羊水过少往往是因为胎儿畸形或母体有疾病,因此应评估孕妇及家属的心理状态,有无负疚感及焦虑心理。

（二）护理诊断/问题

1. 有受伤的危险（胎儿）　与羊水过少造成胎儿发育不全有关。
2. 焦虑　与担心胎儿畸形、安危有关。

（三）护理措施

1. **心理护理**　加强与孕妇的交流，提供情绪上的支持，帮助孕妇及家属积极参与治疗和自我保健。合并胎儿畸形者，应帮助病人接受此次妊娠的失败，理解病人失去胎儿的痛苦，关心体贴病人。
2. **病情观察**　定期测量宫高、腹围及体重；勤听胎心，了解胎儿宫内情况；监测胎盘功能及胎儿储备功能；B超监测羊水量变化，并注意观察有无胎儿畸形；监测产程进展，及早发现异常，及时处理。
3. **配合治疗**　因羊水过少者可导致胎儿肺发育不全。羊膜腔内输液，有利于胎肺发育。密切监测孕妇血压、心率、呼吸变化。严格消毒，预防感染。积极配合做好阴道分娩或剖宫产的准备；做好新生儿抢救准备；认真检查新生儿有无畸形。如病情需要进行羊膜腔灌注治疗，应严格无菌操作，预防感染，遵医嘱给予抗感染药物。

（四）健康教育

指导孕妇左侧卧位，以改善胎盘血液供应。指导孕妇正确地自我监测胎儿宫内情况。孕晚期避免重体力劳动，积极预防胎膜早破。

本章小结

本章介绍了孕妇在妊娠期由于各种原因导致的多种并发症，包括流产、异位妊娠、妊娠期高血压疾病、前置胎盘、胎盘早剥、早产、过期妊娠、双胎妊娠、羊水过多和羊水过少。

流产的临床表现为停经、阴道流血和腹痛，可分为先兆流产、难免流产、不全流产、完全流产、稽留流产、习惯性流产和流产合并感染等类型。治疗上应根据流产的不同类型采用保胎、清宫、预防和控制感染等措施。

异位妊娠的主要临床表现停经、腹痛、阴道流血、晕厥与休克。阴道后穹隆穿刺是最常用的辅助诊断方法。治疗方法包括手术治疗、药物治疗、期待疗法。

妊娠期高血压疾病的基本病理变化是全身小血管痉挛，治疗原则是休息、镇静、解痉、降压、合理扩容与利尿、适时终止妊娠。要密切观察母儿病情变化，观察硫酸镁中毒反应，为子痫前期病人和子痫病人提供保证安全的护理。

前置胎盘的主要症状是妊娠晚期反复发生的无痛性、无诱因的阴道出血，其出血时间、出血量与前置胎盘的类型有关。治疗原则是抑制宫缩、止血、纠正贫血、预防感染。

胎盘早剥是指妊娠20周以后或分娩期，正常位置的胎盘在胎儿娩出前，部分或全部从子宫壁剥离。主要症状是妊娠晚期发生持续性腹痛，伴或不伴阴道出血，严重时可有休克表现。一旦确诊，应立即终止妊娠。

早产是指妊娠满 28 周至不足 37 周间分娩。治疗原则应在保障母儿安全的前提下尽量延长孕周至足月，早产不可避免时，应提高围生儿的存活率。

过期妊娠是指妊娠达到或超过 42 周尚未临产者。护理措施主要是监测胎儿生长发育及宫内安危情况、胎盘功能，适时终止妊娠。

双胎妊娠是指一次妊娠有 2 个胎儿。治疗要点是加强妊娠期监护，防止并发症，分娩中严密观察母儿情况，预防产后出血。

羊水过多是指妊娠期间羊水量超过 2000ml，羊水过少是指妊娠晚期羊水量少于 300ml。B 超检查是诊断羊水过多或过少的重要辅助方法。

本章关键词：流产；异位妊娠；妊娠期高血压疾病；前置胎盘；胎盘早剥；早产；过期妊娠；双胎妊娠；羊水过多；羊水过少

课后思考

1．简述妊娠早期出血的常见原因及护理措施。

2．简述妊娠中晚期出血的常见原因及护理措施。

3．某女，25 岁，结婚 2 年。现停经 11 周，阴道少量流血 10 日。近 3 日来阴道流血增多，下腹痛，伴有组织排出。昨日起开始发热，体温 38.5℃，血压 80/56mmHg，心率 122 次/分。妇科检查：阴道流血较多，宫口已扩张，宫口处可见妊娠物阻塞，子宫如孕 6 周大小，有明显压痛，左侧附件有轻微压痛。腹部软，下腹部有压痛，无反跳痛。辅助检查：血红蛋白 70g/L，白细胞 $16×10^9$/L，中性粒细胞 90%。请问：

（1）该病人最有可能的医疗诊断是什么？

（2）该病人的治疗要点及护理措施有哪些？

4．某女，25 岁，初产妇，妊娠 34 周，无原因出现无腹痛性阴道流血 3 日，血量渐增多而就诊。入院情况：意识清楚，面色及口唇苍白，体温 36℃，脉搏 110 次/分，呼吸 20 次/分，血压 80/40mmHg。产科情况：宫高 32cm，腹围 90cm，先露高浮，LOA，胎心 160 次/分，腹部无压痛，阴道有大量血液。辅助检查：红细胞 $3.0×10^9$/L，血红蛋白 70g/L，白细胞 $6.0×10^6$/L，中性粒细胞 60%。请问：

（1）如何对该病人进行护理评估？

（2）该病人可能的护理诊断有哪些？

（3）对该病人应实施哪些护理措施？

5．某孕妇，40 岁，妊娠 37 周，头痛、头晕 2 日入院。体检：160/105mmHg，胎心率 145 次/分，无宫缩，估计胎儿重 2600g，下肢水肿（＋＋），尿蛋白（＋＋）。既往无高血压，其母有高血压病史。请问：

（1）该孕妇最可能的医疗诊断是什么？

（2）你觉得应从哪些方面去护理这位孕妇？

（周利华）

第八章
妊娠合并症妇女的护理

张某,女,28 岁,G_2P_0,孕 34^{+5} 周,因心慌、胸闷、不能平卧 2 日入院。孕妇既往有风湿性心脏病史 10 年,孕前及孕期能正常工作和生活,无不适情况。2 日前孕妇出现感冒、发热、咳嗽等症状,夜间感心慌、胸闷、气短,不能平卧。查体:体温 37.8℃,脉搏 110次/分,呼吸 21 次/分,血压 115/80mmHg,心前区可闻及Ⅲ级收缩期杂音和Ⅱ级舒张期杂音,两肺呼吸音粗,肺底有少量湿啰音。

问题:

1.该孕妇的心功能状况如何? 早期心力衰竭的临床表现有哪些?

2.针对该孕妇应如何处理? 其主要的护理措施有哪些?

本章学习目标

1.掌握各种妊娠合并症与妊娠、分娩及产褥期的相互影响。

2.掌握各种妊娠合并症的护理评估、护理诊断与护理措施。

3.熟悉各种妊娠合并症的临床表现、治疗原则。

第一节　妊娠合并心脏病

一、疾病概要

妊娠合并心脏病(pregnancy associated with cardiac disease)是产科常见的合并症,其中以先天性心脏病最常见,其次为风湿性心脏病、妊娠期高血压疾病性心脏病、围生期心肌病、贫血性心脏病、病毒性心肌炎等。由于妊娠期、分娩期和产褥期母体的心脏负担加重,导致心脏病孕妇的心功能进一步下降而易发生心力衰竭,严重威胁母儿生命安全。妊娠合并心脏病居孕产妇死亡原因的第二位,仅次于产后出血。

（一）妊娠、分娩、产褥期与心脏病的相互影响

1.妊娠、分娩、产褥期对心脏病的影响

（1）妊娠期心脏及循环负担加重：孕妇体内总循环血量随孕周增长逐渐增加，至孕32～34周达高峰，整个孕期平均增加1500ml，维持至分娩。由于血容量增加，引起孕妇的心排出量和心率增快。另外，妊娠晚期子宫明显增大，膈肌上升使心脏向左、上移位，造成大血管扭曲，机械性地增加了心脏负担。

（2）分娩期心脏及循环负担增加：整个分娩过程是心脏负担最重的时期。第一产程中每次宫缩有250～500ml的血液被挤入周围循环，回心血量增加，心排出量增加24％左右，右心房压力增高，心脏负担进一步加重。由于心排出量增加，平均动脉压增高，加重左心室负担。第二产程除子宫收缩外，腹肌及骨骼肌参与活动，产妇屏气用力，肺循环压力增高，同时腹压增加，内脏血液涌向心脏，回心血量增加，此时心脏负担最重。第三产程胎儿娩出后子宫迅速缩小，腹压骤减，血液淤积于内脏血管床，回心血量急剧减少。继而胎盘娩出，产后子宫胎盘循环消失，子宫进一步收缩，有500ml的血液从子宫进入体循环，使回心血量急剧增加。两者引起的血液动力学改变使产妇心脏负担加重，心功能不全时，易发生心力衰竭。

（3）产褥早期血流动力学改变加重心脏负担：产后3日内，子宫缩复导致子宫胎盘循环中的血液进入体循环，同时，产妇体内组织中潴留的大量液体也回流到体循环，使循环血量再度增加，加重心脏负担。

综上所述，妊娠期、分娩期、产褥早期心脏负担加重，正常情况下孕妇的心脏具有一定代偿功能，但是妊娠合并心脏病的孕产妇在妊娠32～34周、分娩期、产后最初3日心脏负担最重，是极易发生心力衰竭的危险时期。

2.心脏病对母儿的影响

（1）对母体的影响：妊娠合并心脏病的孕产妇的主要死亡原因是心力衰竭和严重感染。

（2）对胎儿的影响：妊娠合并心脏病的孕产妇易发生流产、早产、胎儿宫内发育迟缓、胎儿窘迫，甚至胎儿死亡。此外，某些治疗心脏病的药物对胎儿也有潜在的毒性作用。

（二）治疗原则

1.非孕期　决定能否妊娠。心脏病不影响受孕。若病情轻、心功能Ⅰ级或Ⅱ级、无心力衰竭史、无并发症的病人，可以妊娠；若病情重、心功能≥Ⅲ级、有心力衰竭史、肺动脉高压、发绀型心脏病、严重心律失常、活动性风湿热，尤其是存在合并症如贫血、感染等极易发生心力衰竭的病人，则不宜妊娠。

2.妊娠期　确定是否继续妊娠，不宜妊娠而受孕者应在孕12周前行人工流产。继续妊娠者，加强产前检查，严密监护心功能变化，减轻心脏负担，预防感染和心力衰竭；严密监测母儿病情，及时发现异常并处理，适时终止妊娠。

3.分娩期　根据孕妇心功能代偿情况、胎儿大小、胎位、宫颈条件等因素综合决定分娩方式。若孕妇心功能Ⅰ－Ⅱ级，胎儿不大，胎位正常，宫颈条件良好者，可考虑在严密监护下经阴道助产分娩；若孕妇心功能≥Ⅲ级，胎儿偏大，产道条件不佳，均应剖宫产。

4.产褥期　产后最初3日，尤其是产后24小时，应指导产妇多休息，加强监护，密切观

察产妇心率、呼吸、血压、体温、子宫复旧、恶露等情况,防止发生产后心力衰竭和感染。

二、护　理

(一)护理评估

1.健康史　全面了解孕妇产科病史和既往病史。评估妊娠前有无器质性心脏病史、心衰史、风湿热史及诊疗经过;有无诱发心衰的潜在因素,如重度贫血、上呼吸道感染、妊娠期高血压疾病、过度疲劳、房颤等。了解孕期营养、活动、休息、用药等情况。

2.身体状况

(1)症状:评估孕妇有无疲乏、心悸、气短、劳力性呼吸困难、夜间端坐呼吸、咯血、经常性胸闷、胸痛、下肢水肿等症状。

(2)体征:评估有无发绀、持续性颈静脉怒张、舒张期或收缩期杂音、心包摩擦音、舒张期奔马律、交替脉等体征;评估宫高、腹围是否与妊娠周数相符合,胎心、胎动、胎儿发育是否正常。

评估孕妇有无早期心衰的症状与体征:①轻微活动后即出现胸闷、心悸、气短。②休息时心率≥110 次/分,呼吸≥20 次/分。③夜间常因胸闷而坐起呼吸,或到窗口呼吸新鲜空气。④肺底部出现少量持续性湿啰音,咳嗽后不消失。

评估心脏功能,多采用纽约心脏病协会(MYHA)制定的心功能分级标准:

Ⅰ级:一般体力活动不受限制,无症状。

Ⅱ级:一般体力活动稍受限制,心悸、轻度气短,休息时无症状。

Ⅲ级:一般体力活动显著受限制,轻微日常工作即感不适,心悸,呼吸困难,休息后好转,或过去有心力衰竭史者。

Ⅳ级:不能从事任何体力活动,休息时仍有心悸、呼吸困难等症状。

(3)辅助检查:心电图检查有无严重的心律失常,如心房颤动、心房扑动、Ⅲ度房室传导阻滞、ST 段及 T 波异常改变等。X 线胸片检查有无心界扩大及心脏结构异常。超声心动图能更精确地反映心腔扩大、心肌肥厚、瓣膜活动异常、心脏结构畸形等。

3.心理社会状况　孕妇及家属对妊娠合并心脏病的相关知识及治疗缺乏了解,心理负担较重,常表现为精神过分紧张、不安、焦虑、失眠。护士应注意评估孕妇及家属的心理反应。

(二)护理诊断/问题

1.潜在并发症　心力衰竭、产后出血、感染。

2.活动无耐力　与妊娠加重心脏负担有关。

3.焦虑　与担心心功能差影响母儿健康有关。

4.沐浴/卫生自理缺陷　与心脏病导致活动受限,需要绝对卧床休息有关。

5.母乳喂养中断　与产妇心功能差不能母乳喂养有关。

(三)护理目标

1.维持孕妇及胎儿良好的健康状态,未发生心力衰竭、感染、产后出血等并发症。

2.孕妇焦虑缓解,基本生活需要得到满足,感到舒适和满意。

3.产妇及家属掌握人工喂养的方法与注意事项。

(四)护理措施

1.妊娠期护理

(1)加强产前检查:妊娠20周以前,每2周行产前检查1次,妊娠20周后,尤其是孕32周后每周检查1次。除常规产科检查项目外,重点监测心脏功能和胎儿发育。注意有无加重心脏负担的妊娠期并发症或其他合并症,及时发现异常。妊娠36～38周提前住院待产。

(2)心理护理:耐心倾听孕妇的主诉,鼓励孕妇诉说内心的感受和顾虑,找出焦虑的原因,并有针对性地进行疏导。指导孕妇通过听音乐、深呼吸、读书看报、散步、与同室病友交谈等方法转移焦虑情绪。护士应耐心向孕妇及家属解释病情,并讲解紧张和焦虑对母儿的不良影响,消除他们的紧张和顾虑,使孕妇保持情绪稳定,心情愉快。护士还可以向孕妇介绍目前的医疗诊治水平和治疗成功的案例,帮助孕妇树立康复的信心。

(3)活动与休息:给孕妇提供舒适、安静的休息环境,保证孕妇每天至少有10小时睡眠,宜左侧卧位,注意保暖,避免受凉。根据孕妇心功能的分级情况决定其活动量,心功能Ⅳ级者应绝对卧床休息。指导孕妇避免过度劳累及情绪激动而加重其心脏负担。向孕妇解释活动无耐力的原因及限制活动量的意义,使孕妇能理解护士所安排的护理计划,能积极主动配合。

(4)生活护理:加强巡视,及时发现孕妇生活所需并予以解决;将呼叫器及日常生活用品放在孕妇伸手可及之处以便拿取;协助孕妇洗漱、进食、大小便,及时倾倒排泄物;对心功能≥Ⅲ级、卧床时间较长的孕妇,护士应帮助其床上洗头、擦浴;保持床单位的整洁。

(5)饮食指导:鼓励孕妇进食高蛋白、高维生素且含铁丰富、低盐、低脂、易消化、无刺激性的食物,宜少食多餐。孕期应适当控制体重,使每月增加不超过0.5kg,整个孕期体重增加不(宜)超过12kg。孕20周以后,指导孕妇预防性使用铁剂防止贫血。妊娠中晚期,应指导孕妇适当限制食盐摄入,一般每日食盐摄入量不超过4～5g。多进食蔬菜、水果,预防便秘。

(6)严密观察心率、心律、体温、脉搏、呼吸、尿量的变化,发现异常,及时报告医师。若孕妇需要静脉输液,护士应根据其心功能分级的情况调节输液速度,以每分钟20～30滴为宜。

(7)预防感染:向孕妇讲解诱发感染的常见因素包括营养不良、过度劳累、受凉、贫血等,应指导孕妇自我监护,若有异常表现应立即就医;保持室内空气新鲜,定期进行空气消毒,减少探视人员,避免交叉感染;保持外阴皮肤清洁,勤换内衣、内裤;指导孕妇早晚气温较低时,注意保暖,防止受凉;密切观察体温,如有发热,应及时通知医生。

2.分娩期护理

(1)第一产程:提供舒适环境,安慰及鼓励产妇,尽量消除其思想顾虑与紧张情绪,保持情绪稳定,鼓励产妇在两次宫缩间歇期充分休息,必要时遵医嘱给予地西泮、哌替啶等镇静剂;指导产妇采取半卧位或侧卧位,垫高头、肩部,吸氧;产程开始后遵医嘱给予抗生素预防感染;产程中密切观察产妇生命体征与心功能的变化,注意有无心衰的早期征象;严密观察产程进展、胎心变化,凡产程进展异常或心功能进一步恶化者,应立即剖宫产结束分娩。

（2）第二产程：指导产妇尽量减少屏气用力，采用阴道助产缩短第二产程。密切观察母儿情况，做好新生儿的抢救准备。

（3）第三产程：胎盘娩出后，立即在产妇腹部放置1～2kg沙袋加压，以防腹压骤降使周围血液涌向内脏，加重心脏负担而诱发心衰；积极预防产后出血，可在胎儿前肩娩出后给予缩宫素10～20U，禁用麦角新碱。

3.产褥期护理

（1）保证产妇充分休息，必要时遵医嘱使用小剂量镇静剂；指导产妇加强营养，合理进食，预防便秘；宜采取半卧位或侧卧位，垫高头、肩部。

（2）严密观察生命体征和心功能变化，有无心衰先兆等，产后如有宫缩痛或伤口疼痛，可遵医嘱给予止痛剂，以免疼痛加重心脏负担。产后出血过多者，可遵医嘱给予输血、输液，但需注意速度不宜过快。

（3）保持会阴部清洁、干燥，行会阴擦洗2次/日。遵医嘱使用广谱抗生素预防感染，直至产后1周左右，无感染征象时停药。

（4）母乳喂养指导：向产妇介绍母乳喂养的方法和注意事项；指导哺乳的产妇应避免乳胀和过度疲劳；向产妇介绍母乳喂养支持组织，以便产妇出院后有母乳喂养问题时可以与这些组织联系；若新生儿转新生儿科治疗，产妇不能母乳喂养时，护士应教会产妇人工挤奶的方法，指导产妇每4～5小时挤奶1次，奶胀时随时挤奶，以排空乳房，保持泌乳。

（5）心功能≥Ⅲ级者，不宜哺乳，指导产妇及家属进行科学合理的人工喂养，并及时给予产妇中药回奶，回奶不宜用雌激素，以防水钠潴留。

（五）护理评价

1.孕产妇是否顺利度过妊娠、分娩和产褥期，是否发生心力衰竭、感染、产后出血等并发症。

2.孕妇心情是否平稳，能否积极配合治疗。

3.孕妇卧床期间基本生活需要是否得到满足。

4.孕产妇获得自我护理和新生儿护理的知识与技能，能正确进行母乳喂养或人工喂养。

（六）健康教育

心脏病妇女，妊娠前应检查心脏功能、病变情况及性质，向内科医师和产科医师咨询，确定能否妊娠。当心脏病妇女有手术指征时，应在非妊娠期进行，待心功能改善后再妊娠。妊娠合并心脏病的妇女应加强产前检查，保证休息和营养，保持情绪稳定、心情愉快，注意饮食卫生，少量多餐、多食水果蔬菜，防止便秘，尽量避免到公共场所，预防上呼吸道感染等。产后选择合适的避孕措施，对于不宜再妊娠的心脏病妇女，于产后1周行绝育手术。

第二节　妊娠合并急性病毒性肝炎

一、疾病概要

妊娠合并急性病毒性肝炎是产科常见的传染病，对母儿的影响均较大。目前已经确定的肝炎病毒有甲型(HAV)、乙型(HBV)、丙型(HCV)、丁型(HDV)、戊型(HEV)5种,其中以乙型肝炎病毒感染最常见,是妊娠期妇女肝病和黄疸最常见的原因。

(一)妊娠、分娩与病毒性肝炎的相互影响

1. 妊娠、分娩对病毒性肝炎的影响　妊娠期,由于孕妇自身生理变化与胎儿生长发育的需要,孕妇的新陈代谢比非孕期增加,营养物质消耗增多,肝糖原储备降低;孕妇雌激素水平增高,均在肝脏内代谢灭活,且胎儿的代谢产物也在肝脏内进行解毒等,使孕妇肝脏的负担加重,易使原有的病毒性肝炎病情加重,重症肝炎的发生率较非孕时明显增加;分娩期,产妇体力消耗过多、酸性代谢产物增加以及产后出血、手术、麻醉等均可加重肝脏负担。

2. 病毒性肝炎对妊娠的影响

(1)对母体的影响:孕早期易加重早孕反应;孕中、晚期易并发妊娠期高血压疾病、产后出血,重症肝炎时常并发 DIC。若肝功能衰竭并发肝性脑病和肝肾综合征时,孕产妇死亡率增高。

(2)对围生儿的影响:病毒可经胎盘感染胎儿,致流产、胎儿畸形的发生率较正常妊娠高2倍;易发生早产、死胎、死产、新生儿死亡等;病毒可通过母婴垂直传播,感染子代。

母婴传播途径包括:①宫内传播:因胎盘屏障受损或通透性增强引起母血渗漏,导致宫内传播。②产时传播:胎儿通过产道时接触含有 HBsAg 的母血、羊水、阴道分泌物或在分娩过程中子宫收缩,胎盘绒毛血管破裂,母血漏入胎儿血液循环。③产后传播:通过母乳喂养或接触母亲唾液而传播。

(二)治疗原则

1. 轻症肝炎　处理原则与非孕期肝炎病人相同,应用中西药物积极进行保肝治疗。有黄疸者应住院治疗,按重症肝炎处理。

2. 重症肝炎　保肝治疗、预防及治疗肝性脑病、防治凝血功能障碍,积极预防及处理急性肾功能衰竭。

3. 产科处理

(1)妊娠期:妊娠早期如肝炎为轻症者,可继续妊娠;慢性活动性肝炎对母儿威胁较大,需适当治疗后终止妊娠。妊娠中、晚期尽量避免终止妊娠,避免手术、药物对肝脏的损害。妊娠末期若病情加重,发展为重症肝炎时,应积极治疗24小时后尽快剖宫产。

(2)分娩期:若宫颈条件好或为经产妇,估计短时间内可经阴道分娩者,可行阴道分娩。分娩前备新鲜血,并采用阴道助产尽量缩短第二产程。防止母婴传播及产后出血。

(3)产褥期:遵医嘱使用对肝脏损害小的广谱抗生素预防感染。避免因感染加重病情。

二、护　理

(一)护理评估

1. 健康史　评估病人有无与病毒性肝炎病人密切接触史,或半年内曾接受输血、注射血制品等;评估病人既往实验室检查结果、治疗经过、用药情况等。

2.身体状况

(1)症状:孕期出现不能用早孕反应或其他原因解释的消化系统症状,如食欲减退、厌油、恶心、呕吐、腹胀、乏力等。

(2)体征:重症肝炎常表现为发热、肝区叩击痛、皮肤巩膜黄染、尿色深黄、腹水、肝臭等。

(3)辅助检查:血清病原学检测、肝功能检查、凝血功能检查等。

3.心理社会状况 孕妇担心肝炎病毒会传染给胎儿以及患病对胎儿的健康有不良影响,因此常表现为不同程度的紧张、焦虑、自卑心理,甚至产生负罪感。护士应评估孕妇及家属对妊娠合并病毒性肝炎的认知程度及心理反应、家庭支持系统是否完善等。

(二)护理诊断/问题

1.潜在并发症 产后出血、肝性脑病。
2.焦虑 与担心病毒传染给胎儿、影响胎儿生长发育有关。
3.知识缺乏 缺乏妊娠合并病毒性肝炎方面的相关知识。
4.营养失调:低于机体需要量 与肝炎致食欲不振有关。
5.母乳喂养中断 与保护性隔离避免新生儿感染有关。

(三)护理目标

1.孕妇在妊娠期、分娩期、产褥期维持良好的健康状态,无并发症发生。
2.孕妇能正确面对病情,情绪稳定,积极配合治疗与护理。
3.孕妇能陈述病毒性肝炎的相关知识。
4.孕妇能描述营养物质摄入对保证机体及胎儿生长发育的重要性,并能配合摄入足够热量的饮食。
5.孕妇能选择合适的喂养方式和避孕措施。

(四)护理措施

1.妊娠期护理

(1)心理护理:耐心倾听孕妇的主诉,鼓励孕妇诉说内心的感受和顾虑,找出焦虑的原因,并有针对性地进行疏导。寻求合适的支持系统,鼓励家属陪伴,给予心理安慰及精神上的支持。向孕妇及家属提供有效的信息,使孕妇及其家属了解目前的病情、监测方法和病情加重的征象,提高孕妇的自我管理能力,帮助孕妇及其家属正确应对,积极配合治疗与护理。

(2)休息与隔离:保证孕妇每日睡眠至少10小时,避免重体力劳动。向孕妇讲解病毒性肝炎的有关知识和严格消毒隔离的意义、方法,取得孕妇及其家属的理解与配合。

(3)饮食指导:指导孕妇摄入高蛋白质、高维生素、足量碳水化合物和低脂肪饮食。重症肝炎孕妇应限制蛋白质的摄入,多进食优质蛋白、新鲜水果、富含纤维素的新鲜蔬菜,保持大便通畅,以减少氨的产生和吸收。

(4)加强母儿监护:加强产前检查,遵医嘱定期检测肝肾功能、血清病原标志物、凝血功能等;严密观察孕妇皮肤、黏膜黄染情况,尿液颜色、尿量,意识状态、产后出血情况等,发现异常及时处理。

（5）用药护理：遵医嘱使用保肝药、抗生素、肝素等，并观察药物的疗效和不良反应。

2.分娩期护理

（1）一般护理：为产妇及家人提供安全、温馨、舒适的隔离待产室及分娩室，主动热情地护理肝炎产妇。促进产妇身心舒适，避免各种不良刺激，协助产妇进食、进水，补充能量消耗。指导产妇在宫缩间歇期完全放松，充分休息。教会产妇放松的技巧，减轻宫缩带来的不适感。

（2）监测凝血功能：监测产妇的出凝血时间及凝血酶原，备新鲜血或冰冻血浆。

（3）严密观察产程：密切观察产程进展和胎心变化，必要时进行胎心监护。第一产程遵医嘱给予维生素 K_1；行阴道助产缩短第二产程，减少孕妇体力消耗；胎肩娩出后立即给予缩宫素，以减少产后出血，必要时输新鲜血。

（4）减少母婴传播：接产时应注意避免软产道损伤及新生儿产伤等引起的母婴传播。新生儿娩出后，留脐血进行血清病原学及肝功能检测。

（5）严格执行消毒隔离制度：产时应严格消毒隔离，分娩过程中使用过的物品应严格按照病毒性肝炎的消毒隔离制度执行消毒措施，避免交叉感染。

3.产褥期护理

（1）一般护理：遵医嘱继续为产妇提供保肝治疗，加强休息和营养，促进产后康复，防止肝炎病情恶化。

（2）预防产后出血和感染：观察子宫收缩、子宫复旧及恶露等情况。遵医嘱使用对肝脏损害小的抗生素，预防和控制感染。

（3）指导母乳喂养：母血中 HBsAg、HBeAg 及抗-HBc 三项阳性或后两项阳性者，不可进行母乳喂养，应向产妇宣教不宜哺乳的理由，指导产妇及家属学会人工喂养的知识与技能。因雌激素对肝脏有损害，避免用雌激素回奶，可口服生麦芽冲剂或乳房外敷芒硝回乳。若母血中仅 HBsAg 阳性，可建议其母乳喂养，向产妇讲解母乳喂养的方法与注意事项。

（4）新生儿免疫：①主动免疫：新生儿出生后 24 小时肌注乙型肝炎疫苗 $30\mu g$，出生后 1 个月、6 个月再分别注射 $10\mu g$。注射后机体可产生抗-HBs，有效保护肝脏不受 HBV 的感染，免疫率达 75%。②被动免疫：新生儿出生后立即肌内注射人乙型肝炎免疫球蛋白（HBIG）0.5ml，出生后 1 个月、3 个月各肌内注射 0.16ml/kg。出生后 6 个月查血清中 HBsAg 阴性为免疫成功，免疫率达 71%。③联合免疫：乙型肝炎基因疫苗按上述方法进行，新生儿出生后 6 小时和生后 3～4 周各肌注 0.5ml HBIG，有效保护率达 95%。

（五）护理评价

1.孕妇一般状况是否良好，分娩是否顺利，有无发生产后出血、肝昏迷。

2.孕妇情绪是否稳定，能否积极面对现实、配合治疗与护理。

3.孕妇及家属是否获得有关病毒性肝炎的保健知识，能否描述病毒性肝炎对母儿的影响、传播方式及传染途径、自我保护及治疗隔离等知识。

4.孕妇能否正确摄入高蛋白质、高维生素、足量碳水化合物和低脂肪饮食，妊娠期体重增长是否正常。

5.产妇母亲角色适应是否良好，能否正确地选择喂养方式和避孕方式。

（六）健康教育

育龄期妇女在怀孕前应常规做 HBsAg 检测,阳性者应进一步检查血清标志物。已患病毒性肝炎的育龄期妇女应严格避孕,性生活时应采用避孕套避孕,防止交叉感染,待肝炎痊愈后半年,最好是 2 年后再妊娠。

第三节　妊娠合并糖尿病

一、疾病概要

糖尿病是一种较常见的内分泌代谢障碍性疾病,其特点是绝对或相对的胰岛素分泌不足引起糖代谢紊乱,继发蛋白质、脂肪代谢障碍,水电解质紊乱及急、慢性并发症等临床表现。

妊娠期间的糖尿病包括 2 种情况:①孕妇在妊娠前已被确诊为糖尿病,即糖尿病合并妊娠。②妊娠期糖尿病(gestational diabetes mellitus,GDM):孕妇在妊娠前糖代谢正常或有潜在的糖耐量减退,妊娠过程中出现或发现糖尿病。GDM 占妊娠合并糖尿病总数中的80%以上,大多数 GDM 病人产后糖代谢异常可恢复正常,但可能增加将来患糖尿病的机会。

（一）妊娠、分娩与糖尿病的相互影响

1. 妊娠、分娩对糖尿病的影响

(1)妊娠期:一方面,妊娠早期由于胎儿不断从母体中摄取葡萄糖,而孕妇因早孕反应进食减少,孕妇体内雌、孕激素增加了母体对葡萄糖的利用,孕妇肾血流量及肾小球滤过率增加,而肾小管对糖的再吸收率不能相应增加,导致肾排糖阈下降等因素,使孕妇的空腹血糖低于非孕时水平;另一方面,胎盘合成的雌激素、孕激素、胎盘生乳素、胰岛素酶及母体肾上腺皮质激素都具有拮抗胰岛素的功能,使孕妇体内组织对胰岛素的敏感性下降,使胰岛素相对不足,需要量增加。总之,妊娠期糖代谢的复杂变化易使无糖尿病的孕妇发生 GDM,使隐性糖尿病转为显性或使原有的糖尿病病情加重。

(2)分娩期:妊娠期胰腺功能亢进,使胰岛素分泌增多,以维持体内糖代谢,这种作用随孕期进展而增加。分娩过程中因子宫收缩消耗大量糖原以及临产后产妇进食少,脂肪酸的氧化分解增强,应用胰岛素治疗的产妇如不及时调整胰岛素的用量,则易发生低血糖、酮症酸中毒。

(3)产褥期:由于胎盘排出及全身内分泌激素逐渐恢复到非孕时水平,机体对胰岛素的需要也相应减少,应用胰岛素治疗的产妇若不及时调整胰岛素用量,则易出现低血糖。

2. 糖尿病对母儿的影响

(1)对母体的影响:①糖尿病孕妇内分泌功能紊乱,受孕率低于正常女性,且自然流产发生率较高。②糖尿病孕妇多有血管内皮细胞增厚、管腔狭窄,易并发妊娠期高血压疾病,子痫、胎盘早剥、脑血管意外的发生率亦相对较高。③羊水过多的发生率较非糖尿病孕妇高 10

倍以上,可能与羊水中含糖量过高刺激羊膜分泌增加有关。羊水过多可使胎膜早破和早产的发生率增加。④糖尿病孕妇的白细胞有多种功能缺陷,其趋化性、吞噬作用、杀菌作用均明显降低。因此,糖尿病孕妇在妊娠及分娩时,易发生泌尿、生殖系统感染,甚至发展为败血症。⑤因巨大儿发生率高且孕妇对糖原利用不足使产程延长,难产、产道损伤、手术产发生率相应增加。⑥糖尿病孕妇由于体内激素水平变化,脂解作用增强,酮体生成增加,而各种原因导致的低血糖使脂解作用进一步增强,极易发生酮症酸中毒。

(2)对胎儿的影响:①巨大儿发生率高:糖尿病孕妇葡萄糖易通过胎盘,而胰岛素则不能,胎儿长期处于高糖状态,刺激胎儿产生大量胰岛素,促进胎儿蛋白质、脂肪合成和抑制脂解作用,使胎儿全身脂肪聚集,使新生儿体重≥4000g。②早产儿发生率高:因糖尿病易并发妊娠期高血压疾病、胎儿宫内窘迫、羊水过多或其他严重并发症,需提前终止妊娠,早产儿发生率高。③胎儿生长受限:糖尿病孕妇常伴有严重的血管病变或产科并发症,导致胎盘功能不良,造成胎儿宫内慢性缺氧、发育迟缓,甚至导致死胎或死产。④胎儿畸形:多为神经系统和心血管系统的畸形。可能与糖尿病孕妇孕早期高血糖、酮症酸中毒、缺氧或药物毒性作用有关。

(3)对新生儿的影响:①新生儿出生后,因母体供应血糖中断,而新生儿仍处于高胰岛素血症,如不及时补糖,易发生反应性低血糖。②由于胎儿胰岛素分泌增加,形成高胰岛素血症,使胎儿肺泡表面活性物质产生及分泌不足,导致胎儿肺成熟延迟,新生儿呼吸窘迫综合征(RDS)发生率高。③低钙血症、低镁血症、高胆红素血症、红细胞增多症等发生率较正常新生儿高。

(二)治疗原则

饮食治疗是基础,对于饮食不能控制的糖尿病,胰岛素是主要的药物治疗,力求将孕妇的血糖控制在正常或接近正常范围,减少母儿并发症,降低围生儿死亡率。在确保母儿安全的情况下,应尽量将孕周延长至孕38~39周终止妊娠。

二、护 理

(一)护理评估

1.健康史 评估有无糖尿病病史及糖尿病家族史;生育史中有无多年不孕不育史、习惯性流产史,有无不明原因的死胎、胎儿畸形、巨大儿、胎儿宫内生长迟缓、新生儿死亡等病史;本次妊娠经过、血糖控制及目前用药情况等。评估孕妇及家属对糖尿病相关知识的了解程度、自测血糖或尿糖的能力以及对胰岛素用药的掌握情况等。评估有无心血管系统、肾、视网膜病变等合并症出现。

2.身体状况

(1)症状:评估孕妇有无代谢紊乱症候群,即"三多一少"症状(多饮、多食、多尿、体重下降),有无皮肤瘙痒,尤其是外阴瘙痒等。有无高血糖导致眼房水、晶体渗透压改变而引起视力模糊;评估孕妇有无低血糖及酮症酸中毒症状,如出汗、心悸、颤抖,有饥饿感、视力模糊、呼吸快且有烂苹果味等。

(2)体征:评估孕妇面色;评估胎儿宫内健康状况,包括胎心、胎动计数等;测量宫高、腹围以估计胎儿大小;通过腹部四步触诊了解有无胎儿偏大或羊水过多、有无胎位异常。

(3)辅助检查

1)空腹血糖测定:是诊断糖尿病的主要依据,也是监测和控制血糖的重要指标。2 次或 2 次以上空腹血糖≥5.8mmol/L 者,可诊断为糖尿病。

2)糖筛查试验:用于 GDM 筛查,一般在妊娠 24～28 周进行。方法:葡萄糖粉 50g 溶于 200ml 水中,嘱孕妇在 5 分钟内服完,1 小时后测血糖,≥7.8mmol/L 为糖筛查异常,应查空腹血糖,空腹血糖异常可诊断为糖尿病,空腹血糖正常者应进一步行口服葡萄糖耐量试验。

3)口服葡萄糖耐量试验(OGTT):禁食 12 小时后,将葡萄糖粉 75g 溶于 200ml 水中,口服后测血糖值。诊断标准:空腹 5.6mmol/L,1 小时 10.3mmol/L,2 小时 8.6mmol/L,3 小时 6.7mmol/L。其中 2 项或 2 项以上达到或超过正常值,可诊断为妊娠期糖尿病。仅 1 项高于正常值,诊断为糖耐量异常。

4)B 超检查:监测胎儿发育、有无畸形及羊水量。

5)其他:包括眼底检查、24 小时尿蛋白定量、尿糖、尿酮体和肝肾功能等。

3.心理社会状况　由于糖尿病对机体的影响和胰岛素治疗可能带来的危害,孕妇及其家属担心胎儿畸形、早产,甚至胎死宫内,常有焦虑情绪。应注意评估孕妇及家属对妊娠合并糖尿病知识的了解程度、认知态度、有无焦虑,社会及家庭支持系统是否完善、是否积极配合检查和治疗等。

(二)护理诊断/问题

1.有受伤的危险(胎儿)　与糖尿病引起的巨大儿、胎儿生长受限、胎儿生长畸形等有关。

2.有感染的危险　与糖尿病导致孕产妇抵抗力下降有关。

3.知识缺乏　缺乏妊娠合并糖尿病方面的相关知识。

4.潜在并发症　酮症酸中毒、妊娠期高血压疾病、羊水过多、低血糖。

(三)护理目标

1.孕妇认识到胎儿有受伤的危险,积极配合治疗,将血糖控制在正常范围。

2.孕妇顺利度过妊娠期、分娩期,没有出现并发症和感染的征象。

3.孕妇能陈述糖尿病治疗及护理的相关知识。

(四)护理措施

1.妊娠期

(1)健康教育:目的是教会孕妇及其家属有关糖尿病的知识、技能,提高孕妇自我监护和自我护理能力,使其能主动参与和配合治疗。具体内容包括糖尿病的一般知识、妊娠合并糖尿病的特点及危害、降糖治疗的必要性、饮食指导、运动指导、血糖自我监测、胰岛素的使用、皮肤护理、心理及情绪自我调节等。

(2)加强母儿监护:产前检查孕早期每周 1 次至第 10 周,妊娠中期每 2 周检查 1 次,妊娠 32 周后每周检查 1 次。由内分泌科、产科医生密切合作,共同监测糖尿病病情和产科方面的变化。一方面,监测孕妇的血糖、血脂、肝肾功能、24 小时尿蛋白定量及眼底检查等;另一方面,监测胎儿生长发育、胎儿成熟度、胎盘功能、无激惹试验(NST)、胎心、胎动。定期 B 超检查监测胎头双顶径、羊水量和胎盘成熟度等。

(3)合理饮食:指导孕妇及家属认识到饮食控制的重要性,与孕妇及其家属共同讨论制定合理的膳食计划,必要时请营养师或内分泌护理专家协助。适当限盐,少量多餐,以孕妇无饥饿感而血糖达到正常水平为最佳。

(4)适度运动:适当的运动可提高胰岛素的敏感性,改善血糖及脂代谢紊乱,避免体重增长过快,使整个孕期体重增长保持在 10～12kg 的范围内,有利于糖尿病病情的控制和正常分娩。运动方式宜选择有氧运动,如散步或中速步行,每次持续 20～40 分钟,每日至少 1 次,于餐后 1 小时进行。

(5)用药指导:因磺脲类及双胍类降糖药均能通过胎盘,对胎儿产生毒性反应,因此孕妇忌用口服降糖药。指导孕妇合理使用胰岛素,正确选择胰岛素注射部位,在餐前 30 分钟注射,注射时剂量要准确。

(6)适时终止妊娠:应根据孕妇全身情况、血糖控制情况、有无并发症及胎儿大小、胎儿成熟度、胎盘功能等因素综合考虑适时终止妊娠。终止妊娠前可遵医嘱肌注地塞米松 6mg,每 12 小时 1 次,连用 3 天,促使胎儿肺成熟,降低新生儿呼吸窘迫综合征的发生率。

2.分娩期

(1)提供舒适、安静的环境,注意休息、镇静,吸氧,提供心理支持。

(2)鼓励进食,保证热量供给,必要时予静脉输液。

(3)严密观察产程进展,密切监测产妇生命体征、血糖、尿糖、酮体的变化以及宫缩、胎心等,必要时行胎心监护。根据血糖变化及时调整胰岛素用量。指导产妇多休息,正确使用腹压,减少体力消耗。尽量缩短第二产程,注意胎心变化及肩难产可能,做好新生儿窒息的抢救准备工作。严格执行无菌操作,预防感染。

(4)新生儿处理:新生儿抵抗力弱,无论其体重大小,一律按高危新生儿护理,做好抢救与复苏的准备。为防止新生儿发生反应性低血糖,应在开奶的同时,定时滴服 25% 葡萄糖液。密切观察新生儿有无低血糖、低血钙、低血镁、呼吸窘迫综合征、高胆红素血症、红细胞增多症等。仔细检查新生儿是否有先天性畸形。

3.产褥期

(1)注意休息,适当饮食,及时调整胰岛素用量。由于胎盘排出,抗胰岛素激素迅速下降,大部分 GDM 病人在分娩后需要及时将胰岛素用量减少至原用量的 1/3～1/2,并根据产后空腹血糖值调整用量,以防产妇发生低血糖。

(2)密切观察产妇生命体征,监测血糖、尿糖及酮体。

(3)预防产褥感染:保持外阴清洁、干燥,行会阴擦洗 2 次/日,注意皮肤清洁,遵医嘱使用广谱抗生素预防感染。

(4)建立亲子关系,鼓励母乳喂养,提供避孕指导,建议使用避孕套避孕。

(五)护理评价

1.孕妇是否顺利度过妊娠期、分娩期,母儿是否健康。

2.住院期间孕产妇有无出现感染征兆及并发症。

3.孕妇能否陈述妊娠、分娩与糖尿病的相互影响,认识到调整饮食是控制糖尿病病情的关键,能否列举监测及控制血糖的方法,并能自觉遵守糖尿病饮食计划。

(六)健康教育

指导产妇产后休息,保持良好的生活习惯和心理状态,适当运动和体育锻炼,监测血糖、尿糖的变化。禁性生活 3 个月。指导产妇内分泌科随诊,对其糖尿病的情况重新评价,将血糖控制在理想水平,减少糖尿病慢性病变及并发症的发生。

第四节　妊娠合并贫血

一、疾病概要

贫血是妊娠期较常见的一种合并症,属高危妊娠范畴。由于妊娠期血液系统的生理变化,妊娠期贫血的诊断标准不同于非孕期妇女。当妊娠期孕妇血红蛋白<100g/L,红细胞计数<3.5×10^{12}/L,或血细胞比容<0.30,即可诊断为妊娠期贫血。其中,以缺铁性贫血(iron deficiency anemia)最常见。

(一)妊娠、分娩与贫血的影响

1.妊娠期易发生缺铁性贫血　妊娠早期,孕妇常因胃肠功能失调,引起恶心、呕吐、食欲缺乏或腹泻而影响铁的摄入;妊娠期孕妇胃酸分泌较少,影响铁的吸收;妊娠期孕妇血容量增加及胎儿生长发育对铁的需要,使孕期对铁的需要量明显增加,整个孕期需铁 900～1000mg,即每天需铁至少 4mg。一般饮食中含铁 10～15mg,通过胃肠道吸收约 10%,到妊娠晚期最大吸收率约 40%,仍不能满足孕妇的需要。若不及时、足量地补充铁,易造成缺铁性贫血。若孕妇孕前有慢性失血或铁吸收不良等疾病等因素,更易导致孕妇发生妊娠期缺铁性贫血。

2.贫血对母儿的影响

(1)对母体的影响:轻度贫血对妊娠、分娩影响不大;重度贫血(红细胞计数<1.5×10^{12}/L、血红蛋白<60g/L,血细胞比容<0.13)可致贫血性心脏病、妊娠期高血压疾病性心脏病的发生;子宫收缩不良易发生产后大出血、失血性休克、产后出血、产褥感染等。

(2)对胎儿的影响:孕妇骨髓和胎儿是铁的主要受体组织,在竞争摄取孕妇血清铁的过程中,胎儿组织占优势。而铁通过胎盘由母亲转运至胎儿是单向运输,不能逆向转运。因此,一般情况下,胎儿缺铁程度不会太严重。但当孕妇重度贫血时,胎盘供氧及营养物质不足,易出现胎儿宫内生长受限、胎儿窘迫、早产、死胎或死产等不良妊娠结局。

(二)治疗原则

治疗原则为去除导致缺铁性贫血的原因和补充铁剂。

二、护 理

(一)护理评估

1.健康史 评估孕妇有无月经过多或消化道疾病引起的慢性失血性疾病史,有无长期偏食、孕早期呕吐、胃肠功能紊乱造成的营养不良病史等。

2.身体状况

(1)症状:轻度贫血者无明显症状,重度贫血者可有头晕、乏力、心悸、气短、面色苍白、倦怠、食欲不振、腹胀、腹泻等症状。

(2)体征:评估有无皮肤黏膜苍白、皮肤毛发干燥无光泽易脱落、指(趾)甲偏干、脆薄易裂或反甲等,有无口腔炎、舌炎。

(3)辅助检查:

1)血象:呈小细胞低血红蛋白性贫血,血红蛋白<100g/L,红细胞<3.5×10^{12}/L,血细胞比容<0.30,即可诊断为缺铁性贫血。

2)血清铁:能灵敏反映缺铁的状况,正常孕妇血清铁为7~27μmol/L,若血清铁<6.5μmol/L,可诊断为缺铁性贫血。

3)骨髓检查:红系造血呈轻度或中度增生活跃,以中、晚幼红细胞增生为主,骨髓铁染色见细胞内外铁均减少,尤其是细胞外铁明显减少。

3.心理社会状况 孕妇由于贫血易产生疲倦感,而长期倦怠使孕妇将妊娠视为一种负担,影响孕产妇心理健康。应注意评估孕妇有无产生倦怠心理,对妊娠合并贫血相关知识、对药物用法和副作用的了解程度、家庭社会支持系统是否完善等。

(二)护理诊断/问题

1.疲乏 与贫血引起的疲倦有关。

2.知识缺乏 缺乏妊娠合并贫血方面的相关知识。

3.有受伤的危险(胎儿) 与母体严重贫血造成胎儿生长受限有关。

4.有受伤的危险(母亲) 与重度贫血引起头晕、眼花有关。

(三)护理目标

1.孕妇贫血改善,无头晕、眼花症状,能适当参加日常活动,无受伤。

2.孕妇能陈述引起缺铁性贫血的相关知识。

3.孕妇能平稳度过妊娠期,胎儿生长发育正常。

(四)护理措施

1.饮食指导 应指导孕妇摄入富含维生素、优质蛋白质、铁的食物,并注意食物的多样性,以免引起孕妇的厌食。

2.补充铁剂 血红蛋白在60g/L以上者,可以口服给药,硫酸亚铁0.3g,3次/日,同时服维生素C 0.3g和10%稀盐酸0.5~2ml促进铁的吸收。铁剂对胃肠黏膜有刺激,易引起恶心、呕吐、胃部不适等症状。因此,宜在进餐或饭后服用铁剂。服用铁剂后,铁与肠内硫化氢作用可形成黑色便。对妊娠后期重度缺铁性贫血或因严重胃肠道反应不能口服铁剂者,可用右旋糖酐铁或山梨醇铁。

3.加强母儿监护　加强孕期保健,动态监测血常规、胎儿宫内生长发育等情况,及时发现异常。

4.预防产后出血　中、重度贫血产妇临产后应配血备用。酌情给维生素 K_1、卡巴克络、维生素 C 等。严密观察产程,缩短第二产程,避免产伤。当胎儿前肩娩出后给予缩宫素 10~20U。如无禁忌证,胎盘娩出后可肌注或静注麦角新碱 0.2mg。产后严密观察子宫收缩及阴道流血情况,并做好记录,补充铁剂,纠正贫血,出血多时应及时输血。

5.预防感染　注意孕妇皮肤的清洁,定期洗澡,更换被服,防止发生皮肤感染,护理人员应协助孕妇做好晨晚间护理。指导孕妇应饭前饭后漱口,指导孕妇刷牙时勿用力过度,防止发生口腔溃疡。产程中严格无菌操作,产后遵医嘱给予广谱抗生素预防感染。

6.重度贫血者不宜母乳喂养　指导产妇及家属掌握人工喂养的方法,采取正确的方法回奶。

（五）护理评价

1.孕妇贫血是否改善,顺利度过妊娠期,住院期间有无受伤,能否适当地参加日常活动。

2.孕妇能否陈述有关妊娠合并缺铁性贫血的自我保健知识,口服补铁的方法和注意事项。

3.孕妇分娩过程是否顺利,母婴是否健康。

（六）健康教育

妊娠前积极治疗失血性疾病,妊娠期加强营养,多进食含铁丰富的食物,如猪肝、鸡血、豆类等。妊娠期定期产前检查,检测血常规,尤其是妊娠后期应重复检查。妊娠 4 个月起可常规补充铁剂,每日口服硫酸亚铁 0.3g。重度贫血不宜哺乳者,应指导产妇及家人掌握人工喂养的方法和正确的回奶方法,如口服生麦芽冲剂或芒硝外敷乳房。为产妇提供避孕指导。

本章小结

本章介绍了孕妇在妊娠期常见的妊娠合并症,包括心脏病、糖尿病、急性病毒性肝炎和缺铁性贫血。

妊娠合并心脏病是孕产妇四大死因之一,其主要死亡原因是心力衰竭与感染。妊娠 32~34 周、分娩期和产后最初 3 日是易发生心力衰竭的危险时期。不宜妊娠的妇女应避免受孕或及早终止妊娠;可以妊娠的妇女应加强母儿监护。分娩时应避免使用腹压,缩短第二产程。产褥期继续预防心力衰竭和感染。

妊娠合并糖尿病包括糖尿病合并妊娠和妊娠期糖尿病。合理饮食与运动是治疗的基础,胰岛素控制血糖是主要治疗手段。应指导病人正确使用药物和监测血糖,避免低血糖的发生。新生儿均按高危儿进行护理。

妊娠合并急性病毒性肝炎以乙型病毒性肝炎多见。母婴传播途径有宫内传播、产时传播及产后传播。分娩中注意消毒隔离,避免交叉感染,避免产道损伤,缩短第二产程。产后不宜哺乳者应及时退奶。新生儿应给予预防接种。

妊娠合并贫血最常见的是缺铁性贫血。治疗原则是去除病因、加强营养和补充铁剂。应指导孕妇合理饮食,多摄入含铁多的食物,分娩时注意保护好会阴,避免损伤,产后积极预防产后出血和感染。

本章关键词:心脏病;糖尿病;病毒性肝炎;缺铁性贫血

课后思考

1. 简述妊娠合并心脏病对母儿的影响。

2. 简述妊娠合并糖尿病对母儿的影响。

3. 某女,38 岁,农民,系"妊娠 33^{+5} 周,G_4P_1,心慌、胸闷 1 月余"入院。1 个月前病人出现劳动或轻度活动后气促,伴心慌、胸闷,休息后症状可缓解。病程中无头痛、头晕、视物模糊,无咳粉红色泡沫痰,无呼吸困难。1998 年因"心肌缺血"住院治疗后好转。入院后检查双下肢浮肿(＋),尿蛋白(＋)。问:

(1)该孕妇心功能代偿为几级?

(2)如何对该孕妇进行护理评估?

(3)该孕妇存在哪些护理问题?

(4)在产程中应如何预防心衰的发生?

4. 某孕妇,26 岁,妊娠 9 周,既往日常活动时即感心悸。近 1 周夜间常因胸闷需坐起。检查:心率 120 次/分,呼吸 24 次/分,肺底部有湿啰音,心界向左扩大,双下肢浮肿(＋)。针对目前孕妇的情况,应如何处理?

5. 一孕妇妊娠足月合并黄疸,因臀位、胎膜早破行急诊剖宫产术。术后实验室检查结果如下:HBsAg(＋)、HbsAb(－)、HBcAb(－)、HBcAb(＋)、HbeAg(＋)、HBeAb(－)。请问:

(1)新生儿应接受什么治疗?

(2)预防该产妇发生产后出血的措施有哪些?

(3)该产妇能否进行母乳喂养?应如何指导其进行新生儿喂养?

(周利华)

第九章
异常分娩妇女的护理

情景导入

张女士,35 岁,G_1P_0,自规律宫缩开始已临产 17 小时,宫口开大 3cm,宫缩持续 20～30 秒,间歇 6～7 分钟,胎心 150 次/分,先露为胎头,位置"—1",胎膜已破,羊水色清。张女士精神很紧张,不能进食、进水,休息不好。

问题:
1. 张女士的产程进展正常吗? 为什么?
2. 列出两个主要的护理诊断。
3. 针对护理诊断应如何制定相应的护理措施?

本章学习目标

1. 掌握异常分娩的基本概念、临床表现及护理。
2. 熟悉导致异常分娩的各种因素及对母儿的影响、处理原则。
3. 了解异常分娩的病因。

影响分娩的主要因素为产力、产道、胎儿及精神心理因素。在分娩过程中,其中任何一个或一个以上的因素异常或四个因素间相互不能适应,而使分娩进展受到阻碍,称异常分娩(abnormal labor),俗称难产(dystocia)。

第一节 产力异常

产力包括子宫收缩力、腹肌和膈肌收缩力以及肛提肌收缩力。其中以子宫收缩力为主,贯穿于分娩全过程。在分娩过程中,子宫收缩的节律性、对称性及极性不正常或强度、频率有改变,称为子宫收缩力异常。简称产力异常。

临床上把子宫收缩力异常分为子宫收缩乏力和子宫收缩过强 2 类,每类又分为协调性子宫收缩和不协调性子宫收缩(图 9-1)。

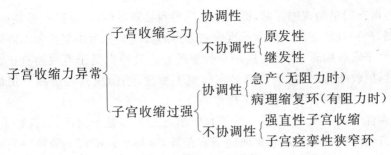

图 9-1 子宫收缩力异常的分类

一、疾病概要

(一)原因

1.子宫收缩乏力(uterine inertia) 多见于初产妇,尤其是高龄初产妇,多由几种因素综合引起。

(1)头盆不称或胎位异常:使胎儿先露部下降受阻,不能紧贴子宫下段及宫颈内口,不能引起反射性子宫收缩,导致继发性子宫收缩乏力。

(2)子宫因素:子宫发育不良、子宫畸形(双角子宫等)、子宫肌瘤、子宫壁过度膨胀(多胎妊娠、巨大儿、羊水过多等)、多产妇子宫肌纤维变性、结缔组织增生、子宫手术史等,导致宫缩乏力。

(3)精神因素:多发生于初产妇(尤其是高龄初产妇),因焦虑及精神过度紧张使大脑皮层功能紊乱,睡眠少,进食少及过多的体力消耗,导致宫缩乏力。

(4)内分泌失调:临产后产妇体内雌激素、缩宫素、前列腺素等合成与释放减少,孕激素下降缓慢,使雌/孕激素比例失调。子宫平滑肌细胞内钙离子浓度降低等,均可影响分娩的发动和子宫肌细胞的收缩,致使子宫收缩乏力。

(5)药物影响:临产后使用大剂量镇静剂、镇痛剂(如吗啡、氯丙嗪、哌替啶、苯巴比妥钠、硫酸镁等),可导致继发性宫缩乏力。

(6)其他:膀胱过度充盈,前置胎盘影响胎先露下降,第一产程过早使用腹压,产妇体质虚弱或有急慢性疾病致体力衰竭,均可引起继发性宫缩乏力。

2.子宫收缩过强

(1)缩宫素使用不当:剂量过大或使用方法不当,产妇对缩宫素过于敏感。

(2)急产:经产妇、胎儿较小及软产道阻力小。

(3)胎盘早剥:血液浸润子宫肌层,可导致强直性子宫收缩过强。

(4)产妇精神过度紧张,阴道内手术操作不当,可致痉挛性不协调性子宫收缩过强。

(二)临床表现

1.子宫收缩乏力 临床上根据子宫收缩乏力发生的时期分为原发性和继发性。原发性子宫收缩乏力指分娩早期即出现产力异常,宫口扩张及胎先露下降缓慢,产程延长;继发性子宫收缩乏力指产程早期宫缩正常,而在产程进展到某阶段(多在活跃期后期或第二产程),子宫收缩减弱,产程进展受阻。根据子宫收缩乏力的特点又分为协调性和不协调性两种。

(1)协调性子宫收缩乏力(低张性子宫收缩乏力):其特点是子宫收缩有正常的节律性、对称性和极性,但收缩力弱,宫缩高峰时宫体也不变硬,手指压宫底部肌壁仍可出现凹陷。宫缩<2 次/10 分,持续短、间歇长且不规律,宫腔内压力常<15mmHg。

(2)不协调性子宫收缩乏力(高张性子宫收缩乏力):多见于初产妇,其特点是子宫收缩的极性倒置,宫缩的兴奋点不是起自两侧子宫角部,而是来自子宫下段的一处或多处,子宫收缩波由下而上扩散,节律不协调。子宫下段宫缩强而宫底部弱,间歇期也不能完全松弛,宫腔内压力可达 20mmHg。不能使宫口如期扩张和胎先露如期下降,属无效宫缩。常伴有头盆不称、胎位异常。产妇表现为下腹持续疼痛拒按、烦躁不安,出现肠胀气、尿潴留;子宫一胎盘循环障碍,易出现胎儿宫内窘迫。

产程曲线异常:产程图是识别分娩异常的重要手段,产程进展的标志是宫口扩张和胎先露下降。子宫收缩乏力易导致产程曲线异常,有以下几种表现(图 9-2)。

1)潜伏期延长:从规律性宫缩开始至宫口扩张 3cm 称为潜伏期。正常 8~16 小时,若初产妇>16 小时,称潜伏期延长。

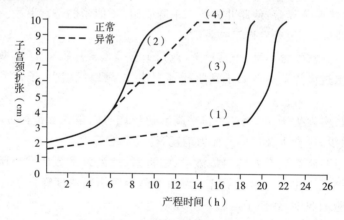

图 9-2　异常的宫颈扩张曲线

2)活跃期延长或停滞:从宫口扩张 3cm 至宫口开全称活跃期。正常 4~8 小时,若>8 小时,称活跃期延长;进入活跃期后宫口扩张停止达 2 小时以上,称活跃期停滞。

3)第二产程延长或停滞:第二产程初产妇超过 2 小时,经产妇超过 1 小时,称第二产程延长;第二产程,胎头超过 1 小时下降无进展,称第二产程停滞。

4)胎头下降延缓或停滞:宫颈扩张减速期及第二产程,胎头下降速度初产妇<1cm/h,经产妇<2cm/h,称胎头下降延缓。活跃期胎头停留在原处不下降达 1 小时以上,称胎头下降停滞。

5)滞产:总产程超过 24 小时称滞产。

2.子宫收缩过强

(1)协调性子宫收缩过强:表现为子宫收缩的节律性、对称性和极性均正常,仅子宫收缩力过强、过频。宫腔内压力常>50mmHg。若产道无阻力,宫口可迅速开全,分娩在短时间内结束。若总产程不足 3 小时称为急产。由于宫缩过强、过频,产妇往往有痛苦面容,大声喊叫。若伴头盆不称、胎位异常或瘢痕子宫有可能出现病理性缩复环,甚至发生子宫破裂。

(2)不协调性子宫收缩过强:有2种表现。

1)强直性子宫收缩:指宫颈内口以上部分子宫肌层出现强直性痉挛性收缩。产妇表现为烦躁不安、持续性腹痛。体检:腹部拒按,胎位触不清,胎心听不清。有时可在脐下或平脐处见病理性缩复环,甚至出现肉眼血尿等先兆子宫破裂征象。

2)子宫痉挛性狭窄环:指子宫壁局部肌肉呈痉挛性不协调性收缩所形成的环状狭窄,持续不放松。狭窄环可发生在宫颈、宫体的任何部位,多发生在子宫上下段交界处及胎体某一狭窄部如胎颈、胎腰处(图9-3)。产妇表现为持续性腹痛,烦躁不安,胎心率时快时慢、不规则,宫颈扩张缓慢,胎先露下降停滞,阴道检查可触及痉挛性狭窄环。此环特点是不随宫缩上升。

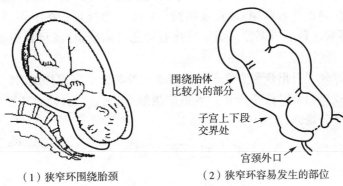

（1）狭窄环围绕胎颈　　　　（2）狭窄环容易发生的部位

图 9-3　子宫痉挛性狭窄环

(三)对母儿的影响

1.子宫收缩乏力

(1)对产妇的影响:由于产程延长,产妇休息不好,进食少,精神及体力消耗,可出现疲乏无力、肠胀气、尿潴留等。严重时可引起脱水、酸中毒。第二产程延长者,膀胱被压迫于胎头和耻骨联合之间,可使组织缺血、水肿、坏死,形成膀胱阴道瘘或尿道阴道瘘。胎膜早破、多次肛查或阴道检查可增加产后感染机会。宫缩乏力影响胎盘剥离和娩出及产后子宫血窦的关闭,容易引起产后出血。

(2)对胎儿及新生儿的影响:产程延长,增加了手术产率,新生儿产伤、颅内出血、新生儿窒息、吸入性肺炎等并发症发生率高;不协调性子宫收缩乏力造成子宫肌壁长时间不能完全放松,使子宫－胎盘循环受阻,易发生胎儿窘迫,甚至胎死宫内。

2.子宫收缩过强

(1)对产妇的影响:子宫收缩过强过频,可造成急产,使初产妇宫颈、阴道及会阴等软产道未充分扩张而发生撕裂;宫缩过强使宫腔内压力增高,有发生羊水栓塞的危险。若胎先露部下降受阻可发生子宫破裂危及母儿生命;子宫痉挛性狭窄环可使产程停滞、胎盘嵌顿;接产时来不及消毒可致产褥感染;产后子宫肌纤维缩复不良易发生胎盘滞留或产后出血。

(2)对胎儿及新生儿的影响:急产及强直性子宫收缩使子宫胎盘血流减少,子宫痉挛性狭窄环使产程延长,均易发生胎儿窘迫、新生儿窒息或死亡。胎儿娩出过快,胎头在产道内受到的压力骤然解除,易致新生儿颅内出血。无准备的分娩,因来不及消毒或接生,易发生新生儿感染、骨折和外伤。

(四)处理原则

1.子宫收缩乏力

(1)协调性子宫收缩乏力:首先应查找原因。排除头盆不称和胎位异常。了解宫颈扩张和胎先露部下降情况。估计不能从阴道分娩者,应及时行剖宫产术;能从阴道分娩者,应针对原因采取措施,加强宫缩。

(2)不协调性子宫收缩乏力:首先应恢复子宫收缩的节律性和极性。可遵医嘱给予镇静剂哌替啶 100mg 或吗啡 10~15mg 肌注;也可用地西泮 10mg 静脉推注,使产妇充分休息。经此处理恢复为协调性子宫收缩后,再按协调性宫缩乏力处理。在不协调性宫缩未能纠正前,严禁使用缩宫素。若不协调性宫缩同时伴有胎儿宫内窘迫,或伴有头盆不称,均应行剖宫产。

2.子宫收缩过强　对出现强直性子宫收缩者应及时给予宫缩抑制剂。对出现子宫痉挛性狭窄环者应寻找原因及时给予纠正。若不能缓解,出现梗阻性难产或胎儿窘迫征象应及时行剖宫产术结束分娩。

二、护　理

(一)护理评估

1.健康史　认真阅读产前检查记录,了解产妇的身体发育状况、身高、骨盆测量值;胎儿的大小、胎产式、胎先露、胎方位;有无妊娠合并症。了解既往史、妊娠及分娩史。临产后注意评估产妇的精神状态、休息、进食及排泄等一般情况。重点评估子宫收缩的节律性、对称性、极性及宫口扩张和胎先露下降情况。了解是否存在头盆不称。注意胎心变化,评估胎儿有无宫内窘迫等。

2.身心评估

(1)子宫收缩乏力:评估协调性宫缩乏力产妇进食和休息情况。产科检查:宫缩持续时间短,间歇时间长,收缩无力,宫口扩张及先露下降缓慢;也有临产开始时宫缩正常,但经历一段时间后宫缩减弱,产程延长。评估不协调性子宫收缩乏力产妇是否由于持续性腹痛难忍,表现为焦躁不安,不能进食和休息。胎位摸不清,胎心异常。宫口扩张缓慢或停滞、胎先露不下降,产程延长等。

(2)子宫收缩过强:评估产妇临产后是否感到腹部阵痛难忍,烦躁不安。产科检查:协调性子宫收缩过强子宫收缩有节律性、对称性和极性,仅子宫收缩力过强、过频。强直性子宫收缩子宫收缩无明显间歇期,胎位触不清,胎心率异常,胎心听不清。若产道无梗阻,产程进展迅速。若产道有梗阻,可出现病理缩复环、肉眼血尿等先兆子宫破裂征象。子宫痉挛性狭窄环可出现宫颈扩张缓慢,胎先露下降停滞等,阴道检查可触及不随宫缩上升的痉挛性狭窄环等。

(3)心理社会评估:评估产妇及家属的精神状态及影响因素,有无高度焦虑与紧张;评估产妇及家属对分娩相关知识的了解,对新生儿的看法,是否有良好的支持系统等。

3.辅助检查

(1)产程观察:用胎儿监护仪观察子宫收缩的节律、频率和强度;用多普勒胎心听诊仪或听诊器监测胎心变化。

(2)实验室检查:血生化检查血钾、钠、氯、钙等电解质,二氧化碳结合力及尿酮体有无异常。

(二)护理诊断/问题

1.焦虑 与产程延长,担心自身及胎儿的安危有关。

2.有受伤的危险(胎儿/新生儿) 与急产、不协调性子宫收缩或产程延长有关。

3.有体液不足的危险 与产程延长、进食减少、电解质失衡有关。

4.急性疼痛 与子宫收缩过强及不协调性子宫收缩有关。

5.潜在并发症 子宫破裂、感染、产后出血。

(三)护理目标

1.产妇及家属情绪稳定,焦虑程度减轻。

2.胎儿和新生儿健康。

3.产妇体液不足得到纠正,水、电解质达到平衡。

4.产妇能应用减轻疼痛的技巧。

5.产妇未发生子宫破裂、感染、产后出血等并发症。

(四)护理措施

1.子宫收缩乏力 有明显头盆不称不能从阴道分娩者,应积极做好剖宫产术前准备,估计可经阴道分娩者做好以下护理。

(1)第一产程的护理:

1)改善全身情况:消除产妇焦虑情绪,保证休息,必要时遵医嘱给予镇静剂。补充营养,鼓励产妇进食易消化、高热量食物,维持水电解质和酸碱平衡。摄入不足者,可予静脉补液。保持膀胱和直肠的空虚状态。

2)加强子宫收缩:排除头盆不称、胎位异常、骨盆狭窄,无胎儿窘迫、无剖宫产史等情况。可遵医嘱采用以下方法:①针刺合谷、三阴交、太冲等穴位。②刺激乳头可加强宫缩。③人工破膜。④缩宫素静脉滴注:适用于协调性宫缩乏力、宫口扩张 3cm、胎心正常、胎位正常、头盆相称者。使用方法为先滴注 5% 葡萄糖液,调好滴速(8 滴/分)再加缩宫素,从小剂量(2.5U)开始。可根据宫缩强弱逐渐增加剂量,一般不超过 5U,最快速度不超过 40 滴/分,使宫缩维持在 40~50 秒/2~3 分,并专人守护,每 15 分钟观察宫缩、胎心、血压、脉搏的变化并记录。如出现宫缩过强或胎心音异常,应立即停止滴注。注意水中毒。⑤地西泮静脉推注。⑥应用米索前列醇。

3)剖宫产术的准备:若经以上处理产程仍无进展,或不协调性子宫收缩乏力不能纠正,或伴有胎儿宫内窘迫,应及时报告医生并做好剖宫产准备。

(2)第二产程的护理:若无头盆不称,产妇出现第二产程宫缩乏力,可使用缩宫素促进产程进展。若胎头双顶径已通过坐骨棘平面,估计可经阴道分娩者,应做好阴道助产和新生儿抢救准备。

(3)第三产程的护理:

1)预防产后出血:当胎儿前肩娩出后,遵医嘱立即肌肉注射缩宫素 10U 或麦角新碱 0.2mg,也可同时给予缩宫素 10～20U 静脉滴注,以增强子宫收缩,促使胎盘剥离娩出和子宫血窦关闭,减少产后出血。产后 2 小时须严密观察产妇的子宫收缩、阴道出血量、宫底高度,有无肛门坠胀感及生命体征的变化,发现异常及时处理。注意产后保暖,补充水分,进食易消化、营养丰富的食物,使产妇体力得到恢复。

2)预防感染:凡破膜时间≥12 小时或总产程≥24 小时,肛查、阴道检查次数较多,行阴道助产手术者,应遵医嘱使用抗生素预防感染。注意有无感染的征兆,如体温上升、寒战、脉搏加快、恶露有异味等。

2.子宫收缩过强

(1)预防急产:嘱有急产史的孕妇,在预产期前 1～2 周不宜外出,应提前住院待产。需大小便时,避免上厕所,先肛查了解宫口扩张及胎先露下降情况,以防意外。有产兆者嘱其左侧卧位,不要过早向下屏气,并迅速做好接产和抢救新生儿窒息的准备。

(2)密切观察宫缩与产程进展:注意宫缩的强度、频率及产程进展,注意胎心的变化。发现异常,配合医生积极处理。若宫缩过强或强直性、痉挛性子宫收缩时,应停止一切刺激,遵医嘱给予宫缩抑制剂;若属梗阻性原因或痉挛性宫缩过强不能缓解、宫口未开全、胎先露高浮、子宫先兆破裂或伴有宫内窘迫征象者,应做好剖宫产准备。

(3)分娩期母儿的护理:分娩时嘱产妇不要用力屏气尽量使胎头缓慢娩出。尽可能行会阴侧切术,以防软产道发生严重撕裂伤。胎儿娩出后,应及时检查宫颈、阴道、外阴有无撕裂并及时缝合,遵医嘱给予新生儿肌肉注射维生素 K_1 10mg,预防颅内出血。

(4)产后护理:若急产来不及消毒及新生儿坠地者,应无菌处理脐带。母儿应遵医嘱给予抗生素预防感染。必要时各肌注破伤风抗毒素 1500U。严密观察子宫复旧,会阴阴道伤口、阴道流血情况,注意产妇的生命体征变化。做好健康教育,指导产褥期保健。新生儿若发生意外,应协助产妇及家属顺利度过哀伤期。

(五)护理评价

1.产妇及家属情绪是否稳定,自述疼痛感是否减轻。

2.分娩经过是否顺利,母儿是否安全。

3.产妇进食、饮水是否正常,有无出现水电解质酸碱平衡紊乱。

4.产妇有无发生子宫破裂、感染、产后出血等并发症。

(六)健康教育

1.加强产前健康教育,使孕产妇了解自然分娩过程,解除顾虑和恐惧心理。

2.临产后鼓励产妇下床活动,采取非药物镇痛法分散其注意力,指导其摄入足够的营养与水分,保证充分的休息,及时排空膀胱与直肠。

3.产后应进食易消化、营养丰富的食物,注意休息,促进体力的恢复。注意个人及环境卫生,防止产后感染和产后出血。

4.教会产妇新生儿皮肤及脐部护理等护理技术和母乳喂养方法。

5.鼓励产妇做产后保健操,促进腹壁与骨底肌肉张力的恢复,避免腹部皮肤过度松弛。

第二节　产道异常

产道异常包括骨产道异常及软产道异常。临床上以骨产道异常为多见。产道异常可使胎儿娩出受阻。

一、疾病概要

(一)骨产道异常

骨盆径线过短或形态异常,致使骨盆腔小于胎先露部可通过的限度,阻碍胎先露部下降,影响产程进展,称为狭窄骨盆。狭窄骨盆可以为一个或多个径线同时过短,也可以为一个或多个平面同时狭窄。临床上多见的是临界或轻度骨盆狭窄,是否构成难产,还需结合胎儿大小、胎位、胎头可塑性、产力等因素综合分析做出判断。

1.骨产道狭窄的类型

(1)骨盆入口平面狭窄:常见于扁平骨盆,其入口平面呈横扁圆形。骶耻外径<18cm,骨盆入口前后径<10cm,对角径<11.5cm。主要有以下两类。

1)单纯扁平骨盆:骨盆入口呈横扁圆形。因其骶岬向前下突出,使骨盆入口前后径缩短而横径正常(图9-4)。

2)佝偻病性扁平骨盆:是幼年时患佝偻病所导致的骨盆畸形。骨盆入口呈横的肾形,骶岬向前突,骨盆入口平面前后径缩短。髂骨外展使髂嵴间径接近甚至大于髂嵴间径,坐骨结节外翻使耻骨弓角度增大,出口横径变宽(图9-5),骶骨变直向后翘,尾骨呈钩状突向骨盆出口平面。

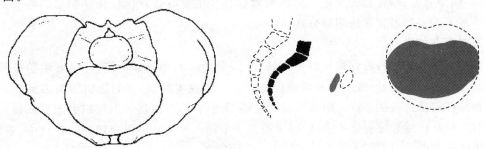

图9-4　单纯扁平骨盆

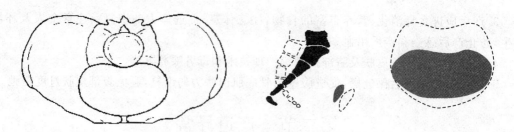

图 9-5　佝偻病性扁平骨盆

(2)中骨盆及骨盆出口平面狭窄：我国女性常见的是漏斗骨盆和横径狭窄骨盆两种类型。

1)漏斗骨盆(男性骨盆)：骨盆入口平面各径线正常，两侧骨盆壁向内倾斜，形似漏斗(图9-6)。特点是中骨盆及骨盆出口平面均狭窄，坐骨棘间径、坐骨结节间径小于正常值，耻骨弓角度<90°。坐骨结节间径与出口后矢状径之和<15cm。

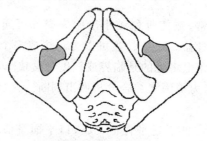

图 9-6　漏斗骨盆

2)横径狭窄骨盆(类人猿性骨盆)：较少见。其特点是骨盆的入口、中骨盆及骨盆出口横径均小于正常值，前后径略长，坐骨切迹宽，骨盆较深。骨盆外测量：骶耻外径值正常，但髂棘间径和髂嵴间径均小于正常值。

(3)骨盆三个平面均狭窄：骨盆外形属女型骨盆，但骨盆入口、中骨盆及骨盆出口平面均狭窄，各个平面径线均比正常值≤2cm，称为均小骨盆，多见于身材矮小、体态匀称的妇女。

(4)畸形骨盆：指骨盆失去正常形态和对称性。主要有骨软化症骨盆和偏斜骨盆两种。胎儿一般不能经畸形骨盆行阴道分娩。

2.对母儿的影响

(1)对产妇的影响：若骨盆入口平面狭窄，则会影响胎先露部衔接，容易发生胎位异常，引起继发性宫缩乏力，导致产程延长或停滞。若中骨盆平面狭窄，则影响胎头内旋转，容易发生持续性枕横位或枕后位。胎头长时间嵌顿于产道内，压迫盆底软组织引起局部缺血、坏死、脱落，易在产后形成生殖道瘘；胎膜早破及手术助产可使感染机会增加。骨盆中、重度狭窄若未能在产前及时发现或产时估计不足，可导致严重梗阻性难产，若不及时处理，可发生先兆子宫破裂，甚至子宫破裂，危及产妇生命。

(2)对胎儿及新生儿的影响：头盆不称容易发生胎膜早破、脐带脱垂，导致胎儿宫内窘迫，甚至胎儿死亡；产程延长，胎头受压过久，缺血缺氧易发生颅内出血；产道狭窄使手术助产机会增多，易发生新生儿产伤及感染。

3.处理原则

首先应明确狭窄骨盆的类别和程度,了解胎方位、胎儿大小、胎心率、宫缩强度、宫口扩张程度、胎先露下降程度、破膜与否,结合产妇年龄、产次、既往分娩史综合判断,选择分娩方式。

(二)软产道异常

软产道由子宫下段、宫颈、阴道及骨盆底软组织构成。临床上因软产道异常所致的难产少见,故容易被忽视。应于孕期进行妇科检查,以便及早发现异常。

1.外阴异常　会阴坚韧、外阴水肿、外阴疤痕等,由于组织缺乏弹性,分娩时影响胎先露下降,可造成会阴严重撕裂伤。

2.阴道异常　包括阴道横隔、阴道纵隔、阴道狭窄、阴道尖锐湿疣等。阴道横隔可影响胎先露部下降;阴道纵隔常伴有双子宫、双宫颈畸形,一般不阻碍分娩;妊娠期尖锐湿疣生长迅速,早期可治疗。体积大、弹性差、范围广的尖锐湿疣可阻碍分娩,容易发生软产道撕裂、血肿及感染。

3.宫颈异常　宫颈外口粘连、宫颈水肿、宫颈坚韧、宫颈瘢痕、宫颈肌瘤、子宫颈癌等均可阻碍胎头下降,影响宫颈扩张,造成难产。

二、护　理

(一)护理评估

1.健康史　认真查阅产妇产前检查记录,尤其是骨盆测量数据和妇科检查情况及处理经过和反应。了解产妇幼年有无佝偻病、脊髓灰质炎、脊柱或髋关节结核以及外伤史。若为经产妇,还应了解有无难产史及其原因、分娩方式及经过、新生儿体重、有无产伤等。

2.身体状况

(1)全身检查:测量身高,若孕妇身高在145cm以下,应警惕均小骨盆。注意观察孕妇的体型、步态、有无跛行、有无脊柱和髋关节畸形、米氏菱形窝是否对称、有无尖腹及悬垂腹等。

(2)腹部检查:

1)一般检查:观察腹型,判断有无悬垂腹;测量子宫底高度及腹围,评估胎儿大小;腹部四步触诊判断胎位是否正常。

2)胎位检查:骨盆入口狭窄往往因头盆不称,胎头不易入盆导致胎位异常,如臀先露、肩先露。中骨盆狭窄影响已入盆的胎头内旋转,常导致持续性枕横位、枕后位等。

3)估计头盆关系:正常情况下,大部分初孕妇在预产期前2周,经产妇于临产后胎头应入盆。若已临产而胎头仍未入盆,则应充分估计头盆是否相称。检查头盆是否相称的具体方法为跨耻征检查:孕妇排空膀胱,仰卧,两腿伸直,检查者将手放在耻骨联合上方,将浮动的胎头向骨盆腔方向推压。若胎头低于耻骨联合前表面,表示胎头可以入盆,头盆相称,称胎头跨耻征阴性;若胎头与耻骨联合前表面在同一平面,表示可疑头盆不称,称胎头跨耻征可疑阳性;若胎头高于耻骨联合前表面,提示头盆明显不称,称胎头跨耻征阳性。阳性者嘱其两腿屈曲半卧位,再次检查跨耻征,若为阴性,提示骨盆倾斜度异常,而不是头盆不称(图 9-7)。

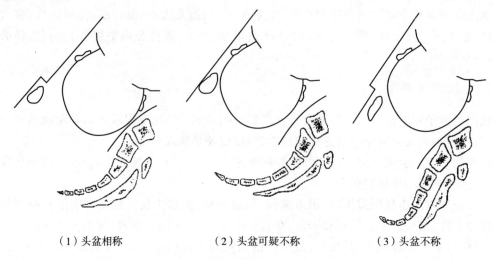

（1）头盆相称　　　　　（2）头盆可疑不称　　　　　（3）头盆不称

图 9-7　跨耻征检查估计头盆关系

（3）骨盆测量：

1）骨盆外测量：可间接反映真骨盆的大小和形态。外测量各径线较正常值≤2cm 为均小骨盆；骶耻外径＜18cm 为扁平骨盆；坐骨结节间径＜8cm，耻骨弓角度＜90°，为漏斗型骨盆，此时应测量出口后矢状径。

2）骨盆内测量：当骨盆外测量发现异常，应进行骨盆内测量。若对角径＜11.5cm，骶岬突出为骨盆入口平面狭窄，属扁平骨盆。若坐骨棘间径＜10cm，坐骨切迹宽度＜2 横指，骶骨前弧度小，为中骨盆平面狭窄。若出口后矢状径与坐骨结节间径之和＜15cm，为骨盆出口平面狭窄。

（4）辅助检查：

1）产程图监测：骨盆入口狭窄常表现为潜伏期及活跃早期延长；中骨盆平面狭窄与出口平面狭窄常出现活跃晚期及第二产程延长甚至停滞，胎先露下降缓慢或停滞。

2）B 超：可观察胎先露与骨盆的关系，检测胎头双顶径、胸径、腹径、股骨长度，预测胎儿体重，以判断能否顺利通过骨产道。

（二）护理诊断/（及合作性）问题

1.有感染的危险　与胎膜早破、产程延长、手术产有关。

2.潜在并发症　子宫破裂、胎儿窘迫。

3.有受伤的危险（胎儿）　与产道异常、手术操作有关。

4.焦虑　与分娩过程不顺利有关。

（三）护理目标

1.产妇未发生感染。

2.产妇安全分娩，未发生并发症。

3.新生儿正常分娩，Apgar 评分＞7 分。

4.产妇焦虑程度减轻。

(四)护理措施

1.一般护理 在分娩过程中,应保证产妇营养与水分的摄入,必要时静脉补充水、电解质和维生素等。注意产妇休息,以保持良好体力。严密监测宫缩强弱、胎心音变化、胎先露部下降及宫口扩张程度,及时发现并识别头盆不称等异常,通知医生并积极处理。

2.骨盆入口平面狭窄

(1)绝对性狭窄:骶耻外径≤16cm,骨盆入口前后径≤8cm,胎头跨耻征阳性,足月活胎不能入盆,不能经阴道分娩。应在接近预产期或临产后遵医嘱做好剖宫产术前准备以结束分娩。

(2)相对性狭窄:骶耻外径16.5～17.5cm,骨盆入口前后径8.5～9.5cm,胎头跨耻征可疑阳性者,估计胎儿体重<3000g,胎心率正常,应在严密监视下试产。若在良好宫缩(持续40～50秒、间隔3～5分钟)下,试产2～4小时,胎头下降入盆,产程进展顺利,可经阴道分娩,为试产成功;反之,如产力正常,但胎头仍迟迟不能入盆,宫口扩张缓慢,产程无进展,或出现胎儿宫内窘迫征象,为试产失败,应及时遵医嘱做好行剖宫产术结束分娩的准备。

试产时护理要点:①必须专人守护,严密监测宫缩强弱,胎心音变化、先露部下降及宫口扩张情况,有条件者最好用胎心监护仪监测。②鼓励安慰产妇,消除恐惧心理,注意营养与休息,以保证良好产力,必要时补充水、电解质、维生素等,防止体力衰竭。③若发现产力异常(继发性子宫收缩乏力或不协调性子宫收缩过强),产程进展不顺利,或出现先兆子宫破裂、胎儿宫内窘迫等情况,应停止试产,及时通知医生积极处理。④试产中不宜使用镇静剂,尤其是可抑制胎儿呼吸的药物。⑤胎膜已破者,应注意预防感染,并适当缩短试产时间。

3.中骨盆平面狭窄 常使胎头俯屈和内旋转受阻,出现持续性枕横位或枕后位。若宫口开全,胎头双顶径达坐骨棘水平或更低,可经阴道徒手协助胎头内旋转后,待其自然分娩或遵医嘱做好行产钳或胎头吸引术助产的准备。若胎头双顶径未达坐骨棘水平,或出现胎儿窘迫征象,应积极准备行剖宫产术结束分娩。

4.骨盆出口平面狭窄 若骨盆出口平面狭窄,不可试产。因此产前及时诊断尤为重要。临床上常测量坐骨结节间径与出口后矢状径,若两者之和>15cm,胎儿体重<3000g,多数产妇可充分利用出口后三角经阴道分娩,但有时需做较大会阴切开,行产钳或胎头吸引术助产。若两者之和<15cm,应做好剖宫产术前准备。

5.骨盆三个平面均狭窄 为均小骨盆。若估计胎儿不大,胎位正常,头盆相称,宫缩好,胎心正常,可以试产。若胎儿较大,有明显头盆不称,应做好尽早行剖宫产术的准备。

6.畸形骨盆 根据畸形骨盆种类、狭窄程度、胎儿大小、产力等情况综合分析。若畸形严重,有明显的头盆不称,及早做剖宫产术的准备。

7.预防产后出血和感染 胎儿娩出后,遵医嘱及时使用缩宫素、抗生素,预防产后出血和感染。使用消毒会阴垫。保持会阴清洁,每日擦洗外阴2次。留置导尿管者应保持引流管通畅,定期更换一次性引流袋,防止尿路感染。

8.新生儿护理 分娩前应做好抢救新生儿窒息的一切准备。对产程延长、胎头在产道内压迫时间过长或手术助产出生的新生儿,应按高危儿护理。严密观察有无颅内出血及产伤的症状,并遵医嘱用药,预防颅内出血的发生。

9.心理支持　具体措施:①及时与产妇及家属沟通,提供相关信息和心理支持。讲解产道异常对母儿的影响,阴道分娩的可能性及其优点,消除恐惧和焦虑情绪,增强产妇自信心。②主动告知产妇目前产程进展情况,说明相关检查及治疗过程,耐心回答产妇及家属提出的问题。③有条件的医院,可让家人陪伴分娩,以消除或减轻产妇的焦虑。④提供优质护理服务,赢得产妇的充分信任,取得更好的合作,帮助其安全度过分娩。⑤需剖宫产者,向产妇说明必要性,并做好术前宣教,使其术中能够积极配合。

（五）护理评价

1.产妇无感染征象,切口愈合良好。

2.产妇情绪稳定,能积极配合实施处理方案,分娩经过顺利,无并发症。

3.胎儿宫内窘迫被及时发现并积极处理,新生儿 Apgar 评分＞7 分。

（六）健康教育

1.加强产前检查,及时发现骨产道与软产道异常,尤其是对体型矮小、有难产史的产妇更要加强宣教。若存在头盆不称,应提前住院。

2.可疑头盆不称进行试产时,应专人守护并调动产妇的积极性,保证营养和休息,保持良好产力。

3.产后指导产妇使用消毒会阴垫,保持外阴部清洁卫生,及时排空膀胱,留置尿管时应保持通畅,防止感染和出血。

4.由于产程长,手术助产,新生儿并发症多,需按高危儿护理,应做好宣教,取得产妇及家属的配合和支持。

第三节　胎儿异常

胎儿异常包括胎位异常和胎儿发育异常。常构成胎儿性难产,其中尤以胎位异常最多见。

一、胎位异常

【疾病概要】

分娩时枕前位约占 90%,属正常胎位,其余均为异常胎位,约占 10%。胎位异常是造成难产的最常见因素之一。以头位异常居多,占 6%～7%,有持续性枕横位、持续性枕后位、面先露、高直位、前不均倾位等。臀先露占 3%～4%,肩先露、面先露及复合先露极少见。

（一）持续性枕后位、枕横位

在分娩过程中,胎头以枕后位或枕横位衔接,在下降过程中,胎头枕部在强有力的宫缩下绝大多数能向前转 135°或 90°,转成枕前位而自然分娩。若胎头枕骨不能转向前方,至中骨盆平面及盆底时仍然位于母体骨盆的后方或侧方,致使分娩发生困难者,称为持续性枕后位或持续性枕横位。

1.临床表现

(1)产程异常:枕后位或枕横位时,由于胎先露部不易紧贴子宫下段及宫颈内口,常导致继发性子宫收缩乏力及宫口扩张缓慢。枕后位时,因胎头枕骨持续位于骨盆后方压迫直肠,产妇自觉肛门坠胀及排便感,宫口未开全而过早使用腹压,致宫颈前唇水肿和产妇疲劳,影响产程进展。持续性枕后位、枕横位常致活跃晚期及第二产程延长。

(2)腹部检查:在宫底部可触及胎臀,胎背在母体的后方或侧方,对侧可明显触及胎儿肢体。若胎头已衔接,可在胎儿肢体侧耻骨联合上方触及胎儿颏部。胎心在脐下偏外侧最响亮,枕后位时因胎背伸直,前胸贴近母体腹壁,胎心也可以在胎儿肢体侧的胎胸部位听到。

(3)肛门检查或阴道检查:枕后位时,盆腔后部空虚。若胎头矢状缝落在骨盆左斜径上,前囟在骨盆右前方,后囟在骨盆左后方则为枕左后位,反之为枕右后位。若矢状缝位于前后径上,后囟位于骨盆正后方,为枕后位。若胎头矢状缝位于骨盆横径上,后囟在骨盆左侧方,则为枕左横位,反之为枕右横位。若胎头水肿、颅骨重叠、囟门触不清时,应行阴道检查,可借助胎儿耳郭及耳屏位置及朝向判定胎方位,若耳郭朝向骨盆后方为枕后位;若耳郭朝向骨盆侧方,则为枕横位。

2.对母儿的影响

(1)对产妇的影响:持续性枕后(横)位时,常导致继发性宫缩乏力,胎头下降缓慢,产程延长,手术产率增加,容易发生软产道损伤,增加产后出血及感染的机会。若胎头长时间压迫软产道,可以发生软产道缺血、坏死、脱落,形成生殖道瘘。

(2)对胎儿的影响:由于产程延长和手术助产的机会增多,常引起胎儿窘迫、新生儿窒息和产伤,使围生儿死亡率增高。

3.处理原则 骨盆无异常、胎儿不大时可以试产。试产时应严密观察产程,注意宫口扩张、胎头下降情况,宫缩强度及胎心变化。

(1)第一产程:

1)潜伏期:以支持治疗为主,保证产妇充分的营养和休息。若产妇精神过于紧张,睡眠欠佳,可肌注哌替啶或地西泮。让产妇取胎背对侧卧位(朝向胎背的对侧方向侧卧),以利胎头枕部转向前方。若充分休息后宫缩仍然欠佳,应尽早静脉滴缩素注宫。

2)活跃期:处理应积极,宫口开大 3~4cm 后产程停滞,排除头盆不称后,可行人工破膜,并推动胎头内旋转,若宫缩欠佳,可静脉滴注缩宫素。宫口开全之前,嘱产妇不要用力屏气,以免引起宫颈水肿而阻碍产程进展。若产程进展缓慢(宫颈扩张<1cm/h)或停滞,或出现胎儿窘迫征象,应行剖宫产术结束分娩。

(2)第二产程:若第二产程进展缓慢,初产妇已近 2 小时,经产妇已近 1 小时,应行阴道检查。当胎头双顶径已达坐骨棘平面或更低时,可先徒手将胎头枕部转向前方,使矢状缝与骨盆出口前后径一致,自然分娩或阴道助产(低位产钳或胎头吸引术)。若转成枕前位有困难时,也可向后转成枕后位,再以产钳助产。但需作较大的会阴侧切,以免造成会阴撕裂。若胎头位置较高,疑有头盆不称者,则需行剖宫产术。

(3)第三产程:因产程延长,容易发生产后宫缩乏力,胎盘娩出后应立即肌注子宫收缩剂,以防产后出血。有软产道损伤者,应及时修补。新生儿应重点监护。对行手术助产及有软产道裂伤者,产后应遵医嘱给予抗生素预防感染。

（二）臀先露

臀先露是最常见的异常胎位，占足月分娩总数的 3％～4％。经产妇多见。臀先露以骶骨为指示点，有骶左（右）前，骶左（右）横，骶左（右）后 6 种胎位。根据胎儿双下肢所取的姿势又可分为单臀先露、完全臀先露或混合臀先露、不完全臀先露。其中以单臀先露最多见（胎儿双髋关节屈曲、双膝关节直伸、以臀部为先露），其次为完全臀先露或混合臀先露（胎儿双髋关节及双膝关节均屈曲呈盘膝坐，以臀部和双足先露）。臀先露因胎臀较小容易娩出，后娩出的胎头较大又来不及适应产道发生颅骨变形，常造成胎头娩出困难。同时，臀先露时衔接不良易发生脐带脱垂，使围生儿死亡率明显增高。

1. 临床表现

（1）孕妇常感肋下有硬而圆的胎头。由于胎臀或胎足软而不规则，不能紧贴子宫下段及宫颈内口，常发生胎膜早破，继发子宫收缩乏力，宫口扩张缓慢，致使产程延长。

（2）腹部检查：子宫呈纵椭圆形，胎体纵轴与母体纵轴一致。在宫底部可触到硬而圆、有浮球感的胎头；在耻骨联合上方可触到不规则、软而宽的胎臀，胎心在脐左（或右）上方听的最清楚。

（3）肛门检查及阴道检查：肛门检查时，可触及软而不规则的胎臀或胎足。若胎臀位置高，肛查不清楚时，需行阴道检查。阴道检查时，除了解宫口扩张及胎先露下降情况外，还应注意有无脐带脱垂，若胎膜已破可直接触到胎臀、外生殖器及肛门。此时注意与颜面位相鉴别。如触及胎足，需与胎手相鉴别。

2. 对母儿的影响

（1）对产妇的影响：胎臀形状不规则，不能紧贴子宫下段及宫颈内口，容易发生胎膜早破、继发性子宫收缩乏力及产程延长，容易发生产后出血和产褥感染。若宫口未开全强行牵拉，容易造成子宫下段、宫颈和会阴的严重撕裂伤。

（2）对胎儿、新生儿的影响：胎臀高低不平，羊膜囊压力不均匀，易引起胎膜早破、脐带脱垂或脐带受压，导致胎儿窘迫甚至死亡。胎膜早破使得产儿和低体重儿增多。由于后出胎头困难，易损伤脊柱、臂丛神经、胸锁乳突肌等，甚至发生脑幕撕裂、颅内出血和新生儿窒息。

3. 处理原则

（1）妊娠期：妊娠 30 周前，臀先露多能自行转为头先露。若妊娠 30 周后仍为臀先露应予以矫正。常用的方法有：①胸膝卧位：嘱孕妇排空膀胱，松解裤带，取胸膝卧位（图 9-8），2 次/日，每次 15 分钟，连续做 1 周后复查。②激光照射或艾灸至阴穴：1 次/日，每次 15～20 分钟，5 次为 1 疗程。③外倒转术：若上述矫正方法无效者，可于妊娠 32～34 周时，行外倒转术。最好在 B 超及胎儿监测下进行。

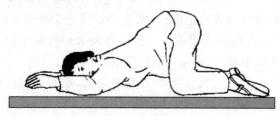

图 9-8　胸膝卧位

（2）分娩期：应根据产妇年龄、胎产次、骨盆类型、胎儿大小、胎儿是否存活、胎先露类型以及有无合并症等综合分析，决定分娩方式。

1）剖宫产的指征：高龄初产、有臀位难产史、骨盆狭窄、软产道异常、胎儿体重＞3500g、胎儿窘迫、胎膜早破、脐带脱垂、不完全臀先露，严重妊娠合并症与并发症如妊娠期高血压疾病、前置胎盘、胎盘早剥、妊娠合并心脏病等。

2）经阴道分娩的处理：

第一产程：产妇左侧卧位，不宜站立走动。禁止灌肠，少做肛查，避免胎膜早破。一旦破膜，应立即听胎心，若胎心＞160次/分或＜120次/分或不规则，应行肛查或阴道检查，了解有无脐带脱垂。当宫口开大至4～5cm时，为了使宫颈和阴道充分扩张，应在严密消毒下，使用"堵"外阴方法。此法可充分扩张软产道，使后出胎头顺利娩出。在"堵"的过程中应每隔10～15分钟听胎心1次，并注意宫口手张情况。宫口近开全时，要做好接生和新生儿窒息抢救的准备。宫口已开全时，不要再堵，以免引起胎儿窘迫或子宫破裂。

第二产程：助产前，应先导尿排空膀胱。初产妇应作会阴侧切。有3种分娩方式：①自然分娩：不作任何牵拉，胎儿自然娩出，极少见，仅见于经产妇。②臀位助产术：当胎臀自然分娩至脐部娩出后，胎肩及后出胎头由接生者协助娩出，脐部娩出后，应在2～3分钟内娩出胎头，最长不能超过8分钟。③臀位牵引术：胎儿全部由助产者牵拉娩出。这种助产术损失大，一般禁止使用。

第三产程：产程延长易发生宫缩乏力性出血。胎盘娩出后，应肌注缩宫素，防止产后出血。手术助产或有软产道损伤者，应及时缝合，并遵医嘱给予抗生素预防感染。

（三）肩先露

胎儿纵轴与母体纵轴垂直，称肩先露（横位）。以肩胛骨为指示点，依其与骨盆的前后关系构成4种胎方位（肩左前、肩左后、肩右前、肩右后），占足月分娩总数的0.1％～0.25％，是对母儿最不利的胎位。临产后因先露部不能紧贴子宫下段和宫颈，常出现宫缩乏力和胎膜早破，破膜后易发生脐带脱垂，可导致胎儿宫内窘迫甚至死亡；也易发生胎儿上肢脱出，造成梗阻性难产，处理不及时可致子宫破裂。

【护理】

（一）护理评估

1.健康史　了解产妇产前检查资料，特别注意有无头盆不称，子宫畸形、前置胎盘、盆腔肿瘤等可导致胎位异常的因素存在。

2.身体状况

（1）持续性枕后位、枕横位：通过腹部检查容易触及胎儿肢体，或经阴道检查触及胎儿后囟门位于母体骨盆后方或侧方判断胎方位。胎心的听诊部位在脐下偏外侧有助于诊断；评估胎先露下降及宫口扩张情况，是否存在活跃晚期及第二产程延长或停滞。

（2）臀先露：通过腹部检查宫底可触及硬而圆的胎头，子宫下段为软而不规则的臀部；胎心听诊部位位于脐上方；阴道检查可触及不规则的胎臀或胎足。可判别臀先露。

（3）肩先露：腹部检查可见子宫呈横椭圆形，宫底高度低于妊娠周数，子宫底部和耻骨联合上方较空虚;在母体腹部一侧触到胎头,另一侧触到胎臀;胎心在脐周两侧最清楚。

(4)辅助检查:B超能准确探明胎先露类型、胎方位、胎儿大小,并可探明胎先露入盆的深度等情况。

3.心理社会状况　同产道异常。

（二）护理诊断/问题

1.有受伤的危险(胎儿)　与臀位助产、后出胎头困难有关。
2.焦虑　与担心分娩结果有关。
3.活动无耐力　与产程延长、产妇体力衰竭有关。
4.有感染的危险　与产程延长、胎膜早破、手术助产有关。
5.潜在并发症　产后出血。

（三）护理目标

1.胎儿宫内安全,新生儿没有窒息和产伤。
2.产妇的焦虑程度减轻,心情舒畅。
3.产妇能够保持足够的体力,积极配合分娩。
4.产妇不发生感染,体温正常,会阴切口无感染征象。
5.产妇没有发生产后出血等并发症。

（四）护理措施

1.持续性枕后位、枕横位　应严密观察产程,注意宫口扩张、胎头下降情况,宫缩强度及胎心变化。鼓励产妇每2小时排尿1次,及早发现宫缩乏力。第一产程保证产妇充分的营养和休息,取胎背对侧卧位,嘱产妇不要用力屏气,保持充沛的体力;第二产程需施行阴道助产术或剖宫产时,应做好术前准备和手术配合及抢救新生儿窒息的一切准备;第三产程应防止产后出血,预防感染,重点监护新生儿。

2.臀先露

(1)发现并纠正异常胎位:至妊娠30周,仍为胎产式异常的孕妇,若无禁忌证者,应提供矫正胎位的方法并给予指导。

(2)临产后,严密观察宫缩、胎心率及产程进展,发现异常,及早处理。尽早发现第一产程少肛查,不灌肠,防胎膜早破。一旦破膜,立即听胎心,注意是否出现胎心异常,以尽早发现脐带脱垂。宫口扩张4～5cm时应开始堵外阴直至近开全;第二产程协助医生做好阴道助产、剖宫产手术准备及新生儿窒息抢救准备;第三产程及产后预防产后出血和感染,新生儿按手术产新生儿护理。

3.肩先露　妊娠后期发现肩先露应及时矫正。若纠正胎位失败应嘱孕妇提前1周住院待产;临产后根据胎产次、胎儿是否存活、胎儿大小等决定分娩方式。若足月活胎,应遵医嘱做好剖宫产手术准备及新生儿窒息抢救准备。

4.心理支持　随时向产妇及家属提供产程进程情况,实施医疗和护理前,做好解释,以减少产妇的焦虑。

（五）护理评价

1.新生儿有无窒息和产伤。

2.产妇情绪是否稳定,焦虑是否减轻。

3.产妇能否保持较好的体力,积极配合医务人员,顺利度过分娩期。

4.产妇有无产后出血、感染、软产道严重裂伤等并发症的发生。

（六）健康教育

1.妊娠期加强产前检查,孕 30 周之前发现胎位异常可遵医嘱矫正胎位。若矫正无效,应于预产期前 1～2 周提前入院待产。

2.临产后根据产妇年龄、产次、骨盆情况、胎儿大小、有无妊娠合并症等选择分娩方式,做好分娩相关知识的宣教,取得产妇及支持系统的配合和支持。

3.产后嘱注意营养与休息,注意个人卫生,保持外阴或腹部伤口的清洁,及时排空膀胱与直肠,防止出血与感染。

4.做好新生儿护理,指导母乳喂养。

5.做好产后保健、计划生育、母婴健康检查等相关知识指导。

二、胎儿发育异常

胎儿发育异常包括巨大胎儿和畸形,是构成难产的原因之一。

【疾病概要】

（一）巨大胎儿

胎儿出生体重≥4000g 称巨大胎儿,约占分娩总数的 7%。

1.高危因素 孕妇患糖尿病,孕妇营养过剩、肥胖,父母身材高大,过期妊娠,羊水过多者,巨大儿发生率高。

2.临床表现 孕妇体重增加迅速,妊娠后期出现呼吸困难,腹部沉重及两肋部胀痛。宫高、腹围明显大于正常孕周,先露部高浮。B 超检查显示胎体大,胎头双顶径>10cm。若胸径、肩径大于头径时,难产发生率高。

3.治疗原则 择期终止妊娠或行剖宫产术。

（二）脑积水

当胎儿脑室内有大量脑脊液(500～3000ml)蓄积于颅腔内时,称脑积水。

1.临床表现 由于颅腔过度膨大,骨缝和囟门明显增宽,头颅周径>50cm。可引起梗阻性难产、子宫破裂及生殖道瘘等,对产妇可造成严重危害。脑积水常伴有其他神经管缺陷,如脊柱裂、脊髓膜膨出、足内翻和羊水过多。发生率约为 0.5‰。

2.治疗原则 一经确诊应引产。

【护理】

（一）护理评估

1.健康史　了解孕妇有无糖尿病、肥胖、超重等易患因素,有无巨大胎儿、畸形儿等家族史、分娩史及遗传性疾病史等。了解末次月经以确认妊娠是否过期,评估本次妊娠经过及产前检查情况等。

2.身体状况　测量宫高、腹围,评估子宫大小与孕周是否相符,估计胎儿体重;扪清胎方位,测量骨盆各径线值及胎头跨耻征,评估是否存在头盆不称;评估产程进展、胎头下降情况。观察胎心变化,评估胎儿宫内健康状况。

通过B超检查测量胎儿双顶径及检测、头颅骨质和脑室液性暗区,可明确巨大胎儿及无脑畸形胎儿的诊断。同时可诊断羊水过多、胎盘功能和胎方位。

3.心理社会状况　巨大胎儿属于高危妊娠,产妇既高兴又担心,害怕胎儿过大造成分娩困难给自己及胎儿带来伤害。尤其产程延长、极度疲乏时会失去信心产生急躁情绪。畸形儿的产妇则会因本次妊娠的失败而感到悲伤,担心以后再次妊娠还会发生类似的不幸等。

（二）护理诊断

1.有受伤的危险（胎儿）　与相对头盆不称、分娩困难及损伤有关。
2.悲伤　与胎儿发育异常有关。

（三）护理目标

1.产妇情绪稳定,能积极配合分娩处理方案,母儿健康。
2.产妇能面对现实,以正常心态接受失去胎儿的痛苦。

（四）护理措施

1.严密观察产程进展　巨大儿常使产程延长、宫缩乏力,易出现胎儿窘迫。试产过程中,应密切监测胎心率、子宫收缩、先露下降情况。若发现产程异常、头盆不称及胎儿宫内窘迫,应及时做好剖宫产准备。

2.分娩时护理　若宫口开全,胎头双顶径已达坐骨棘下 3cm,可在较大会阴切开下阴道助产,并做好抢救新生儿窒息的一切准备。产后常规检查软产道,了解有无损伤。预防产后出血。无脑儿分娩时可用长针头穿刺放出脑脊液,必要时穿颅毁胎娩出,以保护母亲为原则。

3.新生儿护理　注意检查经阴道分娩的巨大儿有无产伤,如脑部和神经受损、锁骨骨折等。预防妊娠合并糖尿病母亲所生的新生儿发生低血糖,可早喂糖水,及早开奶。必要时遵医嘱补充葡萄糖。

4.心理支持　护士应根据不同产妇及家属的心理感受和情绪反应,有针对性地给予指导,帮助父母成功胜任父母亲角色。对于胎儿异常的父母,提供抒发情绪的机会,做好心理疏导。

（五）护理评价

1.新生儿有无发生窒息和产伤。

2.产妇能否说出心中的苦闷与悲哀,接受现实。

（六）健康教育

1.妊娠期加强营养和休息,满足胎儿生长发育的需要。应左侧卧位,保证足够的睡眠。产前检查发现胎儿较大,可疑头盆不称者,应提前住院待产。

2.产后嘱产妇注意休息,加强营养,保持外阴部清洁,防止感染和出血。加强新生儿护理,指导母乳喂养。按时去医院接受母婴健康检查。

3.指导失去围产儿的产妇采取计划生育措施,阴道分娩需避孕 6 个月,剖宫产需避孕 2 年,再孕后应进行遗传咨询和产前诊断,及时发现异常。

第四节　过度焦虑与恐惧

一、疾病概要

（一）病因

在正常妊娠过程中,随着预产期接近,孕妇体重每周增加 0.5kg,使其身体负荷加重,最后一个月,因长期承受沉重的负担所造成的腰背痛等不适常影响孕妇的睡眠,使孕妇无法有效地面对即将来临的分娩。

分娩对所有的产妇都是一个未知的状况。产妇因无法确认自己能否安全分娩而担忧,也为担心胎儿的健康而烦恼。因此,产妇情绪十分复杂,既期望结束妊娠,又怕自身及胎儿健康受到威胁。有妊娠合并症或并发症的妇女,对分娩的焦虑、恐惧更甚,每一次到医院检查都充满压力。

（二）对母儿的影响

焦虑会引发神经内分泌系统的连锁变化,通过激发交感神经系统,使肾上腺素分泌增加,导致心跳加快、心排出量增加及血压上升;同时使去甲肾上腺素分泌也增加,使周围血管收缩,影响子宫的血供,易发生胎儿宫内缺氧。

焦虑还会促使肝脏分解肝糖原、释放葡萄糖以满足身体的需要;使支气管扩张、呼吸加速,以供应更多的氧气;刺激下丘脑分泌促肾上腺素释放激素,促使脑垂体释放促肾上腺素,刺激肾上腺皮质释放糖皮质激素,使血糖升高;促使脑垂体释放抗利尿激素以保留水分,排出钾离子,钾的丢失会使子宫肌层的活动减弱。长时间或过度的焦虑会持续出现上述情况,使葡萄糖储存更为减少,导致子宫收缩时缺乏可使用的能量。

此外,焦虑、恐惧和疼痛会形成恶性循环。焦虑、恐惧会导致对疼痛的阈值降低,同时身体释放较多的儿茶酚胺,使焦虑、恐惧加重。上述的机制不断重复,最终导致子宫收缩乏力、产程延长及胎儿窘迫等情况。

二、护　理

（一）护理评估

1. 健康史　评估产妇的年龄、婚姻、社会经济情况、既往孕产史、对分娩相关知识的了解程度、是否具高危因素和对分娩的期待等。

2. 身心状况　在分娩过程中，护理人员要仔细观察产妇对疼痛和焦虑所表现的语言和非语言的行为。如产妇激动反抗、过度兴奋或过度沉默，需进一步评估其焦虑程度。评估产妇的应对机制，产妇及家庭对本次妊娠、分娩的期盼程度，以及产妇及家庭的支持系统情况。

（二）护理诊断/问题

1. 焦虑　与缺乏分娩知识有关。
2. 恐惧　与担心分娩过程和结果有关。
3. 应对无效　与过度焦虑及未能运用放松技巧有关。

（三）护理目标

1. 产妇的焦虑、恐惧程度减轻。
2. 产妇分娩疼痛减轻。

（四）护理措施

1. 提供产前指导　产前向产妇介绍分娩的过程，也可以带产妇到产房了解分娩的环境，以减少因陌生或未知而产生的焦虑、恐惧感。可配合介绍宫缩及其疼痛情况，指导放松技巧，让产妇对分娩充满信心。对于一些高危产妇及过度焦虑的孕妇，可在产前鼓励练习呼吸运动及放松技巧，可有效达到减轻压力的效果。

2. 分娩过程护理
（1）第一产程：早期多陪伴产妇，此阶段产妇开始兴奋，但当宫缩越来越强而产程进展不显著时，产妇会担心能否顺产，从而产生焦虑、恐惧心理。这一阶段也是产妇内省的阶段，她们关心发生在自己身上的事，会通过思考整理自己的思路，准备接受母亲的角色。此期护理人员可多与之沟通，以协助其角色转换，但要注意避免造成误解的言行举止。护理人员作为鼓励的支持者，还可以提供一些身体上的照顾，如按摩产妇背部、腰骶部，擦擦额头的汗，或握住产妇的手。分娩过程中"触摸"是最容易传达关怀的方式。
（2）第二、三产程：护理人员需指导产妇在宫缩时向下用力，然后放松，使产妇觉得具有控制力，使产程进展顺利。

3. 产后护理　产妇的重要性通常被新生儿所取代，产妇有被忽略的感觉，甚至觉得悲伤与嫉妒。护理人员要让产妇知道，她依旧被关心，并提供一些身体上的照顾以减少其产后忧郁症的发生。

（五）护理评价

1. 产妇情绪是否稳定，能否积极配合分娩。

2.产妇是否已通过运用呼吸运动及放松技巧减轻了分娩疼痛。

（六）健康教育

1.加强孕期保健，定期产前检查，及时发现异常情况。
2.向孕产妇介绍妊娠分娩的过程，使其了解心理因素在妊娠、分娩中的作用。
3.向家庭成员讲解家庭、社会支持对孕产妇心理的影响。

本章小结

　　本章主要介绍了产力、产道、胎儿异常及过度焦虑和恐惧产妇的护理。

　　决定分娩的四大因素是产力、产道、胎儿和产妇的精神心理因素。这些因素之间既相互影响，又互为因果。若处理不当，可使顺产转变为难产；若处理得当，可使难产转变为顺产。难产的主要原因是产道的阻力增加，致使正常胎儿不能通过。产道异常和胎儿异常所致的头盆不称是导致阻力增加的主要原因，阻力增加又可引起继发性宫缩乏力，而宫缩乏力更无法克服产道阻力，因此导致难产。精神心理因素主要是通过影响产力造成难产。

　　明显的骨盆狭窄和胎儿、胎位异常（如巨大儿、肩先露）在临产前即可作出诊断，处理较明确，多以剖宫产结束分娩。而临床上 70% 的难产常常是多个因素参与作用，早期不易诊断，如头位难产，大多数是在产程进展过程中才表现出来。因此，只有严密观察产程，充分认识产程异常的表现，综合分析后及时做出正确判断，给予恰当处理，才能使产妇及胎儿安全地度过分娩期，减少并发症的发生。

　　本章关键词：异常分娩；宫缩乏力；骨盆狭窄；胎儿异常；焦虑恐惧

课后思考

　　1.产力异常的原因、护理诊断、护理目标及护理措施有哪些？
　　2.简述协调性子宫收缩乏力和不协调性子宫收缩乏力的临床表现。
　　3.臀先露对母儿的影响包括哪些？
　　4.28 岁初孕妇，妊娠 38 周。骨盆外测量：骶耻外径 19.5cm，髂嵴间径 25cm，髂棘间径 28cm，坐骨棘间径 9cm，坐骨结节间径 7.0cm。该孕妇的骨盆属于哪种类型的狭窄骨盆？
　　5.26 岁初产妇，妊娠 39 周。规律宫缩 24 小时，检查宫口开大 4cm，胎头前囟位于耻骨联合后方，胎膜已破，羊水浑浊呈绿色，胎心 104 次/分。请问：
　　（1）该产妇可能的医疗诊断是什么？
　　（2）最恰当的治疗措施有哪些？
　　（3）应采取哪些护理措施？

（吕建萍）

第十章
分娩期并发症妇女的护理

情景导入

某初产妇,32岁,体质较弱,妊娠37周,睡眠中突然有较多液体自阴道流出,起床后呈间断流液,以胎膜早破收入院。2小时后发动宫缩,23小时后行会阴侧切,产下一女婴,产后出血不止,色红。按摩子宫底软、轮廓不清,产妇面色苍白,出冷汗,血压90/50mmHg,脉搏120次/分。

问题:

1.该孕妇最可能的医疗诊断是什么?

2.该孕妇可能的护理诊断有哪些?

3.应该采取哪些护理措施?

本章学习目标

1.掌握胎膜早破、产后出血、羊水栓塞、病理性缩复环和子宫破裂的概念。

2.掌握常见的分娩期并发症的主要护理诊断和护理措施。

3.熟悉导致分娩期常见并发症的原因、临床表现和治疗要点。

4.能运用所学知识对分娩期常见并发症妇女实施整体护理。

第一节 产后出血

一、疾病概要

胎儿娩出后24小时内失血量超过500ml者为产后出血(postpartum hemorrhage)。产后出血是分娩期的严重并发症,位居我国产妇死亡原因之首,其发生率占分娩总数的2%～3%,其中80%发生在产后2小时内。短时间内大量失血可发生失血性休克,严重者危及产妇生命。由于临床中测量和收集分娩时的失血量存在一定困难,估计的失血量偏少,产后出血的实际发病率更高。

（一）病因

主要原因有子宫收缩乏力、胎盘因素、软产道损伤及凝血功能障碍,产后出血可由单一因素所致,也可由多因素导致。

1.子宫收缩乏力　是产后出血的最主要原因,占产后出血总数的 70%～80%。子宫收缩乏力可由产妇的全身性因素或子宫局部因素所致。

（1）全身性因素:产妇精神过度紧张;产程过长或滞产,使产妇体力衰竭;临产后过多使用镇静剂、麻醉剂等;产妇本身合并有急慢性全身性疾病等。

（2）局部因素:①子宫过度膨胀,使子宫肌纤维过度伸展而失去弹性,如多胎妊娠、巨大胎儿、羊水过多。②子宫肌层水肿、渗血,影响了肌纤维的正常收缩,如妊娠期高血压疾病、胎盘早剥所致的子宫胎盘卒中等。③子宫肌纤维发育不良,如妊娠合并子宫肌瘤或子宫畸形,影响子宫正常收缩。④子宫肌壁损伤,如剖宫产、子宫肌瘤术后等,也影响子宫收缩。

2.胎盘因素　根据胎盘剥离情况,导致产后出血的胎盘因素有以下几种。

（1）胎盘滞留:膀胱充盈使已剥离胎盘滞留于宫腔;宫缩剂使用不当,使剥离后的胎盘嵌顿于宫腔内;由于第三产程过早牵拉脐带或按压子宫影响胎盘正常剥离,导致胎盘剥离不全,剥离面血窦开放而出血。

（2）胎盘粘连或植入:部分胎盘粘连或植入者,因胎盘部分剥离导致子宫收缩不良,已剥离面的血窦开放发生致命性出血。完全性胎盘粘连与植入因胎盘未剥离而无出血。

（3）胎盘部分残留:当胎盘小叶、副胎盘或部分胎膜残留于宫腔时,影响子宫收缩而出血。

3.软产道损伤　胎儿分娩过程中,软产道裂伤,血管断裂出血。多见于初产妇,为产后出血的另一重要原因。常因急产、巨大儿分娩、助产手术操作不当、软产道组织弹性差而产力过强等。

4.凝血功能障碍　较少见,任何原发或继发的凝血功能异常均可引起产后出血。如产科合并凝血功能障碍性疾病:血小板减少症、再生障碍性贫血等;产科并发症:重度子痫前期、胎盘早剥、羊水栓塞、死胎等引起弥散性血管内凝血(DIC)而导致的子宫大量出血。

（二）临床表现

产后出血的主要临床表现是胎儿娩出后出现阴道多量流血及失血性休克等症状和体征。

（三）处理原则

针对原因迅速止血、补充血容量、纠正休克及防治感染。对因子宫收缩乏力造成的出血,加强宫缩是最有效的方法;对软产道损伤造成的出血,及时准确地修补、缝合裂伤可有效地止血;对因胎盘因素或凝血功能障碍所致的出血应迅速采取相应措施,控制出血。

二、护　理

（一）护理评估

1.健康史　评估产妇有无与产后出血有关的病史，如出血性疾病、重症肝炎、子宫肌壁损伤史；多次人工流产史及产后出血史；妊娠合并症；了解本次妊娠、分娩的具体经过，包括用药、情绪变化、分娩时间及子宫收缩等。

2.身体状况

（1）症状：仔细评估产后出血的时间、性质以及出血量，不同原因引起的产后出血其症状不完全相同。胎盘娩出后出血多为子宫收缩乏力或胎盘、胎膜残留造成；胎儿娩出后胎盘剥离前出现阴道流血，多为胎盘因素造成；胎儿娩出后立即发现活动性鲜血持续自阴道流出，多为软产道撕裂造成；持续性阴道流血，无凝血块，多为凝血功能障碍造成。阴道出血不多但产妇失血体征明显，应考虑隐性出血。

（2）体征：注意评估出血是否引起血压下降、脉搏细数等休克体征。通常情况下，出血的开始阶段产妇有代偿功能，失血体征不明显，一旦失代偿则很快进入休克，同时易于发生感染。当产妇全身状况较差或合并内科疾病时，即使出血量不多，也可能发生休克。注意评估子宫轮廓和软硬，检查软产道有无撕裂及胎盘、胎膜有无残留。

（3）辅助检查：

1）评估产后出血量：有3种方法：①容积法：用有刻度的接血器收集阴道出血，可简便准确地了解出血量。②称重法：把使用前后的纱布、卫生巾等称总量，用其差值除以1.05（血液比重）即为实际出血量。③面积法：通过接血纱布的血湿面积粗略估计失血量。

2）实验室检查：检查产妇的血常规，出、凝血时间，凝血酶原时间及纤维蛋白原等。

3.心理社会状况　一旦发生产后出血，产妇及家属都会异常恐惧、惊慌，担心产妇的生命安危。因出血过多和精神过度紧张，有些产妇很快进入休克昏迷状态。

（二）护理诊断/问题

1.潜在并发症　失血性休克。

2.有感染的危险　与失血后抵抗力降低及手术操作有关。

3.活动无耐力　与大量失血，体质虚弱有关。

4.恐惧　与阴道大出血、有死亡逼近的压迫感有关。

（三）护理目标

1.产妇的血容量能尽快得到恢复，血压、脉搏、尿量正常。

2.产妇无感染症状，白细胞总数和中性粒细胞分类正常。

3.产妇体温正常，恶露、伤口无异常。

4.产妇情绪稳定。

（四）护理措施

1.预防产后出血

（1）产前预防:加强孕前及孕期保健,定期接受产前检查,不宜妊娠者应及时在妊娠早期终止妊娠。对于高危孕妇如妊娠期高血压疾病、妊娠合并肝炎、血液病、贫血、多胎妊娠、羊水过多等孕妇,应提前入院,及早做好分娩准备工作。

（2）产时预防:第一产程密切观察产程进展。第二产程严格执行无菌技术;指导产妇正确使用腹压;适时会阴侧切;胎肩娩出后立即肌注或静脉滴注缩宫素,以加强子宫收缩,减少出血。第三产程正确处理胎盘娩出,测量出血量,并仔细检查胎盘、胎膜是否完整。

（3）产后预防:产妇产后2小时仍需要留在产房接受监护,因为80%的产后出血发生在这一时间。要密切观察产妇的宫缩、阴道流血、阴道血肿及会阴切口情况。定时测量产妇的血压、脉搏、体温、呼吸。督促产妇及时排空膀胱,早期哺乳,以刺激子宫收缩,减少阴道出血量。对可能发生产后出血的高危产妇,应注意保留静脉通道,做好输血和急救的准备。

2.针对病因止血

（1）产后子宫收缩乏力:可以协助医生通过按摩子宫、应用宫缩剂、宫腔内填塞纱布条、结扎血管、髂内动脉或子宫动脉栓塞及切除子宫等方法达到止血的目的。

1）按摩子宫:①单手按摩子宫法:是最常用的方法,操作者一手拇指置于子宫前壁,其余四指在子宫后壁,在下腹部按摩子宫,按摩时应均匀有节律,直至宫缩恢复正常为止（图10-1）。②腹部-阴道双手按摩子宫法:一手按摩子宫体后壁,另一手戴无菌手套伸入阴道握拳置于阴道前穹隆,挤压子宫前壁,两手相对挤压子宫并按摩,可压迫子宫内血窦,减少出血（图10-2）。

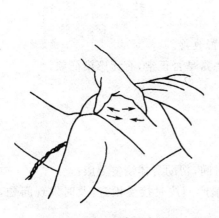 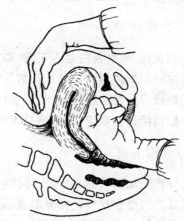

图10-1 单手按摩子宫法图　　　图10-2 腹部-阴道双手按摩子宫法

2）应用宫缩剂:根据情况遵医嘱用药。可使用:①缩宫素10～20U,肌肉注射或静脉点滴。②麦角新碱0.2～0.4mg,肌注或静脉快速滴注,心脏病、高血压病人禁用。③前列腺素类药物:米索前列醇200μg,舌下含化;卡前列甲酯栓1mg置于阴道后穹隆或地诺前列酮0.5～1mg直接注入子宫体。

3）宫腔内填塞纱布条:应用无菌纱布条填塞宫腔达到止血作用。用于子宫松弛无力、经按摩及宫缩剂等治疗无效者。方法为助手于腹部固定宫底,操作者手持卵圆钳用无菌不脱脂纱布条自宫底由内向外紧填于宫腔。24小时后取出纱布条,取出前应先肌注缩宫素10U。注意警惕因填塞不紧,宫腔内继续出血、积血而阴道不出血的止血假象,并注意预防感染。

　　4)结扎血管或手术切除子宫:主要用于子宫收缩乏力、前置胎盘等所致的严重产后出血的产妇。经上述治疗无效,可协助医生采用结扎子宫动脉或结扎髂内动脉的方法,还可以行髂内动脉或子宫动脉栓塞、子宫次全切除或子宫全切除术,以挽救产妇的生命。

　　(2)胎盘因素:疑有胎盘滞留时应立即协助医生做阴道及宫腔检查。若有粘连应行徒手剥离胎盘术;若剥离困难疑有胎盘植入,切忌强行剥离,以手术切除子宫为宜;胎盘、胎膜残留应行刮宫术。

　　(3)软产道损伤:协助医生及时准确地缝合止血。若有阴道血肿则要首先切开血肿,清除血块,再缝合止血。

　　(4)凝血功能障碍:配合医生针对不同病因、疾病种类进行治疗,全力做好抢救准备。

　　3.失血性休克的护理　严密观察并详细记录病人的意识状态、皮肤颜色、血压、脉搏、呼吸及尿量,及早发现休克征象并进行预防性处理。对失血多甚至有休克征象者,应立即平卧、吸氧、保暖和输血。

　　4.预防感染　观察子宫有无压痛,恶露量、色、气味;观察会阴切口情况;严格进行会阴护理;遵医嘱给予抗生素预防感染。

　　5.心理护理　大量失血使产妇抵抗力低下,体质虚弱,生活自理有困难。护理人员应主动关心产妇,增加其安全感。鼓励产妇说出内心的感受,及时给产妇及其家属提供心理安慰和帮助,并教会产妇一些放松的方法,促进其早日康复。

(五)护理评价

　　1.产妇血压、血红蛋白是否正常,全身状况是否改善。

　　2.出院时产妇体温和白细胞计数是否正常,恶露是否正常,有无感染征象。

　　3.产妇疲劳感是否减轻,生活能否自理。

　　4.产妇情绪是否稳定,舒适感是否增强。

(六)健康教育

　　1.指导产妇加强营养,合理安排休息和活动时间,帮助身体恢复健康。

　　2.指导产妇继续观察子宫复旧及恶露情况,嘱产妇按时接受检查,及时发现问题,以便于调整产后指导方案,促进产妇尽快恢复健康。

　　3.指导产妇产后注意自身卫生状况,产褥期禁止盆浴、性生活,避免感染。

　　4.提供产后避孕指导。

　　5.提醒产妇,部分产妇分娩24小时后1～2周内或6周会发生晚期产后出血,应予以高度警惕,以免导致严重后果。

第二节 胎膜早破

一、疾病概要

胎膜早破（premature rupture of membranes，PROM）是指在临产前胎膜自然破裂，是常见的分娩期并发症。妊娠满 37 周后的胎膜早破发生率约为 10%；妊娠不满 37 周胎膜早破发生率为 2.0%～3.5%。胎膜早破可致早产、脐带脱垂，使围生儿死亡率、宫内感染率和产褥感染率增加。

（一）病因

导致胎膜早破的因素很多，常是多因素所致。一般认为和以下因素有关。

1. 下生殖道感染　可因细菌、病毒或弓虫体上行感染引起胎膜炎，致使胎膜局部张力下降导致破裂。

2. 胎先露部不能衔接　胎先露部高浮、头盆不称、胎位异常等，使胎膜受压不均导致破裂。

3. 营养因素　缺乏维生素 C、锌及铜，使胎膜张力下降而破裂。

4. 宫颈内口松弛　由于先天性发育不全或创伤使宫颈内口松弛，前羊膜囊楔入，受压不均及胎膜发育不良而发生胎膜早破。

5. 羊膜腔内压力升高　常见于多胎妊娠、羊水过多等。

6. 细胞因子 IL-6、IL-8、TNF-α 升高　可激活溶酶体酶，破坏羊膜组织导致胎膜早破。

7. 机械性刺激　创伤或妊娠后期性交也可导致胎膜早破。

（二）临床表现

孕妇突感有较多液体自阴道流出，无腹痛，可混有胎脂或胎粪，继而少量间断性排出。当咳嗽、打喷嚏、负重等腹压增加时羊水即流出。

行肛诊检查时，触不到前羊膜囊，上推胎儿先露部可见到流液量增多。羊膜腔感染时阴道流液有臭味，并有发热、母儿心率均增快，子宫有压痛。

（三）治疗原则

根据孕龄、是否临产等具体情况选择处理方案。孕龄 28～35 周胎膜早破不伴感染者，根据医嘱预防性使用抗生素，力争延长孕龄并严密监测胎儿宫内安危。孕龄已达 35 周或以上者，可适时终止妊娠。

二、护　理

（一）护理评估

1. 健康史　详细询问病史，了解胎膜早破的诱因，确定破膜的时间、妊娠周数、是否有宫缩及感染的征象等。

2.身体状况

(1)症状:了解阴道有无液体流出,是否与腹压增加有关。

(2)体征:肛诊检查是否能触到羊膜囊,上推胎头是否可见到羊水流出。评估羊水的量、色及气味。

(3)辅助检查:

1)阴道液酸碱度检查:正常阴道液 pH 为 4.5～5.5,羊水 pH 为 7.0～7.5,尿液 pH 为 5.5～6.5。用 pH 试纸检测,若流出液 pH≥7.0,提示胎膜早破的可能性较大,但阴道液 pH 受血液、尿液、宫颈黏液、精液及细菌污染的影响也可能出现假阳性。

2)阴道窥器检查:见液体自宫口流出或阴道有较多混有胎脂和胎粪的液体。

3)阴道液涂片检查:阴道液干燥片显微镜下检查有羊齿植物状结晶出现为羊水。准确率达 95%。

4)羊膜镜检查:可直视胎先露部,见不到前羊膜囊即可诊断为胎膜早破。

5)羊膜腔感染检测:①羊水细菌培养。②羊水涂片革兰染色检查细菌。③羊水白细胞 IL-6≥7.9ng/ml,提示羊膜腔感染。④血 C-反应蛋白>8mg/L,提示羊膜腔感染。

6)超声检查:羊水量减少可协助诊断。

3.心理社会状况　孕妇突然发生不可自控的阴道流液时,会出现惊惶失措,担心影响胎儿及自身健康,有些孕妇可能会设想胎膜早破带来的种种不良后果,甚至会产生紧张、恐惧心理。

(二)护理诊断/问题

1.有感染的危险　与胎膜破裂后,下生殖道内病原体上行感染有关。

2.有受伤的危险(胎儿)　与脐带脱垂和早产儿肺发育不成熟有关。

3.恐惧　与未知的妊娠结果有关。

(三)护理目标

1.产妇无感染发生。

2.胎儿无并发症发生。

3.产妇能够认识胎膜早破的预后,对治疗和护理感到满意。

(四)护理措施

1.脐带脱垂的预防和护理　叮嘱孕妇住院待产,胎先露未衔接者应绝对卧床,取左侧卧位或平卧位为宜,避免不必要的肛诊与阴道检查,注意抬高臀部防止脐带脱垂。

2.严密观察胎儿情况　密切观察胎心率的变化和胎动以判断胎儿宫内安危。定时观察羊水性状、颜色、气味等。头先露者,如流出的羊水混有胎粪,则为胎儿宫内缺氧的表现,应及时给予吸氧等处理。妊娠 35 周前,应遵医嘱给予倍他米松 12mg 静脉滴注,1 次/日,共 2 次,或地塞米松 10mg 静脉滴注,以促使胎肺成熟。

3.积极预防感染　保持外阴清洁,每日用碘伏棉球擦洗会阴 2 次,勤换会阴垫,严密观察产妇的生命体征,了解是否存在感染,破膜超过 12 小时给予抗生素预防感染。

4.加强巡视　及时发现产妇的生活需要,将日常生活用品及呼叫器放在伸手可及之处。

5.心理护理　鼓励产妇说出自己担忧的问题,并给予心理安慰。发生脐带脱垂时,护理人员应保持镇静,在紧急处理的同时向产妇说明发生的情况和采取的措施,以减轻产妇的恐惧心理。

(五)护理评价

1.孕妇是否积极参与护理过程,对胎膜早破的处理是否感到满意。

2.母儿生命是否安全,有无发生并发症。

3.产妇有无感染症状,白细胞总数和中性粒细胞分类是否正常。

(六)健康教育

1.为孕妇讲解胎膜早破的影响,使其重视妊娠期卫生保健,并积极参与护理。

2.嘱孕妇妊娠后期禁止性生活;避免负重及腹部受碰撞。

3.宫颈内口松弛者,于妊娠 14～18 周行宫颈环扎术并卧床休息。同时注意指导其补充足量的维生素及钙、锌、铜等营养素。

4.积极预防与治疗下生殖道感染及牙周炎。

5.如为早产,应加强早产儿喂养及护理。

第三节　子宫破裂

一、疾病概要

子宫破裂(rupture of uterus)是指子宫体部或子宫下段于妊娠晚期或分娩期发生的破裂。是产科最严重的并发症之一,严重威胁母儿健康,国外报道其发生率为 0.005%～0.08%。

子宫破裂按其发生原因,分为自然破裂和损伤性破裂;按其破裂部位,分为子宫体部破裂和子宫下段破裂;按其破裂程度,分为完全性破裂和不完全性破裂;按其破裂时间,分为妊娠期破裂和分娩期破裂。

(一)病因

1.梗阻性难产　是引起子宫破裂最常见的原因。盆腔狭窄、头盆不称、胎位异常、软产道阻塞(发育畸形或肿瘤所致)等,均可使胎先露部下降受阻。为克服阻力,子宫强烈收缩,使子宫下段过度拉长变薄而引起子宫破裂。

2.子宫瘢痕　子宫壁原有瘢痕(如剖宫产术、子宫修补术、肌瘤挖除术后)在临产后因子宫收缩牵拉及宫腔内压力升高而致瘢痕发生破裂。宫体部瘢痕常在妊娠晚期自发破裂,多为完全性破裂;子宫下段瘢痕破裂常发生于临产后,多为不完全性破裂。

3.宫缩剂使用不当　分娩前肌注缩宫素或过量静脉滴注缩宫素、前列腺素及其他促进子宫收缩的药物使用不当等,均可引起宫缩过强,在先露下降受阻时可发生子宫破裂。

4.产科手术创伤 宫颈口未开全行产钳或臀位牵引术常可发生宫颈撕裂,严重时可波及子宫下段,发生子宫下段破裂。穿颅术、内倒转术操作不慎,或强行剥离植入性胎盘,也可造成子宫破裂。

(二)临床表现

子宫破裂多发生在分娩期,通常是个渐进发展的过程,多数可分为先兆子宫破裂和子宫破裂2个阶段。

1.先兆子宫破裂 常见于产程长、有梗阻性难产因素的产妇。子宫病理性缩复环的形成、下腹部压痛、胎心率异常及出现血尿为先兆子宫破裂的四大主要临床表现。

(1)症状:当子宫收缩加强、胎儿下降受阻时,产妇烦躁不安、呼吸急促、脉搏加快,下腹部疼痛难忍,表情极其痛苦。由于胎先露部紧压膀胱,使膀胱充血,出现排尿困难,甚至形成血尿。

(2)体征:强有力的宫缩使子宫下段拉长变薄,而宫体更加增厚变短,两者之间形成明显的环状凹陷,称为病理性缩复环(pathologic retraction ring)。随着子宫收缩,可见该环状凹陷逐渐上升达脐平或脐上,子宫下段压痛明显(图10-3)。这种情况若不立即解除,子宫将很快在病理性缩复环处及其下方发生破裂。出现胎儿窘迫征象,甚至胎心消失。

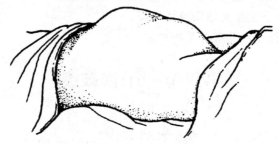

图10-3 先兆子宫破裂时腹部外观

2.子宫破裂

(1)症状:产妇突然感到下腹部撕裂样剧痛,子宫收缩突然停止。腹部疼痛稍缓解后因羊水、血液流入腹腔,又出现全腹持续性疼痛。

(2)体征:进入子宫破裂阶段,产妇全腹压痛、反跳痛,伴面色苍白、呼吸急促、脉搏细数、血压下降等休克征象。腹壁下可清楚扪及胎体,子宫缩小位于胎儿侧边,胎心、胎动消失。阴道检查可有鲜血流出,胎儿先露升高,扩张的宫颈口缩小。

(四)处理原则

1.先兆子宫破裂 立即抑制子宫收缩,肌注哌替啶100mg或静脉全身麻醉。同时行剖宫产术。

2.子宫破裂 在输液、输血、吸氧和抢救休克的同时,无论胎儿是否存活,均应尽快做好剖宫手术前准备。手术方式应根据产妇的全身情况、破裂的部位及程度、发生破裂的时间以及有无严重感染而决定。手术前后给予大剂量抗生素控制感染。

二、护　理

(一)护理评估

1.健康史　评估与子宫破裂相关的既往史和现病史,如有无子宫手术疤痕、剖产宫史;此次妊娠有无胎位不正、头盆不称、滥用缩宫素引产或行阴道助产术等。

2.身体状况

(1)症状:评估产妇宫缩的程度、间歇时间,腹部疼痛的程度、性质;产妇有无排尿困难;有无血尿等。

(2)体征:评估有无出现病理性缩复环;监测胎心及胎动情况,了解有无胎儿宫内窘迫表现。检查产妇有无全腹压痛、反跳痛和休克征象,肛查注意是否有宫口缩小、下降中的胎先露消失现象等。

(3)辅助检查:血常规可见血红蛋白值下降,白细胞计数增加。尿常规可见有红细胞或肉眼血尿。腹腔穿刺可证实血腹。B超检查可协助发现子宫破裂的部位及胎儿与子宫的关系。

3.心理社会状况　产妇及家属会担心产妇、胎儿的生命安全,出现焦虑、恐惧心理,盼望尽早结束分娩。

(二)护理诊断/问题

1.急性疼痛　与强直性子宫收缩、病理性缩复环或子宫破裂、血液刺激腹膜有关。

2.组织灌注量改变　与子宫破裂后大量出血有关。

3.悲哀　与切除子宫及胎儿死亡有关。

(三)护理目标

1.强直性子宫收缩得到抑制,产妇疼痛减轻。

2.产妇低血容量得到纠正和控制,生命体征正常。

3.产妇情绪稳定,哀伤程度减低。

(四)护理措施

1.先兆子宫破裂

(1)密切观察产妇的产程进展,及时发现导致难产的诱因。注意胎心和胎动的变化。

(2)产程中,如果出现宫缩过强、下腹部压痛,或腹部出现病理性缩复环时,应立即报告医生并停止使用缩宫素引产,同时测量产妇的生命体征,遵医嘱抑制宫缩、吸氧及做好剖宫产的术前准备。

(3)协助医生向产妇家属交代病情,并请家属签署同意手术的知情同意书。

2.子宫破裂

(1)迅速给产妇输液、输血补充血容量,补充电解质和碱性药物,纠正酸中毒,积极进行抗休克处理,并做好剖宫产的术前准备。

（2）术中、术后按医嘱应用大剂量抗生素预防感染。

（3）严密观察并记录生命体征、出入量；评估失血量以指导治疗护理方案。

3.心理护理

（1）向产妇及家属宣传子宫破裂相关知识和对再次妊娠的影响，以减轻产妇及家属的焦虑、恐惧心理。

（2）对胎儿已死亡的产妇，要耐心倾听其诉说内心感受，帮助其度过悲伤阶段，调整情绪，接受现实，以适应现实生活。

（3）为产妇提供舒适的环境，给予生活上的护理、更多的陪伴，鼓励其进食，并提供产褥期的休养计划，以助于产妇更好地恢复体力。

（五）护理评价

1.产妇强直性子宫收缩是否得到抑制，疼痛是否减轻，手术是否顺利。

2.出院时产妇血红蛋白是否正常，生命体征是否正常。

3.出院时产妇情绪是否较为稳定，饮食、睡眠是否基本正常。

（六）健康教育

1.指导孕妇重视孕期保健，定期产前检查，及早发现头盆不称、胎位异常等影响先露下降的因素。

2.指导既往有子宫手术瘢痕、难产史、子宫发育不良、子宫畸形的孕妇，应定期去产科高危门诊检查，在预产期前 2 周提前住院待产，充分做好分娩准备。

3.正确掌握缩宫素、前列腺素等宫缩剂的使用指征和方法，避免滥用。

第四节　羊水栓塞

一、疾病概要

羊水栓塞（amniotic fluid embolism，AFE）是指在分娩过程中羊水突然进入母体血循环引起急性肺栓塞、过敏性休克、弥散性血管内凝血（DIC）、肾功能衰竭或猝死的严重分娩期并发症。其发病急，病情凶险，是造成产妇死亡的重要原因之一，发生在足月分娩者死亡率可高达 80% 以上；也可发生在妊娠早、中期的流产、引产或钳刮术中，但情况较缓和，极少造成产妇死亡。近年研究认为，羊水栓塞主要为过敏反应，建议称为"妊娠过敏反应综合征"。

（一）病因

羊水栓塞是由羊水中有形物质（胎儿毳毛、角化上皮、胎脂、胎粪）进入母体血液循环引起。子宫收缩过强使羊膜腔内压力增高、胎膜破裂、宫颈或宫体损伤处有开放的静脉或血窦，是导致羊水栓塞发生的基本条件。高龄初产妇或多产妇、子宫收缩过强、胎膜早破、急产、胎盘早剥、前置胎盘、子宫不完全性破裂、剖宫产术等均可诱发羊水栓塞的发生。

（二）病理生理

羊水进入母体血液循环后，阻塞肺小血管，引起变态反应，导致凝血机制异常，使机体发生一系列病理生理变化。

1.肺动脉高压　羊水进入母体循环后，其中有形成分如角化上皮细胞、胎脂、胎粪及毳毛在肺内形成栓子，经肺动脉进入肺循环，阻塞肺小血管。同时，羊水中含有大量激活凝血系统的物质，使小血管内形成广泛的血栓进一步阻塞肺小血管。肺小血管阻塞，反射性引起迷走神经兴奋，使肺小血管痉挛加重，支气管内分泌物增多，使肺通气、肺换气减少。肺小血管阻塞引起的肺动脉压升高可导致急性右心衰竭，继而呼吸循环衰竭、休克，甚至死亡。

2.过敏性休克　羊水中的有形成分成为致敏源作用于母体，引起Ⅰ型变态反应，导致过敏性休克，多在羊水栓塞后立即出现，血压骤降甚至消失，之后出现心肺功能衰竭。

3.弥散性血管内凝血（DIC）　妊娠时母血呈高凝状态，系因多种凝血因子及纤维蛋白原增加所致。羊水中含大量促凝物质可激活凝血系统，在血管内产生大量的微血栓，消耗大量凝血因子及纤维蛋白原，致使DIC发生，同时可激活纤溶系统，使产妇血液系统由高凝状态转变为纤溶亢进，血液不凝固而发生产后出血及出血性休克。

4.急性肾功能衰竭　休克和DIC可导致肾急性缺血，进一步发展为肾功能障碍和衰竭。

（三）临床表现

羊水栓塞发病急剧而凶险，短时间内即累及全身重要器官。大多发病突然，产妇突然出现烦躁不安、寒战、恶心、呕吐、气急、呛咳等症状，继而出现呼吸困难、紫绀、抽搐，迅速出现循环衰竭，进入休克或昏迷状态，严重者发病急骤，甚至没有先兆，仅惊叫一声或打一哈欠，血压便迅速下降或消失，于数分钟内迅速死亡。不在短期内死亡者，进入凝血功能障碍阶段，可出现难以控制的阴道大量流血、全身皮肤黏膜出血、切口出血、血尿及消化道出血。继而出现少尿、无尿等肾功能衰竭的表现。临床经过可分为急性休克期、出血期、肾功能衰竭期3个阶段。有时也可分期不明显，症状不典型。

（四）处理原则

一旦出现羊水栓塞，应立即处理过敏性反应和急性肺动脉高压所致的低氧血症及呼吸循环功能衰竭状况，并积极预防、处理DIC。

二、护 理

（一）护理评估

1.健康史　评估是否有发生羊水栓塞的各种因素，如胎膜早破或人工破膜史；前置胎盘或胎盘早剥史；宫缩过强或强直性宫缩病史；中期妊娠引产、钳刮术以及羊膜腔穿刺术等病史。

2.身体状况

(1)症状：评估产妇破膜后或在胎儿娩出后的短时间内，是否突然出现烦躁不安、呛咳、气促、呼吸困难、紫绀、吐泡沫痰,甚至昏迷等循环衰竭、休克症状;是否出现难以控制的全身皮肤黏膜出血,消化道、阴道大出血和切口渗血;是否出现少尿、无尿等肾功能衰竭表现。

(2)体征:评估是否出现面色苍白、四肢厥冷、心率加快等休克体征;检查全身皮肤黏膜是否有出血点及淤斑,阴道是否有出血,切口是否有渗血等。

(3)辅助检查:

1)实验室检查:痰液涂片可查到羊水内容物,腔静脉取血可查出羊水中的有形物质,DIC各项血液检查指标呈阳性。

2)床旁心电图:提示右心房、右心室扩大,ST 段下降。

3)床旁 X 线摄片:可见双肺弥漫性点状、片状浸润影,沿肺门周围分布,伴轻度肺不张及右心扩大。

3.心理社会状况　对于危险的突然到来,产妇及家属情绪反应剧烈,一方面感到恐惧,担心产妇死亡;另一方面无法理解,甚至愤怒,抱怨医护人员。

(二)护理诊断/问题

1.自主呼吸受损　与肺血管阻力增加所致的肺动脉高压、肺水肿有关。

2.组织灌注无效　与弥散性血管内凝血及失血有关。

3.有受伤的危险(胎儿)　与羊水栓塞、母体循环受阻有关。

(三)护理目标

1.产妇胸闷、呼吸困难症状有所改善。

2.产妇体液平衡,生理功能正常。

3.胎儿或新生儿安全。

(四)护理措施

1.羊水栓塞的预防

(1)加强产前检查,注意诱发因素,及时发现前置胎盘、胎盘早剥等并发症并予以及时处理。

(2)掌握剖宫产指征,预防子宫和产道裂伤。

(3)严密观察产程进展,正确掌握缩宫素的使用方法,防止宫缩过强。

(4)严格掌握破膜时间。人工破膜宜在宫缩的间歇期进行,破口要小并注意羊水的流出速度;

(5)中孕引产时,羊膜腔穿刺次数不应超过 3 次。若行钳刮术,应先刺破胎膜,使羊水流出后再钳夹胎块。

2.对症护理　一旦出现羊水栓塞的临床表现,应立即抢救。抗过敏、纠正呼吸循环衰竭和改善低氧血症、抗休克、防止 DIC 和肾衰竭功能发生。

(1)抗过敏,解除肺动脉高压,改善低氧血症。

1)供氧:取半卧位,加压给氧,必要时行气管插管或气管切开,保证供氧,减轻肺水肿,改善心、脑、肾等重要脏器的缺氧状况。

2)抗过敏:按医嘱立即静脉推注地塞米松 20mg,以后根据病情继续静脉滴注维持;也可用氢化可的松 500～1000mg 静脉滴注。

3)缓解肺动脉高压:按医嘱使用:①盐酸罂粟碱:为首选药物,30～90mg 加于 25％葡萄糖液 20ml 静脉推注,能解除支气管平滑肌及血管平滑肌痉挛,扩张肺、脑血管及冠状动脉,与阿托品合用扩张肺小动脉效果更佳。②阿托品:心率慢时应用 1mg 每 15～30 分钟静脉推注 1 次,直至病人面色潮红,微循环改善。③氨茶碱:250mg 加于 25％葡萄糖注射液 20ml 缓慢静脉推注。可松弛支气管平滑肌,解除肺血管痉挛。

(2)抗休克:

1)补充血容量:扩容常用低分子右旋糖酐 500ml 静脉滴注,并应补充新鲜血液和血浆。

2)升压药物:多巴胺 10～20mg 加于 10％葡萄糖液 250ml 静脉滴注,以 20 滴/分开始,以后酌情根据血压调节滴速。

3)纠正酸中毒:发现酸中毒时,用 5％碳酸氢钠 250 静脉滴注,及时应用能较快纠正休克和代谢失调。

4)纠正心衰:常用去乙酰毛花苷 0.2～0.4 mg 加入 10％葡萄糖液 20ml 静脉推注,或毒毛花苷 K 0.125～0.25mg 同法静脉缓注,必要时 4～6 小时后可重复应用。

(3)防治 DIC:羊水栓塞诊断一旦确立,就应开始应用肝素抗凝治疗;DIC 后期继发性纤溶亢进时,则以补充凝血因子,抗纤溶为主。

(4)预防肾功能衰竭:羊水栓塞发展至肾衰竭阶段,应注意尿量。可选用呋塞米 20～40mg 静脉注射,或 20％甘露醇 250ml 快速静脉滴注,应注意检测血电解质的改变。

(5)预防感染:应选用肾毒性小的广谱抗生素预防感染。

(6)产科处理:原则上应在产妇呼吸循环功能得到明显改善,并已纠正凝血功能障碍后再处理分娩。若在第一产程发生羊水栓塞者应立即考虑行剖宫产结束分娩以去除病因;若在第二产程发病者可根据情况经阴道助产结束分娩,并密切观察出血量、血凝情况,如子宫出血不止,应及时报告医生并做好子宫切除术的术前准备。

3.心理护理　如产妇神志清醒,应给予鼓励,使其增强战胜疾病的信心。对于家属的恐惧甚至愤怒的情绪表示理解和安慰。适当的时候允许家属陪伴,向家属介绍该病情的严重性,以取得配合。病情稳定后,与产妇及家属共同制定康复计划,针对其具体情况提供健康教育与出院指导。

(五)护理评价

1.经处理后,产妇胸闷、呼吸困难症状是否改善,舒适感是否增加。

2.产妇生命体征是否正常,出血是否停止。

3.胎儿或新生儿是否存活,出院时有无并发症。

(六)健康教育

1.重视孕期保健,定期产前检查。

2.及早发现如前置胎盘、胎盘早剥、双胎、多胎、巨大儿、羊水过多等诱发因素,告知羊水栓塞的危险性,如有异常及时就诊。

本章小结

本章主要介绍了胎膜早破、产后出血、子宫破裂、羊水栓塞的病因、临床表现、治疗原则、护理评估、护理诊断及护理措施。

胎膜早破是指在临产前胎膜自然破裂。其主要临床表现为孕妇突感有较多液体自阴道流出。可通过阴道窥器检查见阴道后穹隆有羊水积聚或有羊水自宫口流出,即可确诊胎膜早破。治疗上应根据孕周、有无感染、胎肺是否成熟、羊水量多少等决定是期待疗法还是终止妊娠。应采取预防脐带脱垂、严密观察胎儿情况、积极预防感染等护理措施。

产后出血是指胎儿娩出后24小时内失血量超过500ml者,引起产后出血的主要原因有子宫收缩乏力、胎盘因素、软产道损伤及凝血功能障碍,应注意每种原因所致的产后出血的症状和体征有所不同。

子宫破裂是产科最严重的并发症,梗阻性难产是引起子宫破裂的最常见原因,可分为先兆子宫破裂和子宫破裂两类。先兆子宫破裂的四大主要表现是:子宫病理性缩复环形成、下腹部压痛、胎心率改变及血尿出现。重在预防子宫破裂,积极处理先兆子宫破裂,防止子宫破裂的发生。

羊水栓塞是指在分娩过程中羊水突然进入母体血循环引起急性肺栓塞、过敏性休克、DIC、肾功能衰竭或猝死的严重分娩并发症。羊水栓塞的核心问题是过敏反应。病理生理主要有:肺动脉高压、过敏性休克、DIC、肾功能衰竭等变化。治疗和护理上主要是对出现羊水栓塞应立即处理过敏性反应和急性肺动脉高压所致的低氧血症及呼吸循环功能衰竭状况,并积极预防、处理DIC。认真做好羊水栓塞的预防措施,防止羊水栓塞的发生。

本章关键词:胎膜早破;脐带脱垂;产后出血;子宫破裂;羊水栓塞

课后思考

1. 引起胎膜早破的病因有哪些?

2. 说出产后出血的定义及引起产后出血的主要原因。

3. 简述子宫收缩乏力引起产后出血的护理措施有哪些。

4. 简述引起子宫破裂的原因及先兆子宫破裂的临床表现。

5. 简述羊水栓塞的紧急处理措施。

6. 某产妇,妊娠33周,26岁,今晨2时在睡眠中突然有较多液体自阴道流出,起床后呈间断性流液,急诊以胎膜早破收入院。此时的处理原则是什么?

(洪　蕊)

第十一章

异常产褥护理

情景导入

某初产妇,27 岁,妊娠 39^{+2} 周,破膜 14 小时后临产,因持续性枕横位,行左侧会阴切开,胎头吸引助产分娩。胎盘自然娩出完整,产后出血不多。产后第 3 日产妇出现高热、寒战,会阴部疼痛。体检:体温 39.2℃,脉搏 100 次/分,血压 110/75mmHg,急性病容,面部潮红,呼吸急促,心率 100 次/分,乳房无异常,腹软,宫底平脐,宫体压痛明显。妇检:会阴伤口红肿,压痛明显,有脓性分泌物,恶露血性、量多并有臭味。辅检:白细胞 $17.5×10^9$/L,中性粒细胞 80%,B 超示:子宫 22cm×17cm×15cm,宫腔内未见残留组织,双附件区未见包块。

问题:

1.该产妇最可能的医疗诊断是什么?

2.其主要护理诊断及护理措施有哪些?

本章学习目标

1.掌握产褥感染、晚期产后出血的定义、护理评估及护理措施。

2.掌握胎儿窘迫、新生儿窒息的临床表现及护理要点。

3.熟悉产褥感染、晚期产后出血的病因、临床表现及治疗原则。

4.了解产后抑郁及手术产新生儿的护理。

第一节　产褥感染妇女的护理

产褥感染(puerperal infection)是指分娩时及产褥期生殖道受病原体感染,引起局部和全身的炎性变化。发病率约为 6%,是产妇死亡的重要原因之一。产褥病率(puerperal morbidity)则是指分娩 24 小时后的 10 日内用口表每日测量体温 4 次,间隔时间为 4 小时,有 2 次体温达到或超过 38℃。产褥病率与产褥感染不同,引起产褥病率的病因主要是产褥感染,但也包括生殖道以外的其他感染,如泌尿系统感染、上呼吸道感染、急性乳腺炎和血栓性静脉炎等。产褥感染与严重的妊娠期高血压疾病、妊娠合并心脏病、产后出血是目前导致孕产妇死亡的四大原因。

一、疾病概要

（一）病因

1.诱因　任何使产妇生殖道局部和全身抵抗力下降的因素均可成为产褥感染的诱因。分娩可使女性生殖系统的自然防御功能和自净作用降低或破坏,增加病原体侵入生殖道的机会;如果产妇伴有体质虚弱、严重贫血、营养不良、妊娠晚期出血、妊娠晚期性生活、胎膜早破、羊膜腔感染、产程延长、产道损伤、胎盘残留、产后出血和产科手术等,均可成为产褥感染的诱发因素。

2.病原体　孕期及产褥期生殖道内寄生大量的病原体,如厌氧菌、需氧菌、真菌、支原体和衣原体等,以厌氧菌为主。产褥感染以数种病原体的混合感染多见,常见的病原体有需氧性链球菌、厌氧性革兰阳性球菌、大肠杆菌属、葡萄球菌、厌氧类杆菌属、厌氧芽孢梭菌和支原体等。其中,以大肠杆菌、厌氧性链球菌感染为最常见,而溶血性链球菌及金黄色葡萄球菌感染较为严重。此外,沙眼衣原体和淋病奈瑟菌等性传播疾病的病原体也可导致产褥感染,许多非致病菌在特定的环境下也可致病。

3.感染途径　感染的来源有两种。

（1）外源性感染:指外界的病原体侵入生殖道而引起的感染,常由于产妇临产前性生活,接触被污染的衣物、用具、各种手术诊疗器械,产褥期不注意卫生,或医护人员消毒不严格等造成。

（2）内源性感染:分娩后当出现机体抵抗力下降,细菌数量与毒力增加等感染诱因时,正常寄生于产妇生殖道或其他部位的病原体可转化为致病菌引起感染。近年来研究表明,内源性感染更重要。

（二）临床表现

1.急性外阴炎　分娩时会阴撕裂伤或会阴切开缝合后伤口感染时,表现为会阴部疼痛,常不能取坐位。局部伤口红肿、灼热、压痛明显,有硬结,有脓性分泌物,重者甚至可出现伤口裂开,伴有低热,深部脓肿时可伴有高热。

2.急性阴道、宫颈炎　阴道、宫颈感染表现为局部黏膜充血、水肿、溃疡及脓性分泌物增多,重者可出现轻度发热、畏寒、脉速等全身症状。感染部位较深者可向深部蔓延,引起阴道旁结缔组织炎或盆腔结缔组织炎。

3.急性子宫内膜炎、子宫肌炎　最为常见,且两者常伴发。当病原体经胎盘剥离面侵入至子宫蜕膜层,称为子宫内膜炎;侵入至子宫肌层,称为子宫肌炎。子宫内膜炎时内膜充血、水肿、坏死,阴道内脓性分泌物多,伴臭味。若为子宫肌炎,表现为下腹疼痛,有压痛,宫底部尤其明显,子宫质软、复旧不良,恶露多且呈脓性,有臭味,伴低热。重者可伴有头痛、高热、寒战及白细胞增高等全身感染症状。

4.急性盆腔结缔组织炎、急性输卵管炎　病原体经淋巴或血行播散到宫旁组织可引起急性盆腔结缔组织炎,波及输卵管时可引起急性输卵管炎。产妇出现一侧或双侧下腹部疼痛,伴肛门坠胀,有明显压痛、反跳痛和肌紧张,子宫复旧不良,持续头痛、高热、寒战及脉速,宫旁结缔组织充血、水肿并增厚形成炎性包块,边界不清,严重者可侵及整个盆腔,形成"冰冻骨盆"。

5.急性盆腔腹膜炎及弥漫性腹膜炎　炎症继续发展,扩散至子宫浆膜层引起盆腔腹膜炎,进一步扩散至腹腔则引起弥漫性腹膜炎。产妇出现全身中毒症状及腹膜炎症状和体征,如高热、恶心、呕吐、腹胀,下腹部压痛、反跳痛明显。由于产妇腹壁松弛,腹肌紧张多不明显。腹膜有大量渗出液,可引起肠粘连,或于子宫直肠陷凹形成局限性脓肿。如脓肿波及肠管与膀胱,可有腹泻、里急后重及排尿困难。急性期如治疗不彻底可发展为慢性盆腔炎。

6.血栓性静脉炎　胎盘剥离处形成的感染性血栓,经血行播散引起盆腔内血栓性静脉炎,可侵及髂总静脉、髂内静脉、卵巢静脉和子宫静脉等,常见病原体为厌氧菌。临床表现随静脉血栓形成的部位不同而不同。病变多为单侧,继子宫内膜炎后于产后1~2周出现反复、持续发作的寒战、高热。下肢血栓性静脉炎常发生在股静脉、腘静脉和大隐静脉,表现为下肢静脉回流受阻、下肢水肿、皮肤发白、持续疼痛、局部静脉压痛,可触及硬条索状物,习称"股白肿"。小腿深静脉栓塞时可有腓肠肌和足底部疼痛与压痛。病变轻无明显阳性体征者,可用彩色多普勒超声检查协助诊断。

7.脓毒血症及败血症　感染性血栓脱落进入血循环可引起脓毒血症,进一步可形成肺栓塞,或于肺、脑、肾等脏器形成迁徙性脓肿。若侵入血循环的病菌大量繁殖可引起败血症,出现全身中毒症状和感染性休克症状,表现为持续高热、寒战、脉搏细数、呼吸急促、血压下降及尿量减少等,危及产妇生命。

(三)治疗原则

积极有效控制感染,纠正产妇全身状况,积极抢救重症产妇。可采用支持疗法、应用广谱抗生素及手术等方法进行治疗。

二、护　理

(一)护理评估

1.健康史　评估产妇孕产史中有无引起产褥感染的诱发因素,如贫血、营养不良、生殖道感染、泌尿道感染、妊娠晚期出血、胎膜早破、产程延长、产道损伤、产后出血和产科手术等病史;评估产妇有无接触被污染的衣物、用具和各种手术诊疗器械等;评估产妇个人卫生习惯。

2.身体状况

(1)症状:评估产妇全身状况,有无外阴灼热、疼痛,有无下腹坠胀、疼痛,有无腹泻、里急后重、排尿困难,有无头痛、寒战、高热、恶心、呕吐等表现。

(2)体征:测量体温了解有无发热。腹部检查:了解腹部是否过度膨隆,有无压痛、反跳痛和肌紧张;触摸宫底的高度、硬度,并了解有无压痛及其疼痛程度。妇科检查:视诊了解会阴部伤口愈合情况;窥器检查了解阴道、宫颈黏膜有无充血、水肿及恶露的颜色、量、性状和气味等;双合诊检查了解有无宫颈举痛、摇摆痛,子宫体软硬度,有无轮廓不清、压痛等,子宫一侧或双侧有无压痛或扪及增粗的输卵管或炎性包块等。

(3)辅助检查:

1)血液检查:外周血白细胞计数升高,尤其是中性粒细胞计数明显升高;血沉加快;血清C-反应蛋白增高。

2)病原体检测:阴道拭子、宫颈拭子或后穹隆穿刺液培养阳性,血培养阳性。

3)B超、彩色多普勒超声、CT和核磁共振检查:对感染形成的炎性包块、脓肿或静脉血栓做出定位和定性诊断。

3.心理社会状况　了解产妇是否因高热、疼痛不能照顾新生儿和哺乳而表现出焦虑、烦躁或心理沮丧。评估家属的情绪变化以及对产妇心理的影响。

(二)护理诊断/问题

1.体温过高　与存在感染诱因及产后机体抵抗力下降有关。

2.急性疼痛　与伤口感染有关。

3.知识缺乏　缺乏产褥感染的自我护理知识。

4.母乳喂养中断　与感染及产妇用药需中断哺乳有关。

(三)护理目标

1.产妇感染得到控制,体温正常,水、电解质维持平衡。

2.产妇疼痛减轻至缓解,舒适感增加。

3.产妇具备产褥感染的自我护理知识。

4.产妇机体状况得到改善,亲子互动增加,恢复母乳喂养。

(四)护理措施

1.一般护理

(1)环境:给产妇提供一个清洁、安静的病室环境,保持床单位、衣物和用物清洁,保持每日通风、空气新鲜,同时注意保暖。

(2)休息与体位:保证充足睡眠与休息,协助产妇取半卧位,有利于炎症局限、引流及恶露排出。会阴侧切者取健侧卧位,保持切口清洁、干燥。

(3)营养供给:提供给产妇高热量、高蛋白、高维生素及易消化饮食;鼓励产妇多饮水,保证充足的液体摄入,必要时可静脉输液补充体液不足。

2.对症护理

(1)支持治疗:根据医嘱纠正产妇贫血和水、电解质紊乱,增加蛋白质及维生素摄入。

(2)减轻症状:对出现寒战、高热、恶心、呕吐和疼痛等症状的产妇予以对症护理,减轻或解除产妇不适。出现血栓性静脉炎的产妇,应遵医嘱加用肝素,口服双香豆素或使用其他溶栓药物及活血化淤中药;并抬高患肢,局部保暖、热敷,以促进血液循环,减轻肿胀。出现感染性休克或肾功能衰竭的严重病例应积极配合抢救。

(3)配合医师做好清宫术、后穹隆穿刺术、脓肿引流术等术前准备及护理。配合医师清除宫腔残留物,对盆腔脓肿行穿刺引流或切开排脓等。

3.用药护理

(1)依据细菌培养和药敏试验结果正确选用抗生素,并注意使用抗生素的间隔时间,维持血中有效浓度。

(2)感染严重者,首选广谱高效抗生素进行综合治疗,必要时遵医嘱短期加用肾上腺糖皮质激素,提高机体应激反应能力。

4.病情观察

(1)监测生命体征,注意体温、脉搏变化,有无发热、寒战、乏力、腹痛、下肢疼痛、水肿及局部静脉压痛等症状。

(2)观察子宫复旧情况,恶露的颜色、性状与气味,会阴伤口愈合情况等。

5.心理护理

(1)鼓励产妇诉说内心不安,缓解焦虑情绪。向产妇与家属解释病情及治疗、护理情况,解除产妇及家属的疑虑。

(2)提供母婴接触机会,协助家属照顾好婴儿,为产妇提供良好的社会支持,减轻产妇对疾病的恐惧。

(五)护理评价

1.出院时,产妇体温是否正常。

2.出院时,产妇疼痛是否减轻及消失,舒适感是否增加,心理状况是否稳定。

3.产妇是否已学会预防产褥感染的措施,有无自我护理能力。

4.产妇能否很好实施母乳喂养。

(六)健康教育

指导产妇出院后继续补充营养,保证休息和睡眠,适当活动,遵医嘱用药。指导产妇取半卧位或抬高床头,促进恶露排出,炎症局限,以防止感染扩散。鼓励产妇做好会阴护理,每日大小便后用1∶5000高锰酸钾擦洗外阴伤口,保持会阴清洁,并及时更换会阴垫,定期消毒用物。同时应指导产妇进行乳房、口腔和皮肤护理。产褥期结束到门诊复查。

第二节　晚期产后出血

分娩 24 小时后,在产褥期内发生的子宫大量出血,称晚期产后出血(late puerperal hemorrhage)。常见于产后 1～2 周,也有迟至产后 6 周发病者。表现为阴道持续或间断地出现少量或中等量流血,或急剧大量流血,伴凝血块排出。产妇常伴有寒战、低热,并可因失血过多导致严重贫血或失血性休克。

一、疾病概要

(一)病因

1.胎盘、胎膜残留　残留于宫腔内的胎盘和胎膜组织发生变性、坏死,并机化形成胎盘息肉,当坏死组织脱落时,基底部血管暴露,引起出血。常发生在产后 10 日左右,表现为血性恶露持续时间长,出现反复或大量出血;检查发现子宫复旧不全,宫口松弛,可见残留组织。

2.蜕膜残留　正常蜕膜多在产后 1 周内脱落,随恶露排出。若蜕膜剥离不全长时间残留,可影响子宫复旧,继发子宫内膜炎症,引起晚期产后出血。临床表现与胎盘胎膜残留相似,可由病理检查鉴别。

3.子宫胎盘附着面感染或复旧不全　子宫胎盘附着面血管在胎盘剥离后即有血栓形成、机化,管腔变窄、堵塞。子宫内膜需 6~8 周重新修复。如胎盘附着面感染、复旧不全造成血栓脱落,可引起子宫大出血。常发生于产后 2 周左右,表现为突然阴道大量流血,子宫大、软,宫口松弛,可见血块堵塞。

4.剖宫产术后子宫切口裂开　常见于子宫下段剖宫产横切口两侧端,术中止血不佳致局部组织缺血坏死、横切口位置过高或过低、术者缝合不当及切口感染均可引起切口愈合不良造成大出血,甚至失血性休克。常发生在术后 2~3 周。随着近年来子宫下段横切口广泛开展,有关横切口裂开引起大出血的报道屡见不鲜,应引起重视。

5.其他　子宫黏膜下肌瘤和滋养细胞肿瘤等疾病也可引起晚期产后出血。

(二)临床表现

1.全身情况　产妇常有寒战、低热和腹痛等表现,因失血过多可出现严重贫血甚或失血性休克表现,如面色苍白、疲乏无力、脉搏快而弱、血压下降等。

2.阴道流血　多发生于产后 2 周左右,可表现为血性恶露持续时间长,反复发生少量或中等量阴道流血,也可突然大量阴道流血导致休克危及生命。如合并感染则恶露量多、混浊,并有臭味。

3.妇科检查　子宫大而软,复旧不良,感染时可有压痛;宫口松弛,可触及残留胎盘组织,阴道及宫颈口可有血块堵塞。

(三)治疗原则

1.胎盘、胎膜、蜕膜残留或胎盘附着部位复旧不全者,在备血并做好开腹手术准备条件下行清宫术。手术前后遵医嘱给予抗生素和缩宫素。

2.疑有剖宫产术子宫切口裂开者,如仅少量阴道出血应住院留观,密切注意病情变化,给予广谱抗生素;如阴道出血多,应做剖腹探查。

3.少量或中等量阴道流血,应给予广谱抗生素预防感染,肌注或口服缩宫素促进子宫收缩及复旧。

4.因肿瘤引起出血者,积极治疗肿瘤。

二、护　理

(一)护理评估

1.健康史　了解产妇剖宫产指征及术式,分娩时胎盘、胎膜是否及时完整娩出,术后恢复情况,产褥期子宫是否如期复旧,恶露持续时间、颜色及性状,有无臭味,既往有无子宫肌瘤病史等。

2.身体状况

(1)症状:评估产妇全身状况,产后是否有恶露不净、持续色红或伴有臭味,阴道流血量,是否出现贫血、失血性休克。

(2)体征:评估产妇子宫大小、软硬度、宫口恢复情况等。

(3)辅助检查:

1)血、尿常规检查:了解有无贫血或感染。

2)分泌物培养及药敏试验:查找宫腔分泌物或切口分泌物病原菌,以指导抗生素使用。

3)B超检查:了解宫腔内有无残留组织、子宫大小及子宫切口愈合等情况。

4)血 β-hCG 检测:排除胎盘残留和妊娠滋养细胞肿瘤。

5)病理检查:明确宫腔刮出物性质。

3.心理社会状况　了解产妇是否因疾病出现焦虑、恐惧等心理变化,了解家属情绪变化是否对产妇心理产生影响。

(二)护理诊断/问题

1.有体液不足的危险　与急性大量失血有关。

2.潜在并发症　出血性休克。

3.有感染的危险　与宫内感染、失血后抵抗力下降有关。

4.疲乏　与失血过多导致贫血及体质虚弱有关。

5.焦虑　与母婴分离、担心自己身体是否能很好康复有关。

(三)护理目标

1.产妇无阴道流血,血容量恢复,血压、脉搏、尿量正常。

2.产妇没有出血性休克征象。

3.产妇无感染症状,体温、白细胞总数和中性粒细胞分类正常。

4.产妇贫血得到纠正,身体症状改善,疲劳感减轻或消失,生活能自理。

5.产妇能诉说心理感受,情绪稳定,积极配合治疗和护理。

(四)护理措施

1.一般护理

(1)环境、休息体位:给产妇提供空气新鲜、清洁、安静、舒适的休息环境,保证充足睡眠;采取半卧位,利于炎症引流及局限。

(2)营养供给:给产妇提供高热量、高蛋白质、高维生素、富含铁质且易消化的饮食;宜少食多餐。

(3)根据病情,鼓励产妇下床活动,指导并协助产妇进行母乳喂养。

2.对症护理

(1)支持治疗:遵医嘱行支持治疗,纠正贫血和水、电解质紊乱,增加蛋白质、维生素的摄入,及时给予吸氧、保暖等措施。

(2)局部处理:保持会阴及切口清洁,每日用 0.1%苯扎溴铵液擦洗会阴 2 次,大小便后及时清洗外阴。

(3)胎盘、胎膜残留者,做好清宫术前准备,尽快清除宫腔内容物,刮出物送病理检查;若疑为切口裂开,做好剖腹探查准备。

3.用药护理

(1)快速建立静脉通道,遵医嘱输血补液,及时补充血容量,纠正贫血,抢救休克。

(2)遵医嘱予缩宫素和广谱抗生素。

4.病情观察

(1)严密监测生命体征,了解体温变化,观察皮肤黏膜颜色、四肢温度及尿量,注意阴道流血情况,发现阴道出血增多或有休克征象时及时报告医生,积极实施抢救。

(2)定时监测子宫大小、软硬度,检查是否有压痛,恶露是否正常,伤口有无红肿、疼痛或炎症渗出等感染迹象。

5.心理护理

(1)引导产妇说出恐惧、焦虑等内心真实感受,缓解焦虑情绪。

(2)向产妇及家属解释病情及治疗护理情况,提供母婴接触机会,允许家人陪护,有助于减轻产妇对疾病的恐惧。

(五)护理评价

1.产妇血压、血红蛋白恢复是否正常,组织灌注量是否得到改善。

2.产妇有无出现出血性休克征象。

3.产妇体温、白细胞、恶露是否正常,伤口愈合是否良好,有无感染征象。

4.产妇疲劳感是否减轻,生活能否自理,舒适感是否增加。

5.产妇情绪是否稳定,能否主动配合医护人员治疗与护理。

(六)健康教育

1.教会产妇观察子宫复旧和恶露变化的方法,指导其注意保持会阴和伤口清洁,产褥期禁止盆浴及性生活。

2.做好产褥期保健,合理安排休息与活动,饮食应营养丰富、多样化,多补充富含铁和维生素的食物。

3.定期进行产后复查,如有异常应及时就诊。

第三节　产后抑郁

产后抑郁(postpartum depression)是指产妇在产后出现的一组非精神病性的抑郁症状群,是产后精神综合征中最常见的一种类型。有关其发病率,国内近年来虽然有所增加,但尚无准确报道,国外报道其发病率高达 30%。通常在产后 2 周内出现症状,表现为易激惹、沮丧、焦虑、对自身及婴儿的健康过度担忧,常失去生活自理与照顾婴儿的能力,严重者还会陷入错乱或昏睡状态。产后抑郁预后良好,约 70％产妇于 1 年内治愈,仅极少数产妇持续 1 年以上。

一、疾病概要

(一)病因

尚不十分清楚。

1.妊娠、分娩因素　各种高危妊娠、妊娠并发症和合并症、难产、手术产、分娩期与产褥期并发症等均可造成产妇紧张与恐惧,导致其生理和心理的应激反应增强,是产后抑郁不可忽视的诱因。

2.心理因素　产妇的个性特征是主要影响因素。一般具有内向性格、敏感(神经质)、情绪不稳定、社交能力弱等个性特征的人群易发生产后心理障碍;同时产妇对妊娠与分娩相关知识不够了解、对即将担任的母亲角色不适应、对婴儿过高的期待及对各种生活难题心理准备不够充分,均可增加产妇心理压力,导致情绪紊乱,形成心理障碍。

3.神经内分泌因素　产褥期内机体激素水平的急剧变化可能是产后抑郁发生的物质基础。分娩后胎盘分泌的激素突然减少,雌激素、孕激素、绒毛膜促性腺激素(HCG)与胎盘生乳素(HPL)水平急剧下降,及雌、孕激素不均衡,对产后心理障碍形成起到一定的作用。

4.社会因素　社会支持系统被视为是一个重要的因素。孕期发生不良生活事件,如缺乏丈夫与长辈的帮助、缺少家庭与社会的支持、家庭不和睦、家庭经济状况差、居住环境恶劣、亲人病丧及失业等,均会导致产后心理障碍的发生。且发生的不良生活事件越多,产后心理障碍发生的可能性越大。

5.遗传因素　是产后心理障碍发生的潜在因素,有精神病家族史,尤其是有家族抑郁症病史的产妇,产后心理障碍的发病率高于一般产妇。

(二)临床表现

1.产后沮丧　是产后短暂的抑郁,为最常见的产后障碍,又称产后心绪不良,发病率为 50％～70％。产妇表现为情绪不稳定、易哭、易忘事、失眠、焦虑及感觉孤独等。可发生在产后任何时间,但通常出现在产后第 3～4 日,发病高峰期为产后第 5～14 日;持续数小时、数日至 2～3 周。

2.产后抑郁　产后抑郁是一组非精神病性的抑郁综合征,发生率为 5％～25％。通常在分娩后 2 周出现症状,表现为思维能力减退、注意力不集中、对事物缺乏兴趣、疲劳、失眠或睡眠过度、体重显著下降或增加、负罪感及担心自己或婴儿受到伤害等,重者可出现伤害婴儿或自我伤害行为。症状持续时间比产后沮丧长,可持续数周至 1 年。

(三)治疗原则

识别诱因,减少不良刺激,给予心理支持缓解压力,重症者予以药物治疗。

二、护　理

（一）护理评估

1.健康史　全面评估产妇有无引起产后抑郁的因素,包括产妇对本次妊娠的态度,妊娠及分娩过程是否顺利,婴儿健康状况,婚姻家庭关系及社会支持系统如何,有无重大生活事件发生,有无抑郁症或精神病的个人史或家族史,有无重大精神创伤史等。

2.身体状况

（1）症状、体征:评估产妇的日常行为活动,如饮食、睡眠是否正常,是否有自我照顾及照顾婴儿的能力等。

（2）辅助检查:采用心理测量仪、心理量表辅助判断。

3.心理社会状况　产褥期妇女处于情感脆弱阶段,尤其是产后1周处于心理严重不稳定状态,情绪变化十分明显。注意评估产妇的心理状态和情绪变化,如有无焦虑、恐惧及孤独感等;评估产妇对分娩的体验与感受,产妇与婴儿接触交流的情况及对婴儿的喜恶程度;评估产妇的夫妻关系,产妇与家庭其他成员的关系及社会支持系统;评估产妇的人际交往能力等。

（二）护理诊断/问题

1.应对无效　与产妇的抑郁、心理沮丧有关。

2.知识缺乏　缺乏产褥期抑郁症相关知识。

3.有对自己施行暴力的危险　与产后严重的心理障碍有关。

（三）护理目标

1.产妇的情绪稳定,能配合护理人员与家人采取有效应对措施。

2.产妇能叙述产褥期抑郁症知识,已进入母亲角色,能关心爱护婴儿。

3.产妇的生理、心理行为正常,没有受伤或伤人。

（四）护理措施

1.创造安静、舒适的环境　休息房间应安静、清洁、阳光充足、温暖、空气新鲜。产妇经历持续的分娩阵痛,消耗巨大的体力和精力,过度疲乏直接影响着产妇的情绪。应注意保证产妇有充分的睡眠和休息;提高工作效率,治疗、护理时间相对集中,减少不必要的打扰;落实好陪伴制度。

2.提供有效的心理护理　产后是产妇精神状态最不易稳定的时期,各种精神刺激都可能会引起不良的心理反应,尤其是婴儿性别、产妇体型等敏感问题,应尽量避免提及。认真倾听产妇诉说内心真实想法和感受,给予主动关心,帮助其解除不良的社会与心理因素;给予心理指导,避免精神刺激,减轻生活压力和心理负担。

3.发挥社会支持系统作用　高度重视存在焦虑、抑郁的高危因素及手术产的产妇,积极发挥家庭和社会支持系统的作用,改善家庭关系,创造一个舒适的家庭生活环境。

4.促进产妇角色认同　帮助并促进产妇适应母亲角色,指导产妇和婴儿互动、接触与交流,学会照顾婴儿,培养并逐渐增强产妇的自信心。

5.警惕产妇的伤害行为　高度警惕产妇有无伤害性行为,做好安全保护,有严重行为障碍的产妇不能与婴儿独处,重症产妇应请心理医师或精神科医师予以治疗。

（五）护理评价

1.住院期间产妇的情绪是否稳定,能否配合治疗与护理。

2.产妇能否正确进行母乳喂养,掌握护理婴儿的知识。

3.住院期间产妇与婴儿健康是否安全。

（六）健康指导

做好家庭随访工作,给产妇提供心理咨询。指导产妇掌握护理婴儿的技巧,向产妇宣教母乳喂养的优点,鼓励产妇积极锻炼身体,保持心情愉悦。教会产妇和家属应用放松技术等应激管理技巧,应对各种压力。指导产妇的家人继续发挥支持系统的作用,耐心认真地倾听产妇的诉说,并及时给予安慰或心理疏导。病情严重者家人应及时与医生取得联系,给予相应治疗。

第四节　胎儿及新生儿异常的护理

一、胎儿窘迫

胎儿窘迫(fetal distress)是指胎儿在宫内因急性或慢性缺氧和酸中毒危及胎儿健康和生命的综合症状,发病率为 $2.7\%\sim38.5\%$。胎儿窘迫可发生在妊娠晚期,但主要是发生在临产过程中。前者多见于高危妊娠,常为慢性胎儿窘迫;后者可为妊娠晚期的延续或加重,多为急性胎儿窘迫。

【疾病概要】

（一）病因与病理生理

1.主要病因

(1)母体血液含氧量不足:胎儿所需的氧来自母体,通过胎盘绒毛间隙进行交换,任何引起母体血氧含量不足的因素,均可导致胎儿窘迫。常见的因素有:妊娠合并高血压、心脏病、心力衰竭、肺心病、慢性肾炎及重度贫血等疾病,妊娠、分娩过程中各种原因导致失血性休克;临产后出现产程延长、缩宫素使用不当;急产或子宫不协调性收缩;子宫过度膨胀及麻醉剂和镇静剂使用不当等。

(2)胎儿因素:胎儿畸形、胎儿严重的心血管系统疾病、胎儿颅脑损伤、胎儿宫内感染及母儿血型不合等。

(3)母胎间血氧运输及交换障碍:表现为脐带和胎盘功能障碍,如脐带绕颈、脐带打结和脐带脱垂等引起血运受阻,胎盘早剥、妊娠期高血压疾病及过期妊娠等导致胎盘功能低下,均会影响胎儿获得氧气与营养物质,导致胎儿窘迫。

2.病理生理 胎儿缺氧早期,出现二氧化碳蓄积和呼吸性酸中毒,机体通过自主神经反射兴奋交感神经,表现为代偿性血压上升,心率加快。继续缺氧,则转为迷走神经兴奋,胎心率减慢,无氧酵解增加,使丙酮酸、乳酸等有机酸堆积,胎儿血 pH 下降,形成混合性酸中毒。由于缺氧,使得胎儿呼吸运动加深,肠蠕动亢进,肛门括约肌松弛,致胎粪提前排出,污染羊水,出生后易发生新生儿吸入性肺炎。若为妊娠期慢性缺氧,可出现胎儿生长发育受限;临产后易进一步缺氧,导致新生儿缺血缺氧性脑病及脑瘫等疾病发生。

(二)临床表现

1.急性胎儿窘迫

(1)胎动异常:缺氧初期孕妇自觉胎动频繁;如缺氧未纠正或进一步加重,则胎动减弱,次数减少,直至消失。

(2)胎心率异常:正常胎心率为 120~160 次/分。缺氧初期,无宫缩时胎心率加快,可达 160~180 次/分;若缺氧严重,胎心率减慢,可低于 100~120 次/分,且不规则。胎心电子监护显示有频繁的变异减速或晚期减速。

(3)羊水胎粪污染:根据羊水污染程度不同分为三度:Ⅰ度浅绿色,常见于胎儿慢性缺氧;Ⅱ度深绿色或黄绿色,混浊,提示有胎儿急性缺氧;Ⅲ度棕黄色,稠厚,提示胎儿严重缺氧。

2.慢性胎儿窘迫 表现为胎动减少或消失,少于 3 次/小时或少于 10 次/12 小时即为胎动减少;胎心电子监护异常;胎儿宫内发育迟缓;胎盘功能低下;羊水胎粪污染等。

(三)治疗原则

急性胎儿窘迫应积极寻找并及时纠正病因,提高母体血氧含量,改善胎儿缺氧状态;对病情紧急或经处理无好转者,宜尽快终止妊娠,做好新生儿窒息抢救准备。慢性胎儿窘迫应针对不同病因做好预防工作,并根据孕周、胎儿成熟度和胎儿窘迫程度等综合决定处理方案。

【护理】

(一)护理评估

1.健康史 评估孕妇有无高危妊娠因素,如孕妇年龄、生育史、服药史等,是否出现妊娠期高血压疾病、前置胎盘、胎盘早剥、羊水过多和多胎妊娠等妊娠并发症,是否合并有高血压、心脏病、慢性肾炎及糖尿病等内科疾病,有无胎膜早破,分娩过程中有无产程延长(尤其是第二产程延长),有无缩宫素或麻醉、镇静剂使用不当及不协调性宫缩等;评估胎儿宫内情况和胎盘功能,有无胎儿畸形等。

2.身体状况

(1)症状、体征:评估胎动、胎心率和羊水的量、颜色及性状。临床上常见胎动消失 24 小时后胎心消失,应予警惕。

（2）辅助检查：

1）胎盘功能检查：妊娠末期多次检测孕妇血尿雌三醇＜10mg/24h，或连续监测减少30％以上，提示胎盘功能低下。

2）胎心电子监护：基线变异率＜5 次/分；无胎动和宫缩时，胎心率持续 10 分钟以上＞180 次/分，或＜120 次/分；胎动时胎心率加速不明显，≤15 次/分，持续时间≤15 秒；OCT见频繁重度变异减速或晚期减速，均提示异常。

3）胎儿头皮血血气分析：pH＜7.20（正常 7.25～7.35），PO_2＜10mmHg（正常 15～30mmHg），PCO_2＞60mmHg（正常 30～55mmHg），可诊断为酸中毒。

4）羊膜镜检查：羊水呈浅绿色、黄绿色或棕黄色，可伴有混浊，提示胎儿宫内缺氧。

3.心理社会状况　评估孕产妇夫妇是否因为胎儿遭遇生命危险产生焦虑情绪及焦虑程度，是否对需要手术结束分娩感到恐惧和无助，评估胎儿不幸死亡的孕产妇夫妇的感情创伤过程及程度。

（二）护理诊断/问题

1.有窒息的危险　与子宫胎盘的血流改变、血流中断或血流速度减慢有关。

2.焦虑　与担心胎儿宫内安危有关。

3.悲哀　与胎儿可能死亡有关。

4.知识缺乏　缺乏围生期相关保健知识。

（三）护理目标

1.胎儿宫内情况改善，胎心率为 120～160 次/分。

2.孕妇能运用有效地应对机制来控制焦虑。

3.孕妇能够接受胎儿死亡的现实。

4.孕妇能够了解围生期相关保健知识。

（四）护理措施

1.一般护理　指导孕妇左侧卧位，间断给氧。

2.对症护理

（1）对宫口开全、胎头颅骨最低点已达坐骨棘平面以下 3cm，且骨盆各径线均正常的产妇，应尽快协助医生做好阴道助娩准备。对决定剖宫产手术的产妇做好术前准备。

（2）协助做好新生儿窒息的抢救复苏工作。

3.用药护理　遵医嘱给 5％碳酸氢钠溶液 100～200ml 纠正酸中毒；用维生素 C 0.5～1.0g 加入 50％葡萄糖液 80～100ml 中静脉滴注，以增加胎儿组织对缺氧的耐受能力。

4.病情观察

（1）监测孕产妇生命体征。

（2）严密监测胎心变化，一般每 15 分钟听 1 次胎心或行胎心监护，慢性胎儿窘迫可行胎盘功能检查或胎心监护，注意辨别胎心变化型态。同时注意观察羊水的颜色、量和性状。

5.心理护理

(1)提供相关信息给孕产妇夫妇,如医疗护理措施的目的、操作程序、预期结果及孕产妇需做的配合。告知孕产妇诊疗的真实情况,有助于减轻其焦虑,也可以帮助他们逐步面对现实。对孕产妇提出的疑虑应予解释,必要时需陪伴孕产妇度过该阶段。

(2)对于胎儿不幸死亡的孕产妇夫妇,护理人员可安排一个远离其他产妇和婴儿的房间陪伴他们,或由家人陪伴,提供支持与关怀,鼓励他们倾诉悲伤情绪,帮助他们选择适合自己的压力应对技巧与方法。如果愿意,护理人员可让他们为死婴做一些想做的事情,如沐浴、更衣、拍照及举行丧礼等,也可提供孩子的足印卡、床头卡等留作纪念。

(五)护理评价

1.胎儿宫内情况是否改善,胎心率是否正常,为 120～160 次/分。

2.孕妇能否运用有效的应对机制控制焦虑,陈述生理和心理上舒适感增加。

3.孕妇能否接受胎儿死亡这一现实,能正常生活。

4.孕妇是否了解围生期相关保健知识,能否进行自我监测,正确应对所发生的事件。

(六)健康教育

1.指导孕妇定期产前检查,有高危妊娠因素者应酌情增加产检次数,或提前住院。

2.教会孕妇自我监护方法,从孕 28 周开始每天自我胎动计数,一旦发现异常,及时到医院检查。

3.指导产妇及家属做好产褥期母婴保健。

4.对胎儿已死亡的产妇,指导其退乳。

二、新生儿窒息

新生儿窒息(neonatal asphyxia)是指胎儿娩出后 1 分钟,仅有心跳而无呼吸或未建立规律呼吸的缺氧状态,易导致低氧血症和混合性酸中毒。发病率为 5%～10%,是新生儿死亡及伤残的主要原因之一。

【疾病概要】

(一)病因

1.胎儿窘迫　因母体、胎儿、胎盘及脐带等因素影响胎盘或肺气体交换致胎儿缺氧,在出生前未能纠正,出生后即表现为新生儿窒息。其常为胎儿宫内窘迫的延续。

2.呼吸中枢受到抑制或损害　很多因素如头盆不称、宫缩乏力、产程延长、滞产、缺氧、使用高位产钳、胎头吸引术、臀位助娩及牵引术等,均可使胎儿颅内出血或脑部长时间缺氧致呼吸中枢抑制或损害;分娩过程中胎儿即将娩出时使用镇静剂或麻醉剂,抑制其呼吸中枢。

3.分娩过程中胎儿在产道内吸入羊水、黏液造成呼吸道阻塞,气体交换受阻;此外,早产、肺发育不良及呼吸道畸形等也可致新生儿窒息。

（二）临床表现

以胎儿娩出后 1 分钟 Apgar 评分结果为指标，将新生儿窒息分为轻度窒息和重度窒息，并根据缺氧情况积极组织抢救。

1.轻度窒息（青紫窒息）　Apgar 评分 4～7 分。新生儿面部及全身皮肤青紫；呼吸表浅或不规则；心跳强而有力且规则，但心率减慢为 80～120 次/分；肌张力好，四肢稍屈；对外界刺激有反应，喉反射存在。如抢救不及时可转为重度窒息。

2.重度窒息（苍白窒息）　Apgar 评分 0～3 分。新生儿皮肤苍白，口唇暗紫；无呼吸或仅有喘息样微弱呼吸；心跳慢而弱，不规则，心率＜80 次/分；肌张力松弛；对外界刺激无反应，喉反射消失。如抢救不及时可致死亡。

出生后 5 分钟及 10 分钟 Apgar 评分有助于判断复苏效果及预后。评分越低，则低氧血症和酸中毒越严重。若 5 分钟 Apgar 评分＜3 分，则新生儿死亡率及其日后发生脑部后遗症的几率会明显升高。

（三）治疗原则

估计胎儿娩出后有窒息危险者，应充分做好复苏准备，待胎儿娩出后一旦发现有窒息，立即按 A（清理呼吸道）、B（建立自主呼吸）、C（维持正常循环）、D（药物治疗）、E（评价）步骤复苏，同时做好保暖和监护等工作。抢救工作要求做到及时准确，动作迅速而轻柔，避免损伤。

【护理】

（一）护理评估

1.健康史　评估是否有引起胎儿窘迫的诱因，如有无各种妊娠、分娩并发症与合并症，有无脐带脱垂、脐带打结及脐带绕颈等，胎儿有无心血管系统功能障碍、颅内出血、胎儿畸形等；评估分娩过程是否顺利，有无难产或使用手术产，有无大量使用麻醉剂、镇静剂；评估产妇预产期，判断胎儿是否早产及肺发育不良等。

2.身体状况　胎儿娩出后 1 分钟、5 分钟分别进行 Apgar 评分，包括观察皮肤颜色、呼吸、心率、肌张力、喉反射等。重点评估窒息的程度。

3.心理社会状况　产妇往往因为担心新生儿安危，害怕失去孩子而产生焦虑、悲伤情绪，表现出神情不安的状态。

（二）护理诊断/问题

1.新生儿

（1）有窒息的危险　与呼吸道存在羊水、黏液有关。

（2）清理呼吸道无效　与呼吸道肌张力低下有关。

（3）有受伤的危险　与新生儿脑缺氧及抢救操作有关。

（4）体温过低　与新生儿缺氧和环境温度低有关。

2.母亲

(1)悲哀　与预感失去孩子或孩子可能留有后遗症有关。

(2)焦虑　与新生儿的生命受到威胁有关。

(3)潜在并发症　产后出血。

（三）护理目标

1.新生儿被抢救成功,呼吸道通畅,能建立自主、规律呼吸。

2.新生儿并发症发生率降至最低。

3.产妇情绪稳定,能正确应对所发生事件。

4.产妇没有产后出血等并发症。

（四）护理措施

1.做好抢救准备,协助医生按 ABCDE 程序进行复苏。

(1)清理呼吸道:胎头娩出后用手自鼻根至下颏挤压,清除口鼻咽部的羊水及黏液;断脐后,再用吸痰管或细导管吸净新生儿口鼻咽部的羊水和黏液。重度窒息新生儿必要时可经气管插管清理呼吸道。操作中动作轻柔,避免损伤气道黏膜。

(2)建立自主呼吸:确认呼吸道通畅后如仍无呼吸,可采用轻拍足底,轻抚后背,针刺人中穴及十宣穴,行人工呼吸(如托背法、口对口人工呼吸、人工呼吸器)等方法帮助其建立呼吸。

(3)维持正常循环:心率＜80 次/分,可协助医生行胸外心脏按压。新生儿仰卧,用示、中指有节奏地按压胸骨中段,按压深度为胸廓按下 1～2cm,每次按下即放松,按压时间与间歇时间等同,按压频率为 100 次/分。有效者可触及颈动脉和股动脉搏动。

(4)药物治疗:建立有效静脉通道,保证药物顺利应用。遵医嘱予 1：10000 肾上腺素经静脉或脐静脉注射以刺激心跳;予 5％碳酸氢钠溶液自脐静脉缓慢推注纠正酸中毒,防止注射过快,可因脑脊液 pH 改变过快而抑制呼吸;低血容量者可使用生理盐水、白蛋白及全血等扩容;因产妇使用麻醉药而致新生儿呼吸抑制者予纳洛酮肌内或静脉注射。

(5)评价:复苏过程中须随时评价患儿情况,继续行 Apgar 评分,以确定下一步抢救方案。

2.保暖　胎儿娩出后应迅速擦干头和身体表面的羊水及血迹,减少蒸发散热。由于适宜的温度中新生儿耗氧量和新陈代谢率低,有助于其复苏,故整个抢救过程必须注意保暖,应在 30～32℃的抢救台上进行,维持新生儿肛温在 36.5～37℃。

3.氧气吸入　人工呼吸同时给予氧气吸入。轻度窒息者,可直接将氧气导管开口贴近新生儿鼻孔,或扣上氧气面罩,氧流量＜2L/min,气泡 5～10 个/秒。重度窒息者,配合医生行气管插管加压给氧,维持呼吸频率 30 次/分,为防止损伤肺泡,加压的压力不可过大;待新生儿皮肤逐渐红润,建立自主呼吸后拔除气管插管,给予一般给氧。

4.复苏后护理

(1)继续保暖:复苏后还应继续做好保暖工作。

(2)保持呼吸道通畅:新生儿取交替侧卧位,随时清除呼吸道内液体及呕吐物,以防吸入呼吸道再度引起窒息或并发肺炎。适当延期哺乳,给予静脉补充营养。

(3)病情监测:严密监测新生儿面色、呼吸、心率、体温及液体出入量等,给氧直至新生儿皮肤红润、呼吸平稳。

(4)预防感染和颅内出血:保持安静,各种治疗与护理操作须轻柔,暂不沐浴;同时遵医嘱给药。

5.母亲护理 抢救时避免大声喧哗,选择适宜的时间让母亲了解新生儿情况,给予及时疏导和安慰。并提供情感支持,促进子宫收缩,预防产后出血。

(五)护理评价

1.新生儿5分钟Apgar评分是否在8分或以上。

2.抢救中新生儿有无受伤及感染征象。

3.母亲心情是否平静,接受现实,能否理解新生儿的抢救措施。

4.产妇有无发生产后出血等并发症。

(六)健康教育

指导产妇学习母乳喂养及产后一般护理知识。指导产妇及家属观察新生儿的变化,发现异常及时就诊;对重度窒息者嘱家长长期观察,预防远期后遗症。

三、手术产新生儿的护理

手术产新生儿是指经胎头吸引术、产钳术、臀位助产及牵引术等阴道助产手术和剖宫产术娩出的新生儿。手术产新生儿进入特殊新生儿室或母婴同室后应在床头做明显标记,需加强观察和护理。

(一)护理评估

基本同正常新生儿护理评估。健康史中应特别注意评估母亲有无高危妊娠因素,有无妊娠期并发症、合并症或分娩期并发症,有无难产,分娩方式及术式,妊娠期和分娩期有无胎儿宫内窘迫发生等。

(二)护理诊断/问题

1.有窒息的危险 与手术产有关。

2.潜在并发症 颅内出血。

3.组织完整性受损 与手术产有关。

4.有感染的危险 与手术产、新生儿抵抗力下降有关。

(三)护理目标

1.新生儿没有出现窒息。

2.新生儿没有出现颅内出血。

3.新生儿没有外伤。

4.新生儿没有出现感染。

（四）护理措施

1.保持呼吸道通畅

（1）帮助新生儿取侧卧位,观察呼吸、面色,及时清除呼吸道内的分泌物或呕吐物。

（2）有窒息者按新生儿窒息处理,给予清理呼吸道、刺激呼吸及保暖等措施。

2.预防颅内出血

（1）制动:手术产新生儿须静卧 24 小时,避免搬动;出生后 3 日内禁止洗头,不予淋浴,可床上擦浴。给新生儿更换衣服、尿布时动作需轻柔。

（2）严密观察:密切监测新生儿呼吸、面色、心率、哭声和四肢肌张力情况等,注意有无发绀、呕吐或抽搐等,必要时给予吸氧。

（3）补充营养:如营养不足可添加库奶,必要时遵医嘱予静脉补液。

（4）给止血药:遵医嘱肌注维生素 K_1 和维生素 C,1 次/日,共 3 次。

3.产伤的护理

（1）监测新生儿头皮水肿位置与大小,有无头皮血肿或头皮损伤。

（2）如出现头颅血肿早期可冷敷,不可按揉,禁忌穿刺,以防感染。头皮如有水疱或破损,局部可涂擦醋酸氯已定溶液或碘伏消毒溶液,并注意保持干燥。

4.预防感染　定期观察体温及精神状况,遵医嘱预防性应用抗生素。

（五）护理评价

1.新生儿呼吸是否平稳,面色是否红润。

2.新生儿颅内出血是否得到及时发现与防治。

3.新生儿有无出现头皮损伤、头颅血肿,是否已得到及时处理而改善。

4.新生儿体温是否正常,有无出现感染,感染是否得到及时发现和防治。

本章小结

本章主要介绍了产褥感染、晚期产后出血和产后抑郁等异常产妇的护理,及胎儿与新生儿异常的护理。

产褥期机体抵抗力下降,是感染的高发期,其中生殖道受病原体侵袭造成的炎症反应称产褥感染;其临床表现类型多样,根据感染具体部位不同,护理措施也有所不同。晚期产后出血是指分娩 24 小时后的产褥期内发生的子宫大量出血,产时、产后应积极预防,密切监测子宫复旧、恶露性状及腹部体征。随着当今社会压力增大,人们也开始逐渐重视产妇的心理问题,防治产后抑郁已成为产后并发症妇女护理中的一项重要内容。

胎儿窘迫是胎儿在宫内有缺氧征象,危及胎儿健康与生命的综合症状;可因母体、胎儿、脐带或胎盘因素而发生;临床分急性与慢性胎儿窘迫,表现为胎动、胎心率及羊水异常,其处理方法不完全相同。新生儿窒息则指胎儿娩出后 1 分钟,仅有心跳而无呼吸,或未建立规律呼吸的缺氧状态,往往是胎儿宫内窘迫的延续;出生后 1 分钟 Apgar 评分可判断窒息程度,5 分钟评分可判断预后。手术产新生儿是经产钳、胎头吸引、臀位牵引及剖宫产等助产手术分娩的新生儿,护理要点主要包括保持呼吸道通畅、新生儿制动、预防颅内出血、产伤的护理、预防感染等。

本章关键词:产褥感染;晚期产后出血;产后抑郁;胎儿窘迫;新生儿窒息

课后思考

1.简述产褥感染与产褥病率的定义及其相互关系,产褥感染的临床特点,并列出其主要护理诊断和护理要点。

2.何谓晚期产后出血? 其阴道流血有何特点?

3.什么是产后抑郁? 应如何护理?

4.简述胎儿窘迫的定义和原因,评估胎儿窘迫的方法,并简述其护理要点。

5.一新生男婴出生后即呼吸不规则,心率95次/分,全身皮肤呈青紫色,四肢稍屈,对刺激稍有反应。请问:

(1)其 Apgar 评分应评几分? 是何种窒息?

(2)应该如何做好该新生儿的急救护理?

(徐嵘嵘)

第十二章
产科常用手术及护理

情景导入

某初产妇,25 岁,G_1P_0,孕 39^{+3} 周,因下腹阵痛 5 小时入院,第一产程进展顺利,在第二产程中出现胎心偏慢 110 次/分,此时胎头已拔露,接产人员立即上台接产结束分娩,并行会阴侧斜切开术,新生儿娩出顺利,20 分钟后,胎盘仍没有娩出,此时阴道出现多量的阴道流血。

问题:

1.该产妇最可能的医疗诊断是什么? 接产人员应采取哪些措施?

2.会阴切开的指征是什么?

3.如何做好会阴部切口的护理?

本章学习目标

1.熟悉本章各种产科常用手术的护理要点。

2.了解产科常用手术的适应证。

一、会阴切开缝合术

会阴切开术(episiotomy)是最常用的产科手术。在妇科,有时为阴道手术扩大视野而行会阴切开术。常用式式有会阴后—侧切开(postero-lateral episiotomy,图 12-1)和会阴正中切开(median episiotomy,图 12-2)两种。

(一)适应证

1.需行阴道手术助产者,特别是初产妇。

2.初产妇会阴体较长或会阴部坚韧,有严重撕裂可能者。

3.为缩短第二产程或继发性宫缩乏力,胎儿较大导致第二产程延长者。

4.预防早产儿颅内出血。

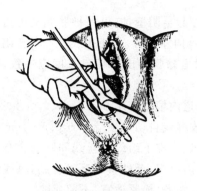

图 12-1 会阴侧切术

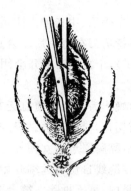

图 12-2 会阴正中切开

（二）物品准备

生理盐水，0.5％普鲁卡因 10ml，10ml 注射器 1 副，会阴切开包：内有会阴侧切剪刀 1 把、持针器 1 把、长穿刺针头 1 个、有齿镊 2 把、止血钳 2 把、缝合针（三角针、圆针各 1 个）、缝线（丝线及 2/0 可吸收缝线各 1 根）、线剪 1 把、纱布 10 块、带尾纱布 1 块，治疗碗 1 个、治疗巾 4 块等。

（三）麻醉方式

一般采用阴部神经阻滞麻醉（图 12-3）及局部皮下浸润麻醉（图 12-4）。

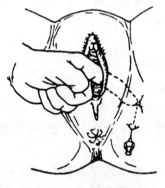

图 12-3 阴部神经阻滞

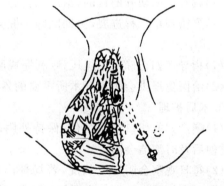

图 12-4 皮下浸润

（四）操作方法

会阴切开术分会阴后一侧切开和正中切开术两种。

1. 会阴后一侧切开术

（1）产妇取膀胱截石位，用碘伏消毒会阴并铺巾。

（2）用 0.5％普鲁卡因在切开侧的坐骨结节与肛门之间皮内注射形成皮丘，一手手指在阴道内触及坐骨棘作为指示点，另一手持注射器将针头水平向坐骨棘处穿刺至针尖达坐骨棘内下 1cm 处，回抽无回血后，注入药液 10～15ml。

(3)术者左手示、中指伸入阴道与先露部之前,撑起会阴壁,既可保护胎儿又可指示切口的位置,右手持剪刀在会阴后联合正中偏左 0.5cm 处向左下方,与正中线呈 45°(会阴高度膨隆为 60°~70°),于宫缩时剪开会阴 4~5cm,注意阴道黏膜与皮肤切口长度应一致,局部压迫或结扎止血。

(4)胎盘娩出后检查阴道有无其他部位裂伤,阴道内填塞带尾纱布。

(5)暴露切口,寻找阴道黏膜顶端,用 2/0 可吸收缝线自切口顶端上方 0.5~1cm 处开始连续缝合阴道黏膜层至处女膜外缘打结;间断缝合肌层、皮下组织。丝线间断缝合会阴皮肤或采用可吸收缝线自切口远端开始连续褥式缝合皮内组织,至处女膜环处打结,将线结打在皮内阴道黏膜内,可不拆除。缝合时应注意皮肤对合整齐、松紧适宜,不留死腔。

(6)缝毕取出带尾纱布,常规肛门指检,了解有无缝线穿过直肠黏膜及有无阴道后壁血肿。

2.会阴正中切开术　　消毒会阴部皮肤后在会阴后联合处进针,注射麻醉药液于局部皮下。沿会阴正中向下切开,根据产妇会阴后联合长短,通常剪开 2~3cm。切开后立即保护会阴,使胎头俯屈以最小径线娩出。缝合方法同上,术毕常规行肛门指检。

会阴正中切开的切口小,出血不多,术后组织肿胀及疼痛轻微,易于缝合,但应避免切口自然延长导致会阴Ⅲ度裂伤,损伤肛门括约肌。胎儿大、接产技术不熟练者,禁用此术。

(六)护理要点

1.术前护理

(1)解释会阴切开的目的,给产妇关心和安慰,消除其紧张心理。

(2)严密观察产程进展,协助医师掌握会阴切开时机。

2.术中护理

(1)指导产妇正确使用腹压,顺利完成胎儿经阴道娩出。

(2)给医生提供会阴切开术所需要的各种器械、物品。

3.术后护理

(1)嘱产妇取切口对侧卧位,保持外阴部清洁、干燥,及时更换会阴垫,每日会阴擦洗 2次,排便后及时清洁会阴。

(2)每日观察会阴切口状况,若局部出现渗血、红肿、硬结甚至有脓性分泌物等异常情况,应及时通知医生处理。会阴切口肿胀、疼痛者,可用 50% 硫酸镁溶液湿热敷或 95% 酒精湿敷。

(3)会阴后一侧切口术后 5 日予以拆线,正中切开术后 3 日予以拆线。

二、剖宫产术

剖宫产术(cesarean section)是指妊娠≥28 周,经腹壁切开子宫壁取出能存活的胎儿及其附属物的手术。手术应用恰当能使母婴转危为安,但若盲目放宽手术指征,可造成严重并发症,如出血、感染、羊水栓塞和脏器损伤等。因此,产科医护人员应严格掌握手术适应证,提高手术质量,做好围手术期的各项工作。

（一）适应证

1.产妇方面　严重的妊娠合并症,如妊娠合并心脏病;严重的妊娠并发症,如妊娠期高血压疾病、前置胎盘、胎盘早剥;产力、产道异常处理无效者。

2.胎儿方面　胎位异常、胎儿宫内窘迫、珍贵儿等。

（二）禁忌证

死胎及胎儿畸形,不应行剖宫产术终止妊娠者。

（三）物品准备

剖宫产手术包:内有 25cm 不锈钢盆 1 个、弯盘 1 个,卵圆钳 6 把,4、7 号刀柄各 1 把,有齿镊 2 把,小无齿镊 2 把,大无齿镊 2 把,18cm 弯血管钳 10 把,14cm 直血管钳 6 把,艾力斯钳 6 把,巾钳 4 把,持针器 2 把,子宫剪 1 把,剪刀 3 把,药杯 1 个,吸引器头 1 个,甲状腺拉钩 2 个,S 拉钩 3 个(大、中、小各一),刀片 3 个,双层剖腹单 1 个,中单 2 块,手术衣 6 件,治疗巾 10 块,纱布垫 6 块,纱布 20 块,棉球数个,手套 10 副,1、4、7 号丝线各 1 团,可吸收缝线若干根。

（四）麻醉方法及手术方式

以连续硬膜外麻醉为主,特殊情况采用局麻或全麻。常用术式如下。

1.子宫下段剖宫产术　常规消毒铺巾,行下腹正中切口或下腹横切口。弧形切开膀胱反折腹膜,分离下推膀胱,暴露子宫下段。在子宫下段前壁正中横行切开一 2～3cm 的切口,用两示指向左右两侧钝性撕开延长切口,使切口达 10～12cm,刺破胎膜,吸净羊水,取出胎儿及胎盘胎膜。按常规缝合切口。此术式切口愈合好,术后并发症少,临床应用广泛。

2.子宫体部剖宫产术　也称古典式剖宫产术。是在子宫体部正中做纵形切口,取出胎儿及胎盘胎膜的手术。这种手术虽然简单,但术中出血多,术后周围脏器易于粘连,再次妊娠易发生子宫破裂,仅适于急于娩出胎儿或胎盘前置不能做子宫下段剖宫产术者。

3.腹膜外剖宫产术　是在腹膜外切开子宫下段,取出胎儿及胎盘胎膜的手术。此术式需分离推开膀胱暴露子宫下段,手术较复杂,因不进入腹腔,术后产妇不需严格禁食,身体恢复快,该术式可明显减少剖宫产术后腹腔感染的危险。

（五）护理要点

1.术前护理

(1)告知产妇剖宫产的必要性,耐心解答有关疑问,缓解其焦虑心理,使其知情同意。

(2)做好备皮、药物敏感试验等术前准备,术前禁用呼吸抑制剂,以防发生新生儿窒息。

(3)核实交叉配血,协助医生联系好血源。

(4)指导产妇演习术后在病床上翻身、使用便器、咳嗽排痰时双手保护切口的技巧。

(5)手术当日清晨禁食,术前半小时留置导尿管。

(6)密切观察并记录胎心变化,去手术室前听 1 次胎心并做好记录,同时做好新生儿室息抢救准备工作。

2.术中配合　密切观察并记录产妇的生命体征。协助麻醉师维持受术者生命体征稳定,配合医师完成手术过程。

3.术后护理　在做好腹部手术后常规护理及产褥期妇女护理的基础上,还应注意以下方面内容。

(1)观察产妇子宫收缩及阴道流血情况,术后12~24小时产妇应取半卧位,以利于恶露排出。

(2)留置导尿管24~48小时,做好会阴部的护理,保持会阴清洁,每日行外阴擦洗2次。拔管后注意能否自行排尿,防止术后尿潴留。

(3)鼓励产妇勤翻身并尽早下床活动,促进乳汁分泌。

(4)遵医嘱补充液体2~3日,应用抗生素预防感染。

(5)指导产妇出院后保持外阴清洁;产后6周禁止性生活,落实避孕措施,至少应避孕2年;鼓励符合母乳喂养条件的产妇坚持母乳喂养;鼓励加强营养,做产后保健操,以便于尽快恢复;产后42日去医院做产后健康检查。

三、阴道助产术

【胎头吸引术】

胎头吸引术是将胎头吸引器(vacuum extractor)置于胎头,形成一定负压后吸住胎头,通过牵引协助胎儿娩出的一种阴道助产手术。常用的胎头吸引器形状各异,有直筒状、牛角形或扁圆形(图12-5)。

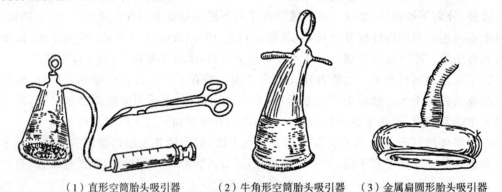

(1)直形空筒胎头吸引器　　(2)牛角形空筒胎头吸引器　　(3)金属扁圆形胎头吸引器

图 12-5　胎头吸引器

(一)适应证

1.产妇患心脏病、妊娠期高血压疾病等需缩短第二产程者。

2.第二产程延长或有胎儿宫内窘迫,具备经阴道分娩条件者。

3.相对头盆不称,如持续性枕横位、枕后位,需要协助旋转胎头并牵引助产者。

4.子宫有瘢痕或有剖宫产史,产妇不宜过分屏气加压者。

（二）禁忌证

1.头盆不称、产道梗阻、面先露、横位等，不能或不宜经阴道分娩者。

2.死胎，宫口未开全或胎膜未破，或胎头位置高，未达阴道口者。

3.尿瘘修补术后，子宫脱垂手术后，子宫颈癌。

（三）物品准备

胎头吸引器1个，50ml注射器1个，血管钳2把，消毒导尿管1根，治疗巾2块，纱布4块，一次性吸引管1根，吸氧面罩1个，新生儿吸痰器，抢救药品，新生儿辐射抢救台等。

（四）操作方法

1.产妇取膀胱截石位，导尿排空膀胱，常规消毒外阴，铺巾。

2.阴道检查确认宫口开全，胎膜已破，明确胎方位。

3.有会阴切开指征者，应先行会阴切开术。

4.放置吸引器　左手分开两侧小阴唇，示、中指撑开阴道后壁，右手持涂好润滑油的吸引器，沿阴道后壁缓慢滑入，再以左手示、中指掌面往外拨开右侧阴道壁，使吸引器头端侧缘滑入阴道内，然后手指向上撑起阴道前壁，使胎头吸引器头端上缘从前壁进入；最终以右手示、中指撑起左侧阴道壁，整个胎头吸引器滑入阴道内，使边缘与胎头紧贴。以右手示指沿吸引器检查1周，了解吸引器是否紧贴头皮和有无阴道壁及宫颈组织夹于吸引器与胎头之间，检查无误后调整吸引器横柄，使之与胎头矢状缝方向一致，作为旋转胎头的标记。

5.形成负压　助手用50ml注射器抽出吸引器内空气150～180ml，形成负压，用血管钳夹住橡皮连接管，等候2～3分钟，使吸引器与胎头吸牢。

6.牵引　根据胎位，顺骨盆轴方向向外牵引，并旋转胎头至枕前位，使胎头俯屈、仰伸、外旋转娩出。胎头娩出过程中注意保护好会阴。

7.取下吸引器　当胎头娩出至阴道口时即可解除负压，取下吸引器，继续按正常分娩助产。

（五）护理要点

1.术前护理

（1）给产妇介绍胎头吸引术助产的目的、方法等，消除产妇紧张心理，取得产妇配合。

（2）产妇取膀胱截石位，常规消毒外阴，导尿排空膀胱，阴道检查确认宫口开全，阴道口见胎头，已破膜。

2.术中护理　待术者放置好吸引器后，准备好新生儿抢救物品和药品，胎儿娩出后立即清理呼吸道，观察新生儿面色、呼吸、肌张力等，正确行Apgar评分。吸引器牵引不应超过2次，牵引时间不应超过20分钟。否则，改行产钳术或剖宫产术。

3.术后护理

（1）产妇护理：

1）术后仔细检查软产道，有撕裂者应立即缝合。

2)遵医嘱给予缩宫素和抗生素,防止产后出血和感染。

3)每日观察子宫收缩和会阴切口情况,并行会阴擦洗及切口护理,保持会阴部清洁。

4)鼓励加强营养、注意休息,尽快恢复体力。

(2)新生儿护理:

1)密切观察新生儿产瘤的大小、位置,有无头皮血肿及损伤,有无颅内出血征象等,以便及时处理。

2)继续观察新生儿的面色、呼吸、肌张力等。做好抢救新生儿的准备。

3)遵医嘱新生儿出生后制动 3 日。给予肌注维生素 K_1 5mg,1 次/日,共 3 日,防止颅内出血的发生。

【产钳术】

产钳术(obstetrical forceps delivery)是利用产钳作为牵引力,牵拉胎头以娩出胎儿的手术。目前临床常采用出口产钳及低位产钳。中位以上者已被剖宫产术所取代。出口产钳是指胎头双顶径已达骨盆底,胎儿先露部就在阴道口;低位产钳是指胎头双顶径已达坐骨棘平面以下,胎头颅骨已达骨盆底,胎头矢状缝已转至骨盆出口前后径上。

产钳由左右两叶组成。每叶产钳又分为四部分,即钳叶、钳茎、钳锁扣和钳柄(图 12-6)。

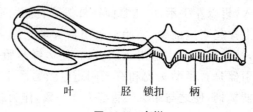

叶　　胫　锁扣　柄

图 12-6　产钳

(一)适应证

1.同胎头吸引术。

2.胎头吸引术因阻力大而失败者。

3.臀先露后出胎头困难者。

4.剖宫产娩出胎头困难者。

(二)禁忌证

同胎头吸引术。

(三)物品准备

接生包,消毒导尿包,产钳 1 副,吸氧面罩 1 个,新生儿低压吸引器 1 台,外阴消毒用品,抢救药品、新生儿辐射抢救台等。

(四)操作方法

1.产妇取膀胱截石位,常规消毒、铺巾、导尿,阴道检查明确胎位。放置产钳前多行会阴后一侧切开术。

2.放置产钳　手术者左手持左叶钳柄,使钳叶垂直,凹面朝前,将左叶沿右手掌面伸入手掌与胎头之间。在右手引导下将钳叶缓缓向胎头左侧及深部推进,将钳叶置于胎头左侧,钳叶与钳柄处于同一水平面上,由助手持钳柄固定。手术者右手持右叶柄,左手四指伸入阴道后壁与胎头之间,引导产钳右叶至胎头右侧,达产钳左叶对应位置。

3.合拢产钳　右叶在上,左叶在下,扣合锁住,钳柄对合。

4.检查产钳放置情况　产钳扣合后,须作阴道检查,了解钳叶与胎头之间有无产道软组织或脐带夹入。两钳叶应分别放置胎儿面颊部位,胎头矢状缝应在两钳叶正中。

5.牵拉　宫缩时术者握住钳柄先向外,稍向下,然后再平行牵拉,当胎头着冠时逐渐将钳柄上提,使胎头仰伸娩出。

6.取下产钳　当胎头额部娩出后,即松解产钳。先取下右叶,再取下左叶,使产钳顺胎头缓缓滑出,然后按分娩机制娩出胎体。

7.术后常规检查宫颈、阴道壁及会阴切口,并予以缝合。

(五)护理要点

1.术前护理　同胎头吸引术,核实产钳术助产的适应证,检查并确定产钳放置正确无误。

2.术中护理　术中注意观察产妇宫缩及胎心变化;观察新生儿面色、呼吸、肌张力等,做好新生儿窒息抢救准备工作。

3.术后护理　注意观察产妇宫缩、阴道流血、会阴切口及排尿等情况。新生儿护理同胎头吸引术。

四、人工剥离胎盘术

人工剥离胎盘术(manual removal of placenta)指胎儿娩出后,接生者用手剥离并取出滞留于子宫腔内胎盘的手术。

(一)适应证

1.胎儿娩出后30分钟,胎盘尚未剥离或部分剥离引起子宫出血者。

2.胎儿娩出后,在胎盘娩出前有活动性出血者。

(二)操作方法

一般不需要麻醉。当宫颈内口收缩较紧、手不能伸入时,可肌注阿托品0.5mg及哌替啶50～100mg,必要时亦可用全身麻醉。

产妇取膀胱截石位,排空膀胱,外阴再次消毒,接生者更换手套。将一手紧握腹部子宫底,另一手指并拢呈圆锥状沿脐带进入子宫腔,找到胎盘边缘。进入宫腔后手背紧贴子宫壁,插入胎盘与子宫壁之间,以手掌的尺侧缘慢慢将胎盘自宫壁分离;另一手在腹部按压子宫底待确认胎盘已全部剥离方可取出胎盘,并认真检查胎盘胎膜是否完整。

(三)护理要点

1.专人留观产妇生命体征,并给予解释和安慰,及时做好输血准备。

2.操作时严格执行无菌技术操作规程,注意动作轻柔,切忌粗暴,尽量一次进入宫腔,不可多次进出。若剥离确实困难,应考虑可能为胎盘植入(placenta increta),切不可强行剥离或用手指抠挖子宫壁导致子宫穿孔。

3.剥离胎盘后要密切观察子宫收缩情况,如宫缩不佳,应及时按摩子宫并肌肉注射缩宫素,检查取出的胎盘胎膜是否完整;如有缺损,应根据缺损的多少和当时子宫收缩、阴道流血的情况决定是否清宫,应尽量减少宫腔内操作次数和时间。

4.术后注意观察有无发热、阴道分泌物是否正常等,给予抗生素预防感染。

本章小结

本章主要介绍了会阴切开缝合术、剖宫产术、胎头吸引术、产钳助产术、人工剥离胎盘术的适应证、禁忌证、用物准备、操作步骤及护理要点和注意事项。

会阴切开术是为了避免分娩造成会阴严重裂伤,减轻分娩时的阻力,最常用的有会阴侧—斜切开术及会阴正中切开术2种。术后应做好会阴切口的护理,定期观察切口有无出血、血肿、早期发现感染征象,及早处理。

剖宫产术是经腹壁切开子宫取出能存活胎儿及其附属物的手术,主要术式有子宫下段剖宫产、子宫体部剖宫产和腹膜外剖宫产3种,手术应用恰当能使母婴转危为安,但也存在出血、感染和脏器损伤的危险,故应严格掌握剖宫产指征。护理上应严密观察产妇子宫收缩及阴道流血情况,鼓励产妇产后尽早哺乳,坚持母乳喂养,早期下床活动,保持外阴部清洁。

胎头吸引术、产钳术为临床上常用的阴道助产方法,其对缩短第二产程、提高产科质量有着积极的作用。要严格掌握适应证和禁忌证,避免对母婴造成更大的伤害,护理上要积极配合医生完成手术,保护好会阴,术后认真检查软产道有无撕裂伤,有撕裂及时缝合。并做好新生儿复苏抢救的物品和药品准备工作。

人工剥离胎盘术是指胎儿娩出后,接生者用手剥离并取出滞留于子宫腔内胎盘的手术。要严格掌握时间,避免过早人为干扰胎盘剥离。操作时注意动作轻柔,切忌粗暴、强行剥离,术后要检查其完整性,避免组织残留。

本章关键词:会阴切开缝合;剖宫产;阴道助产;人工剥离胎盘

课后思考

1.简述会阴切开缝合术的护理要点。
2.简述产钳助产术的适应证。
3.简述胎头吸引术后新生儿的护理要点。
4.简述剖宫产术后的护理要点。
5.简述人工剥离胎盘术的护理要点。

(洪 蕊)

第十三章
妇科病史及常用检查的护理配合

某女,48岁,在妇科普查中发现中度宫颈糜烂。做宫颈刮片细胞学检查,结果提示巴氏分级Ⅳ级。

问题:

1.病人需进一步做哪项检查?

2.此检查的护理要点有哪些?

本章学习目标

1.掌握妇科病史采集及盆腔检查的方法。

2.熟悉妇科常用诊疗技术的操作方法及护理要点。

3.了解妇科常用诊疗技术的目的、适应证。

第一节 妇科护理病历

护理病历是护士护理病人过程的文字记录。护理过程中护士经常使用的工作方法是护理程序。妇科护士通过护理程序可以评估妇女的健康状态,确认现存的或潜在的健康问题,制定适合护理对象的护理计划并采取适当的护理措施以解决病人的护理问题。妇科护理程序由妇科护理评估、护理诊断、护理目标、护理措施和护理评价5个相互联系、相互影响的部分组成。

一、护理评估

(一)病史采集方法

护理评估是护理程序的基础,妇科护理评估要通过妇科病史的采集获得病人的疾病相关资料,是诊断疾病、治疗疾病和估计预后的重要依据。病史采集的完整性对确定护理诊断、制定护理计划、评价护理措施都有着重要的意义。采集资料的方法有会谈、观察及检查等。在收集资料的过程中,还应注意到妇女的生理和心理特点,注意态度和蔼,语言亲切,理解病人心情,关心病人疾苦。耐心细致地询问,解除病人思想顾虑。检查者应技术熟练,操作准确,手法轻柔。尽量避免第三者在场,给予病人保守秘密的承诺。

(二)病史内容

1. 一般项目　包括病人姓名、年龄、婚姻、籍贯、职业、民族、住址、联系地址、联系方式、入院日期、病史记录日期、病史陈述者、可靠程度等。如不是病人本人陈述,要注明陈述者同病人的关系。

2. 主诉　即病人就诊的主要症状(或体征)和持续时间。妇科常见症状有外阴瘙痒、白带异常、阴道出血、下腹痛、下腹部包块、不孕、闭经等;也有本人无任何自觉不适,妇科普查时发现妇科问题的病人。

3. 现病史　为病史的主要组成部分,应详加记叙。一般以主要症状为中心进行询问和记录。详细询问发病至就诊期间疾病的发生、发展及治疗全过程。按时间先后依次描述。还需记录有鉴别意义的阳性或阴性症状。此外,详细询问病人的心理反应、饮食、睡眠、大小便、体重变化、活动能力、自我感觉、角色关系、应激能力的变化。妇科常见症状的询问要点有以下几种。

(1)阴道流血:注意出血的时间、出血量、颜色、持续时间、有无血块或组织物,出血与月经的关系,有无诱因及腹痛、发热等伴随症状,是否放置了节育环等。

(2)白带异常:询问白带性状,发病时间,与月经的关系及外阴有无瘙痒等。

(3)腹痛:询问腹痛发生的时间、部位、性质及程度,持续的时间,起病缓急,疼痛与体位、与月经有无关系,有无伴随症状及诱因。

(4)腹部包块:询问发生的时间、部位、活动度、大小、硬度、生长速度、有无疼痛及伴随症状。

4. 月经史　询问初潮年龄、月经周期、经期、经量及是否伴有血块。如初潮年龄 12 岁,月经周期 25～30 日,持续 3～7 日,则可简写为 $12\dfrac{3～7}{25～30}$。询问经期有无痛经及疼痛的部位、性质、程度,了解经期有无乳房胀痛、浮肿、呕吐等不适。询问末次月经时间(简写为LMP)、月经量及持续时间。末次月经异常者还要询问前次月经日期(简写为 PMP)及有关情况。绝经后病人询问绝经年龄、绝经后有无阴道出血、白带异常和其他不适。

5. 婚育史　询问结婚年龄、婚次(注明初婚或再婚)、是否近亲结婚、配偶健康状况及同居情况。足月产、早产、流产及现存子女数。如足月产 1 次,无早产,流产 2 次,现存子女 1 人,可简写为 1-0-2-1,或以孕$_3$产$_1$(G$_3$P$_1$)表示。了解分娩方式、婴儿出生情况、有无难产史及产后、流产后大出血或感染史等。了解末次分娩或流产的时间,采用何种避孕措施及其效果。

6. 既往史　以往健康状况,有无药物、食物过敏史,并了解手术史、输血史等。

7. 个人史　询问病人的生活和居住情况、出生地和曾居住的地区、个人特殊嗜好、自理程度等。

8. 家族史　了解家族成员健康状况,询问家族成员中有无遗传性疾病(如血友病、白化病等)、有无与遗传有关的疾病(如糖尿病、高血压、癌症等)及传染病(如肺结核、乙肝等)。

（三）身体评估

身体检查常在采集病史后进行。系统的体格检查应包括下列各项内容。

1.全身检查　测量病人体温、脉搏、呼吸、血压、身高、体重；观察病人精神状态、面容、体态，全身发育及毛发分布情况、皮肤、淋巴结（特别是左锁骨上淋巴结和腹股沟淋巴结）、头部器官、颈、乳房（注意其发育、皮肤有无凹陷、包块或分泌物）、心、肺、脊柱及四肢。

2.腹部检查　是妇科体格检查的重要部分，通常在全身检查后，妇科检查前进行。视诊观察腹部是否隆起或对称，腹壁有无瘢痕、妊娠纹、静脉曲张等。触诊检查腹壁厚度，肝、脾、肾有无增大和压痛，腹部有无压痛、反跳痛或肌紧张；是否触到肿块及包块的部位、大小、形状、硬度、活动度及表面性状，肿块是否有压痛等。叩诊检查鼓音和浊音的分布范围及有无移动性浊音等。听诊检查肠鸣音是否亢进或消失。若合并妊娠，还应检查宫底高度、胎产式、胎先露、胎方位、胎心率等。

3.盆腔检查　主要检查女性内外生殖器官，是妇科特有的检查，也称妇科检查。

（1）基本要求：

1）检查前取得病人的知情同意。检查时要关心病人，语言亲切，态度严肃，冬季注意保暖。

2）检查前嘱病人排空膀胱，必要时导尿，大便充盈者应在排便或灌肠后进行。

3）协助病人取膀胱截石位，腹壁放松。尿瘘病人取胸膝卧位。检查者站立于病人两腿之间，检查时动作应轻柔。

4）防止交叉感染，注意检查用具的消毒。臀垫、手套、器械等均应每人每次更换。

5）未婚妇女一般仅限于外阴检查及直肠－腹部诊，禁做阴道窥器检查、双合诊和三合诊，如确有必要，应征得家属和本人的同意。

6）检查前一般不要冲洗外阴部和阴道，以免影响取材效果。检查时采集的标本如白带、宫颈刮片等应及时送检。

7）正常月经期应避免检查。若为异常阴道流血必须检查者，检查前先消毒外阴，并使用无菌手套及器械，以防感染。

8）男医生检查时应有女医护人员在场。

（2）妇科检查室的常备诊疗用品：①常用药品：0.1％苯扎溴铵或碘伏、75％酒精、10％甲醛、生理盐水、无菌肥皂液或液体石蜡油等。②器具：消毒窥阴器、无菌手套、宫颈钳、长镊子、子宫探针、宫颈活检钳、小刮匙、刮板、干燥的玻片、试管、小标本瓶、导尿管、器械盘等。③敷料：带尾线的棉球和纱布球、棉签、棉拭子、消毒纸垫或布垫、治疗巾等。④其他用品：诊察床、妇科检查台、立灯、污物桶、洗手设备等。

（3）检查方法：一般按下列步骤进行。

1）外阴部检查：观察外阴的发育、阴毛的多少及分布情况，观察外阴有无畸形、水肿、炎症、溃疡，观察皮肤、黏膜的色泽、厚薄及有无萎缩等。用手分开小阴唇，暴露并观察尿道口、阴道口及处女膜。未婚者处女膜多完整未破，中间有孔，勉强可容食指；已婚者阴道口可容两指通过；经产妇处女膜仅余残痕或会阴有侧切瘢痕。必要时让病人向下用力屏气，观察有无阴道前后壁膨出、子宫脱垂或尿失禁等。

2）阴道窥器的检查（图13-1）：根据病人阴道壁松弛情况，选用不同大小型号的窥器。检查者戴手套,润滑窥器两叶前端,持阴道窥器将其两叶合拢沿阴道侧后壁成 45°斜行插入阴道内,边旋转边向深处推进,逐渐转正,暴露子宫颈及穹隆部。观察宫颈的大小、颜色、外口形状,有无糜烂、裂伤、息肉、肿瘤、赘生物及宫颈管内有无出血或分泌物等。子宫颈刮片或宫颈管分泌物涂片的标本应在此时采集。旋转窥器,观察阴道前后侧壁黏膜的颜色、皱襞,有无先天性畸形等,注意阴道分泌物的量、性状、颜色、气味等。白带异常者应取分泌物做白带涂片悬滴检查或培养。取出窥器时,将两叶先合拢后再退出,以免损伤阴道壁和小阴唇,引起病人不适。

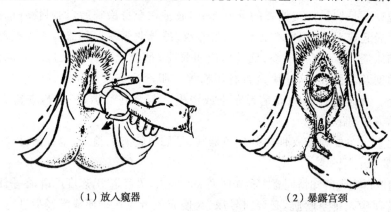

(1) 放入窥器　　　　　　　　　　　　(2) 暴露宫颈

图 13-1　阴道窥器检查

3)双合诊:指阴道、腹壁的联合检查。检查者将一手的示指和中指涂润滑剂后放入阴道,另一手放在腹部配合检查,是盆腔检查最重要的方法(图 13-2)。①检查阴道:了解阴道通畅程度和深度,有无畸形、肿块;穹隆部是否饱满、有无触痛。②检查宫颈:了解宫颈大小、形态、硬度及宫颈外口情况,了解有无接触性出血和宫颈举痛。③检查子宫:将阴道内的两指移至宫颈后方向上抬举,腹部手掌心向下往后按压下腹部,两手配合检查,扪清子宫的大小、位置、形态、活动度、有无压痛。正常子宫位置为前倾前屈位,位于盆腔中央,可活动,质地中等。④检查附件和宫旁组织:将阴道内两指移至一侧穹隆部,另一手从同侧下腹髂脊水平由上往下按压配合检查,以触摸该侧子宫附件有无肿块、压痛或增厚,若触及肿块,应注意肿块的大小、位置、形状、软硬度、活动度、有无压痛及与子宫的关系。正常情况下输卵管不能触及,卵巢偶可扪及。对侧做同样的检查。

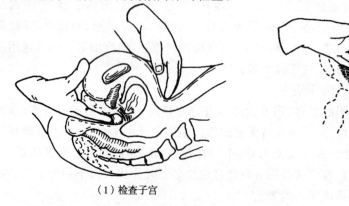

(1) 检查子宫　　　　　　　　　　　　(2) 检查附件

图 13-2　双合诊检查

4）三合诊：即腹部、阴道、直肠联合检查。检查者一手示指放入阴道，中指放入直肠，另一手在腹部进行检查（图 13-3）。多在双合诊后检查，目的在于弥补双合诊的不足。可查清后倾或后屈子宫的大小，清楚了解盆腔后壁情况。所以三合诊在生殖器官肿瘤、结核、子宫内膜异位症、盆腔炎症检查时尤为重要。

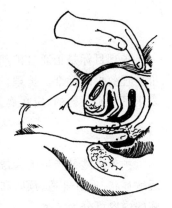

5）直肠－腹部诊：指直肠、腹壁联合检查。一手示指伸入直肠，另一手在腹部配合检查。检查内容同双合诊。一般适用于未婚、阴道闭锁者、阴道流血不宜做阴道检查者。

（4）妇科检查结果及记录：

1）外阴：发育情况、阴毛分布情况及婚产式，有异常应详细描述。

图 13-3 三合诊检查

2）阴道：是否通畅，黏膜情况，分泌物的量、性状、色泽及有无异味。

3）宫颈：大小、硬度，有无糜烂、息肉、腺囊肿，有无接触性出血、举痛等。

4）子宫：位置、大小、质地、活动度、形态、有无压痛等。

5）附件：有无肿块、增厚、压痛，双侧分别记录。如扪及肿块，记录其大小、位置、硬度、表面是否光滑、活动度、有无压痛，与子宫及盆壁的关系。

4.辅助检查　血、尿、白带常规检查，相关的实验室检查及相应的物理学检查，如超声检查、内镜检查、X线检查等。

（四）心理社会评估

1.病人对健康问题及医院环境的感知　了解病人对自身健康问题的认知情况，对疾病的认识程度和态度，评估病人对住院、治疗和护理的期望和感受。如有些病人因缺乏相关疾病的知识，不了解手术治疗的方法和预后，惧怕来院就医。

2.病人的精神心理状态　评估病人的定向力、注意力、仪表、举止、行为、沟通交流能力、情绪、思维、记忆和判断能力。病人有无焦虑、恐惧、否认、绝望、自责、沮丧、愤怒、悲哀等情绪变化。

3.病人对疾病的应激水平和应对措施　评估病人患病后的应激方式及能力，面对问题时的应对方法，明确病人应对困难的潜力和积极性，以采取相应的心理护理措施。

4.病人的人格类型　评估病人是属于依赖或独立型、紧张或松弛型、主动或被动型、内向或外向型，为制定护理措施提供依据。

二、护理诊断

护理诊断是关于个人、家庭或社区对现存的或潜在的健康问题以及生命过程的反应的一种临床判断，是护士为达到预期结果选择护理措施的基础，可以是心理上的也可以是生理上的。护士全面评估病人后加以综合整理、分析，并根据病人的问题作出护理诊断。护理诊断常有焦虑、恐惧、知识缺乏等。我国目前使用的是北美护理诊断协会（NANDA）认可的护理诊断。护理诊断确定后，护士应该根据病情轻重缓急实施护理措施。

三、护理目标

护理目标是指通过护理干预,护士期望病人达到的健康状态或在行为上的改变,也是评价护理效果的标准。护理目标的确定有利于护理措施的制定和护理效果的评价。护理目标要求是切实可行的,应在病人能力范围之内。护理目标应由护士、病人、家属共同制定。

四、护理措施

护理措施是指护士为帮助病人达到预定目标所采取的具体护理活动。包括执行医嘱、缓解症状、促进舒适、预防和消除并发症的护理措施、用药指导和健康教育等。根据护理措施的内容可分为 3 类。

1.依赖性护理措施　是指护士执行医生、营养师或药剂师等人的医嘱完成护理活动,同时又对病人的治疗和护理负有责任。

2.协作性护理措施　是指护士与其他医务人员协同完成的护理活动。

3.独立性护理措施　是指护士运用自己的护理知识和技能,自行或授权其他护理人员进行的护理活动,包括入院评估、健康教育、对病人住院环境的管理和生活的护理、对病人病情的观察和心理社会反应的监测等,属于护士独立提出并采取的措施。

护理措施必须具有科学性,要求有充足的资源,能实现护理目标。应针对病人的具体情况、保障病人的安全。

五、护理评价

护理评价是对整个护理效果的鉴定。目的在于检查护理目标是否已经达到。随着护理工作的推进,对病人的健康要重新评估,调整护理诊断和护理计划。修订护理计划时一般有以下几种可能。

1.停止　护理问题已解决,目标已全部实现,则其相应的护理措施可以停止。

2.修订　在护理工作中出现了新的问题或者是对护理诊断、护理目标、护理措施中不恰当的地方进行修改。

3.排除　对已经不存在的护理问题进行排除。

4.增加　根据重新获得的资料综合判断可发现新的护理诊断,应将这些诊断及其目标和措施加入护理计划中。

第二节　妇科常用检查及护理配合

一、阴道分泌物检查

阴道分泌物是女性生殖系统分泌的液体,主要成分包括宫颈腺体、前庭大腺和子宫内膜的分泌物,阴道黏膜的渗出液,阴道脱落上皮细胞和阴道杆菌等。正常的阴道分泌物呈白色稀糊状,俗称"白带"。女性生殖道炎症常可引起分泌物异常。临床通过阴道分泌物检查可查找阴道分泌物中有无病原体,从而判断是否有阴道炎以及鉴定阴道炎的类型。

（一）适应证

1.阴道分泌物异常疑有阴道炎者。

2.鉴别阴道炎的类型。

（二）禁忌证

月经期。

（三）用物准备

窥阴器 1 个,玻片 1 张,温生理盐水,10％KOH 溶液,滴管,无菌长棉签若干,低倍显微镜 1 台。

（四）操作方法

嘱病人排空膀胱,协助病人取膀胱截石位,用阴道窥器扩张阴道,将 1 小滴温生理盐水（检查阴道毛滴虫）或 1 小滴 10％KOH 溶液（检查假丝酵母菌）滴于玻片上,在直视下用无菌长棉签于阴道后穹隆处取少许白带,混于生理盐水中,在低倍镜下观看,找到活动的阴道毛滴虫即可确诊是滴虫性阴道炎,找到白假丝酵母菌的芽孢或假菌丝即可确诊为外阴阴道假丝酵母菌病。

（五）护理要点

1.嘱病人在检查前 24～48 小时内禁性交、阴道灌洗及局部上药,以免影响检查结果。

2.阴道窥器不涂润滑剂。

3.分泌物取出后应及时送检并注意保暖,否则滴虫活动力减弱,造成辨认困难。

二、生殖道细胞学检查

女性生殖道细胞是指阴道、宫颈管、子宫与输卵管的上皮细胞。临床上通过生殖道细胞学检查,了解生殖器官的生理和病理变化,早期诊断肉眼不易发现的生殖器官不同部位的恶性肿瘤及观察其治疗效果。由于阴道上皮细胞受卵巢女性激素影响出现周期性的变化,临床上通过生殖道细胞学检查还能反映体内女性激素水平,判断卵巢功能。此项检查方法简便、经济实用,是临床防癌普查和内分泌检查最常用的手段之一。

（一）适应证

1.宫颈癌定期普查。对 30 岁以上的已婚妇女每年进行生殖道细胞学检查,筛检宫颈癌。

2.怀疑宫颈管、宫腔内膜有恶性病变者。

3.慢性宫颈炎。

4.妇科内分泌的检查和诊断。包括卵巢功能检查（如闭经、功能失调性子宫出血等）和胎盘功能检查等。

（二）禁忌证

1.生殖器官急性炎症。

2.月经期。

（三）用物准备

阴道窥器1个,清洁干燥的宫颈刮片2个或宫颈刷1个,玻片2张,装有固定液(95％乙醇)的标本瓶1个,无菌棉签及棉球若干。

（四）操作方法

1.阴道涂片　包括阴道侧壁涂片和后穹隆涂片法。

（1）阴道侧壁涂片:嘱病人排空膀胱,协助病人取膀胱截石位,用阴道窥器(阴道窥器不涂润滑剂)扩张阴道后,在直视下用刮板或生理盐水浸湿的棉棒在阴道侧壁上1/3处轻轻刮取黏液及细胞,薄而均匀地涂在玻片上制成涂片。切勿用力,以免将深层细胞混入,涂片要立即放入固定液中固定,以免细胞浆变质而染色不良。此法主要用于检查卵巢或胎盘功能。

（2）宫颈管或后穹隆涂片法:对疑有颈管癌或内生殖器肿瘤者,可用吸管在宫颈口或后穹隆处取分泌物作涂片检查。

2.宫颈刮片　一般在宫颈癌的好发部位即子宫颈外口鳞-柱状上皮交界处,以宫颈外口为圆心用木制刮板轻轻旋转1周刮取标本涂于玻片上。刮片时不要过分用力,以免损伤组织,引起出血而影响检查结果。宫颈刮片是筛查宫颈癌的重要方法。

3.宫颈管涂片　即采用液基细胞学技术(TCT),先用无菌长棉签将宫颈表面分泌物拭净,再利用特制的宫颈刷在宫颈管内旋转1周后取出,立即将宫颈刷放置在特制细胞保存液内,通过离心等特殊处理技术,使上皮细胞均匀分布在玻片上。与原来的木质刮板取样法比起来,此法能更好地提高宫颈癌识别效果,是一项较新的技术。

4.宫腔吸片　选用直径1～5mm不同型号的塑料管,一端连接无菌干燥的注射器,将塑料管小心送入宫腔达宫底部,上下左右转动方向,用注射器轻轻抽吸,将吸出物涂片、固定、染色,送病理科。亦可用宫腔灌洗法,用注射器将10ml无菌0.9％氯化钠注射液注入宫腔,轻轻抽吸洗涤内膜面,再收集洗涤液,离心后取沉渣涂片。

（五）诊断标准及临床意义

临床常用巴氏五级分类法,目前正推广应用TBS(the Bethesda system)分类法。

1.巴氏五级分类法

（1）Ⅰ级:为正常的细胞涂片。

（2）Ⅱ级:炎症,细胞核普遍增大。

（3）Ⅲ级:可疑癌,细胞核增大,核异质。

（4）Ⅳ级:高度可疑癌,细胞具有恶性改变。

（5）Ⅴ级:癌症,具有典型的恶性肿瘤细胞特征,且量多。

2.TBS 分类法

(1)良性细胞学改变:包括感染(细菌、原虫等)及反应性细胞学改变(炎症、损伤等)。

(2)鳞状上皮细胞异常:包括不典型鳞状上皮细胞;低度鳞状上皮细胞内病变、高度鳞状上皮细胞内病变、鳞状细胞癌。

(3)腺上皮细胞异常:包括典型不典型腺上皮细胞、原位癌、腺癌。

(4)其他恶性肿瘤:包括小细胞未分化鳞癌。

(六)护理要点

1.嘱病人在检查前 24 小时内禁性交、阴道灌洗及上药,以免影响检查结果。

2.刮片时勿过度用力,以免损伤组织,引起出血,影响诊断。涂片时切忌往返涂抹,以免破坏细胞。涂片制作要求薄而均匀。

3.载玻片应贴好标签,标记病人姓名、取材部位,不可混淆。

4.嘱病人取回病理报告后及时反馈给医生,以免耽误治疗。

三、宫颈、颈管活组织检查

宫颈、颈管活组织检查简称宫颈活检,是自宫颈病变处或可疑部位取小部分组织做病理学检查,以确定病变性质。宫颈活检是诊断宫颈病变最可靠的依据,临床上较为常用。

(一)适应证

1.宫颈刮片细胞学检查巴氏Ⅲ级及以上者。

2.阴道镜检查反复可疑阳性或阳性者。

3.久治不愈的宫颈炎症,尤其是有重度糜烂、乳头状增生,伴有出血者。

4.特异性炎症,如宫颈结核、尖锐湿疣等不易与宫颈癌鉴别者。

(二)禁忌证

1.生殖道急性、亚急性炎症。

2.月经期或妊娠期。

3.凝血功能障碍。

(三)用物准备

阴道窥器 1 个,活检钳 1 把,宫颈钳 1 把,小刮匙 1 把,带线纱球或带线棉球,棉球和棉签若干,盛有 10%甲醛或 95%乙醇的标本瓶 4~6 个,0.2%及 0.5%的聚维酮碘消毒液。

(四)操作方法

1.嘱病人排空膀胱,协助病人取膀胱截石位。

2.检查者用 0.5%的聚维酮碘溶液消毒外阴,铺无菌洞巾。用阴道窥器暴露宫颈,拭净宫颈表面黏液后用 0.2%的聚维酮碘消毒宫颈及阴道。

3.检查者用活检钳在宫颈外口鳞—柱状上皮交界处或特殊病变处取材。用宫颈活检钳钳取适当大小的组织。可疑宫颈癌者可选宫颈外口 3、6、9、12 点多点取材。若临床已明确宫颈浸润癌,只为诊断病理类型或浸润程度时可做单点取材。为提高取材准确性,可在宫颈阴道部涂复方碘溶液,选择不着色区域取材,或在阴道镜下取材。疑有宫颈管病变者,可用小刮匙刮取宫颈管内黏膜组织。

4.将所取组织立即分别放入有 10％甲醛溶液或 95％乙醇的标本瓶内,注明取材部位送病检。

5.取材完毕后用带线纱球压迫钳取部位,以达到压迫止血的目的,并将尾端留在阴道口外,嘱病人于 24 小时后自行取出,若出血较多,应给予止血处理。

（五）护理要点

1.术前告知病人宫颈活组织检查适宜的时间是月经干净后 3～7 日,检查前 2 日内避免性交及宫颈上药。向病人讲解操作目的、过程及注意事项,以取得病人配合。

2.操作中护理人员陪伴在病人身边,给予心理支持。配合医生选择活检部位。在标本瓶上标记好病人姓名、年龄、组织来源部位。

3.操作后及时送检标本。嘱病人注意阴道流血情况,按时取出阴道内堵塞的纱布或棉球,若持续出血应及时就诊。嘱病人保持会阴清洁,1 周内禁止盆浴及性生活。

四、诊断性刮宫

诊断性刮宫（diagnostic curettage）是刮取宫腔内容物（子宫内膜及其他组织）进行病理学检查的一种诊断方法,是目前临床上常用的诊疗手段。若同时怀疑有宫颈管和宫腔病变,应分别刮取宫颈管和宫腔组织,称分段诊刮（fractional curettage）。

（一）适应证

1.不孕症者,了解有无排卵及子宫内膜病变。
2.功血或怀疑子宫性闭经者,需止血或了解子宫内膜变化及其对性激素的反应。
3.子宫异常出血或阴道排液者,需证实或排除子宫内膜癌或其他病变（如流产、子宫内膜炎等）。

（二）禁忌证

1.生殖系统急性炎症。
2.严重全身性疾病或有出血倾向者。
3.可疑宫内妊娠。
4.术前体温＞37.5℃。

（三）用物准备

无菌刮宫包 1 个（内有宫颈钳 1 把,子宫探针 1 根,无齿卵圆钳 1 把,有齿卵圆钳 1 把,Hegar 宫颈扩张器 4～8 号各 1 个,小刮匙 1 把,弯盘 1 个）,纱布 2 块,棉球及棉签若干,阴道窥器 1 个,装有盛有 10％甲醛溶液的标本瓶 2～3 个。

（四）操作方法

1.嘱病人排空膀胱,协助病人取膀胱截石位。

2.术者用0.5％的聚维酮碘消毒液消毒外阴,铺无菌洞巾。做双合诊查明子宫位置、大小及附件情况。放入阴道窥器,暴露宫颈,消毒宫颈及宫颈管。

3.宫颈钳钳夹宫颈前唇,用子宫探针探测宫腔。沿子宫屈向,用宫颈扩张器自4号开始逐一扩张宫颈至8号。将小刮匙深入宫腔内,由内向外刮取子宫内膜。如为功能失调性子宫出血,应全面彻底清除肥厚的内膜,既可止血又可作组织病理学检查。刮出物可先放在1块生理盐水纱布上,进行肉眼观察,然后将刮出物装入标本瓶中送检。

4.分段诊刮术　即对宫颈管及宫腔分步进行刮宫。疑为宫颈管病变或子宫内膜病变者应行分段诊刮,目的在于确定疾病的原发部位是在宫颈管还是宫腔内。先用小刮匙刮取颈管内组织(诊刮前不探查宫腔深度),然后再刮宫腔内组织,刮取物应分别装瓶送检。

（五）并发症

1.出血　一般出血较少。如为葡萄胎、稽留流产、不全流产可能出血较多,术前应予输液。诊断为绒毛膜癌的病人,不应实行诊刮术。

2.穿孔　可为探针或扩张器的穿孔,穿孔原因多为操作者忽视子宫位置、大小、屈度或使用暴力损伤了宫壁等。

3.感染、败血症　多见于无菌操作不严格或不全流产。如操作前宫腔已有感染未能控制,操作后炎症易扩散至盆腔内生殖器、宫旁结缔组织、邻近器官甚至引起败血症。

（六）护理要点

1.嘱病人刮宫前5日禁止性生活。操作前向病人简要说明检查的目的和方法,解除病人思想顾虑。

2.操作中给医生提供所需的物品;密切观察病人的面色、血压等;指导病人做深呼吸等放松动作,帮助其转移注意力,以减轻疼痛;配合医生做好标本标记,及时送病理检查。

3.操作后观察病人1小时,无异常后可离开医院。嘱病人保持会阴部清洁,2周内禁止性生活和盆浴。遵医嘱服用抗生素3～5日。嘱病人及时反馈病理检查结果,术后1周到门诊复查。

五、宫颈黏液检查

宫颈黏液是宫颈腺体的分泌物。正常育龄妇女宫颈黏液在卵巢性激素的影响下发生周期性的变化。月经前和增生早期黏液量少,质地黏稠而混浊;排卵期黏液量多,稀薄、透明、延展性大,宫颈黏液拉丝度可达10cm以上;宫颈黏液中含无机盐与黏蛋白,可形成结晶。在月经周期第6～7日到排卵期可见羊齿植物叶状结晶,排卵后受孕激素影响结晶逐步模糊,至月经周期第22日左右完全消失,代之以排列成行的椭圆体。

（一）适应证

1.预测排卵期指导避孕及受孕　若配合基础体温、阴道脱落细胞检查推测效果更好。

2.诊断妊娠　如宫颈黏液出现椭圆形结晶持续 2 周以上,结合其他临床表现可协助诊断妊娠。

3.诊断闭经　若闭经病人宫颈黏液出现正常周期性变化,提示闭经原因在子宫。

4.判断有无排卵　功血病人若于流血前见到羊齿植物叶状结晶,提示无排卵。

（二）用物准备

手套 1 副,阴道窥器 1 个,无菌长棉签若干,长血管钳 1 把,玻片 1 张,低倍显微镜 1 台。

（三）操作方法

1.嘱病人排空膀胱,取膀胱截石位,用阴道窥器暴露宫颈。
2.观察宫颈黏液性状及其拉丝度。
3.将黏液置于玻片上,待其干燥后,用低倍显微镜观察。

（四）护理要点

1.因血液、精液、炎症均可影响结晶的形成。故应指导病人检查前避免性生活,治疗宫颈炎。

2.应结合月经周期,多次取材观察宫颈黏液的动态变化。通常在月经的第 8～9 日、12～14 日、17～19 日、22～23 日各取 1 次宫颈黏液作检查。

六、基础体温测定

基础体温(basal body temperature,BBT)是指机体处于静息状态下的体温。在月经周期中,正常育龄妇女的基础体温随着体内雌、孕激素水平的变化而呈周期性的变化。月经期及卵泡期基础体温较低,排卵后黄体形成,其分泌的孕激素作用于下丘脑的体温调节中枢,使体温调定点上移,体温升高 0.3～0.5℃,一直维持到月经前 1～2 日或月经第 1 日,再次降至原来水平。正常月经周期的基础体温连线后呈双相曲线,若月经周期中无排卵,基础体温则无上升改变而呈单相曲线。正常排卵妇女,体温升高应维持 12～14 日。

（一）适应证

1.避孕或计划怀孕的女性。
2.早孕诊断。
3.月经失调的诊断。

（二）用物准备

体温计,体温单,笔。

（三）操作方法

睡前将体温计甩至 35℃以下,并放于枕下或床头桌上。清晨醒后(充足睡眠 6～8 小时)将体温计放于舌下,测量口腔温度 5 分钟。查看测试结果,将其记录在体温单上并连成曲线。需连续测量 3 个以上月经周期。

(四)护理要点

1. 测量体温前禁止起床、大小便、进食、说话等,以确保结果的准确性。
2. 保持每日睡眠习惯与时间固定不变,每日测量时间不变。
3. 影响基础体温的因素应记录在体温单上,如月经期、性生活、饮酒、服药等。

七、输卵管通畅检查

输卵管通畅检查是测定输卵管是否通畅,并了解子宫腔及输卵管腔形态及输卵管阻塞部位的检查方法。常用于不孕症原因的检查、诊断和治疗。主要方法有输卵管通液术、子宫输卵管碘油造影术。

(一)适应证

1. 疑有输卵管阻塞的女性不孕症者,了解输卵管是否通畅。
2. 评价和检验输卵管再通术、输卵管绝育术或输卵管成形术效果。
3. 对输卵管黏膜轻度粘连者有一定的疏通作用。

(二)禁忌证

1. 生殖器官急性炎症或慢性炎症急性发作者。
2. 不规则阴道流血、月经期、可疑妊娠。
3. 有严重全身性疾病的病人。
4. 产后、流产后、刮宫术后 6 周内者。
5. 体温＞37.5℃者。
6. 碘过敏者不能做子宫输卵管碘油造影术。

(三)物品准备

阴道窥器 1 个,宫颈导管 1 根,宫颈钳和卵圆钳各 1 把,子宫探针 1 个,20ml 注射器 1 支,Y 型管 1 个,压力表 1 个,洞巾 1 块,纱布和棉球若干。聚维碘酮消毒液,生理盐水 20ml,庆大霉素 1 支(8 万 U),地塞米松 1 支(5mg),透明质酸酶 1 支(1500U),氧气及抢救物品等。子宫输卵管造影术需另备 40％碘化油 1 支或 76％泛影葡胺 1 支。

(四)操作方法

1. 输卵管通液术

(1)病人排尿后取膀胱截石位。操作者双合诊检查子宫大小及位置。用 0.5％聚维碘酮溶液消毒外阴。铺无菌洞巾,用阴道窥器充分暴露宫颈,用 0.2％的聚维碘酮溶液消毒宫颈及阴道。

(2)操作者一手持宫颈钳钳夹宫颈前唇,另一手持子宫探针探查子宫大小,取出探针。助手用 Y 型管将宫颈导管与压力表、注射器相连,压力表高于 Y 型管水平,以免注射液进入压力表。再用注射器向宫颈导管内注入生理盐水(内含 8 万 U 庆大霉素,5mg 地塞米松,透明质酸酶 1500U),术者沿宫腔方向置入宫颈导管,并使其与宫颈外口紧密相贴。向宫腔内缓慢注入液体约 20ml,压力不超过 160mmHg,观察有无阻力及液体反流,询问病人有无下腹疼痛。若推注液体无任何阻力或开始推注液体时稍有阻力,随后阻力消失,压力维持在 60~80mmHg 以下,无液体反流,病人无下腹不适感,提示输卵管通畅;若推注液体有阻力或开始推注时有较大阻力,随后阻力减小,有少量液体反流,病人感到轻度下腹部不适或疼痛,提示输卵管通而不畅;若推注 5ml 液体即感到阻力大,不能再推注,压力表显示压力上升且持续不降,停止推注后液体反流至注射器内,病人感到下腹部疼痛,提示输卵管阻塞。

(3)操作者取出宫颈导管,再次消毒宫颈、阴道,取出窥阴器。

2.子宫输卵管碘油造影

(1)造影前作清洁灌肠,排空大小便。病人体位、妇科检查、消毒及探针探查宫腔同输卵管通液术。

(2)操作者用注射器抽取造影剂 40%碘化油或 76%泛影葡胺 10ml,将注射器与宫颈导管相连,排尽导管内空气,将宫颈导管沿宫腔方向置入宫颈管内,使其与宫颈外口紧密相贴,缓慢注入碘化油或泛影葡胺,若用 40%碘化油造影,则在 X 线透视下观察碘化油流经输卵管及宫腔情况并拍片,24 小时后再摄盆腔平片,观察腹腔内有无游离碘化油;若用 76%泛影葡胺造影,应在注射后立即拍片,观察腹腔内有无泛影葡胺液。

(3)操作完毕取出宫颈导管,再次消毒宫颈、阴道,取出窥阴器。

(五)护理要点

1.操作前护理

(1)操作时间一般选择在月经干净后 3~7 日内进行。检查前 3 日禁性生活。

(2)向病人讲解输卵管通畅术的目的、步骤及配合要点,以取得病人的合作。对精神紧张者可于术前注射阿托品 0.5mg,以预防操作中输卵管痉挛。

(3)检查用物是否完备,各种管道是否通畅;通液所用生理盐水应适当加温,使其接近体温。

(4)行输卵管碘油造影术者,操作前做碘过敏试验,检查前应询问病人过敏史,用 2.5%的碘酊涂于前臂 2~3cm,20 分钟后观察有无红肿反应,如为阴性可行造影。

2.操作中配合和术后护理

(1)操作中注意观察病人的反应,了解有无下腹部疼痛及疼痛的部位、性质、程度,如有异常立即配合医生处理。

(2)操作后应观察半小时,了解病人有无不适,如呼吸困难、咳嗽、胸闷及发绀等症状。

(3)操作后 2 周内禁止性生活和盆浴。遵医嘱应用抗生素预防感染。

八、阴道后穹隆穿刺术

子宫直肠陷凹是盆腔最低的部位,盆腔内出血、渗出液或漏出液等积聚于此,且阴道后穹隆顶端与子宫直肠陷凹贴近,用穿刺针经阴道后穹隆刺入盆腔,抽取子宫直肠陷凹处液体进行生物化学、微生物学及病理检查的方法,为经阴道后穹隆穿刺术,是妇产科常用的一项诊断方法。

（一）适应证

1. 怀疑有腹腔内出血或盆腔积液、积脓的病人，如输卵管妊娠流产或破裂等，可协助诊断积液性质。

2. 有盆腔肿块的病人，拟在 B 超引导下抽吸肿块内容物做涂片进行细胞学检查明确肿块性质。

3. 卵巢子宫内膜异位囊肿或输卵管妊娠病人，拟在 B 超引导下注药治疗。

4. 接受辅助生育技术者，在阴道 B 超引导下经后穹隆穿刺取卵子。

（二）禁忌证

1. 盆腔严重粘连或有较大肿块占据子宫直肠陷凹部位，并凸向直肠者。

2. 疑有肠管和子宫后壁粘连者。

3. 临床高度怀疑恶性肿瘤者。

4. 异位妊娠准备采用非手术治疗时，应避免穿刺，以免引起感染影响疗效。

（三）物品准备

阴道窥器 1 个，宫颈钳 1 把，22 号长穿刺针头 1 个，10ml 注射器 1 个，无菌试管 1 个，洞巾 1 块，纱布或棉球若干，聚维碘酮消毒液等。

（四）操作方法

1. 嘱病人排空膀胱，协助病人取膀胱截石位。

2. 术者用 0.5% 聚维碘酮消毒液消毒外阴，铺无菌洞巾。双合诊检查再次明确子宫的位置。放置阴道窥器充分暴露宫颈及阴道，用 0.2% 聚维碘酮溶液消毒宫颈及阴道。

3. 用宫颈钳夹持宫颈后唇并向前提拉，充分暴露阴道后穹隆，再次消毒阴道后穹隆。

4. 将长穿刺针连接注射器，抽吸并排放空气以证实针头无堵塞，选择后穹隆中央或稍偏患侧作为穿刺部位，穿刺针沿宫颈后唇与阴道后壁黏膜交界处稍下方平行宫颈管刺入，当针穿过阴道壁有落空感时，进针深度约为 2cm，立即抽吸，必要时改变穿刺针方向或深浅度，若无液体抽出，可边退针边抽吸。

5. 抽吸完毕后拔针，若穿刺点有活动性出血，用无菌棉球压迫片刻，血止后取出宫颈钳及阴道窥器。

（五）护理要点

1. 术前对疑有盆腹腔内出血者，迅速建立静脉通道，准备急救物品。抽血做相关的血常规、凝血功能等检查，遵医嘱输液。术前告知病人手术的目的和可能带来的不适，使病人知情同意并有充分的心理准备。

2. 术中注意医护配合，告知病人穿刺过程中禁止移动身体，以免穿刺针误伤盆腔脏器。严密观察并记录病人生命体征的变化。

3.对准备进行急诊手术的人,术毕立即进行术前准备。术后注意观察阴道流血的情况,嘱病人保持外阴部清洁。术后 2 周内禁性生活、盆浴等。

九、内镜检查

内镜检查是利用连接于摄像系统和冷光源的内窥镜,窥视人体体腔及脏器内部的检查方法。目前,内镜检查已成为妇产科诊断及治疗常用技术,包括阴道镜、宫腔镜及腹腔镜等。

(一)阴道镜检查

阴道镜检查是利用阴道镜将子宫颈的阴道部黏膜放大 10～40 倍,观察宫颈异常上皮、异型血管及早期癌变,以便准确选择可疑部位做宫颈活体组织检查。可及时做出初步判断,又可反复进行。

1.适应证

(1)宫颈细胞学检查巴氏Ⅲ级或以上、TBS 提示不典型腺上皮细胞以上或高危型 HPV DNA 阳性者。

(2)肉眼观察宫颈或阴道壁有可疑癌变者。

(3)有接触性出血,肉眼观察宫颈无明显病变者。

(4)慢性宫颈炎长期治疗无效者。

(5)阴道及宫颈病变治疗后复查和评估者。

2.禁忌证

(1)月经期或阴道大量流血。

(2)生殖道急性炎症。

(3)已确诊为宫颈恶性肿瘤者。

3.物品准备　阴道镜 1 台,阴道窥器 1 个,长棉签若干,长镊子、宫颈钳、宫颈活检钳、卵圆钳各 1 把,小刮匙 1 把,无菌纱布若干、带线无菌棉球若干,盛有 10％甲醛或 95％乙醇标本瓶若干,3％醋酸溶液,复方碘溶液和止血粉等。

4.操作方法

(1)嘱病人排空膀胱,协助病人取膀胱截石位。用阴道窥器充分暴露子宫颈及阴道,用棉球轻轻擦净宫颈分泌物。肉眼观察宫颈形态、大小、色泽及有无赘生物等。

(2)接通光源、调整阴道镜焦距,先用低倍镜观察宫颈阴道部上皮、血管等变化,再加用绿色滤光片并放大 20 倍,精细观察血管。

(3)于宫颈表面涂 3％醋酸溶液,柱状上皮在醋酸作用下水肿,微白呈葡萄状,以此鉴别宫颈鳞状上皮和柱状上皮。再涂复方碘溶液,正常鳞状上皮呈棕褐色,不典型增生和癌变上皮因糖原少而不着色。

(4)在不着色的可疑病变部位取活组织送病理学检查。

5.护理要点

(1)术前评估病人身体状况,解释阴道镜检查的方法,消除病人疑虑。

(2)检查时间应选择在月经干净后 3～7 日进行。检查前 24 小时内禁止性交、阴道检查、阴道冲洗及用药。

(3)术中鼓励病人配合检查。配合医生调整光源,及时递送所需器械及物品,及时将取出的活检组织做好标记,装入标本瓶中送检。

(4)嘱病人术后保持外阴清洁,1个月内禁性生活及盆浴,及时反馈病理检查结果。

(二)宫腔镜检查

宫腔镜检查是采用膨腔介质扩张宫腔,通过纤维导光束和透镜将冷光源经子宫镜导入宫腔内,对宫腔内的生理及病理情况进行检查。近年来,宫腔镜越来越多应用于妇科肿瘤诊断和治疗。

1.适应证

(1)异常子宫出血者,如不规则子宫出血、绝经后子宫出血等。

(2)不孕症、反复流产及怀疑宫腔粘连者。子宫造影异常者。

(3)宫内节育器的定位和取出。

(4)超声检查发现宫腔异常回声及占位病变。

(5)宫腔内手术的术前检查及术后随访。

2.禁忌证

(1)绝对禁忌证:①急性生殖道感染。②重要脏器衰竭或其他疾病不能耐受手术者。③近3个月内有子宫穿孔史或子宫手术史者。

(2)相对禁忌证:①宫颈瘢痕难以扩张者。②宫颈裂伤或松驰,灌流液大量外漏者。

3.用物准备　宫腔镜1台,阴道窥器1个,宫颈钳、巾钳、卵圆钳、宫颈活检钳、刮匙各1把,子宫探针1根,宫颈扩张器4～8号各1根,纱球、纱布、棉球、棉签若干,5％葡萄糖500ml液或生理盐水1000ml,庆大霉素8万U1支,地塞米松1支(5mg),聚维碘酮溶液,标本瓶1个等。

4.操作步骤

(1)嘱病人排空膀胱,协助病人取膀胱截石位。用0.5％聚维碘酮溶液消毒外阴,戴无菌手套,铺无菌洞巾。用窥阴器暴露宫颈,用0.2％聚维碘酮溶液消毒宫颈及阴道。

(2)宫腔镜检查不需麻醉,对疼痛敏感者,可行宫颈旁神经阻滞麻醉或行宫颈管黏膜表面麻醉,用浸湿2％利多卡因的无菌长棉签插入宫颈管,放置5分钟。

(3)用宫颈钳夹持宫颈前唇,用子宫探针探明子宫屈度及深度。用宫颈扩张器适量扩张宫颈至稍大于管鞘外径,使镜管能顺利通过。

(4)将子宫镜装配连接好,镜管顺宫腔方向送入宫颈内口,在80～160mmHg压力下,将5％葡萄糖液注入宫腔,先行宫腔冲洗,至流出液清亮为止,继而缓慢注入5％葡萄糖液50～100ml,使宫腔扩张,当子宫内膜清晰可见时,移动镜管检查宫腔内各部位。必要时在直视下取活组织送病理检查。

(5)宫腔内检查完毕,边退出镜管边检查宫颈内口和宫颈管。

5.护理要点

(1)术前全面评估病人一般情况,排除禁忌证。糖尿病人应选用生理盐水溶液。检查时间以月经干净后5日内为宜。因为此时的子宫内膜处于增生早期,薄而不易出血,且因黏液分泌少,宫腔病变易暴露。嘱病人术前禁食。术前10分钟肌注阿托品0.5mg,可达到镇痛和松弛宫颈的作用。

(2)备好所需用物,将子宫镜及附件、纤维导光束、冷光源和冲洗扩宫调压系统装置连接好,并仔细检查其性能完好。

(3)术中陪伴病人,消除紧张恐惧心理,注意观察病人生命体征,询问有无头晕、胸闷、下腹部剧烈疼痛等症状。配合医生完成手术。

(4)术后卧床观察1小时,观察并记录病人的生命体征、有无腹痛等,若出现异常,应及时报告医生。遵医嘱使用抗生素3~5日。术后保持会阴清洁卫生,禁止性生活、盆浴2周。

(三)腹腔镜检查术

腹腔镜检查是将腹腔镜自腹壁插入腹腔、盆腔,观察盆腹腔内脏器的形态、有无病变,必要时取有关组织做病理学检查或直接进行治疗。随着腹腔镜设备、器械的不断更新,腹腔镜的临床应用日趋广泛。

1.适应证

(1)不孕不育病人,为明确或排除盆腔疾病、判断输卵管通畅程度及观察排卵状况。若怀疑子宫内膜异位症,腹腔镜是最佳的诊断方法。

(2)原因不明的急慢性腹痛及盆腔痛及治疗无效的痛经,寻找病因。

(3)盆腔肿块的病人,明确肿块的部位、定位取活组织进行病理学检查,明确肿物的性质。

(4)恶性肿瘤术后、化疗后的效果评价。

(5)计划生育并发症的诊断,如腹腔异位宫内节育器的查找并取器等。

2.禁忌证

(1)绝对禁忌证:①严重心肺功能不全。②凝血功能障碍。③绞窄性肠梗阻。④腹壁疝或膈疝。⑤腹腔内大出血。⑥弥漫性腹膜炎。⑦腹腔内广泛粘连。

(2)相对禁忌证:①妊娠超过16周。②过度肥胖或过度消瘦者。③盆腔肿块过大,超过脐水平。④既往有下腹部手术史或腹膜炎病史。

3.物品准备　腹腔镜1台,自动CO_2气腹机,CO_2气体钢瓶,CO_2气体输出管道,气腹针,套管鞘及针芯,阴道窥器1个,分离钳、举宫器1个,宫颈钳1把,子宫腔探针1根,卵圆钳、持针器、线剪各1把,细齿镊2把,刀柄1把,组织镊1把,布巾钳8把,圆针、三角针、缝线、刀片、棉球、棉签、纱布球、纱布若干,10ml注射器1支,消毒用品,麻醉药物,抢救物品等。

4.病人准备

(1)介绍腹腔镜检查的方式方法、先进性和必要性,鼓励病人消除疑虑,配合手术。

(2)胃肠道准备:术前晚少食,当日禁食,手术前晚灌肠。

(3)按腹部手术备皮范围准备皮肤,注意清洁脐窝部。

(4)术前排尿或放置导尿管,冲洗并消毒外阴和阴道。

5.操作方法

(1)病人排尿后取膀胱截石位,术者用0.5%聚维酮碘溶液消毒外阴,戴无菌手套,铺无菌洞巾,放置阴道窥器暴露宫颈,用0.2%聚维酮碘消毒宫颈及阴道,安放举宫器。注意无性生活史者不用举宫器。

（2）协助病人取仰卧位，术者用0.5‰聚维碘酮溶液消毒病人腹部皮肤，特别注意脐孔的消毒，铺无菌巾。腹腔镜检查多采用局部浸润麻醉及静脉麻醉，也可采用硬膜外麻醉。

（3）人工气腹：麻醉生效后，术者在病人脐下缘0.5cm处行长约1.5cm的切口，再用布巾钳提起腹壁，将气腹针自切口内与腹壁呈45°角刺入腹腔，将装有生理盐水的注射器与穿刺针相连，回抽注射器无血液或其他液体注入液体，注入顺利提示气腹针在腹腔内，再次回抽，证实无血液后连接气腹机，注入CO_2气体，腹腔压力达12mmHg左右停止充气，拔出气腹针，避免损伤腹腔脏器。调整头低臀高（20°）位，使肠管移至上腹部。

（4）腹腔镜观察：用布巾钳提起腹壁，将套管针沿气腹针穿刺部位垂直穿刺入腹腔，拔出套管针芯，将腹腔镜镜体自套管插入腹腔，打开冷光源，依次观察盆腔情况。观察时助手移动举宫器，改变子宫位置配合检查，必要时取可疑病灶组织送病理检查。

（5）取出腹腔镜：检查无内出血及脏器损伤，关闭气腹机，取出腹腔镜；排出腹腔气体，拔出套管；缝合腹部切口，覆盖无菌纱布，用胶布固定。

6.护理要点

（1）在全面评估病人的基础上，协助医生掌握检查的适应证。做好充分解释，使病人积极配合检查。

（2）术中协助医生及时更换病人体位。一般麻醉妥当后协助病人取平卧位，腹腔注气时改为头低臀高位并倾斜15°～25°，注意询问病人感受，观察病人生命体征和有无并发症出现。

（3）鼓励病人早期下床活动，尽快排空腹腔内气体，促进舒适。向病人讲述可能因腹腔残留气体而出现肩痛及上肢不适的症状，会逐渐缓解消失。

（4）注意脐部伤口有无红肿渗出。保持会阴清洁，术后2周内禁止性交。嘱病人如有发热、出血、腹痛等应及时到医院就诊。

十、超声检查

超声检查对妇产科疾病的诊断有较高的应用价值，可了解子宫、附件的大小、形态及有无发育异常；诊断子宫、附件病变等，在临床广泛应用。

（一）适应证

1.疑有子宫、附件的病变。

2.诊断早期妊娠。

3.检测胎儿生长发育，有无畸形，羊水、胎盘情况等。

4.有盆腔包块者。

5.疑有流产、异位妊娠、葡萄胎等异常妊娠。

6.放置宫内节育器者需确定节育器的位置。

7.诊断或治疗需超声引导者。

（二）禁忌证

下腹部有开放性损伤或急性感染。

（三）用物准备

超声设备 1 套，耦合剂，一次性垫单，卫生纸。

（四）操作方法

1.向受检者解释超声检查的必要性、安全性和主要检查步骤，缓解其紧张心理，配合检查。

2.除妊娠中晚期受检者外，受检者在检查前 2 小时饮水 400～500ml 以充盈膀胱。

3.协助受检者取伸腿仰卧位，暴露下腹部。用涂耦合剂的超声探头紧贴受检者下腹部，依次检查子宫、附件等。做好记录。

4.检查完毕，擦去受检者腹部耦合剂，协助受检者起床，嘱其于候诊室等待结果。

（五）护理要点

1.做好充分解释，强调膀胱充盈的重要性。
2.更换一次性垫单，防止交叉感染。

本章小结

本章主要介绍了妇科病史和妇科常用检查及护理配合。

妇科护理病历包括护理评估、护理诊断、护理目标、护理措施和护理评价。妇科护理评估包括病史评估、身体评估和心理社会评估。收集妇科病史资料时应注意关心、尊重病人，避免第三者在场，给予病人保密承诺。病史评估时应注意询问有无阴道流血、白带异常、腹痛、腹部包块等症状及月经史、婚育史等。身体评估的重点是盆腔检查，盆腔检查前嘱病人排空大小便，取膀胱截石位，每人使用 1 套无菌器械，月经期、阴道流血时一般不做阴道检查。盆腔检查的内容包括外阴部检查、阴道窥器检查、双合诊检查、三合诊检查、直肠－腹部诊检查等。

通过阴道分泌物检查可查找阴道分泌物中有无病原体，从而判断是否有阴道炎以及鉴别阴道炎的类型。嘱病人在检查前 24～48 小时内禁性交、阴道灌洗及局部上药，以免影响检查结果。阴道窥器不涂润滑剂。分泌物取出后应及时送检并注意保暖。

临床上通过生殖道细胞学检查，早期诊断肉眼不易发现的生殖器官不同部位的恶性肿瘤及观察其治疗效果。通过检查还能反映体内女性激素水平，判断卵巢功能。刮片时勿过度用力，以免损伤组织，引起出血，影响诊断。涂片制作要求薄而均匀，切忌往返涂抹，以免破坏细胞。

宫颈、颈管活体组织检查简称宫颈活检，是自宫颈病变处或可疑部位取小部分组织作病理学检查，以确定病变性质。取材后用带线纱球压迫钳取部位，并将尾端留在阴道口外，嘱病人于 24 小时后自行取出。嘱病人术后保持会阴清洁，1 个月内禁止盆浴及性生活。

诊断性刮宫术是刮取宫腔内容物进行病理学检查的一种诊断方法，疑有宫颈管和宫腔病变应行分段诊刮。嘱病人保持会阴部清洁，2 周内禁止性生活和盆浴。遵医嘱服用抗生素3～5日。

基础体温测定可用于月经失调和早孕的诊断。嘱病人清晨醒后将体温计放于舌下,测量口腔温度5分钟。将其记录与体温单上并连成曲线。需连续测量3个以上月经周期。

输卵管通畅检查常用于不孕症原因的检查、诊断和治疗。一般于月经干净后3～7日进行检查,术前3日禁性生活。术后2周禁止性生活和盆浴。遵医嘱应用抗生素预防感染。

阴道后穹隆穿刺是经阴道后穹隆刺入盆腔取得标本,常用于明确直肠子宫陷凹有无积液及积液性质,如异位妊娠的辅助诊断。

内镜检查包括阴道镜、宫腔镜及腹腔镜等,目前已成为妇产科诊断及治疗的常用技术。

超声检查对妇产科疾病的诊断有较高的应用价值,可了解子宫、附件的大小、形态及有无发育异常;诊断子宫、附件病变等,在临床广泛应用。

本章关键词:盆腔检查;阴道分泌物检查;生殖细胞学检查;宫颈活检;诊断性刮宫;基础体温;输卵管通畅检查;阴道后穹隆穿刺

课后思考

1.简述盆腔检查的基本要求。

2.简述妇科各项检查的护理要点。

3.某病人,女,27岁,行输卵管成形术后第4日,今日出院。医生告知其出院后需返院行输卵管通液检查,以评价手术的效果。对此,病人感到紧张不安。问:

(1)针对此情况,护理人员应为病人提供哪些健康指导?

(2)术中配合和术后护理要点有哪些?

4.某病人,女,29岁,婚后有正常性生活,2年未孕。其丈夫身体健康,生殖器官和精液常规检查,未发现异常。问:

(1)应建议该病人做哪些相关检查?

(2)如何指导病人配合这些检查?

5.某病人,女性,30岁,已婚,停经58日后阴道流血7日来就诊。尿HCG(＋)。拟诊为异位妊娠。问:

(1)哪些检查有助于该疾病的确诊?

(2)简述这些检查的护理配合要点。

(孙雪芹)

第十四章
女性生殖系统炎症病人的护理

情景导入

某病人,25 岁已婚女性,白带多、外阴瘙痒 3 日,由丈夫陪同来妇产科门诊就诊。妇科检查:外阴红肿,阴道内见多量灰黄色泡沫状分泌物,阴道壁有散在红斑点,余无异常。通过辅助检查找到活动的阴道毛滴虫,夫妇俩拿着化验单询问医生是什么病,能否治好。

问题:

1.该女性患了什么疾病? 治疗原则是什么?

2.该病人可能的护理诊断有哪些? 如何护理? 应做哪些健康教育?

本章学习目标

1.掌握女性生殖系统炎症的护理诊断、护理措施、健康教育。

2.熟悉女性生殖系统炎症的病因、病理类型、传播途径、临床表现、常用的辅助检查、治疗原则、护理目标和护理评价。

3.了解女性生殖器官自然防御功能,生殖系统炎症的常见病原体和传染途径。

女性生殖器官炎症是妇女的常见病、多发病,主要包括外阴炎、阴道炎、子宫颈炎和盆腔炎。炎症可局限于一个部位,也可同时累及多个部位;可以是急性,也可以是慢性。引起炎症的病原体较多,包括细菌、病毒、真菌及原虫等。近年来由于性传播疾病的增多,女性生殖系统炎症更为复杂,如果发生在妊娠期,不仅危害病人本人,还可影响胎儿及新生儿。因此,应及时防治生殖系统炎症。

第一节 概 述

一、女性生殖器官的自然防御功能

女性生殖器官的解剖和生理特点使其具有较完善的自然防御功能,主要包括以下几点。

1.两侧大阴唇自然合拢,遮盖住阴道口、尿道口。

2.由于盆底肌的作用,使阴道口闭合,阴道前后壁紧贴,可以防止外界病原体的入侵。

3.在生理情况下,妇女卵巢分泌的雌激素使阴道上皮增生变厚,增强了对病原体的抵抗能力;同时使上皮细胞中富含糖原,糖原在阴道乳酸杆菌作用下分解为乳酸,维持阴道正常的酸性环境(pH≤4.5,多在3.8～4.4),使适应于弱碱性环境中繁殖的病原体受到抑制。此称为阴道自净作用。

4.宫颈阴道部表面覆以复层鳞状上皮,具有较强的抗感染能力。

5.宫颈内口平时紧闭,宫颈黏膜内腺体分泌碱性黏液,形成黏液栓,堵塞宫颈管,都有利于防止病原体的侵入。

6.育龄妇女子宫内膜周期性剥脱,可及时清除宫腔内的病原体。

7.输卵管黏膜上皮细胞纤毛的定向摆动以及输卵管的蠕动,均有利于阻止病原体的入侵。

女性生殖器官虽然具有较强的自然防御功能,但由于外阴与尿道、肛门毗邻,易受污染;育龄妇女性生活较频繁,且外阴与阴道是分娩、宫腔操作的必经之道,容易受损伤及感染;绝经后妇女及婴幼儿雌激素水平低,局部抵抗力低,也容易发生生殖道感染。此外,妇女在特殊生理时期,如月经期、妊娠期、分娩期和产褥期,生殖道防御功能受到一定的破坏,机体免疫功能下降,病原体也容易侵入生殖道引起感染。

二、病原体

1.细菌　致病力较强的主要有金黄色葡萄球菌、乙型溶血性链球菌、大肠埃希菌、消化链球菌、产气荚膜梭菌、淋病奈瑟菌及结核杆菌等,容易形成生殖器官局部炎症、败血症、盆腔脓肿,甚至感染性休克等。

2.原虫　以阴道毛滴虫最多见,见于滴虫性阴道炎。

3.真菌　以白色假丝酵母菌(白色念珠菌)为主,见于外阴阴道假丝酵母菌病。

4.病毒　以疱疹病毒、人乳头瘤病毒多见,可致生殖器疱疹和尖锐湿疣。

5.螺旋体　以苍白密螺旋体多见,见于梅毒。

6.衣原体　以沙眼衣原体多见,可导致输卵管黏膜结构及功能损害,甚至引起盆腔广泛粘连。

7.支原体　是阴道正常菌群的一种,一定条件下可引起生殖道炎症。

三、传染途径

1.沿生殖器黏膜上行蔓延　病原体侵入外阴、阴道后,沿黏膜上行,经子宫颈黏膜、子宫内膜、输卵管黏膜至卵巢及腹腔。淋病奈瑟菌、葡萄球菌、沙眼衣原体多经此途径蔓延。

2.经血液循环播散　病原体先侵入人体其他组织器官,再经过血液循环感染生殖器。是结核杆菌感染的主要途径。

3.经淋巴系统蔓延　病原体由外阴、阴道、宫颈及宫体创伤处的淋巴管侵入内生殖器及盆腔结缔组织,是产褥感染、流产后感染的主要途径。链球菌、大肠杆菌、厌氧菌多沿此途径蔓延。

4.直接蔓延　腹腔其他脏器感染后,可以直接蔓延到内生殖器。如阑尾炎可引起右侧输卵管炎。

第二节 外阴部炎症

一、外阴炎

外阴炎（vulvitis）指外阴部皮肤、黏膜的炎症，又称非特异性外阴炎（non-specific vulvitis）。

【疾病概要】

（一）病因

外阴有尿道口、肛门和阴道口，经常受大小便的污染和月经血、阴道分泌物的刺激；穿化纤内裤、紧身衣或经期使用卫生巾使局部透气差、潮湿；糖尿病病人的糖尿刺激，粪瘘、尿瘘病人的粪、尿刺激等，均可造成外阴炎。

（二）临床表现

1.症状　外阴瘙痒、疼痛、灼热，于性交、活动、排便及排尿时加重。
2.体征　检查见外阴红肿，常有抓痕，严重者见溃疡或湿疹，慢性炎症可使皮肤增厚、粗糙和皲裂或苔藓样变。

（三）治疗原则

治疗原则为保持外阴清洁干燥，局部使用抗生素，积极消除病因。要求治疗时应注意个人卫生，局部可用1∶5000高锰酸钾溶液坐浴，2次/日，如有破溃可涂抗生素软膏，同时积极寻找病因，有阴道炎、尿瘘、粪瘘、糖尿病等疾病应积极治疗。

【护理】

（一）护理评估

1.健康史　询问有无诱发因素，有无白带增多，有无粪便或尿液刺激皮肤，以及个人生活和卫生习惯等。
2.身体状况　了解有无外阴瘙痒、疼痛或灼热感。观察外阴有无红肿、抓痕、溃疡、粗糙等。
3.心理社会状况　了解病程。观察病人对症状的反应，有无烦躁不安等心理。

（二）护理诊断/问题

1.皮肤完整性受损　与炎症刺激、局部瘙抓有关。
2.慢性疼痛　与外阴瘙痒、疼痛及分泌物增多有关。

（三）护理目标

1.病人皮肤完整性受到保护。
2.病人外阴疼痛等减轻或消失，舒适感增加。

（四）护理措施

1.一般护理　保持外阴清洁。勤换内裤，不穿化纤内裤和紧身衣。勿搔抓皮肤，避免破溃或合并细菌感染。

2.用药护理　指导病人坐浴时要注意药液配制的浓度、温度、坐浴时间及注意事项。一般取高锰酸钾速溶片加温开水配成 1∶5000 的浓度，水温约 40℃，颜色肉眼观为淡玫瑰红色，2 次/日，每次 15～30 分钟为宜。注意溶液浓度不可太大，以免灼伤皮肤；坐浴时会阴要浸于溶液中；月经期应停止坐浴。

3.积极寻找病因，对原发病进行治疗和护理。

（五）护理评价

1.病人受损的外阴皮肤经治疗愈合，并学会用适当的方法止痒，避免搔抓。
2.病人外阴无瘙痒、疼痛等不适，生活正常。

（六）健康教育

指导病人注意个人卫生，勤换内裤，保持外阴清洁、干燥，做好经期、孕期、分娩期及产褥期卫生。不穿化纤内裤和紧身衣。勿饮酒，少进辛辣食物。勿搔抓皮肤，避免破溃或合并细菌感染。局部勿用刺激性药物或肥皂擦洗。

二、前庭大腺炎

前庭大腺炎（bartholinitis）是病原体侵入前庭大腺引起的炎症，包括前庭大腺囊肿和前庭大腺脓肿。以育龄妇女多见。

【疾病概要】

（一）病因

主要病原体为葡萄球菌、大肠埃希菌、链球菌和肠球菌等，随着性传播疾病发病率的增加，淋病奈瑟菌及沙眼衣原体已成为常见病原体。由于前庭大腺的解剖部位特点，在月经期、流产、分娩或性交时容易受感染，细菌侵入腺管内导致腺管产生充血、水肿等炎性变化。如炎性渗出物堵塞腺管口，脓液积聚不能外流会形成前庭大腺脓肿。如急性炎症消退，脓液转清则形成前庭大腺囊肿。

（二）临床表现

1.症状　炎症多为单侧，也可为双侧，初起时患侧大阴唇下 1/3 处疼痛、肿胀，行走不便，有时可致大小便困难。脓肿形成后局部疼痛加剧，部分病人出现发热等全身症状。脓肿内压力大时可自行破溃，破孔大的自行引流，使炎症较快消退而痊愈；破孔小、引流不畅者炎症可持续不退或反复发作。前庭大腺囊肿多无明显自觉症状，囊肿大者伴外阴坠胀和性交不适。

2.体征　急性期妇科检查可见局部皮肤红肿、发热、压痛明显，患侧前庭大腺开口处有时可见白色小点。偶见腹股沟淋巴结肿大。当脓肿形成时直径可达 3～6cm,局部可触及波动感。前庭大腺囊肿多呈椭圆形,大小不等,一般不超过 6cm。

（三）治疗原则

治疗原则为保持局部清洁,根据病情选用抗炎或手术治疗。急性炎症期,需卧床休息,局部保持清洁。根据病原体选用抗生素。也可用清热解毒的中药局部热敷或坐浴。脓肿形成或囊肿较大时需行切开引流或造口术。目前还可采用 CO_2 激光或微波造口术,手术简便,效果良好,且能保持腺体功能。

【护理】

（一）护理评估

1.健康史　了解病人经期、性生活卫生状况,询问有无流产、分娩史。

2.身体状况

(1)症状、体征:评估病人有无局部疼痛、肿胀。观察走路是否受限,测体温;检查大阴唇下 1/3 处有无囊性肿块,有无波动感;局部有无红肿热痛等。

(2)辅助检查:取前庭大腺开口处分泌物作细菌培养,确定病原体。

3.心理社会状况　前庭大腺炎初起时因局部疼痛、行走不便等给病人日常生活带来困扰。因此,应了解病人及家属对疾病的了解程度,有无因疾病导致的烦恼。

（二）护理诊断/问题

1.慢性疼痛　与局部炎性刺激有关。

2.皮肤完整性受损　与局部炎症刺激、手术或脓肿破溃有关。

3.焦虑　与对疾病知识缺乏了解及局部不适给日常生活带来困扰有关。

（三）护理目标

1.病人疼痛减轻或消失。

2.病人皮肤完整性受到保护。

3.病人自述焦虑症状减轻或消失。

（四）护理措施

1.一般护理　急性期嘱卧床休息,禁止性交,保持外阴清洁干燥,防止感染。

2.对症护理　按医嘱给予抗生素及止痛剂。脓肿或囊肿造口术后,局部置引流条引流,每日更换 1 次。用复方醋酸氯己定溶液(洗必泰)棉球擦洗外阴,2 次/日;也可用清热解毒中药热敷或坐浴,2 次/日。

3.心理护理　给病人介绍疾病相关知识,与病人及家属共同商议治疗方案和护理、预防措施,减轻病人及家属的焦虑心理。

（五）护理评价

1.病人疼痛缓解或消失,步态正常。

2.病人伤口愈合良好。

3.病人自述焦虑症状减轻或消失。已了解疾病相关知识,并积极遵守医护指导进行治疗和护理。

（六）健康教育

1.给病人及家属讲解此病的病因及预防措施,指导病人继续注意外阴清洁卫生,治愈之前、月经期、流产后、产褥期禁止性交,月经期应使用消毒卫生巾预防感染。同时加强营养和锻炼,以增强机体抵抗力。

2.指导病人术后注意事项及正确用药。嘱病人每日用 1:5000 高锰酸钾坐浴,并活动引流条,便后清洁肛周,术后第 10 日到医院拆除引流条,同时遵医嘱口服抗生素 3~5 日。

第三节　阴道炎

一、滴虫性阴道炎

【疾病概要】

（一）病因

滴虫性阴道炎(trichomonal vaginitis)是最常见的阴道炎,由阴道毛滴虫引起。滴虫呈梨形,顶端有 4 根鞭毛,体侧有波动膜,后端尖并有轴柱凸出(图 14-1),体积为多核白细胞的2~3 倍。活的滴虫透明无色,如水滴,鞭毛随波动膜的波动而活动。滴虫适宜生长在温度25~40℃、pH 为 5.2~6.6 的潮湿环境中。在 pH 5.0 以下或 7.5 以上的环境中不生长。月经前后,阴道 pH 接近中性,隐藏在腺体及阴道皱襞中的滴虫常得以繁殖,导致炎症发作。滴虫性阴道炎病人的阴道 pH 为 5.0~6.5。滴虫还常寄生于女性尿道、尿道旁腺、膀胱、肾盂以及男性包皮褶、尿道或前列腺等处。

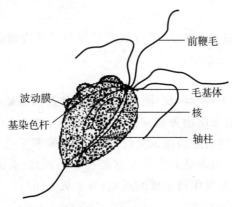

图 14-1　阴道毛滴虫

（二）传播途径

1.直接传播　经性交传播。
2.间接传播　经游泳池、公共浴池、浴盆、坐便器、衣物等传播。
3.医源性传播　经污染的器械及敷料传播。

（三）临床表现

1.症状　滴虫性阴道炎病人的主要症状是阴道分泌物增多及外阴瘙痒。分泌物的典型特征为稀薄泡沫状，合并其他细菌感染时，分泌物可呈灰黄色、黄绿色、脓性、血性、有臭味。瘙痒部位在阴道口和外阴，可伴有局部灼热、疼痛、性交痛等。合并尿路感染可有尿频、尿痛、血尿。阴道毛滴虫能吞噬精子，阻碍乳酸生成，影响精子在阴道内存活，可致不孕。少数有滴虫感染却无症状的病人称带虫者。

2.体征　妇科检查可见阴道黏膜充血，严重时有散在出血点。后穹隆可见多量稀薄泡沫状分泌物，呈灰黄色或黄绿色。

（四）治疗原则

治疗原则为杀灭阴道毛滴虫，切断传染途径，恢复阴道正常酸性环境，防止复发。因滴虫同时存在于尿道、尿道旁腺、膀胱、肾盂等处，治愈此病需全身治疗。

1.全身治疗　可口服甲硝唑（灭滴灵）400mg，2～3次/日，连服7日。也可选用甲硝唑或替硝唑2g，单次口服。治愈率达90%～95%。

2.局部治疗　与全身治疗联合运用效果佳。用甲硝唑阴道泡腾片200mg每晚塞入阴道1次，7日为1个疗程。局部用药前可用1%乳酸或0.1%～0.5%醋酸溶液坐浴，提高疗效。

【护理】

（一）护理评估

1.健康史　询问既往阴道炎病史，了解疾病发作与月经周期的关系，了解治疗的经过，了解个人卫生习惯，分析感染途径。

2.身体状况

（1）症状、体征：评估病人自觉症状、阴道分泌物性状及阴道黏膜有无炎性改变等。

（2）辅助检查：可取阴道分泌物做悬滴法检查，找到活动的阴道毛滴虫即可确诊。也可采用培养法，适用于症状典型而悬滴法未见滴虫者，其准确率可达98%。

3.心理社会状况　了解病人是否有接受盆腔检查的顾虑；有无因症状和用药导致的不适，或因治疗效果不佳而反复发作所造成的烦恼；有无丈夫同时治疗的困难等。

（二）护理诊断/问题

1.慢性疼痛　与阴道分泌物增多，局部疼痛有关。
2.知识缺乏　缺乏滴虫性阴道炎相关知识。

3.焦虑 与对疾病知识缺乏了解、局部不适及治疗效果不佳带来的困扰有关。

（三）护理目标

1.病人阴道分泌物转为正常性状，瘙痒、疼痛症状减轻。
2.病人能叙述该病的有关知识。
3.病人自述焦虑症状减轻或消失，夫妇双方能积极配合治疗和护理。

（四）护理措施

1.一般护理 注意个人卫生，保持外阴清洁、干燥，避免搔抓外阴造成皮肤破损。勤换内裤，内裤及洗涤用物应煮沸消毒5～10分钟，以消灭病原体，避免交叉和重复感染。

2.药物护理 告知病人各种药物剂型的阴道用药方法。经期暂停坐浴及阴道用药。甲硝唑用药期间及停药24小时内应禁酒，因甲硝唑可抑制酒精在体内氧化并生成有毒的代谢产物，对人体不利。告知病人口服甲硝唑后偶见胃肠道反应，如食欲不振、恶心、呕吐。此外，偶见头痛、皮疹、白细胞减少等，一旦发现应报告医师并立即停药。妊娠期、哺乳期妇女慎用甲硝唑，因此药能通过胎盘进入胎儿体内，并可由乳汁排泄。

3.检查配合 做分泌物培养之前，告知病人取分泌物前24～48小时避免性交、阴道灌洗或局部用药。取分泌物时阴道窥器不涂润滑剂。分泌物取出后应协助及时送检并注意保暖。

4.心理护理 告知病人夫妇滴虫性阴道炎的传播途径、临床表现、治疗方法等相关知识，减轻他们的焦虑心理，同时鼓励他们积极配合治疗。

（五）护理评价

1.病人自诉局部症状减轻，悬滴法检查连续3个月均为阴性。
2.病人正确复述预防及治疗滴虫性阴道炎的有关知识。
3.病人自述焦虑症状减轻或消失。已了解疾病相关知识，夫妇双方积极配合治疗和护理。

（六）健康教育

滴虫性阴道炎主要由性交传播，因此，嘱性伴侣应同时治疗，治疗期间应禁止性生活，以助于提高疗效；病人如果服用甲硝唑副反应明显，应立即停药；孕妇或哺乳期应慎用；此外，滴虫性阴道炎常在月经后复发，应按医嘱于治疗后每个月月经干净后随访，复查有无滴虫，连续3个月阴性为治愈标准。

二、外阴阴道假丝酵母菌病

【疾病概要】

（一）病因

外阴阴道假丝酵母菌病（vulvovaginal candidiasis，VVC）是假丝酵母菌引起的一种常见的外阴阴道炎,其中80%~90%的病原体为白假丝酵母菌,10%~20%为光滑假丝酵母菌、近平滑假丝酵母菌及热带假丝酵母菌等,其发病率仅次于滴虫性阴道炎。假丝酵母菌不耐热,加热至60℃持续1小时即死亡;但对干燥、日光、紫外线及化学制剂的抵抗力较强。酸性环境适合此菌的生长,pH多在4.0~4.7,通常<4.5。

假丝酵母菌为条件致病菌,可存在于口腔、肠道和阴道而不引起症状,只有当全身或阴道局部抵抗力下降大量繁殖时才出现症状。诱发因素有妊娠、糖尿病、接受大量雌激素治疗、长期应用广谱抗生素、大量应用免疫抑制剂、穿紧身化纤内裤或肥胖等。

(二)传播途径

1.内源性感染 为主要感染途径。寄生于人的口腔、肠道和阴道这三个部位的假丝酵母菌互相传染。

2.外源性感染 可通过性交直接传染;通过接触污染的衣物间接传染等。

(三)临床表现

1.症状 主要症状是外阴奇痒。病人常坐卧不安,痛苦异常,还可伴有尿痛、尿频和性交痛。分泌物稠厚,呈白色凝乳状或豆渣样。

2.体征 妇科检查见外阴红肿,常有抓痕,小阴唇内侧及阴道黏膜附有白色膜状物,擦除后可见红肿黏膜面,急性期还可见到糜烂及溃疡。

(四)治疗原则

原则为消除诱因,根据病人情况选择局部和全身用药。

1.消除诱因 积极治疗糖尿病,长期应用广谱抗生素、免疫抑制剂、雌激素者应停药。

2.局部用药 可选用米康唑栓剂、克霉唑栓剂或制霉菌素栓剂置于阴道内,每晚1粒,连用7~10日。局部用药前可用2%~4%碳酸氢钠溶液坐浴。

3.全身用药 不能耐受或不愿采用局部用药者、未婚妇女可选用口服药物治疗。常用氟康唑150mg,顿服。或伊曲康唑200mg,1次/日,连用3~5日。

【护理】

(一)护理评估

1.健康史 了解病人有无糖尿病,是否在使用抗生素、雌激素或免疫抑制剂,使用的种类和时间,是否妊娠以及个人生活习惯和卫生状况等。

2.身体状况

(1)症状、体征:评估病人阴道分泌物的量、性状、气味;了解阴道黏膜受损情况,有无红肿、糜烂及溃疡。

(2)辅助检查:悬滴法找到假丝酵母菌的芽孢和假菌丝即可确诊。有临床症状而悬滴法阴性者可用培养法。

3.心理社会状况 外阴、阴道的瘙痒使病人十分痛苦,甚至会影响其休息与睡眠,因此应评估病人及家属对疾病的反应及对诊疗过程及预防保健知识的了解程度。

（二）护理诊断/问题

1.组织完整性受损　与阴道炎症有关。

2.知识缺乏　与缺乏外阴阴道假丝酵母菌病相关知识有关。

（三）护理措施

1.一般护理　基本同滴虫性阴道炎。

2.药物护理　指导病人正确用药。嘱坐浴时应注意药液浓度、温度和时间。妊娠期合并感染者，为避免胎儿感染，应坚持局部治疗，禁用口服药物。治疗期间定期复查监测疗效和副作用，一旦发现副作用应立即停药。

3.心理护理　向病人讲解外阴阴道假丝酵母菌病相关知识，消除病人的焦虑心理，使其积极配合治疗。

（四）健康教育

嘱做好卫生宣教，养成良好的卫生习惯，每天清洗外阴、勤换内裤，不穿紧身化纤内裤。切忌搔抓外阴。约15％男性与女性病人接触后患有龟头炎，因此，对男性也应进行检查与治疗。鼓励病人坚持用药，不随意中断疗程，以免治疗不彻底。积极治疗糖尿病，正确使用抗生素、雌激素或免疫抑制剂，以免再次诱发外阴阴道假丝酵母菌病。

三、老年性阴道炎

【疾病概要】

（一）病因

老年性阴道炎（senile vaginitis）也称萎缩性阴道炎（atrophic vaginitis），见于妇女绝经、手术切除双侧卵巢或盆腔放射治疗后，因卵巢功能衰退，雌激素水平降低，阴道壁萎缩，黏膜变薄，上皮细胞内糖原减少，阴道 pH 增高，达 5.0～7.0，局部抵抗力下降，病原体容易入侵并繁殖而引起炎症。

（二）临床表现

1.症状　主要症状为阴道分泌物增多、外阴灼热和瘙痒。分泌物稀薄，黄水样，严重感染时可呈血性或脓性，有臭味。由于黏膜萎缩，可伴有性交痛。有时可伴有膀胱刺激症状。

2.体征　阴道检查可见阴道皱襞消失，上皮菲薄，黏膜充血，表面可有散在小出血点或点状出血斑；严重时可形成浅表溃疡，溃疡面与对侧黏膜粘连可造成阴道狭窄，甚至阴道闭锁，炎性分泌物引流不畅可形成阴道积脓或宫腔积脓。

（三）治疗原则

治疗原则为抑制细菌生长，补充雌激素，增加阴道抵抗力。

1.抑制细菌生长　甲硝唑 200mg 或诺氟沙星 100mg，放入阴道深部，1 次/日，连续 7～

10 日。用药前可用 1％乳酸或 0.1％～0.5％醋酸溶液坐浴,提高疗效。

2.增加阴道抵抗力 针对病因可酌情给予雌激素制剂。局部用药可用己烯雌酚 0.125～0.25mg 放入阴道深部,每晚 1 次,7 日为 1 个疗程。也可以全身用药,口服尼尔雌醇,首次 4mg,以后每 2～4 周 1 次,每次 2mg,需维持 2～3 个月。

【护理】

(一)护理评估

1.健康史 了解病人年龄、月经史、是否闭经、闭经的时间、有无手术切除卵巢或盆腔放射治疗史等。

2.身体状况

(1)症状、体征:评估阴道分泌物性状、量、气味,了解有无外阴瘙痒、灼热及膀胱刺激症状;观察阴道黏膜皱襞情况,有无出血点、溃疡或粘连。

(2)辅助检查:用悬滴法排除滴虫性阴道炎和外阴阴道假丝酵母菌病;宫颈刮片细胞学检查或分段诊刮排除宫颈癌和子宫内膜癌。

3.心理社会状况 评估病人及家属对疾病的反应,评估病人以往应对问题的方式及是否存在影响就医的因素。

(二)护理诊断/问题

1.有感染的危险 与阴道分泌物增多、阴道黏膜皱襞溃疡有关。

2.知识缺乏 缺乏围绝经期保健知识。

(三)护理措施

1.一般护理 保持外阴清洁,勤换内裤。内裤用棉制品,减少刺激。

2.用药护理 指导病人及家属阴道上药的方法和注意事项,告知使用雌激素治疗可能出现的症状,乳腺癌或子宫内膜癌病人慎用雌激素。

3.心理护理 告知老年性阴道炎的病因和治疗方法,减轻病人及家属的焦虑心理。

(四)健康教育

指导病人养成良好的个人生活卫生习惯,使其了解老年性阴道炎的治疗、预防措施。传授局部用药方法,指导病人用药前洗净双手及会阴,减少感染的机会。自己用药有困难的病人指导其家属协助用药,或由医务人员帮助使用。

四、细菌性阴道病

【疾病概要】

(一)病因

细菌性阴道病(bacterial vaginosis)为阴道内正常菌群失调所致的一种混合感染。正常阴道内以产生过氧化氢的乳酸杆菌占优势,而细菌性阴道病病人阴道内乳酸杆菌减少,其他细菌大量繁殖,主要有加德纳菌、普雷沃菌、紫单胞菌、动弯杆菌、类杆菌、消化链球菌等厌氧菌及人型支原体,其中以厌氧菌居多。导致阴道内正常菌群失调的原因不清楚,可能与多个性伴侣、频繁性交或阴道灌洗使阴道环境碱化有关。

(二)临床表现

1.症状　10％～40％病人无临床症状,有症状者表现为阴道分泌物增多,有鱼腥臭味,于性交后加重,可伴轻度外阴瘙痒或烧灼感。分泌物呈鱼腥臭味,因为厌氧菌繁殖的同时可产生胺类物质所致。

2.体征　妇科检查见阴道黏膜无炎症充血表现。阴道分泌物特点:灰白色,均匀一致,稀薄,常黏附于阴道壁。由于分泌物黏度很低,易从阴道壁拭去。

(三)治疗原则

治疗原则为养成良好的个人生活卫生习惯,抑制厌氧菌生长,恢复阴道正常菌群。抗厌氧菌药物主要有甲硝唑、克林霉素。甲硝唑在抑制厌氧菌生长的同时不影响乳杆菌生长,是较理想的治疗药物,但对支原体效果差。

1.全身治疗　首选甲硝唑 400mg,口服,2 次/日,连服 7 日;或克林霉素 300mg,2 次/日,连服 7 日。

2.局部治疗　甲硝唑阴道泡腾片 200mg,1 次/晚,连用 7 日;或 2％克林霉素软膏阴道涂布,每次 5g,1 次/晚,连用 7 日。局部用药前可用 1％乳酸或 0.1％～0.5％醋酸溶液坐浴,提高疗效。局部治疗与全身治疗疗效相似,治愈率为 80％左右。

【护理】

(一)护理评估

1.健康史　了解病人个人生活卫生习惯,有无性乱史等。

2.身体状况

(1)症状、体征:评估阴道分泌物的性状、量、气味,了解有无外阴瘙痒、灼热等症状;观察阴道黏膜有无炎症表现。

(2)辅助检查:下列 4 项中有 3 项及 3 项以上阳性即可诊断为细菌性阴道病。

(1)匀质、稀薄、白色的阴道分泌物,常黏附于阴道壁。

(2)阴道 pH＞4.5。

(3)胺臭味试验阳性:取少许阴道分泌物放在玻片上,加入 10％氢氧化钾溶液 1～2 滴,会产生一种烂鱼肉样腥臭气味,这是由于胺遇碱释放氨所致。

(4)线索细胞阳性。

3.心理社会状况　评估病人及家属对疾病的反应,对细菌性阴道病相关知识的了解程度,有无羞怯、不安、焦虑心理。

(二)护理诊断/问题

1.有感染的危险　与阴道分泌物增多有关。

2.知识缺乏　缺乏细菌性阴道病相关知识。

（三）护理措施

1.一般护理　嘱注意个人卫生，保持外阴清洁、干燥，避免搔抓外阴造成皮肤破损引起感染。

2.用药护理　常使用甲硝唑，用药护理同滴虫性阴道炎。

3.心理护理　由于患病部位及患病原因属于病人的隐私，因此病人往往有害羞心理，不愿及时就医或就医时隐瞒病史，护理人员应耐心解释，使病人了解细菌性阴道病病因、治疗和随访等相关知识，并鼓励其坚持治疗和随访。

（四）健康教育

细菌性阴道病可能与病人多个性伴侣有关，但治疗性伴侣并不能改善症状，故性伴侣不需要常规治疗；如果服用甲硝唑副反应明显，嘱病人立即停药，若在孕妇或哺乳期应慎用；由于本病与不良妊娠结局如胎膜早破等有关，且容易上行感染，因此，任何有症状的妊娠，妇女及无症状的高危孕妇（如有胎膜早破史等）均需治疗，多选择口服用药。

表 14-1　几种常见阴道炎的比较

	滴虫性阴道炎	外阴阴道假丝酵母菌病	老年性阴道炎	细菌性阴道病
病因	阴道毛滴虫感染	白假丝酵母菌病感染	卵巢功能减退，局部抵抗力下降	阴道正常菌群失调
阴道pH	>5(5.0~6.5)	<4.5	5.0~7.0	>4.5
主要症状	分泌物增多、外阴瘙痒	外阴奇痒	分泌物增多、外阴烧灼和瘙痒	分无症状或分泌物增多、轻度外阴瘙痒
分泌物特点	稀薄泡沫状	白色稠厚，豆渣样或凝乳状	黄水样，重者呈脓性或血性	匀质、稀薄、白色，鱼腥臭味
阴道黏膜特征	充血，有散在出血点	有白色膜状物覆盖，擦去可见红肿黏膜面	阴道皱襞消失，上皮菲薄，黏膜充血，表面可有散在小出血点或点状出血斑	正常，可见分泌物黏附，易拭去
诊断依据	悬滴法找到活动的阴道毛滴虫	悬滴法查到白假丝酵母菌病的芽孢及假菌丝	悬滴法排除滴虫假丝酵母菌感染，宫颈刮片或分段诊刮排除宫颈癌和子宫内膜癌后可诊断	下列4项中有3项阳性即可诊断：1.分泌物典型 2.阴道pH>4.5 3.找到线索细胞 4.胺臭味试验阳性
治疗原则	杀灭阴道毛滴虫，切断传染途径，恢复阴道正常状态，防止复发。	消除诱因，根据病人情况选择局部和全身用药。	抑制细菌生长，补充雌激素，增加阴道抵抗力。	养成良好的个人生活卫生习惯，抑制厌氧菌生长，恢复阴道正常菌群。

五、婴幼儿外阴阴道炎

【疾病概要】

（一）病因

婴幼儿阴道炎（infantile vaginitis）多与外阴炎并存，常见于 5 岁以下幼女。发病与婴幼儿解剖、生理等因素有关，主要原因有：婴幼儿外阴发育差，不能遮盖尿道口阴道前庭，细菌易于侵入；婴幼儿雌激素水平低，阴道上皮薄、糖原少，pH 达 6～8，局部抵抗力低，易受细菌感染；婴幼儿卫生习惯不良，易导致外阴不洁；婴幼儿好奇心强，若阴道内误放异物，易造成继发感染。主要病原体为大肠埃希菌、链球菌及葡萄球菌等。近年来，淋病奈瑟菌、假丝酵母菌、阴道毛滴虫也成为常见病原体。多通过患病母亲或保育员的手、衣物、毛巾、浴盆等间接传播。

（二）临床表现

1.症状　主要症状为阴道分泌物增多，呈脓性。多因患儿母亲发现患儿内裤有脓性分泌物就诊。若大量分泌物刺激可引起外阴痛痒，患儿常哭闹不止、烦躁不安或搔抓外阴。部分患儿可伴有下泌尿道感染，出现膀胱刺激症状。

2.体征　检查可见外阴、尿道口、阴道口黏膜充血水肿，有时见脓性分泌物自阴道口流出。严重者可见外阴溃疡、小阴唇粘连。检查时还应进行肛诊排除阴道异物及肿瘤。

（三）治疗原则

治疗原则为保持外阴清洁，积极消炎，对症处理。

1.合理消炎　应针对病原体选用相应的抗生素口服治疗，或用滴管将抗生素溶液滴入阴道内。

2.对症处理　若有异物，应及时取出；有蛲虫者，给予驱虫治疗；有小阴唇粘连者应予以分离。

【护理】

（一）护理评估

1.健康史　询问患儿母亲或女性监护人有无阴道炎病史，了解患儿生活状况和卫生习惯，是否在上幼儿园，幼儿园和家庭的护理状况等，有无阴道内误放异物。

2.身体状况

（1）症状、体征：评估阴道分泌物的性状、量、气味，了解有无外阴瘙痒，有无出现膀胱刺激症状；观察外阴有无红肿、溃疡，有无小阴唇粘连等体征。

（2）辅助检查：用细棉拭子或吸管取阴道分泌物，悬滴法找阴道毛滴虫和假丝酵母菌，或涂片革兰染色做病原学检查，必要时做细菌培养，以明确病原体。

3.心理社会状况　评估患儿母亲或监护人及患儿对疾病的反应，对疾病相关知识的了解程度,有无担心、害怕和焦虑心理。

（二）护理诊断/问题

1. 有感染的危险　与阴道分泌物增多有关。
2. 知识缺乏　缺乏婴幼儿外阴阴道炎相关知识。

（三）护理措施

1. 一般护理　注意患儿个人卫生,保持外阴清洁、干燥,避免搔抓外阴造成皮肤破损引起感染。
2. 用药护理　指导患儿母亲或监护人根据医嘱正确使用药物。
3. 心理护理　由于患儿小,会因局部疼痛不适或接触医护人员而产生害怕心理,患儿母亲或监护人也会因担心疾病的预后而产生焦虑心理。因此,对患儿应和蔼可亲,对监护人应耐心解释,使其了解这种疾病的病因、治疗、预后等相关知识,树立治愈的信心,并鼓励其坚持治疗和随访。

（四）健康教育

嘱患儿母亲或监护人应从小培养孩子良好的个人卫生习惯,生活上给予细心照料和护理,保持患儿外阴清洁、干燥,不让患儿用手搔抓外阴,避免损伤和感染。根据医嘱给患儿正确使用药物。有阴道炎的母亲或监护人应同时治疗,并注意个人卫生,防止通过不洁的手、衣物、毛巾、浴盆等间接传播给患儿。

第四节　宫颈炎症

一、疾病概要

宫颈炎症(cervicitis)是妇科常见的疾病之一,分急性和慢性,临床以慢性宫颈炎多见。宫颈炎症包括宫颈阴道部炎症和宫颈管黏膜炎症,常见的为宫颈管黏膜炎。由于宫颈管黏膜上皮为单层柱状上皮,局部抵抗力差,容易发生感染。又因宫颈管黏膜皱襞较多,一旦发生感染,难以完全清除病原体,易转成慢性炎症。

（一）病因

1. 急性宫颈炎(acute cervicitis)　多见于分娩、流产、宫颈损伤后并发感染。主要病原体为淋病奈瑟菌及沙眼衣原体,其次为葡萄球菌、链球菌、肠球菌等一般化脓菌。
2. 慢性宫颈炎(chronic cervicitis)　多由急性宫颈炎未得到及时治疗或治疗不彻底转变而来。部分病人无急性宫颈炎病史,系因卫生不良或雌激素缺乏,局部抗感染能力差所致。病原体主要有葡萄球菌、链球菌、肠球菌及厌氧菌。其次有性传播疾病的病原体,如淋病奈瑟菌、沙眼衣原体。

（二）病理

1.急性宫颈炎　多为黏液脓性宫颈炎（mucopurulent cervicitis，MPC），肉眼可见宫颈红肿、宫颈管黏膜充血水肿，有脓性分泌物自宫颈外口流出，用棉拭子擦拭时容易出血。显微镜下见血管充血，宫颈黏膜及黏膜下组织、腺体周围有大量中性粒细胞浸润，腺腔内见脓性分泌物。

2.慢性宫颈炎　其病理表现主要有以下几点。

（1）宫颈糜烂：宫颈外口处的宫颈阴道部外观呈细颗粒状的红色区，称为宫颈糜烂。是慢性宫颈炎最常见的一种病理类型。主要是由于该部位复层鳞状上皮因炎症刺激脱落，被单层柱状上皮所覆盖，而柱状上皮菲薄，其下间质透出毛细血管，呈现红色，并非病理学上的真性糜烂。国外许多学者主张废弃"宫颈糜烂"这一名词，改为"柱状上皮异位"（columnar ectopy）。因我国已应用"宫颈糜烂"多年，本书继续沿用这个名词。

宫颈糜烂根据糜烂深浅程度临床分3型：①单纯型糜烂：炎症初期，复层鳞状上皮脱落后仅由单层柱状上皮覆盖，表面平坦。②颗粒型糜烂：炎症继续发展，腺上皮过度增生并伴有间质增生，糜烂面凹凸不平呈颗粒状。③乳突型糜烂：间质增生显著，糜烂面明显凹凸不平，呈乳突状突起。

根据糜烂面的面积大小将宫颈糜烂分为3度（图14-2）：①轻度（Ⅰ度）：糜烂面积小于宫颈面积的1/3。②中度（Ⅱ度）：糜烂面积占宫颈面积的1/3～2/3。③重度（Ⅲ度）：糜烂面积大于宫颈面积的2/3。

根据宫颈糜烂的面积和深度，描写宫颈糜烂时应同时表示，如：中度糜烂颗粒型。

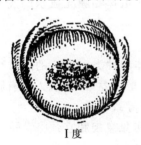 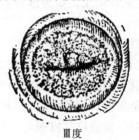

Ⅰ度　　　　　Ⅱ度　　　　　Ⅲ度

图14-2　宫颈糜烂分度

（2）宫颈肥大：由于慢性炎症的长期刺激，宫颈组织充血水肿，腺体及间质增生，使宫颈呈不同程度的增大，明显者可达正常宫颈的2～4倍，但表面光滑，由于纤维结缔组织增生，宫颈硬度增加。

（3）宫颈息肉：慢性炎症长期刺激，使宫颈管局部黏膜增生，并向宫颈外口突出而形成息肉，息肉为一个或多个，大小不等，色鲜红、呈舌型、质脆、易出血，蒂细长（图14-3）。由于炎症存在，息肉去除后常有复发。

（4）宫颈腺囊肿：宫颈糜烂愈合过程中，新生的鳞状上皮覆盖宫颈腺管口或伸入腺管阻塞腺管口；腺管周围的结缔组织增生或瘢痕形成压迫腺管，使腺管变窄甚至堵塞，腺体分泌物引流受阻、潴留而形成囊肿（图14-4）。检查时见宫颈表面突出多个半透明状小囊泡，内含无色黏液。若囊肿感染，呈白色或淡黄色。

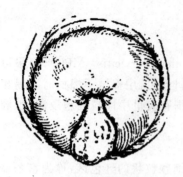
图 14-3　宫颈息肉

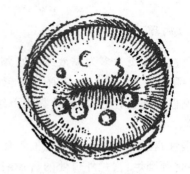
图 14-4　宫颈腺囊肿

(5)宫颈黏膜炎:又称宫颈管炎。病变局限于宫颈管内的黏膜及黏膜下组织。一般宫颈阴道部外观光滑,宫颈外口可见有脓性分泌物。当宫颈管黏膜增生向外口突出时,可见宫颈口充血。炎症细胞浸润和结缔组织增生可致宫颈肥大。

(二)临床表现

1.急性宫颈炎

(1)症状:部分病人无症状。有症状者主要表现为阴道分泌物增多,为黏液脓性。由于分泌物的刺激可引起外阴瘙痒及烧灼感,并伴有腰酸、下腹坠痛,有时可出现经间期出血或性交后出血。若合并尿路感染,可出现膀胱刺激症状。

(2)体征:妇科检查可见宫颈外口充血水肿,黏膜外翻,宫颈口有脓性分泌物流出,宫颈举痛,有接触性出血。如为淋病奈瑟菌感染,可见尿道口、阴道口黏膜充血水肿及大量脓性分泌物。

2.慢性宫颈炎

(1)症状:主要症状为白带增多,白带的性状可因病原体的种类和炎症的严重程度而不同,多呈乳白色黏液状,有时呈淡黄色脓性或血性;当炎症扩散到盆腔时,病人可有腰骶部酸痛及下腹坠胀痛;由于宫颈分泌物黏稠,不利于精子穿透,可导致不孕。

(2)体征:检查可见宫颈有不同程度的糜烂、肥大,有时可见息肉和宫颈腺囊肿。

(三)治疗原则

1.急性宫颈炎　根据不同病原体选用不同的抗生素治疗。

2.慢性宫颈炎　以局部治疗为主,在治疗前先作宫颈刮片细胞学检查排除早期宫颈癌。可根据病理类型采用不同的治疗方法。

(1)物理治疗:是目前最常用的有效治疗方法。原理是用物理方法使宫颈糜烂面单层柱状上皮破坏脱落,为新生的鳞状上皮覆盖。常用的方法有激光、冷冻、微波疗法和红外线凝结疗法等。一般于月经干净后 3～7 日内治疗,创面愈合需 3～4 周,病变较深者需 6～8 周。

(2)手术治疗:适于宫颈息肉,可手术摘除。

(3)药物治疗:适于糜烂面小、炎症浸润较浅者。目前临床多用康妇特栓剂,每日放入阴道 1 枚,连续 7～10 日,简便易行,效果较好。也可局部涂硝酸银、铬酸等腐蚀药,目前临床已经少用。中药的一些验方、配方治疗有一定疗效。

二、护 理

(一)护理评估

1.健康史 了解病人的婚育史、阴道分娩史、妇科手术史及宫颈损伤等情况,评估病人日常个人生活卫生习惯。

2.身体状况

(1)症状、体征:评估白带性状,了解有无血性白带或性交后出血,有无腰骶部疼痛、下腹坠痛等症状。检查评估宫颈口有无充血水肿,有无脓性分泌物流出;宫颈糜烂面大小和程度,有无宫颈息肉、囊肿和肥大等。

(2)辅助检查:宫颈炎的临床表现有助于作出诊断,但明确病原体较困难,可做阴道分泌物检测,对有性传播疾病的高危妇女,应做淋病奈瑟菌及沙眼衣原体的检查。慢性宫颈炎病人治疗前应做宫颈刮片细胞学检查排除宫颈癌。

3.心理社会状况 急性宫颈炎病人突然脓性分泌物增多,慢性宫颈炎病人经常腰酸、分泌物增多,都影响病人的生活质量,出现焦虑症状。应评估病人和其家属对疾病知识的掌握程度及对疾病的心理反应。

(二)护理诊断/问题

1.组织完整性受损 与宫颈上皮糜烂和分泌物炎性刺激有关。

2.焦虑 与担心疾病是否能治愈,害怕患宫颈癌有关。

(三)护理目标

1.病人阴道分泌物减少,外阴皮肤保持完整。

2.病人焦虑减轻或消失,积极配合治疗。

(四)护理措施

1.一般护理 告知病人保持外阴清洁卫生,每日更换内裤,定期妇科检查。

2.物理治疗的护理 治疗前应排除宫颈癌,有急性生殖器炎症者列为禁忌。物理治疗后分泌物增多,甚至有大量黄水样液体排出,术后1～2周脱痂时可有少量流血,创口愈合需4～8周。治疗后,应嘱病人保持外阴清洁,2个月内禁止性生活和盆浴。月经干净后3～7日复查,效果欠佳者可进行第2次治疗。

3.用药护理 按医嘱给予抗生素治疗。

4.心理护理 帮助病人了解宫颈炎的发病原因、临床表现、治疗方法及注意事项,解除病人焦虑心理,鼓励病人积极配合治疗。

(五)护理评价

1.病人阴道分泌物是否正常,外阴皮肤保持是否完整。

2.病人焦虑是否减轻或消失,能否积极面对生活。

（六）健康教育

向病人传授防病知识。嘱注意个人卫生，加强营养，增强体质；积极治疗急性宫颈炎；对性传播性疾病病人，性伴侣应同时治疗；分娩及手术时发现宫颈裂伤要及时缝合；定期妇科检查，以便及时发现宫颈炎症，排除宫颈癌后积极予以治疗；物理治疗的病人按医嘱护理和随访。

第五节　盆腔炎

一、疾病概要

盆腔炎（pelvic inflammatory disease，PID）是指女性内生殖器及其周围结缔组织、盆腔腹膜发生的炎症。是妇科的常见病，主要包括子宫内膜炎、输卵管炎、输卵管卵巢脓肿和盆腔腹膜炎。炎症可局限于一个部位，也可同时累及盆腔多个部位。以输卵管炎和输卵管卵巢炎最为常见。盆腔炎多发生于有月经、性活跃的女性，初潮前、绝经后或未婚女性很少发生盆腔炎，即使发生盆腔炎往往也是因为邻近器官炎症的扩散。急性盆腔炎可发展为弥漫性腹膜炎、败血症，甚至感染性休克，严重时可危及生命。如果急性盆腔炎没能得到及时治疗或没有彻底治愈，会转为慢性盆腔炎，病情迁延不愈、反复发作，可导致不孕、输卵管妊娠、慢性盆腔痛等，严重影响女性的生殖健康。

（一）病因

1．急性盆腔炎

（1）产后或流产后感染：分娩后或流产后，由于产道损伤、组织物残留于宫腔或手术无菌操作不严，均可发生急性盆腔炎。

（2）宫腔内手术操作后感染：宫腔手术如刮宫术、放置宫内节育器、输卵管通液术、子宫输卵管造影术、宫腔镜检查等，由于手术造成生殖道黏膜损伤、手术消毒不严或术前适应证选择不当等，可导致下生殖道内源性病原体上行感染。生殖器原有慢性炎症也可引起急性发作。

（3）经期卫生不良：经期使用不洁的月经垫、经期性交等，均可引起病原体侵入而导致感染。

（4）感染性传播疾病：不洁性生活史、初次性交年龄小、多个性伴侣、性交过频及性伴侣有性传播疾病，易导致病原体入侵引起感染。病原体以淋病奈瑟菌、沙眼衣原体为主。

（5）邻近器官炎症蔓延：阑尾炎、腹膜炎等蔓延至盆腔可引起盆腔炎。病原体以大肠埃希菌为主。

（6）慢性盆腔炎急性发作：慢性盆腔炎机体防御功能下降，容易造成再次感染。

2．慢性盆腔炎　急性盆腔炎治疗不及时、未能彻底治疗或病人体质较差病程迁延所致。

（二）病理

1．急性盆腔炎

（1）急性子宫内膜炎及急性子宫肌炎：子宫内膜充血水肿，有炎性渗出物，严重的可出现坏死、脱落形成溃疡。炎症向深部侵入可累及子宫肌层。

(2)急性输卵管炎、输卵管积脓、输卵管卵巢脓肿:主要由化脓菌引起。若炎症沿子宫内膜上行蔓延,可首先引起输卵管黏膜炎,输卵管黏膜肿胀、间质充血水肿,大量中性粒细胞浸润。严重者引起输卵管黏膜粘连,导致输卵管闭锁,此时若有脓液积聚于管腔内则形成输卵管积脓。卵巢常与有炎症的输卵管伞端粘连而发生卵巢周围炎,炎症通过卵巢排卵孔侵入到卵巢实质可形成卵巢脓肿。若脓肿壁与输卵管脓肿粘连穿通,可形成输卵管卵巢脓肿。脓肿多位于子宫后方或子宫、阔韧带后叶及肠管间,若侵入腹腔可引起弥漫性腹膜炎。

(3)急性盆腔腹膜炎:严重感染时,炎症会蔓延至盆腔腹膜,引起腹膜充血水肿,并有少量渗出物,形成急性盆腔腹膜炎和盆腔脏器粘连。若有大量脓性渗出液集聚可形成盆腔脓肿,脓肿破溃进入腹腔可引起弥漫性腹膜炎。

(4)急性盆腔结缔组织炎:病原体经阴道、宫颈等创伤处的淋巴管侵入盆腔结缔组织,引起结缔组织充血、水肿及中性粒细胞浸润,导致急性盆腔结缔组织炎。以宫旁结缔组织炎最常见。

(5)败血症及脓毒血症:常在病原体数量多、毒性强,病人抵抗力下降时发生。若不及时控制甚至会出现感染性休克,严重时危及病人生命。如果身体其他部位出现多处感染病灶或脓肿,应考虑有脓毒血症,应做血培养进一步证实。

(6)肝周围炎:无肝实质损害只有肝包膜炎症的肝周围炎,主要由淋病奈瑟菌、衣原体感染引起。

2.慢性盆腔炎

(1)慢性子宫内膜炎:产后、流产后,胎盘、胎膜残留或子宫复旧不良可引起感染;老年妇女绝经后雌激素低下、子宫内膜菲薄,易受细菌感染,严重者可出现宫颈管粘连,形成宫腔积脓。

(2)慢性输卵管炎与输卵管积水:慢性输卵管炎以双侧为多,输卵管轻度或中度肿大,伞端出现不同程度的闭锁,并与周围组织粘连。当伞端及峡部粘连闭锁,浆液性渗出物积聚可形成输卵管积水;输卵管积脓脓液被吸收后,浆液性渗出物自管壁渗出充满管腔,也可形成输卵管积水。积水时输卵管表面光滑,管壁薄,形似腊肠或曲颈的蒸馏瓶。

(3)输卵管卵巢炎及输卵管卵巢囊肿:输卵管炎症波及卵巢时可互相粘连形成炎性包块;输卵管卵巢脓肿脓液被吸收后可形成输卵管卵巢囊肿(图14-5)。

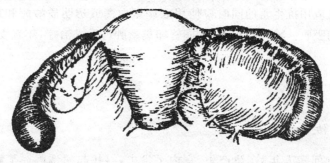

图 14-5　输卵管卵巢囊肿

（4）慢性盆腔结缔组织炎：炎症经阴道、宫颈等淋巴管蔓延至宫骶韧带，使局部纤维组织增生、变硬。若进一步蔓延，宫旁组织也增厚变硬，子宫固定，形成"冰冻骨盆"。

（三）临床表现

1.急性盆腔炎

（1）症状：因炎症轻重及范围大小而临床表现不同。轻者无症状或表现为持续性下腹痛、发热、阴道分泌物增多。病情严重时可出现寒战、高热、头痛、食欲不振，甚至出现感染性休克。有腹膜炎者可伴有恶心、呕吐、腹胀、腹泻。有时还可出现尿频、尿痛和排尿困难、大便困难等。

（2）体征：病人呈急性病容，体温升高，心率加快，腹肌紧张，腹部有压痛及反跳痛，肠鸣音减弱或消失。妇科检查见阴道充血，有脓性分泌物自宫颈口流出，宫颈充血水肿，宫颈举痛，后穹隆触痛。子宫稍大，压痛，活动度受限。宫旁附件压痛明显，有时可扪及肿物。有盆腔脓肿形成时，可在子宫直肠陷凹触到有波动的包块。

2.慢性盆腔炎

（1）症状：全身症状多不明显，有时可出现低热、乏力、神经衰弱症状。主要出现下腹坠痛及腰骶部酸痛，于劳累、性交后、排便时或月经前后加重。也可出现月经失调，或因输卵管阻塞导致不孕或异位妊娠。

（2）体征：输卵管炎时可在子宫一侧或两侧触及增粗的输卵管，呈条索状，伴有压痛；输卵管积水或输卵管卵巢囊肿可触到囊性肿物；盆腔结缔组织炎时，子宫常呈后位，活动受限，可触及子宫一侧或双侧附件增厚、压痛，严重时呈冰冻样骨盆。

（三）治疗原则

1.急性盆腔炎 采用抗生素治疗、支持疗法、中药治疗、手术治疗等措施控制炎症、消除病灶。抗生素治疗多采用联合用药；中药治疗多采用活血化淤、清热解毒药物，如银翘解毒汤、安宫牛黄丸等。抗生素治疗效果不佳，盆腔脓肿持续存在或脓肿破裂时，应手术治疗。

2.慢性盆腔炎 应综合治疗，包括中药治疗、物理治疗、抗生素治疗和手术治疗，同时注意增强局部和全身抵抗力。中药治疗以清热利湿、活血化淤为主；物理疗法可以促进盆腔局部血液循环，提高新陈代谢，有利于炎症的吸收和消退。常用方法有短波、超短波、离子透入、激光等；西药在应用抗生素的同时应使用 α-糜蛋白酶或透明质酸酶和地塞米松，以利粘连的分解和炎症的吸收。输卵管积水、输卵管卵巢囊肿可手术治疗，年轻女性应尽量保留卵巢功能。

二、护　理

（一）护理评估

1.健康史 询问病人年龄、孕产史、宫内手术史，寻找起病诱因。了解腹痛、腰痛的时间、程度，有无急性盆腔炎病史及治疗方法和疗效等。

2.身体状况

(1)症状、体征：观察病人的营养状况、精神状态,有无疲倦面容,了解睡眠状况。评估下腹部、腰部疼痛的性质、程度,与月经及性交的关系。评估病人生命体征,下腹部疼痛的部位,有无压痛、反跳痛及肌紧张,肠鸣音减弱或消失等。妇科检查时,评估阴道分泌物的性质,有无宫颈举痛,子宫位置、活动度、输卵管有无增粗或有无囊肿等。

(2)辅助检查：

1)血常规：有感染时白细胞总数及中性粒细胞数均增高,血沉可增快。

2)阴道、宫颈分泌物培养：检查淋病奈瑟菌和衣原体。可进一步作药敏试验指导临床用药。

3)后穹隆穿刺：疑有盆腔脓肿时应用,帮助诊断并取分泌物培养。

4)B型超声或其他影像学检查：可帮助判断是否有输卵管增粗、输卵管积液,是否有盆腔积液或输卵管卵巢脓肿。

5)腹腔镜检查：腹腔镜诊断准确,能够直接取感染部位的分泌物做细菌培养,但临床应有用一定局限性,不是所有盆腔炎病人都能接受。

3.心理社会状况　密切观察病人的精神状态,了解有无焦虑情绪,有无精神不振、睡眠欠佳等神经衰弱症状。了解病人及家属对疾病的认知程度及对不孕的态度等。

(二)护理诊断/问题

1.体温过高　与盆腔急性感染有关。

1.疼痛　与炎症引起下腹疼痛等有关。

2.焦虑　与疾病治疗效果不明显或不孕有关。

3.失眠　与疼痛或心理障碍有关。

(三)护理目标

1.病人疼痛症状减轻或消失。

2.病人焦虑减轻或消失,能积极配合治疗。

3.病人有足够的睡眠。

(四)护理措施

1.一般护理　注意个人卫生,加强营养,增强体质。嘱病人保持外阴清洁、干燥,加强营养,合理锻炼身体,做到劳逸结合,避免出现疲劳,可进行慢跑、散步、打太极拳、各种球类运动等锻炼。

2.对症护理

(1)减轻疼痛：有腹痛、腰痛的病人应注意休息,防止受凉,必要时遵医嘱给予镇静止痛药缓解症状。

(2)促进睡眠：对睡眠不佳的病人,可在睡前用热水泡脚,关闭照明设施,保持室内安静,必要时服用镇静药物。

(3)降温：宜采用物理降温。

（4）手术护理：为手术病人做好术前准备、术中配合及术后护理。

（5）其他：腹胀行胃肠减压；有电解质紊乱和酸碱失衡者协助医生给予纠正。

3.用药护理　遵医嘱给予病人足量、有效的抗生素，注意用药的剂量、方法及注意事项，观察输液反应。

4.心理护理　关心病人疾苦，耐心倾听病人诉说，尽可能满足病人需求，解除病人的思想顾虑；让病人及家属了解盆腔炎相关知识，和病人及家属共同探讨治疗、护理计划，减轻病人及家属焦虑、恐惧心理，增强病人治愈疾病的信心，使其积极配合医护治疗和护理。

（五）护理评价

1.病人自诉是否舒适感增加、活动自如，有无痛苦表情。

2.病人是否了解疾病相关知识，焦虑是否减轻或消失，能否积极配合治疗。

3.病人睡眠是否充足，精神是否良好，有无疲倦感。

（六）健康教育

做好经期、孕期及产褥期卫生宣教。指导病人增加营养，积极锻炼身体，增强体质。指导病人保持良好的个人卫生习惯，经期禁止性交，注意性生活卫生，减少性传播疾病。嘱病人遵医嘱执行治疗方案，急性盆腔炎应规范治疗，彻底治愈，以免迁延不愈导致慢性盆腔炎，影响将来生活质量。

第六节　性传播疾病

一、尖锐湿疣

【疾病概要】

（一）病因

尖锐湿疣（condyloma acuminate）是由人乳头瘤病毒（human papilloma virus，HPV）感染引起的性传播性疾病，是鳞状上皮疣状增生性病变。其发病率仅次于淋病，位居性传播性疾病第二位，常与其他性传播性疾病同时存在。HPV 属于环状双链 DNA 病毒，温暖、潮湿的外阴皮肤、黏膜交界处有利于其生长繁殖。HPV 除引起生殖道尖锐湿疣外，与生殖道肿瘤的癌前病变可能有关。过早进行性交、多个性伴侣、免疫力低下、吸烟及高性激素水平是尖锐湿疣发病的高危因素。孕妇机体免疫功能下降，性激素水平增高，阴道分泌物增多，外阴潮湿也容易感染。

（二）传播途径

1.直接传播　通过性交直接传播，为主要的传播途径。

2.间接传播　通过污染的衣物、器械或敷料传播。

3.母婴传播　新生儿通过患病母亲的产道，接触含 HPV 的羊水、血或分泌物传播。

（三）临床表现

尖锐湿疣多见于 20～30 岁妇女,潜伏期为 2 周～8 个月。

1.症状　临床症状多不明显,部分病人有瘙痒、烧灼痛或性交后疼痛。

2.体征　典型体征是初起时为微小散在或簇状增生的小乳头状疣,质软,粉色或白色。疣逐渐增多增大,互相融合,呈鸡冠状、菜花状或桑葚状,顶端可有角化或溃烂。病变以性交时容易受损伤的部位多见,如舟状窝附近,大、小阴唇,肛门周围,尿道口,也可累及阴道和宫颈。

（四）治疗原则

以局部治疗为主,常用药物有三氯醋酸、5-氟尿嘧啶等,用药前局部涂以 1% 盐酸丁卡因减轻疼痛。也可用冷冻、激光等物理方法或手术方法治疗。

妊娠合并尖锐湿疣的处理:

1.妊娠 36 周前　如果病灶小,位于外阴,可选用局部药物治疗。病灶大,有蒂,需行物理及手术治疗。巨大尖锐湿疣可直接手术切除湿疣主体,痊愈后再采用药物局部治疗。配偶或性伴侣需同时接受治疗。

2.妊娠近足月或足月　如果病灶局限于外阴,可冷冻或手术切除病灶后经阴道分娩。如果病灶范围扩大,已存在于外阴、阴道和宫颈;或巨大病灶堵塞软产道时,均应剖宫产结束分娩。

【护理】

（一）护理评估

1.健康史　询问病人的家庭状况、其丈夫的身体状况,有无性生活紊乱史,有无接触过不洁浴盆、毛巾、衣物或接受过消毒不严的器械检查史等。

2.身体状况

（1）症状、体征:评估有无外阴瘙痒、烧灼痛或性交后疼痛。评估病人大小阴唇、阴道前庭、肛周、阴道和宫颈部位有无散在或融合的疣体,观察疣体的色泽、质地、大小和形状。

（2）辅助检查:病理组织学检查找到挖空细胞可确诊;取新鲜病变组织,用 PCR 技术及 DNA 探针杂交行核酸检测 HPV。

2.心理社会状况　病人多因担心性乱让别人知道,或担心宫内的孩子受影响而产生焦虑、自尊紊乱等心理。应评估病人及家属对疾病的心理反应以及家属的态度等。

（二）护理诊断/问题

1.组织完整性受损　与尖锐湿疣导致生殖器官局部鳞状上皮疣状增生等有关。

2.有丧失个人尊严的危险　与担心他人说自己个人生活不检点有关。

3.焦虑　与不了解疾病相关知识,担心疾病能否治愈,家庭关系能否稳定等有关。

（三）护理目标

1.组织完整性受到保护。

2.病人能保持稳定的心态,积极面对生活。

3.病人自述焦虑减轻,积极医护治疗和护理。

（四）护理措施

1.一般护理　嘱病人保持外阴清洁卫生,同时加强营养、注意劳逸结合,增强机体抵抗力。

2.对症护理

（1）配合医生进行药物或手术治疗。

（2）巨大尖锐湿疣需手术治疗时应做好相应的手术护理。妊娠近足月或已足月,因疾病影响阴道分娩者而选择剖宫产术者应做好相应的术前、术中和术后护理。

3.心理护理　以耐心、诚恳的态度对待病人,解除其思想顾虑,维护病人自尊。为病人及家属介绍疾病相关知识,解除病人及家属的焦虑心理。

（五）护理评价

1.病人组织完整性是否受到保护。生殖器官局部疣体是否去除,有无感染发生。

2.病人能否保持稳定的心态,积极面对生活。

3.病人是否了解疾病相关知识,不再担心,并能积极配合医护治疗和护理。

（六）健康教育

嘱病人保持外阴清洁卫生,避免性乱,强调配偶或性伴侣同时治疗;被污染的衣裤、生活用品要及时消毒,避免交叉感染;指导病人遵医嘱用药并做好术后家庭护理。鼓励病人到正规医院接受诊断和治疗。

二、淋　病

【疾病概要】

（一）病因

淋病（gonorrhea）是由淋病奈瑟菌（简称淋菌）感染引起的性传播性疾病。其发病率目前居我国性传播性疾病的首位。以侵袭泌尿生殖器官黏膜的柱状上皮及移行上皮,导致局部化脓性感染为特点。淋菌喜潮湿,怕干燥,最适宜温度为 35～36℃,在微湿的衣裤、被褥、毛巾中可生存 10～17 小时,离体完全干燥的环境下 1～2 小时即死亡。一般消毒剂或肥皂液都可以迅速将其灭活。

（二）传播途径

1.直接传播　成人淋病绝大多数是通过性交直接传播,多为男性感染后再传播给女性。

2.间接传播　幼女可通过接触污染的衣物、床单、毛巾、浴盆等物品及消毒不严的检查器械间接而感染。

3.母婴传播　新生儿通过患病母亲的产道,接触含淋菌的羊水、血液或分泌物感染。

（三）临床表现

淋病潜伏期 1～14 日。60%～70% 的病人无症状，容易被忽视或导致他人感染。病变初期局限于下生殖道、泌尿道，继续发展可累及上生殖道。按病理过程分为急性和慢性两种。淋菌还可以长期潜伏在尿道旁腺、前庭大腺或宫颈黏膜腺体深处，引起反复急性发作。妊娠合并淋病可引起感染性流产、流产后感染、胎膜早破、胎儿窘迫、胎儿宫内感染、产后子宫内膜炎、新生儿淋菌性结膜炎、肺炎、甚至淋菌性败血症等。

1.症状　最早出现尿频、尿急、尿痛等急性尿道炎的症状。继而出现前庭大腺炎、急性宫颈炎的表现，如白带增多，呈脓性，外阴灼痛。病程继续发展至上生殖道时，可导致急性子宫内膜炎、急性输卵管炎及脓肿、输卵管卵巢脓肿、盆腔脓肿、弥漫性腹膜炎，甚至感染性休克，出现发热、寒战、恶心、呕吐、下腹两侧疼痛等症状。急性淋病如果未治疗或治疗不彻底可转为慢性，引起慢性尿道炎、前庭大腺炎、慢性宫颈炎、慢性输卵管炎、输卵管积水等，出现白带增多、慢性盆腔痛、不孕等症状。

2.体征　妇科检查急性淋病病人尿道口、阴道、宫颈外口黏膜充血水肿，见大量脓性分泌物，宫颈举痛，有接触性出血。子宫稍大，压痛，活动受限。附件有压痛，有时可触及增粗的输卵管及肿物。盆腔有脓肿时，可在子宫直肠陷凹触到有波动的包块。可伴有体温升高，心率加快，腹肌紧张，腹部有压痛和反跳痛等。慢性淋病可见前庭大腺囊肿、宫颈糜烂，可触及一侧或双侧附件增粗或有囊性肿块等。

（四）治疗原则

应尽早彻底治疗，遵循及时、足量、规范用药的原则。首选第三代头孢菌素，如头孢曲松钠、头孢噻肟钠，可同时加用红霉素、阿奇霉素或多西霉素药物，夫妻双方同治。慢性炎症需综合治疗，可采用支持疗法、物理疗法、封闭疗法、对症处理及手术治疗等方案。

【护理】

（一）护理评估

1.健康史　询问病人的家庭状况、其丈夫的身体状况，有无性生活紊乱史，有无接触过不洁浴盆、毛巾、衣物或接受过消毒不严的器械检查史等。

2.身体状况

（1）症状、体征：评估病人有无尿急、尿痛、尿频等急性尿道炎的症状，了解有无脓性白带，外阴灼痛，甚至发热、寒战、恶心、呕吐、下腹两侧疼痛等症状。评估病人生命体征，观察外阴有无红肿，尿道口、宫颈口、阴道是否有脓性分泌物，下腹有无压痛及包块等。

（2）辅助检查：分泌物涂片检查见中性粒细胞内有革兰阴性双球菌，可初步诊断。分泌物淋菌培养是诊断淋病的金标准。核酸检测是用 PCR 技术检测淋菌 DNA 片段，因假阳性率高，目前卫生部已限制在临床应用。

3.心理社会状况　病人多因担心性乱被别人知道，或担心子宫内的胎儿受影响而产生焦虑、自尊紊乱等心理。应评估病人及家属对疾病的心理反应及家属的态度等。

（二）护理诊断/问题

1.有丧失个人尊严的危险　与担心他人说自己个人生活不检点有关。

2.焦虑　与不了解疾病相关知识,担心疾病能否治愈,家庭关系能否稳定等有关。

（三）护理措施

1.一般护理　嘱病人卧床休息,保持外阴清洁,做好严密的床边隔离。病人接触过的生活用品都要进行严格的消毒,污染的手需经消毒液浸泡消毒,防止交叉感染。

2.孕妇护理　在淋病高发地区,协助孕妇于产前常规筛查淋菌。淋病孕妇娩出的新生儿,应用1‰硝酸银滴眼,预防淋菌性眼炎,并遵医嘱预防性使用抗生素,防止新生儿发生播散性淋病导致脑膜炎、败血症甚至死亡。

3.心理护理　应尊重、关心、安慰病人,解除病人求医的顾虑,帮助病人树立治愈的信心。向病人介绍疾病相关知识,解除其焦虑心理。

（四）健康教育

指导病人自行消毒隔离的方法,包括病人的内裤、毛巾、浴盆应煮沸消毒5～10分钟,病人所接触的物品及器具宜用1‰石炭酸溶液浸泡。嘱病人治疗期间严禁性交,配偶或性伴侣同时治疗。强调急性期及时、彻底、正规治疗的重要性和必要性,以防疾病转为慢性,指导病人治愈后坚持随访。一般于治疗后7日复查分泌物,以后每月查1次,连续3次阴性方可确定为治愈。淋病高发地区的孕妇最好在妊娠早、中、晚期各做1次宫颈分泌物涂片镜检或淋菌培养,以便及早确诊。孕期禁用喹诺酮类药物。

三、梅　毒

【疾病概要】

（一）病因

梅毒(syphilis)是由苍白密螺旋体引起的慢性全身性性传播疾病。可侵犯全身各器官,产生各种严重的症状和体征。苍白密螺旋体在体外干燥的环境下不易生存,肥皂水和一般的消毒剂就可以将其杀灭。

（二）传播途径

1.直接传播　性接触是梅毒的主要传播途径,约占95％以上。

2.间接传播　苍白密螺旋体也可通过接吻、被病人分泌物污染的衣裤、被褥等日常用品间接传播。

3.母婴传播　患有梅毒的孕妇可通过胎盘传染给胎儿,引起胎儿宫内感染导致先天梅毒。新生儿可在分娩过程中通过软产道时感染。

（三）临床表现

梅毒侵入人体后潜伏期有2～3周,根据病程将梅毒分为三期:一期、二期属于早期梅毒,三期属于晚期梅毒。一期梅毒标志性的临床特征为硬下疳。二期梅毒一般在硬下疳消退后发生或重叠发生以梅毒疹为特征,伴有发热、头痛等全身症状。三期梅毒可引起皮肤黏膜的进一步损害,侵犯心脏、神经系统等重要器官,甚至导致病人死亡。

早期梅毒的孕妇传染性最强,病原体在胎儿体内大量繁殖,可导致流产、早产、死胎或死产。若胎儿存活娩出先天梅毒儿,早期可出现皮肤大疱、皮疹、鼻炎、肝脾肿大等;晚期出现楔状齿、鞍鼻、神经性耳聋等,病死率和致残率都较高。

(四)处理原则

遵循早诊断,早治疗,足量用药,疗程规则的原则。首选青霉素治疗。性伴侣应同时治疗。

【护理】

(一)护理评估

1.**健康史** 询问病人的家庭状况、其丈夫的身体状况,有无性生活紊乱史,有无接触过不洁浴盆、毛巾、衣物或接受过消毒不严的器械检查史等。

2.**身体状况**

(1)症状、体征:评估病人头痛、发热、骨关节疼痛、视觉障碍、共济失调等症状。评估病人有无出现硬下疳、梅毒疹、结节性梅毒疹、马鞍鼻、梅毒性纤维瘤及梅毒性心脏病的体征。

(2)辅助检查:病原体检查,即暗视野镜检,依据苍白密螺旋体的强折光性和运动方式进行判断,容易确诊。也可以用血清学检查和脑脊液检查帮助诊断。

3.**心理社会状况** 病人多因担心性乱让别人知道导致自尊紊乱。因疾病引起全身多器官损害及孕妇担心子宫内的胎儿受影响而产生焦虑心理。应评估病人及家属对疾病的了解程度及心理反应,评估家属对病人的态度。

(二)护理诊断/问题

1.**组织完整性受损** 与梅毒导致皮肤黏膜和多脏器损伤有关。
2.**有丧失个人尊严的危险** 与担心他人说自己个人生活不检点有关。
3.**焦虑** 与不了解疾病相关知识,担心疾病能否治愈,家庭关系能否稳定等有关。

(三)护理措施

1.**一般护理** 嘱病人注意个人卫生,防止感染。加强营养,积极锻炼身体,提高全身抵抗力。

2.**药物护理** 遵医嘱用青霉素治疗,观察有无青霉素过敏,过敏者应遵医嘱改用红霉素或多西霉素,孕妇禁用四环素类药物。

3.**心理护理** 应尊重、关心病人,帮助病人树立治愈的信心和生活的勇气。向病人介绍疾病相关知识,解除其焦虑心理。

(四)健康教育

嘱病人治疗期间禁止性生活,配偶或性伴侣同时治疗。解释遵医嘱及时、正规治疗的重要性和必要性,指导病人坚持随访。一般于治疗后第 1 年每 3 个月查 1 次,以后每半年复查 1 次,连续 2～3 年。发现血清由阴性转阳性或症状复发或滴定度升高达 4 倍,应剂量加倍。介绍梅毒治愈标准包括临床治愈和血清学治愈,以各种损害消退或症状消失为临床治愈。以抗梅毒治疗 2 年内,梅毒血清学试验由阳性转为阴性,脑脊液检查阴性为血清学治愈。

四、获得性免疫缺陷综合征

【疾病概要】

(一)病因

获得性免疫缺陷综合征(acquired immuno-deficiency syndrome,AIDS)又称为艾滋病,是由人类免疫缺陷病毒(human immuno-deficiency virus,HIV)引起的性传播疾病。以人体免疫功能严重损害为临床特征,系因 HIV 引起 T 淋巴细胞损害导致,病人可出现多个脏器机会性感染及多种罕见恶性肿瘤,甚至导致死亡。

(二)传播途径

1.直接传播 性接触直接传播,是该病主要的传播方式。
2.间接传播 通过感染 HIV 的注射器和血液制品的血行传播。
3.母婴传播 妊娠期可通过胎盘垂直传播,分娩时经软产道或出生后经母乳喂养可感染新生儿。

(三)临床表现

艾滋病潜伏期不等,短至几个月,长达 10 年。早期常无明显异常,部分病人有原因不明的淋巴结肿大,颈部、腋窝处最明显。以后逐渐出现全身性、进行性病变。初期症状像流感,全身疲乏无力、食欲减退、发热、体重减少;随着病情的加重,症状逐渐增多,如出现皮肤、黏膜真菌感染,单纯疱疹、带状疱疹等皮肤损伤,受伤后出血不止等;以后渐渐侵犯内脏器官,出现原因不明的持续性发热,可长达 3～4 个月;还可出现咳嗽、气短、持续性腹泻便血、肝脾肿大、恶性肿瘤、呼吸困难等。

(四)处理原则

目前尚无治愈的方法。主要采取一般治疗、抗病毒药物治疗及对症处理。常用的药物有抗病毒药物、免疫调节药物等。

【护理】

(一)护理评估

1.健康史 询问病人的家庭状况、其丈夫的身体状况,有无性生活紊乱史,有无接触过不洁浴盆、毛巾、衣物或接受过消毒不严的器械检查史,有无使用过不规范的血液制品史等。
2.身体状况
(1)症状、体征:评估病人随着病情的进展有无出现流感,全身疲劳无力、食欲减退、发热、体重减少、咳嗽、气短、持续性腹泻便血、呼吸困难等症状。评估病人有无原因不明的淋巴结肿大;有无皮肤、黏膜真菌感染,单纯疱疹、带状疱疹等皮肤损伤;有无肝脾肿大、恶性肿瘤体征等。

(2)辅助检查:抗 HIV 抗体检测阳性可以确诊。

3.心理社会状况　病人多因担心性乱让别人知道或因担心疾病的传染性遭人歧视导致自尊紊乱。因疾病引起全身进行性变化而产生焦虑、恐惧心理。应评估病人及家属对疾病的了解程度及心理反应,评估家属对病人的态度。

(二)护理诊断/问题

1.皮肤完整性受损　与艾滋病导致皮肤损伤有关。

2.有丧失个人尊严的危险　与担心他人说自己个人生活不检点或担心因疾病的传染性遭人歧视有关。

3.焦虑　与不了解疾病相关知识,担心疾病能否治愈,家庭关系能否稳定等有关。

(三)护理措施

1.一般护理　做好消毒隔离。可根据病人情况提供单间;护理人员护理时戴手套;病人用过的医疗器械或生活用品都要进行严格的消毒;污染的手需经消毒液浸泡消毒,防止交叉感染。

2.孕妇护理　受 HIV 感染的孕妇在产前、产时或产后都应遵医嘱正确使用抗病毒药物,减少新生儿感染。

3.心理护理　应尊重、关心、安慰病人,解除病人的思想顾虑,帮助病人树立战胜疾病的信心。向病人介绍疾病相关知识,解除其焦虑心理,鼓励病人以正常的心态面对疾病。

(四)健康教育

积极宣教艾滋病防治知识,帮助病人建立健康的生活方式,切断艾滋病的三大传播途径。帮助病人与家属正确认识艾滋病,为病人创造非歧视的社会环境。感染了艾滋病的产妇不能哺乳,应采取人工喂养。

本章小结

本章主要介绍了外阴炎、阴道炎、宫颈炎、盆腔炎及性传播性疾病的病因、临床表现、治疗原则、护理评估、护理诊断及护理措施。其中,外阴炎、阴道炎、宫颈炎、盆腔炎都属于女性生殖系统常见的炎症,性传播性疾病近年来发病率呈上升趋势。

女性生殖系统炎症的临床表现常表现为白带异常,单纯的外阴炎少见,常与阴道炎、宫颈炎等并存。常见的阴道炎有滴虫性阴道炎、外阴阴道假丝酵母菌病、老年性阴道炎和细菌性阴道病,应注意它们之间的区别。滴虫性阴道炎典型的白带为稀薄泡沫状、呈灰黄色,典型体征为阴道黏膜充血红肿、有散在出血点;外阴阴道假丝酵母菌病的白带为白色稠厚呈凝乳或豆渣样,典型体征为阴道黏膜白色伪膜,擦去后见红肿糜烂面;老年性阴道炎典型表现为血性白带,阴道黏膜变薄、皱襞消失;细菌性阴道病白带特点为灰白色,均匀一致,稀薄,有鱼腥臭味,检查时见阴道黏膜无炎症表现。应根据各种阴道炎病原体的特点采用局部和全身治疗。

急性宫颈炎和急性盆腔炎多在产后、流产后出现,治疗应彻底,以免迁延不愈转成慢性。慢性子宫颈炎的病理类型有宫颈糜烂、宫颈息肉、宫颈腺囊肿、宫颈肥大及宫颈管黏膜炎,其中以宫颈糜烂最为常见,治疗应在排除宫颈癌后以物理治疗为主。

慢性盆腔炎临床症状较体征多,在治疗和护理时应鼓励病人树立战胜疾病的信心,加强锻炼增强抗病能力,积极配合治疗。

性传播性疾病应以预防为主,因此健康教育更为重要,应注意保持外阴清洁卫生,避免性乱,强调配偶或性伴侣同时治疗,被污染的衣裤、生活用品要及时消毒。

本章关键词:阴道炎;宫颈炎;盆腔炎;性传播性疾病

课后思考

1.女性生殖系统有哪些自然防御机制?

2.滴虫性阴道炎、外阴阴道假丝酵母菌病、老年性阴道炎和细菌性阴道病的病因、临床表现、治疗原则、护理措施及健康教育相比较有哪些不同?

3.慢性宫颈炎的病理分类有哪些? 宫颈糜烂如何分度?

4.各类性病的病原体是什么? 如何进行健康教育?

5.某女性,35岁,因白带多到妇产科门诊就诊,阴道窥器检查可见宫颈外口糜烂占整个宫颈面积的2/3以上,表面明显凹凸不平,排除宫颈癌。问:

(1)该女性患了什么疾病? 治疗原则是什么?

(2)可能的护理诊断有哪些? 如何护理? 出院应做哪些健康教育?

(王玉蓉)

第十五章
妇科腹部手术病人的护理

情景导入

某女,42岁,因经量增多,经期延长2年,症状加重半年入院,病人于2年前开始出现经量过多,是正常时的2倍,经期持续10日左右。近半年来经期持续14日左右,经量多,伴大量血凝块,常感头晕、乏力,且偶感小便不畅。病人贫血貌,妇科检查发现子宫增大如3个月妊娠大小,宫体表面呈结节感、质硬,无压痛。

问题:

1.该病人可能患了什么疾病?如何治疗?

2.可能的护理诊断有哪些?如何护理?

本章学习目标

1.掌握妇科腹部手术病人的一般护理;掌握女性生殖系统肿瘤的临床表现、并发症和护理。

2.掌握子宫内膜异位症的概念、临床特征和护理。

3.熟悉女性生殖系统肿瘤的临床特点、处理原则。

4.了解妇科腹部手术的种类,了解女性生殖系统肿瘤的病因及病理。

第一节　妇科腹部手术病人手术前后护理

　　手术治疗在妇科疾病的治疗中占有相当重要的地位,是妇科肿瘤病人的主要治疗手段之一。充分的术前准备和精心的术后护理是保证手术顺利进行、促进病人术后康复的关键。一般腹部手术病人的常规护理详见《外科护理学》。本节主要介绍妇科腹部手术病人手术前后的护理。

一、妇科腹部手术种类

(一)按手术急缓程度分类

1. 择期手术　多适用于妇科良性肿瘤。
2. 限期手术　多适用于妇科恶性肿瘤。
3. 急诊手术　多适用于各种妇产科急腹症。

(二)按手术范围分类

1. 附件切除术　适用于附件病变,包括一侧或双侧输卵管及卵巢切除。
2. 子宫切除术　包括次全子宫切除术和全子宫切除术。前者保留宫颈,多适用于子宫体良性病变而宫颈正常的年轻妇女;后者指子宫体和子宫颈全部切除,多适用于老年女性合并子宫病变。
3. 卵巢肿瘤切除术或子宫肌瘤切除术　多适用于卵巢良性肿瘤和子宫肌瘤需保留生育功能的年轻女性。
4. 子宫根治及盆腔淋巴结清扫术　多适用于早期宫颈癌和子宫内膜癌的病人。切除范围包括全子宫、子宫韧带、宫旁组织3～4cm、阴道上端1～2cm及盆腔淋巴结。
5. 肿瘤细胞减灭术　适用于晚期恶性肿瘤的病人。术中尽量将肿瘤组织切除,以利于术后其他辅助治疗。

二、手术前准备

(一)心理护理

术前应耐心向病人讲解疾病相关的知识及手术治疗的效果,消除病人因担心术后生活质量降低而出现的焦虑、恐惧心理,使病人安心配合治疗。

(二)术前指导

1. 介绍手术相关知识　术前使子宫切除术病人了解术后不再出现月经,使卵巢切除术病人了解术后会出现停经、潮热、阴道分泌物减少等卵巢功能减退的症状,即使保留一侧卵巢,也会因手术影响卵巢血运,暂时性引起性激素水平波动而出现停经。
2. 认真做好术前合并症的处理,调整病人的身心状况。认真做好预防术后并发症的宣传指导工作,指导病人学会胸式呼吸、练习床上使用便器及深呼吸、咳嗽、收缩和放松四肢肌肉的运动等,要求病人在指导、练习后独立重复完成,直至病人完全掌握。
3. 指导病人床上翻身、起床、活动的技巧,鼓励其术后尽早活动,促进康复。
4. 老年病人各重要脏器趋于老化,修复能力降低,耐受性差。术前应全面评估,并进行必要的处理,为手术创造条件。

(三)手术前1日护理

1. 皮肤准备　以顺毛、短刮的方式进行手术区剃毛备皮,备皮范围上自剑突下缘,下至两大腿上 1/3，包括外阴部，两侧至腋中线。脐部用汽油棉棍（或络合碘棉棍）清洁后再用酒精棉棍擦拭。

2.手术前 1 日抽血做血型鉴定及交叉配血试验；做普鲁卡因、青霉素等药物过敏试验。

3.阴道准备　拟行全子宫切除术者，术前 1 日冲洗阴道 2 次，手术日晨用消毒液进行阴道、宫颈、穹隆部消毒，用大棉球拭干后再用美蓝或 1‰甲紫溶液标记宫颈及阴道穹隆，作为术者切除子宫的标志。阴道流血及未婚者不做阴道冲洗。阴道冲洗时护士动作要轻柔，注意遮挡病人。

4.胃肠道准备　一般术前 1 日灌肠 1～2 次，术前 8 小时禁食，术前 4 小时禁饮。目的是使肠道空虚、暴露手术野、减轻或防止术后肠胀气；防止手术时麻醉药物松弛肛门括约肌致粪便污染手术台；术前 1 日根据手术需要进行清洁灌肠，直至排出的灌肠液中无大便残渣。预计手术可能涉及肠道时需从术前 3 日进无渣半流饮食，并按医嘱给肠道制菌剂和清洁灌肠。目前常以口服缓泻剂（如甘露醇）代替多次灌肠，效果良好；但应少量试服，按个体反应性选择用量，尤其年老、体弱者，以防水泻导致脱水。

5.休息与睡眠　为保证病人良好的休息，减轻病人的紧张、焦虑，可给病人适量镇静剂，常用地西泮 5mg，睡前口服，或 10mg 肌肉注射。

6.环境准备　为病人提供安静、舒适的环境。根据手术种类和麻醉方式，铺好麻醉床，准备好监护仪、负压吸引设备及急救用物。

7.其他　与外科腹部手术病人一样，护士要认真核对受术者生命体征、药敏试验结果、交叉配血情况等；必要时与血库取得联系，保证术中血源供给。

（四）手术日护理

手术日晨，护士宜尽早看望病人，核查体温、血压、脉搏、呼吸等，询问病人的自我感受。一旦发现发热、月经来潮，应及时通知医生；若非急诊手术，应重新确定手术时间。

术日晨取下病人的义齿、发夹、首饰及贵重物品交家属或护士长保管。常规留置导尿管，保持引流通畅，以避免术中伤及膀胱、术后出现尿潴留等并发症。

术前半小时给基础麻醉药物，通常为苯巴比妥和阿托品，目的在于缓解病人的紧张情绪并减少唾液腺分泌，防止支气管痉挛等因麻醉引起的副交感神经过度兴奋。

送病人去手术室前，应允许家属或亲友有短暂探视时间。手术室护士、病房护士在病人床旁需认真核对病人姓名、住院号、床号、手术名称、手术部位等病历资料，将病历随同病人带至手术室。由病房护士直接向手术室巡回护士介绍病人，当面点交、核对无误后签字。

三、手术后护理

（一）一般护理

1.体位　按手术及麻醉方式决定术后体位。全麻病人取去枕平卧位，头偏向一侧，防止呕吐物进入气管；硬膜外麻醉的病人去枕平卧 6～8 小时；腰麻的病人去枕平卧 12～24 小时，防止术后头痛。如病人无特殊病情变化，术后次日晨取半卧位。

2.术后即时护理　手术完毕，病人被送回病房时，值班护士须向手术室护士及麻醉师详尽了解术中情况,及时为病人测量生命体征,检查病人腹部伤口、阴道流血情况,检查病人输液管道及引流管的情况,检查病人背部麻醉管是否拔除或保留镇痛泵等,认真做好床边交班,详尽记录观察资料。腹部压沙袋 6 小时,防止出血。做胃肠减压的病人及时接通负压吸引器调节适当的压力。

3. 观察生命体征　密切观察生命体征并准确记录。通常术后每 15~30 分钟监测 1 次血压、脉搏和呼吸,连续监测 12 次;平稳后,改为每 4~6 小时测量 1 次;24 小时以后,4 次/日。若有异常,应增加监测的次数。术后应每天测体温 4 次,由于机体对手术创伤的反应,术后 1~3 日体温稍有升高,但一般不超过 38℃,如果体温持续升高,或正常后再次升高,则提示可能有感染存在。

4. 保留尿管的护理　术后要保持导尿管通畅、勿折压,注意观察尿量及性质,以判断有无输尿管及膀胱的损伤。术后每小时尿量至少在 50ml 以上,如尿量过少,应检查导尿管是否堵塞、脱落、打折、被压,排除上述原因后,要考虑病人是否入量不足或有内出血休克的可能,及时通知医生处理。一般情况下,术后次日晨拔除尿管,妇科恶性肿瘤及阴道手术病人保留尿管的时间要根据病人的病情及手术情况而定。在保留尿管期间,每日测量体温 3~4 次,每日行会阴擦洗并更换尿袋,注意无菌操作,防止逆行感染。子宫根治术者,在拔除尿管前 2~3 日,进行夹管训练,2 小时开放 1 次,以训练和恢复膀胱功能,必要时拔除尿管后测残余尿。

5. 心理护理　减轻病人疼痛,解除不适,告知手术情况及术后注意事项,帮助病人提高自理能力;做好家属的健康教育,取得其积极配合,有效降低术后病人不良的心理反应。

6. 疼痛的护理　疼痛是术后主要的护理问题,麻醉作用消失至术后 24 小时内疼痛最明显。病人常常因为疼痛而拒绝翻身、检查,甚至焦虑、恐惧、失眠。护士应掌握止痛的方法和技巧,正确指导病人使用自控镇痛泵,或在评估病人疼痛的基础上及时给予止痛药,常用哌替啶、异丙嗪、吗啡等。保持病室安静,创造舒适环境。6 小时以后用腹带帮助固定切口。帮助病人采取半卧位。

7. 营养与饮食　一般手术病人,术后 6 小时进流质饮食,但应避免产气食物如牛奶、豆浆等,以免肠胀气。肛门排气后进半流质饮食,以后逐步过渡到普通饮食。涉及肠道的手术病人,术后应禁食,排气后才能进流质饮食,逐步过渡到半流质、普通饮食。术后饮食应以营养丰富、易消化、高热量及富含维生素为原则。鼓励病人进食以促进肠道功能恢复及术后康复,不能进食或进食不足者,应静脉补充液体和电解质,必要时经静脉给予高营养液。

8. 休息与活动　在止痛的前提下,保证病人有良好的休息和足够的睡眠。同时按循序渐进的原则,鼓励病人进行活动。每 2 小时协助卧床病人翻身 1 次,生命体征平稳后鼓励病人尽早下床活动,改善循环,促进肺功能的恢复,防止下肢静脉血栓形成。活动时注意防止病人特别是老年病人因体位变化引起血压不稳定,防止突然起床或站立时发生跌倒。

(二) 术后常见并发症及护理

1. 腹胀　术后腹胀多因术中肠管受到激惹,肠蠕动减弱所致,病人术后呻吟、憋气等可咽入大量易被肠黏膜吸收的气体而加重腹胀。通常术后 48 小时恢复正常肠蠕动,一经排气,腹胀即可缓解。如果术后 48 小时肠蠕动仍未恢复,应排除肠梗阻的可能。可用生理盐水及 1、2、3 溶液低位灌肠,或热敷下腹部(伤口无渗血)等方法刺激肠蠕动。在肠蠕动已恢复尚不能排气时,可针刺足三里或皮下注射新斯的明 0.5mg,也可采用肛管排气等。术后鼓励病人早期下床活动,以改善胃肠功能,预防或减轻腹胀。如腹胀因炎症或缺钾引起,则应给抗生素或补钾;形成脓肿者则应协助医师及早切开引流。

2. 泌尿系感染　尿潴留是发生泌尿系感染的常见原因之一。拔除尿管前,注意夹管及定时开放以训练膀胱恢复收缩力。为了预防尿潴留的发生,应增加液体入量,术后鼓励病人定期坐起排尿,床边加用屏风;如上述措施无效,则应导尿。一次导尿量不得超过 1000ml,宜暂时留置尿管,每 3～4 小时开放 1 次。老年病人、术后必须长期卧床者及过去有尿路感染史的病人均易发生泌尿系统感染。术后出现尿频、尿痛、高热等,应遵医嘱做尿培养,确定是否有泌尿道感染。受术者一般在拔管后 4～8 小时内可自解小便,记录尿量和时间。

3. 切口血肿、感染、裂开　多数伤口是清洁封闭创口,能迅速愈合。创口出血较多,或切口压痛明显、肿胀、检查有波动感,应考虑为切口血肿。血肿极易感染,常为切口感染的重要原因。遇到异常情况,应及时报告医生,同时协助处理。

(三)健康教育

1. 饮食指导　绝大部分妇科手术对肠道影响较小,肛门排气前若无明显腹胀者,可指导并协助病人进少量流质如温开水、米汤、菜汤等。但应避免牛奶、豆浆等产气物质。肛门排气后指导病人进食稀饭、面条等半流质饮食并逐渐向普食过渡。指导病人多进食高蛋白质、高维生素、易消化食物,少食多餐,观察有无腹胀等不适,避免便秘。

2. 活动指导　手术 6～8 小时后,指导并协助病人床上翻身,活动并按摩双下肢。鼓励病人早下床活动,一般手术后 24～36 小时应鼓励并协助病人下床活动,子宫根治术的病人,术后 3～5 日后下床活动。全子宫切除术后,在阴道残端伤口愈合阶段,应尽量减少较大活动,并严密观察阴道流血的情况。正常时可有少量血性分泌物或淡红色流液,如阴道出现鲜红色血液且量较多,甚至超过月经量,应及时通知医生处理,并嘱病人绝对卧床休息,避免咳嗽等增加腹压的因素。

3. 出院指导　出院前评估病人自我护理能力以及家属对病人的照顾能力,并在出院时提供详细的出院指导。出院指导应包括出院后的休息、活动、用药、饮食、性生活、门诊复查时间、可能出现的异常症状和体征的观察及处理等。

第二节　子宫肌瘤

子宫肌瘤(myoma of uterus)是女性生殖系统最常见的良性肿瘤。多见于 30～50 岁的妇女,其中 40～50 岁年龄的妇女最多见,20 岁以下少见。据尸检资料显示,35 岁以上妇女约 20% 有子宫肌瘤,因很多病人无症状,或因肌瘤小不易被发现,临床报道的发病率远较实际情况低。

一、疾病概要

(一)病因

确切的病因尚不清楚。细胞遗传学研究显示,25%~50%的子宫肌瘤存在细胞遗传学异常。细胞中雌激素受体和组织中雌二醇含量较正常子宫肌组织高。雌激素是肌瘤生长的主要促进因素。故子宫肌瘤好发于生育年龄女性,妊娠期肌瘤增大,绝经后肌瘤停止生长,甚至萎缩。孕激素也可促进肌瘤有丝分裂活动,刺激肌瘤生长。

(二)分类

按肌瘤生长的部位分子宫体肌瘤(占 92%)和子宫颈肌瘤(占 8%)。按肌瘤与子宫肌壁的关系分为以下 3 类(图 15-1)。

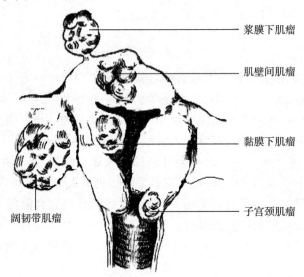

图 15-1　各型子宫肌瘤示意图

1. 肌壁间肌瘤(intramural myoma):是最常见的类型,占 60%~70%,肌瘤位于子宫肌层内,周围均被肌层包围。

2. 浆膜下肌瘤(subserous myoma):约占 20%,肌瘤向子宫表面生长,其表面仅覆盖子宫浆膜层,有时有细蒂与子宫壁相连,为带蒂浆膜下肌瘤,易发生蒂扭转,发生急腹症。若肌瘤位于宫体侧壁向宫旁生长,突入阔韧带两叶之间称阔韧带肌瘤。

3. 黏膜下肌瘤(submucous myoma):占 10%~15%。肌瘤向宫腔内突出,表面仅由子宫黏膜层覆盖。黏膜下肌瘤使宫腔变形增大,子宫外形无明显变化。黏膜下肌瘤易形成蒂,在宫腔内生长犹如异物,常引起子宫收缩,肌瘤被挤时经宫颈可突入阴道。

子宫肌瘤常为多个,各种类型的子宫肌瘤可发生在同一子宫,称多发性子宫肌瘤。

（三）病理

1.巨检　子宫肌瘤为球形实质性肿瘤,表面光滑,与周围组织有明显界限。表面有压迫周围肌壁纤维而形成的假包膜,手术时肌瘤容易剥离。肌瘤表面白色,质硬,切面呈漩涡状结构。当肌瘤较大或生长迅速时,来源于假包膜的血运不足,发生中心性缺血,使肌瘤失去原有的结构称肌瘤变性,常见变性有玻璃样变、囊性变、红色变(多见于妊娠期或产褥期)、肉瘤变(即肌瘤恶变,发病率为 0.4%～0.8%)及钙化。

2.镜检　肌瘤由梭形平滑肌细胞和不等量的纤维结缔组织组成。细胞大小均匀,呈漩涡状,核为杆状。

（四）临床表现

1.症状　症状与子宫肌瘤的部位、生长速度及肌瘤有无变性相关,与肌瘤的大小、数目关系不大。

（1）月经改变:是最常见的症状,主要表现为月经量过多、经期延长或不规则子宫出血。多见于黏膜下肌瘤和肌壁间肌瘤,浆膜下肌瘤较少影响月经。大的肌壁间肌瘤使宫腔和子宫内膜面积增大,影响宫缩,并可能使肌瘤附近的静脉受挤压,致使子宫内膜静脉丛充血扩张,致月经量增多、经期延长。黏膜下肌瘤发生坏死、溃疡、感染时,可有持续性或不规则阴道流血或脓血样排液。

（2）白带增多:肌壁间肌瘤使宫腔面积增大,内膜腺体分泌增多,伴有盆腔充血致白带增多。若黏膜下肌瘤脱出于阴道,其表面感染、坏死,可排出大量脓血样及腐肉样组织,伴臭味。

（3）下腹部包块:随着肌瘤长大,病人于下腹扪及包块,尤其当清晨膀胱充盈时更易扪及质硬、形态不规则的腹部包块。

（4）腰酸、下腹坠胀及腹痛:常为腰酸或下腹坠涨,经期加重。浆膜下肌瘤蒂扭转时出现急性下腹痛。肌瘤发生红色变性时腹痛剧烈且伴发热。

（5）压迫症状:肌瘤压迫膀胱时可出现尿频、尿潴留等;压迫输尿管形成肾盂积水;压迫直肠可造成里急后重、排便困难等症状。

（6）不孕:占 25%～40%。可能与肌瘤压迫输卵管使之扭曲,或使宫腔变形,妨碍受精卵着床有关。

（7）继发性贫血:长期月经过多所致。严重时有全身乏力、面色苍白、气短、心悸等症状。

2.体征　与肌瘤大小、数目、位置及有无变性有关。肌壁间肌瘤子宫常呈不规则增大,质硬,表面有单个或多个结节状突起;浆膜下肌瘤可触及质硬的球状包块与子宫相连;黏膜下肌瘤子宫常呈均匀增大,有时可在宫颈口或阴道内见到红色、表面光滑的黏膜下肌瘤,如伴感染,表面有渗出液覆盖或有溃疡灶形成。

（五）治疗原则

根据病人年龄、症状、生育要求、肌瘤位置、大小、数目等状况全面考虑。

1.随访观察　适用于肌瘤小,无明显症状或已接近绝经期的妇女。可每 3～6 个月随访

1次,若肌瘤增大明显,症状加重,需考虑进一步治疗措施。

2.药物治疗　适用于肌瘤小、症状轻、接近绝经期或全身情况不宜手术者。一般采用:①促性腺激素释放激素类似物(GnRH-α):可抑制雌激素至绝经水平,以缓解症状,抑制肌瘤生长使其萎缩,常用亮丙瑞林或戈舍瑞林。但应避免长期应用,用药6个月以上可导致骨质疏松等围绝经期综合征。②抗孕激素药物:与孕激素竞争受体,拮抗其作用,常用米非司酮。

3.手术治疗　适用于:月经过多导致继发贫血,药物治疗无效者;严重腹痛、性交痛或因肌瘤蒂扭转引起急腹痛者;有直肠、膀胱压迫症状者;确定肌瘤为不孕或流产的唯一原因或肌瘤生长太快怀疑有恶变者。常用的手术方式有:①肌瘤切除术:适用于希望保留生育功能的病人,可经腹或腹腔镜下切除肌瘤或经阴道或宫腔镜下切除黏膜下肌瘤。②子宫切除术:适用于不需要保留生育功能或怀疑有恶变的病人。

二、护　理

(一)护理评估

1.健康史　询问病人的月经史、生育史,有无不孕、流产史,有无长期使用雌激素史,有无接受过药物治疗及治疗效果。

2.身体状况

(1)症状:详细了解病人有无月经改变。询问有无头晕、乏力等贫血症状;了解阴道分泌物及其量、色、性状;评估病人有无尿频、尿潴留、排尿及排便困难等肌瘤压迫症状;评估病人有无腰酸、下腹坠痛等症状。

(2)体征:观察病人有无面色苍白等贫血体征。是否可扪及腹部包块并评估其大小、质地。观察阴道是否通畅,有无块物堵塞,子宫大小、质地,宫口有无黏膜下肌瘤脱出等。

(3)辅助检查:

1)B超检查:可检测肌瘤大小、位置和数目,以得到确切的诊断依据。

2)内镜检查:宫腔镜、腹腔镜可看到黏膜下肌瘤和浆膜下肌瘤的位置、大小、形状,并可在镜下手术切除肌瘤,有诊断及治疗的双重作用。

3)其他检查:如子宫输卵管造影等可协助诊断。

3.心理社会状况　评估病人及家属对疾病的反应。是否有知识缺乏,是否害怕子宫肌瘤恶变或术后并发症,担心切除子宫后会改变其女性特征及影响夫妻生活等。

(二)护理诊断/问题

1.营养失调:低于机体需要量　与月经改变、出血过多有关。

2.知识缺乏　缺乏子宫肌瘤疾病的治疗和护理知识。

3.焦虑　与担心子宫肌瘤恶变、手术切除子宫会产生后遗症、选择治疗方案的无助有关。

(三)护理目标

1.病人贫血被及时纠正。

2.病人获得有关子宫肌瘤的知识,能正确地认识疾病。

3.病人焦虑减轻或消失,能配合医护人员完成治疗。出院时具有适应术后生活的能力和信心。

(四)护理措施

1.**一般护理** 嘱病人注意休息,加强营养,注意保暖。指导病人保持外阴清洁干燥,防止感染。

2.**症状护理** 鼓励贫血的病人进食高蛋白质、高维生素和含铁量丰富的食物。协助完成血常规、血型及凝血功能检查,并交叉配血备用。黏膜下肌瘤如脱出至阴道者,每日用消毒液行外阴冲洗。肿瘤压迫膀胱出现排尿障碍、尿潴留时应给予导尿;压迫直肠引起便秘者,可给缓泻剂软化粪便或灌肠等处理。

3.**用药护理** 遵医嘱选择及应用药物,向病人讲明药物的名称、作用原理、剂量、用药方法、可能出现的副作用及应对措施,告知服药过程中不能擅自停用以免出现撤退性出血等。不宜长期使用亮丙瑞林,应用时要注意观察有无出现围绝经期综合征。

4.**病情观察**

(1)阴道出血:严密监测病人生命体征,了解有无头晕、乏力、眼花、面色苍白等症状;观察阴道出血的时间、量、颜色及性状,收集会阴垫以正确评估阴道出血量。

(2)腹痛:注意观察腹痛的部位、性质、程度。如病人有浆膜下肌瘤,突然出现剧烈腹痛时应考虑肌瘤蒂扭转,应立即报告医生处理,并做好急诊手术的准备。

5.**手术病人护理** 观察病人阴道出血量及阴道分泌物、生命体征、尿量及颜色变化。密切观察病人的体温、手术切口及血象变化,发现感染征象及时通知医生。

6.**心理护理** 主动热情关心病人,鼓励病人说出心理的担忧和感受,帮助病人尽快适应病区环境,建立良好的护患关系。讲解子宫肌瘤的有关知识,帮助病人正确认识疾病,使病人确信子宫肌瘤属于良性肿瘤,恶变率低;对采取手术治疗的病人,讲解手术的效果。与病人及家属交流,帮助病人分析住院期间及出院后可能被利用的资源与支持系统,减轻无助感,增强康复信心,帮助家属参与病人的治疗和护理。

(五)护理评价

1.积极补充营养,病人未发生贫血或贫血得到及时纠正。

2.病人能叙述子宫肌瘤的治疗方法及手术效果。

3.病人焦虑减轻,出院后积极适应术后的生活。

(六)健康教育

1.**知识宣教** 宣传月经的相关知识,指导病人正确使用雌激素,增强妇女的自我保健意识,鼓励其定期接受妇科检查,做到预防为主,及时发现和诊治疾病。

2.**定期随访** 随访观察者应3~6个月复查1次。让病人明确随访的目的、时间、联系方式,不可忽视定期检查,应按时接受随访指导,以便根据病情需要及时修正治疗方案。

3.**出院指导** 告知病人任何时候出现不适或异常情况均需及时随诊。手术病人出院后

1个月应到门诊复查,了解术后康复情况。指导病人术后性生活及自我保健。

第三节　子宫颈癌

子宫颈癌(cervical cancer)是最常见的妇科恶性肿瘤,患病年龄分布呈双峰状,原位癌好发于30~35岁,浸润癌好发于50~55岁。近年来由于宫颈脱落细胞筛查的广泛使用,使宫颈癌得到了早诊断与早治疗,发病率和死亡率明显下降。

一、疾病概要

(一)病因

病因目前尚不完全清楚。国内外大量资料表明,其病因可能与下列因素有关:过早性生活、性生活紊乱、早婚、多次结婚、早育、多产、宫颈慢性炎症等。高危男子是宫颈癌发病因素的论点已被重视,凡有阴茎癌、前列腺癌或其前妻曾患有子宫颈癌者均为高危男子,与高危男子有性接触的妇女易患宫颈癌。近年来发现通过性交感染某些病毒,如高危型人乳头瘤病毒感染,是宫颈癌的主要危险因素,有90%以上宫颈癌伴有高危型人乳头瘤病毒感染。此外,单纯疱疹病毒Ⅱ型、人巨细胞病毒等可能与宫颈癌发生有关。宫颈癌的发生可能是多种因素的综合作用,各因素间有无协同或拮抗作用,尚待进一步研究。

(二)分类及病理

宫颈癌的好发部位在宫颈原始鳞—柱交界部和生理性鳞—柱交界部之间所形成的移行带区。宫颈癌以鳞状细胞癌多见,其次为腺癌、鳞腺癌。宫颈癌的癌前病变为宫颈上皮内瘤变(cervical intraepithelial neoplasia,CIN),包括宫颈不典型增生及宫颈原位癌。

1.鳞状细胞浸润癌　占宫颈癌的80%~85%。

(1)大体检查:早期浸润癌肉眼观察无明显异常,或类似宫颈糜烂,随病情发展,宫颈癌有外生型、内生型、溃疡型、颈管型四种类型(图15-2)。

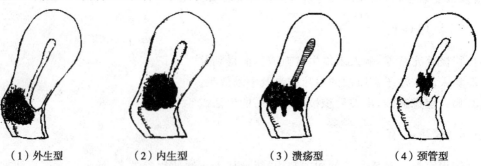

|　(1)外生型|　　(2)内生型|　　(3)溃疡型|　　(4)颈管型|

图15-2　宫颈癌类型(巨检)

1)外生型:最常见,也称菜花型。癌组织向外生长,最初呈息肉样或乳头状突起,继而发展为向阴道内突出的菜花样赘生物,质脆易出血。

2)内生型:又称浸润型。癌组织向宫颈深部组织浸润,使宫颈扩张并侵犯宫旁组织。宫颈肥大而硬,表面光滑或仅见轻度糜烂,宫颈膨大如桶状。

3)溃疡型:上述两型继续发展,癌组织坏死脱落,形成凹陷型溃疡或空洞样如火山口。

4)颈管型:癌灶发生在宫颈管内,侵入子宫下段及转移到盆壁淋巴结。

(2)显微镜检:按癌组织发展的程度,分为以下 2 个阶段:

1)微小浸润癌:指在原位癌基础上镜检发现小滴状、锯齿状癌细胞团突破基底膜,浸润间质。

2)浸润癌　癌细胞浸润范围扩大,呈网状或团块状浸润间质。根据癌细胞分化程度分为高分化鳞癌(Ⅰ级)、中分化鳞癌(Ⅱ级)和低分化鳞癌(Ⅲ级)。

2.腺癌　占宫颈癌的 15%～20%。

(1)巨检:来自宫颈管,并浸润宫旁组织。

(2)显微镜检:主要组织学类型有 3 型,即黏液腺癌(最常见)、恶性腺瘤和鳞腺癌。

(三)转移途径

有直接蔓延、淋巴转移、血行转移和腹腔种植。以直接蔓延和淋巴转移为主,血行转移极少见。

(四)临床分期

普遍采用国际妇产科联盟(FIGO,2000 年)的宫颈癌临床分期。

1.0 期　原位癌(浸润前癌)。

2.Ⅰ期　癌灶局限在子宫颈。

3.Ⅱ期　癌灶超过宫颈,浸润宫旁,但未达盆壁;浸润阴道,但未达阴道下 1/3。

4.Ⅲ期　癌灶扩散至盆壁或延及阴道下 1/3,导致使肾盂积水或无功能肾。

5.Ⅳ期　癌灶已扩散至真骨盆外,浸润膀胱黏膜及直肠黏膜甚至有远处转移。

(五)临床表现

早期宫颈癌常无明显症状和体征,随病情发展可出现:

1.症状

(1)阴道流血:早期表现为性交或妇科检查后少量阴道出血,称接触性出血。以后可有月经间期或绝经后少量不规则出血。出血量根据病灶大小及侵犯间质血管情况而有所不同,一般外生型出血早,量多,内生型出血较晚。年轻病人常表现为经期延长、周期缩短、经血量多等。老年病人常为绝经后不规则阴道出血。宫颈癌合并妊娠者常因阴道流血就诊。

(2)阴道排液:常出现在流血后。宫颈癌早期可表现为阴道分泌物增多,白色或血性,无臭味。随着癌组织破溃,阴道分泌物增多,稀薄如水样或米泔样,有腥臭味。晚期癌组织坏死继发感染时,则排出大量脓性或米汤样恶臭白带。

(3)晚期症状:若出现疼痛,表示宫颈旁已有明显浸润。癌肿侵犯邻近器官神经及淋巴时,可出现尿频、尿急、尿痛、血尿、便秘、便血、下肢水肿等症状。压迫输尿管可导致肾盂积水,严重者导致尿毒症。癌症晚期病人出现消瘦、贫血等恶病质。

2.体征　早期局部无明显病灶或呈宫颈糜烂等慢性宫颈炎的表现;随着病程的发展可

见外生型、内生型或溃疡型等宫颈癌病变,可扪及宫旁组织增厚、有结节,有时形成冰冻骨盆。

(六)治疗原则

根据临床分期、病人年龄、全身情况、生育要求、医院设备及医护技术水平等综合因素决定治疗措施,常以手术、放射为主,化疗为辅。

1.手术治疗 适用于Ⅰ期、Ⅱ期病人,无严重内外科合并症,无手术禁忌证者。一般采用广泛性子宫切除及盆腔淋巴结清扫术,卵巢正常者,应予保留。

2.放疗 可用于所有期别的病人,主要用于年老、有严重并发症或Ⅲ期以上不能手术的病人。包括体外照射和腔内照射。早期以腔内放照为主,体外照射为辅。晚期则以体外照射为主,腔内放疗为辅。

3.手术加放射综合治疗 适用于癌灶较大者,术前放疗,待癌灶缩小后再行手术。或手术后证实淋巴结或宫旁组织有转移者,放疗作为术后的补充治疗。

4.化疗 主要用于晚期或复发转移的病人。

二、护 理

(一)护理评估

1.健康史 询问病人婚姻史、生育史、性生活状况及与高危男子的性接触史等,询问病人有无慢性宫颈炎病史。了解月经情况,询问有无不规则阴道流血史,尤其要重视接触性阴道出血病史。

2.身体状况

(1)症状:应详细了解病人阴道流血的时间、性状、颜色量等,有无接触性出血;阴道排液的性状、气味等,有无脱落组织;有无邻近器官受累的症状;有无疼痛及疼痛的部位、性质、持续时间等;有无贫血、消瘦等恶病质表现。

(2)体征:检查宫颈有无糜烂或赘生物,是否有接触性出血,宫颈是否肥大、质硬、如桶状等。

(3)辅助检查:

1)宫颈刮片细胞学检查:用于筛查宫颈癌,是目前最常用、最简单、最有效的早期发现宫颈癌的普查方法。在宫颈移行带区刮片取材,防癌涂片用巴氏染色法,结果分5级,Ⅲ级以上者应行宫颈活检。目前临床上用TCT筛查也很普遍。

2)碘试验:将碘溶液涂在宫颈和阴道壁上,观察其着色情况。正常宫颈上皮内含大量糖原,可被碘溶液染为棕色,而瘢痕、囊肿、炎性细胞或恶性肿瘤细胞内不含或缺乏糖原,不被染色。此法主要识别宫颈病变危险区,在不着色区取材活检,能提高诊断率。

3)阴道镜检查:宫颈刮片Ⅲ级以上者,可使用阴道镜观察,利用阴道镜放大原理,可直接观察宫颈表面有无变异上皮,一般可发现早期病变,并选择病变部位进行取材活检,以提高诊断率。

4)宫颈及颈管活组织检查:是临床确诊和鉴别宫颈癌最可靠的方法。选择宫颈鳞—柱状上皮交接处的 3、6、9、12 点做多点活检或在碘试验、阴道镜指导下取材活检。

5) 宫颈锥切术:当宫颈刮片多次检查为阳性,而宫颈活检多次检查为阴性,或活检为原位癌,但不能排除浸润癌时,可采用冷刀切除、高频环状电切术(Loop electrosurgical excision procedure,LEEP)或冷凝电刀切除宫颈组织,做连续病理切片检查。

6) 其他检查:宫颈癌确诊后,需根据情况进行胸部 X 线检查、淋巴造影、膀胱镜、直肠镜等检查,以确定临床分期。

3. 心理社会状况　宫颈癌病人被确诊后会经历否认、愤怒、妥协、忧郁、接收等心理反应阶段。几乎所有的病人都会出现恐惧、绝望等心理,迫切希望能够采取各种方法减轻痛苦,延长生命。宫颈癌手术范围大,留置导尿管时间长,恢复较慢,使病人较长时间不能履行各种角色职能,病人常出现焦虑情绪。

（二）护理诊断

1. 恐惧　与宫颈癌的确诊及即将手术有关。
2. 疼痛　与晚期癌浸润或手术创伤有关。
3. 营养失调:低于机体需要量　与阴道出血、癌症消耗及化疗有关。
4. 排尿障碍　与手术造成膀胱张力下降有关。
5. 自我认同紊乱　与手术切除子宫及卵巢有关。

（三）护理目标

1. 病人恐惧感减轻,接受目前治疗方案,积极配合治疗。
2. 病人能说出减轻疼痛的方法,疼痛感减轻。
3. 病人合理营养,营养不良得以纠正。
4. 病人术后排尿功能恢复正常。
5. 病人能正确面对疾病,接受现实。

（四）护理措施

1. 一般护理

(1) 评估病人的营养状况,纠正病人的不良饮食习惯,促使病人主动摄入足够营养,提高机体抵抗力。必要时与营养师联系,制订合理的饮食计划,以多样化食谱满足病人需要,保证热量供应,维持体重不继续下降。

(2) 保持会阴清洁,勤换会阴垫,每日擦洗会阴 2 次,防止发生感染。指导病人注意个人卫生,协助病人勤擦身、更衣,保持床单位清洁,促进舒适,保持室内空气流通。

(3) 阴道有活动性出血,需要用消毒纱布填塞止血时,要认真交班,按时如数取出或更换;发生阴道大出血时立即向医生汇报,并备好急救用物,协助处理。

(4) 有贫血、消瘦、发热及恶病质等表现者　应加强护理,高热时用物理降温,预防肺炎、口腔感染等并发症。

2. 病情观察　监测阴道出血量及全身情况,观察阴道排液的性状、气味。评估晚期宫颈癌病人下腹部、腰骶部疼痛程度。

3.不同治疗方法的护理

（1）手术病人的护理：

1）术前准备：按腹部手术前护理内容进行常规术前准备，尤其注意术前3日选用消毒液消毒阴道及宫颈，手术前一日晚行清洁灌肠，保证肠道呈清洁、空虚状态。

2）协助术后恢复：按腹部手术后护理内容进行常规护理。宫颈癌根治术手术范围大、术后修复时间长，要注意加强术后护理。每0.5～1小时观察并记录生命体征及出入量1次，平稳后再改为每4小时测量1次。注意保持导尿管、腹腔各种引流管及阴道引流管的通畅，认真观察引流液的性状及量。通常按医嘱于术后48～72小时取除引流管，术后7～14日，甚至21日拔除尿管。拔除尿管前3日开始定时夹管，训练膀胱功能，促使恢复正常的排尿功能。拔管后嘱病人1～2小时排尿1次，排尿后测残余尿。如残余尿超过100ml，应及时给病人再留置尿管3～5日，再行拔管，测残余尿，直至残余尿在100ml以下。

（2）放射治疗病人的护理：注意观察放疗副反应。放疗的近期反应有直肠炎和膀胱炎，但一般均能自愈。晚期并发症多于放射治疗后的1～3年出现，主要是因缺血引起直肠溃疡、狭窄及血尿，甚至形成直肠阴道瘘及膀胱阴道瘘等。其它按放疗有关护理方法进行护理。

（3）化疗护理：按化疗病人的护理常规进行护理。

3.心理护理　利用挂图、实物、宣传资料等向病人介绍宫颈癌的有关知识，与病人多交流，让病人及家属了解病情、治疗方法及效果，为病人提供安全、隐蔽的环境，鼓励病人提问，一起寻找引起不良心理反应的原因。帮助病人消除恐惧，树立战胜疾病的信心，积极配合治疗。

（五）护理评价

1.病人恐惧感是否基本消失，能否接受治疗方案并主动配合，达到了预期的治疗效果。
2.医护人员和病人共同实施减轻疼痛的方法，疼痛是否缓解。
3.病人合理膳食，营养不良是否得以纠正。
4.术后膀胱功能是否恢复正常。
5.病人能否接受现实，适应术后的生活方式。

（六）健康教育

1.提供预防保健知识，提倡晚婚、少育，开展性卫生教育，普及防癌知识，尤其要注意防治人乳头瘤病毒感染。积极治疗慢性宫颈炎，及时诊治CIN，以阻断宫颈癌的发生。

2.指导妇女定期普查，做到早发现、早诊断、早治疗。凡30岁以上妇女至妇科门诊就诊者，应常规做宫颈刮片细胞学检查，一般妇女应每1～2年普查1次，已婚妇女，尤其是绝经过渡期以及绝经后妇女有异常阴道流血或接触性出血者应及时就诊。

3.宫颈癌手术病人出院前护士应与病人及家属一起制定康复计划，要求病人做到定期随访。出院后第2年内每3个月复查1次；出院后第3～5年，每半年复查1次；第6年开始每年复查1次。如有异常情况随时检查。

第四节　子宫内膜癌

子宫内膜癌(endometrial carcinoma)是发生于子宫内膜的恶性肿瘤,以腺癌为主。为女性生殖器官常见的三大恶性肿瘤之一,占女性生殖道恶性肿瘤的 20%～30%。多见于老年妇女。近年来发病率有上升趋势。

一、疾病概要

(一)病因

确切病因尚不清楚,可能与下列因素有关。

1.长期持续的雌激素刺激　子宫内膜长期受雌激素刺激而无孕激素拮抗,可发生子宫内膜增生症,也可癌变。临床上常见于无排卵性疾病、分泌雌激素的卵巢肿瘤、长期服用雌激素的绝经后妇女等。

2.体质因素　经研究,肥胖、高血压、糖尿病、不孕或不育及绝经延迟等体质因素是子宫内膜癌的高危因素。

3.遗传因素　约 20% 的子宫内膜癌病人有家族史。

(二)病理

1.巨检　内膜癌多发生于子宫底部的内膜,以双侧子宫角附近最为多见。以病变的形态和范围可分为以下 2 种。

(1)弥散型:子宫内膜大部分或全部为癌组织侵犯,病灶呈不规则菜花样物突出于宫腔,常伴出血、坏死,肌层浸润较少。晚期病灶可侵犯肌层或宫颈。

(2)局限型:癌灶局限在宫腔的某一部分,多见于子宫底或子宫角部,病灶小,但易浸润肌层。

2.镜检　主要类型有内膜样腺癌(最常见)、腺癌伴磷状上皮分化、浆液性腺癌和透明细胞癌。

(三)转移途径

子宫内膜癌大多转移较晚,其转移途径有直接蔓延、淋巴转移(为内膜癌的主要转移途径),晚期有血行转移(少见)。

(四)临床分期

临床广泛使用国际妇产联盟(FIGO,2000)制定的手术－病理分期。

1.0期　原位癌。

2.Ⅰ期　癌灶局限于宫体。

3.Ⅱ期　癌灶已侵犯子宫颈。

4.Ⅲ期　癌灶局部或区域扩散。

5. Ⅳ期　癌灶浸润膀胱和直肠黏膜,甚至向远处转移。

(五)临床表现

1. 症状　早期无明显症状,随着病情进展,可出现以下症状。

(1)阴道流血:绝经后不规则阴道流血为最典型的症状。量一般不多,呈持续性或间歇性。未绝经病人可表现为经期延长、经量增多或月经紊乱。

(2)阴道排液:早期子宫内膜癌呈浆液性或浆液血性白带,晚期合并感染时出现脓性或脓血性排液,并有恶臭。

(3)疼痛:晚期癌肿浸润周围组织或压迫神经时可引起下腹及腰骶部疼痛,并向下肢及足部放射。当癌瘤侵犯宫颈堵塞颈管致宫腔积脓时,可出现下腹胀痛及痉挛性腹痛。

(4)其他:晚期病人可出现贫血、消瘦、发热等恶病质表现。

2. 体征　早期无明显异常。晚期可有子宫增大,稍软。晚期时,可见癌组织自宫颈口脱出,质脆,触之易出血。若合并宫腔积脓,子宫明显增大,极软。癌组织向周围浸润时,子宫固定,可于宫旁扪及结节状不规则肿块。

(六)治疗原则

子宫内膜癌早期病人以手术治疗为主;晚期则采用手术、放疗、化疗等综合治疗方法。

1. 手术治疗　为首选的治疗方案。Ⅰ期病人一般做子宫及双附件切除术;Ⅱ期应做广泛全子宫切除及双侧盆腔淋巴结清扫与腹主动脉旁淋巴结清扫。

2. 放射治疗　对老年、有手术禁忌证或无法手术的晚期病人均应考虑放射治疗。手术前或术后加用放疗适用于已有或可疑淋巴结转移者。

3. 化疗　用于晚期或复发性子宫内膜病人的综合治疗,也可用于术后有高危复发因素的病人。

4. 孕激素治疗　适用于晚期癌、复发癌、不能手术切除或年轻的早期病人要求保留生育功能者。

5. 抗雌激素制剂　适应证与孕激素治疗相同,与孕激素配合使用可增加疗效,常用药为他莫西芬(TMX)。

二、护　理

(一)护理评估

1. 健康史

评估病人有无肥胖、高血压、糖尿病等高危因素。评估病人有无不孕不育、绝经延迟等病史,是否用过激素替代治疗及有无家族史。

2. 身体状况

(1)症状:评估病人阴道流血的特点,特别是绝经后阴道流血及尚未绝经者月经异常的情况。评估阴道流血的性质和量。评估病人有无下腹及腰骶部疼痛,有无食欲减退、消瘦等情况。

(2)体征:盆腔检查评估有无子宫增大、变软、子宫固定等,有无癌组织自宫颈口脱出,是否可于宫旁扪及结节状不规则肿块。

(3)辅助检查:

1)分段诊刮:最常用,是确诊子宫内膜癌的方法。先环刮宫颈管,再进入宫腔刮子宫内膜,标本分瓶做好标记,送病理检查。

2)细胞学检查:是筛查内膜癌的方法。采用特制的宫腔吸管或宫腔刷放入宫腔,吸取分泌物做细胞学检查,查找癌细胞。

3)宫腔镜检查:可直接观察子宫内膜病灶的生长情况,并可取内膜组织送病理检查。

4)其他检查:如 B 超、CT 检查及血清 CA_{125} 检测等。

3.心理社会状况　确诊疾病时病人会出现焦虑和恐惧,担心疾病预后、担心治疗费用、担心连累子女等。部分病人需接受放、化疗,因治疗时间长、不良反应重,病人及家属往往对治疗缺乏信心。

(二)护理诊断

1.恐惧　与担心疾病预后有关。

2.疼痛　与晚期癌肿浸润或手术创伤有关。

3.知识缺乏　缺乏疾病及手术的相关知识。

(三)护理目标

1.病人消除恐惧情绪,心理负担减轻。

2.病人疼痛减轻,舒适感增加。

3.病人获得与子宫内膜癌疾病及治疗的相关知识,能配合检查和治疗。

(四)护理措施

1.一般护理　保持外阴清洁,尤其对大量阴道排液病人应每日擦洗外阴 1～2 次。给予高蛋白、高维生素饮食。进食不足或全身营养状况极差者可遵医嘱给予支持疗法,静脉补充营养。指导和协助病人适当活动。

2.病情观察　出现恶病质应加强观察,记录出入量,遵医嘱补液。手术病人术后 6～7 日阴道残端羊肠线吸收或感染可致残端出血,需严密观察并记录阴道出血情况,如发生大出血,应立即向医生汇报,并协助纱条填塞等止血措施的实施。药物治疗及化疗和放疗的病人需严密观察有无副反应。

3.用药护理

(1)孕激素治疗:① 教会病人口服药物的方法。常用甲羟孕酮 200～400mg/d;已酸孕酮 500mg,2 次/周。② 孕激素治疗一般用药剂量大,至少 12 周才能评价疗效,鼓励病人耐心配合治疗。③ 治疗过程中注意观察副反应,此药可引起药物性肝炎、水钠潴留、浮肿等,一般副反应较轻,停药后会逐渐好转。

(2)抗雌激素制剂治疗:他莫西芬 20～40mg/日,口服,可长期应用或分疗程应用。用药过程中注意观察药物副反应,如潮热、畏寒、急躁等类似围绝经期症状。还可引起骨髓抑制、阴道流血、恶心、呕吐等反应。如有异常,及时报告医生,对症处理。

4.心理护理

(1)向病人介绍有关疾病的知识,让病人正确认识疾病。给病人及家属介绍子宫内膜癌虽是一种恶性肿瘤,但转移晚,预后较好,缓解其恐惧、焦虑心理,增强治病信心。

(2)住院期间给病人介绍病室,提供安静、舒适的睡眠环境,减少夜间不必要的治疗程序,必要时按医嘱使用镇静剂以保证病人夜间连续睡眠7～8小时。

(3)鼓励病人选择积极有效的应对方式,如听音乐,分散注意力,向家人、朋友或医护人员述说心里感受。

(五)护理评价

1.病人情绪是否平静,能否积极主动配合治疗。

2.病人自理能力恢复,能否正确应对术后不适。

3.病人是否掌握与子宫内膜癌相关的治疗和护理知识。

(六)健康教育

1.大力宣传定期进行妇科检查的重要性,中年妇女每1～2年接受1次防癌普查。对子宫内膜癌高危因素的人群应增加检查次数,尤其注意体重、血压、血糖的监测。对雌激素替代治疗者应严格用药指征,加强用药期间的监护。绝经过渡期月经紊乱及绝经后阴道流血病人应进行排除子宫内膜癌检查,及早接受正规治疗。

2.做好出院指导　手术后2～3个月避免性生活,3～6个月避免重体力劳动。术后定期随访,及时确定有无复发。随访时间为术后2～3年内,每3个月1次;3年后,每6个月1次;5年后每年1次。如有异常情况随时检查。

第五节　卵巢肿瘤

卵巢肿瘤(ovarian tumor)是女性生殖系统常见肿瘤,可发生于任何年龄,卵巢恶性肿瘤为女性生殖系统三大恶性肿瘤之一。近年来发病率呈上升趋势。由于卵巢位于盆腔内,无法直接窥视,且早期无症状,迄今缺乏完善的早期诊断和鉴别方法,一旦发现恶性肿瘤时,往往已属病变晚期而疗效不佳,故卵巢恶性肿瘤死亡率高居妇科恶性肿瘤之首,已成为严重威胁妇女健康的一种肿瘤。

一、疾病概要

(一)病因

目前病因不清,卵巢恶性肿瘤发病的高危因素有:

1.遗传和家族史　20%～25%的卵巢癌病人有家族史。

2.饮食和环境因素　工业发达的国家卵巢癌发病率高,可能与环境污染有关。高胆固醇饮食也与卵巢癌发病率有一定相关性。

3.内分泌因素　不育或少育者,卵巢癌发病率高,可能与妊娠期停止排卵,可减少对卵巢上皮的刺激有关。

(二)常见的卵巢肿瘤及病理特点

1.卵巢上皮性肿瘤　是最常见的卵巢肿瘤,占原发性卵巢肿瘤的 $50\%\sim70\%$,占卵巢恶性肿瘤的 $85\%\sim90\%$,多见于中老年女性。有良性、交界性和恶性之分。交界性肿瘤是一种低度恶性潜能肿瘤。

(1)浆液性囊腺瘤:约占卵巢良性肿瘤的 25% 。多为单侧,囊性,大小不等,表面光滑,囊内充满淡黄色清亮液体。

(2)浆液性囊腺癌:为最常见的卵巢恶性肿瘤,占卵巢上皮癌的 75% 。多为双侧,体积较大,囊液浑浊。肿瘤生长迅速,预后差。

(3)黏液性囊腺瘤　约占卵巢良性肿瘤的 20% ,是人体中生长最大的一种肿瘤,其囊内含黏稠或胶冻状黏液。若囊肿破裂,黏液性上皮种植在腹膜上继续生长,并分泌黏液,形成腹膜黏液瘤,极似卵巢癌转移。

(4)黏液性囊腺癌　约占卵巢恶性肿瘤的 20% ,多为单侧,瘤体较大。囊液浑浊或为血性。5 年存活率为 $40\%\sim50\%$ 。

2.卵巢生殖细胞肿瘤　好发于儿童及青少年,青春期前发病率占 $60\%\sim90\%$ 。除成熟畸胎瘤为良性肿瘤外,其他均为恶性。

(1)成熟畸胎瘤:又称皮样囊肿,是最常见的卵巢良性肿瘤。多为单侧圆形或卵圆形,中等大小,表面光滑,壁薄质韧。切面多单房,瘤内可见油脂、毛发、牙齿、骨质等。成熟畸胎瘤恶变率为 $2\%\sim4\%$,多为绝经后妇女。

(2)未成熟畸胎瘤:恶性肿瘤,好发于青少年。常为单侧实质性,复发及转移率均高。5 年存活率约 20% 。

(3)无性细胞瘤:中等恶性,好发于青春期及生育期妇女,多为单侧实性包块。对放疗敏感,5 年存活率达 90% 。

(4)内胚窦瘤:较罕见,恶性程度高,生长迅速,易早期转移,多见于儿童及年轻妇女,其形态与人胚的卵黄囊相似,又名卵黄囊瘤。肿瘤细胞产生甲胎蛋白(AFP),故测定病人血清中的 AFP 浓度,可作为诊断和治疗监测时的重要指标。

3.卵巢性索间质肿瘤　来源于原始性腺中的性索或间质组织。肿瘤多有内分泌功能,能分泌性激素。

(1)颗粒细胞瘤:低度恶性,占性索间质肿瘤的 80% 左右。好发于 $45\sim55$ 岁的妇女。肿瘤能分泌雌激素,故有女性化作用。青春期前可出现假性性早熟;生育年龄可出现月经紊乱;绝经后有不规则阴道流血,常合并子宫内膜增生过长,甚至发生腺癌。预后良好,5 年存活率达 80% 以上。

(2)卵泡膜细胞瘤:良性肿瘤,常与颗粒细胞瘤合并存在。因肿瘤可分泌雌激素,有女性化作用。

(3)纤维瘤:良性肿瘤,多见于中年妇女,多单侧,实性,坚硬,中等大小,表面光滑或有结节状。偶见病人伴有腹水或胸腔积液,称梅格斯综合征(Meigs syndrome),手术切除肿瘤后,腹水或胸腔积液自行消失。

4.卵巢转移性肿瘤 体内任何部位(如:乳腺、胃肠道、生殖道、泌尿道等)的原发性癌均可转移到卵巢,库肯勃瘤(krukenberg tumor)是一种特殊类型的转移性腺癌,原发病灶在胃肠道,常侵犯双侧卵巢,中等大,实性,镜下见典型的印戒细胞。

(三)恶性肿瘤的转移途径

卵巢恶性肿瘤的转移途径主要通过直接蔓延及腹腔种植。其次为淋巴转移,血行转移少见。

(四)卵巢恶性肿瘤分期

多采用国际妇产科联盟(FIGO,2000)的手术—病理分期。

1.Ⅰ期 肿瘤局限于卵巢。

2.Ⅱ期 一侧或双侧卵巢肿瘤,伴盆腔内扩散。

3.Ⅲ期 一侧或双侧卵巢肿瘤,伴显微镜下证实的盆腔外的腹腔转移和(或)局部淋巴结转移。

4.Ⅳ期 超出腹腔外的远处转移。

(五)临床表现

1.卵巢良性肿瘤

(1)症状:发展缓慢,早期肿瘤较小,多无症状,常在妇科检查时偶然发现,肿瘤增大时,病人常感腹胀,肿瘤继续增大,病人可出现尿频、便秘、胸闷、心悸、气促等压迫症状。

(2)体征:妇科检查可在子宫一侧或双侧扪及包块,多为囊性,表面光滑,活动,与子宫无粘连。

2.卵巢恶性肿瘤

(1)症状:早期无症状,出现症状时已属晚期,主要表现为腹胀、腹水、腹部包块和胃肠道症状,症状轻重取决于肿瘤大小、位置、侵犯邻近器官的程度、有无并发症等。肿瘤向组织浸润或压迫神经,可引起腹痛、腰痛或下肢疼痛;压迫盆腔静脉,可出现水肿。晚期呈明显消瘦、贫血等恶病质的表现。

(2)体征:肿块多为双侧,实性或半实性,表面不平,固定。妇科检查可在子宫直肠陷凹处扪及质硬的结节或肿块,表面凹凸不平,固定,与子宫分界不清,有时可在腹股沟、腋下或锁骨上扪及肿大的淋巴结。

(六)常见并发症

1.蒂扭转 是卵巢肿瘤最常见的并发症,也是妇科常见的急腹症。好发于瘤蒂长、活动度大、中等大小、重心偏于一侧的肿瘤(如皮样囊肿)。病人体位突然改变、连续向同一方向转动、妊娠期或产褥期子宫位置的改变易发生蒂扭转,主要表现为突然发生一侧下腹剧痛,伴恶心、呕吐甚至休克。有时扭转可自然复位,腹痛也随之缓解。妇科检查可扪及张力较大包块,与子宫分开,压痛以瘤蒂处最剧。

2.破裂　有自发性破裂和外伤性破裂 2 种。自发性破裂常为恶性肿瘤侵蚀囊壁而破裂或继发于蒂扭转之后。外伤性破裂常因挤压、分娩、性交、妇科检查及穿刺所致。症状的轻重与破口的大小及流入腹腔的囊液量及性质有关,大量内容物进入腹腔,可引起剧烈腹痛、恶心呕吐和不同程度的腹膜刺激症状,有时导致腹膜炎及休克,妇科检查发现原有肿块缩小或消失。

3.感染　多因蒂扭转或破裂引起,也可因邻近脏器的感染所致。病人出现高热、腹痛及腹膜炎等表现。

4.恶变　卵巢良性肿瘤可以恶变。多见于年龄大,尤其是绝经后妇女。恶变早期无症状不易发现,一旦肿瘤增长迅速,尤其是双侧性肿瘤,应疑为恶变。

（七）治疗原则

卵巢肿瘤一旦确诊,首选手术治疗。

1.良性肿瘤　一经确诊应及时手术治疗。根据病人年龄、生育要求及对侧卵巢情况决定手术方式。如肿瘤剥除术、卵巢肿瘤切除术、子宫及附件切除术等。

2.恶性肿瘤　以手术治疗为主,辅以化疗和放疗。

3.卵巢肿瘤并发症　一经确诊,尽快手术治疗。

二、护　理

（一）护理评估

1.健康史 询问病人有无家族史和其他恶性肿瘤史,了解生活环境、饮食习惯、婚育史等。

2.身体状况

(1)症状:仔细评估病人有无腹痛、发热、腹水、下肢水肿、消瘦、贫血等症状。

(2)体征:检查评估病人腹部包块的大小、性状、和周围组织是否有粘连等。在腹股沟、腋下或锁骨上是否扪及肿大的淋巴结。

(3)辅助检查:

1)B超:是诊断卵巢肿瘤的最主要手段。B超可见肿瘤位置、形状、大小、性质及有无腹水。临床诊断符合率>90%。但直径<1cm 的实性肿瘤不易测出。

2)细胞学检查:可通过腹水或腹腔穿刺液查找癌细胞以确诊。

3)腹腔镜检查:可直视肿物情况,并可在可疑部位多点活检协助诊断。巨大肿块或严重粘连者禁用腹腔镜检查。

4)肿瘤标志物测定:有助于协助诊断。如血清 AFP 对内胚窦瘤有特异性诊断价值,80%卵巢上皮癌病人血清 CA_{125} 水平升高等。

5)其他检查:X 线检查、CT 及 MRI、淋巴造影等。

3.心理社会状况

卵巢肿瘤可以是良性,也可以是恶性的,检查期间病人容易产生焦虑、恐惧,一旦被确诊为恶性肿瘤,病人常出现悲观、绝望等心理反应。会因为切除卵巢影响其生育功能以及出现卵巢功能衰退症状而焦虑。

（二）护理诊断

1.焦虑　与担心疾病预后有关。

2.有感染的危险　与手术、肿瘤并发症、机体抵抗力低等有关。

3.营养失调：低于机体需要量　与恶性肿瘤的慢性消耗及接受化疗副反应有关。

4.慢性疼痛　与恶性肿瘤、手术等有关。

（三）护理目标

1.病人情绪稳定，能正确对待疾病，主动配合治疗。

2.病人能说出引起感染的因素及防护措施，不发生感染。

3.病人能说出影响营养摄入的原因，并采取应对措施。

4.病人自理能力增强。

（四）护理措施

1.一般护理　加强营养，给予高蛋白、高维生素及易消化的饮食。对进食不足或全身状况极差者应给予支持治疗，按医嘱静脉补充营养，提高机体对手术及化疗的耐受力。创造安静的休养环境，排除不必要的刺激，使病人得到充分的休息。肿瘤过大或腹部过度膨隆的病人，应给予半卧位。

2.病情观察　注意观察病人腹痛的特点，如发生蒂扭转、破裂等，则可发生急性剧烈腹疼；恶性肿瘤浸润周围组织或压迫神经，可产生腰痛、下腹疼痛。重视盆腔肿块生长速度、质地，观察是否有气急、心悸、尿频、便秘等压迫症状出现及明显消瘦、贫血、浮肿、衰竭等恶病质的表现。

3.对症护理

（1）手术病人的护理：按腹部手术护理内容做好术前准备及术后护理，包括与病理科联系快速切片组织学检查及应对必要时扩大手术范围的准备。巨大卵巢肿瘤病人应备沙袋，术后腹部置沙袋压迫，以防腹压骤然下降引起休克。

（2）抽腹水时的护理：需放腹水者，备好腹腔穿刺用物，并协助医生完成操作过程。放腹水过程中，严密观察病人反应、生命体征变化及腹水性状，并记录。一次可放腹水3000ml左右，不宜过多，速度宜慢，放腹水后腹部用腹带包扎，以免腹压骤降发生虚脱。

（3）腹腔化疗病人的护理：注意手术后留置的腹腔化疗管是否脱落。及时更换敷料，保持敷料干燥。腹腔化疗前抽腹水，将化疗药物稀释后注入腹腔，注入后指导病人更换体位，使药物尽量接触腹腔每个部位。严密观察药物对机体的毒性反应，如发现有骨髓、肝、肾、心、肺及神经系统的不良反应，应及时报告医生。

（4）辅助检查的护理：向病人介绍卵巢肿瘤可能施行的各种检查方法及目的，以取得病人主动配合。如行腹腔或后穹隆穿刺抽吸腹水做细胞学检查时，应严格无菌操作，抽出液贴好标签，尽快送检。

4.心理护理　建立良好的护患关系。耐心向病人及家属讲解疾病有关知识、治疗方案、护理措施等,消除病人疑虑,以积极心态配合各种治疗。鼓励病人坚持治疗,定期检查,以乐观心态回到正常生活、工作中去。

(五)护理评价

1. 病人能否正确对待疾病,积极配合治疗。
2. 病人住院期间有无感染发生,生命体征是否维持在正常范围。
3. 病人营养合理,体重是否维持正常。
4. 病人生活能否自理。

(六)健康教育

1. 预防保健宣传　大力宣传防癌知识,饮食中应增加蛋白质、维生素 A,减少胆固醇食物,预防感染。高危妇女口服避孕药有利于预防卵巢癌的发生。

2. 开展普查普治　凡 30 岁以上妇女每年进行 1 次妇科检查,高危人群不论年龄大小最好每半年接受 1 次检查,以排除卵巢肿瘤。卵巢实质肿瘤或肿瘤直径>5cm 者,应及时手术切除。

3. 指导病人做好随访工作　包括:① 直径<5cm 的囊性肿瘤,疑卵巢瘤样病变者可做短期随访观察,每 3~6 个月检查 1 次,检查结果应详细记录。② 良性肿瘤手术后 1 个月常规复查。③ 恶性肿瘤术后常需辅以多个疗程的化疗或放疗,护士应同病人制定完整的随访计划,鼓励和协助病人克服实际困难,完成治疗计划,提高疗效。④ 卵巢恶性肿瘤易于复发,应坚持长期随访和监测:术后 1 年内,每月 1 次;术后第 2 年,每 3 月 1 次;术后第 3 年,每 6 月 1 次;3 年以上者,每年 1 次。⑤ 对患有乳房癌、胃肠癌等其他脏器癌症病人,应定期随访检查,以减少卵巢转移性肿瘤的发生。

第六节　子宫内膜异位症

子宫内膜异位症(endometriosis,EMT)是指具有生长功能的子宫内膜组织出现在子宫以外部位,简称内异症,是常见的妇科疾病之一。多见于生育年龄妇女。近年来,本病发病率有明显增高趋势。

一、疾病概要

(一)病因

病因不明,目前主要有以下学说。

1. 子宫内膜种植学说　月经时子宫内膜随经血逆流,通过输卵管进入盆腔,种植于卵巢和邻近的盆腔腹膜等部位,并在该处继续生长,形成盆腔内异症。

2. 淋巴及静脉播散学说　子宫内膜通过淋巴和静脉向远处转移,形成远端器官内异症。

3. 体腔上皮化生学说　卵巢表面上皮、盆腔腹膜均由胚胎期具有高度化生潜能的体腔上皮分化而来,体腔上皮分化组织在受到持续卵巢激素、经血及慢性炎症的反复刺激后,可被激活转化为子宫内膜样组织而形成内异症。

此外还有遗传学说、诱导学说及免疫调节学说等。

（二）病理

1.**大体病理** 卵巢是最易被异位内膜侵犯的器官。盆腔其他组织和器官子宫内膜异位也比较多见，如子宫直肠陷凹、宫骶韧带、盆腔腹膜等。本病基本病理变化为异位子宫内膜随卵巢激素变化而发生周期性出血，导致周围纤维组织增生和囊肿、粘连形成，以致病变局部逐渐形成大小不等的紫蓝色实质结节或包块。卵巢内的异位内膜可因反复出血而形成单个或多个囊肿，内含暗褐色黏糊状陈旧血，称卵巢子宫内膜异位囊肿，又称卵巢巧克力囊肿。

2.**镜下检查** 出现子宫内膜上皮、内膜腺体、内膜间质及出血等为其典型特征。但这种结构可因异位内膜反复出血而被破坏以致难以发现。只要在镜检时能找到少量内膜间质细胞即可确诊本病。

（三）临床表现

子宫内膜异位症病人有 25％无任何症状，其临床表现因人和病变部位的不同差异很大，症状与月经周期密切相关。本病主要的临床表现是疼痛、不孕和月经异常。

1.**症状**

（1）痛经和下腹痛：典型症状是继发性、进行性加重的痛经。疼痛常于月经来潮时出现，并持续整个经期。疼痛多位于下腹部和腰骶部，可放射至会阴、阴道、肛门或大腿，一些病人表现为深部性交痛、慢性盆腔痛，以月经来潮前性交痛最明显。

（2）不孕：内膜异位症病人不孕率可高达 40％。其原因可能与病变导致的卵巢、输卵管周围粘连、无排卵和黄体功能不足等有关。

（3）月经异常：由于卵巢功能受损，子宫内膜异位症病人有 15％～30％表现为经量增多、经期延长或月经淋漓不尽。

（4）其他：子宫内膜异位症可生长在任何部位而引起局部周期性疼痛、出血和包块，并伴随相应的症状。肠道内异症可出现腹痛或周期性少量便血。膀胱内异症常在经期出现尿频、尿痛甚至血尿。剖宫产或会阴侧切部位的内异症常在术后数月至数年出现周期性瘢痕处疼痛、并触及逐渐增大的包块等。卵巢异位囊肿破裂会引起突发性剧烈腹痛，伴恶心、呕吐和肛门坠胀，常以急腹症就诊。

2.**体征** 腹部检查可在一侧或双侧附件部位扪及与子宫相连的囊性包块。妇科检查发现子宫后倾固定，三合诊时子宫直肠陷凹、宫骶韧带及子宫后壁可扪及痛性结节，一侧或双侧附件区增厚，活动性差。囊肿破裂时腹膜刺激征阳性。

（四）治疗原则

根据病人年龄、症状、病变范围和部位、生育要求等不同情况进行全面考虑。治疗方法有期待治疗、药物治疗和手术治疗。

1.**期待治疗** 适用于症状轻或无症状的病人，给予前列腺素合成酶抑制剂对症处理。对于有生育要求者，采取措施尽早行不孕的相关检查，促使其尽快受孕，使异位内膜病灶坏死萎缩,症状得以缓解。

2.药物治疗　适用于慢性盆腔痛、痛经明显、有生育要求及无卵巢囊肿形成者。临床常使用假孕或假绝经的性激素疗法。常用的药物有口服避孕药、孕激素、孕激素受体拮抗剂、孕三烯酮、达那唑、促性腺激素释放激素激动剂等。

3.手术治疗　手术治疗适用于药物治疗效果不满意、病变加剧、生育功能没有恢复或卵巢异位囊肿较大且有生育要求者。腹腔镜手术是治疗内异症的首选手段。

二、护　理

(一)护理评估

1.健康史　了解病人的年龄、月经史及生育史;有无痛经及痛经发生的时间、程度和特点,月经周期有无改变;有无剖宫产、流产或过度刮宫史;有无宫颈狭窄、阴道闭锁等引起经血潴留的因素。

2.身体状况

(1)症状:评估病人痛经持续的时间、疼痛程度及伴随症状、月经期能否正常工作、是否需要用药等。月经改变者应注意评估病人月经情况,是否有不规则阴道流血。

(2)体征:注意评估腹部检查和盆腔检查有无包块、结节、增厚等。

(3)辅助检查:

1)影像学检查:B型超声检查是检查内异症的重要手段,主要是观察卵巢内膜异位症囊肿。盆腔 CT 及 MRI 对盆腔内异症亦有较高的诊断价值。

2)腹腔镜检查:是目前诊断内异症的最佳方法,在腹腔镜下可见到典型病灶或对可疑病灶进行活组织检查即可确诊。对于高度怀疑内异症,妇科检查及 B 型超声检查无阳性发现时应首选腹腔镜检查。

3)血清 CA_{125} 测定:中、重度内异症病人血清 CA_{125} 值可能升高。血清 CA_{125} 测定可了解子宫内膜异位症的治疗效果及有无复发现象。

3.心理社会状况　本病虽属良性病变,但病程长,治疗效果不明显,病人多因长期忍受周期性腹痛而产生焦虑、恐惧心理。尤其伴有不孕的病人精神压力更大,迫切希望得到家人的理解和帮助。

(二)护理诊断

1.慢性疼痛　与内异症引起痛经与持续性下腹疼痛有关。

2.自我认同紊乱　与内异症导致不孕症有关。

3.恐惧　与害怕月经期持续的下腹部及腰骶部疼痛有关。

4.知识缺乏　缺乏内异症的相关知识。

(三)护理目标

1.病人自觉疼痛减轻。

2.病人情绪稳定,焦虑减轻,能够面对疾病及不孕的现实。

3.病人了解子宫内膜异位症的相关知识。

（四）护理措施

1.一般护理 指导病人合理饮食,加强营养,经期禁食生冷及刺激性食物。日常注意休息和保暖,保持心情舒畅和充足睡眠。保持会阴部清洁。手术病人按腹部手术的常规护理。

2.症状护理 子宫后倾者可通过俯卧位、热敷下腹部、按摩等缓解疼痛。疼痛严重者可口服止痛剂。鼓励尚未生育者尽早妊娠,使异位内膜组织萎缩,妊娠期及分娩后痛经症状可缓解。

3.用药护理 向病人讲解治疗目的、方案和注意事项,说明性激素规范性治疗的重要性。告知病人药物治疗的常见不良反应如恶心、乏力、潮热、食欲不振、闭经等症状,解除病人的顾虑,鼓励病人坚持服药。指导病人严格遵医嘱按时按量服药,不得随意停服或漏服,以免造成子宫异常出血。服药期间若出现阴道少许出血,可按医嘱加大剂量。指导病人定期随访。

4.病情观察 密切观察病人疼痛的部位、程度和持续时间,有无月经失调;采用药物治疗时,观察药物的疗效和副作用。手术病人应注意观察术后症状有无缓解。对于有生育要求的病人,观察有无受孕征象。

5.心理护理 鼓励病人树立起战胜疾病的信心。耐心讲解本病的相关知识,让病人了解这是一种良性疾病,许多症状可以通过治疗缓解,告知治疗方案以及坚持接受规范治疗的重要性,减轻其焦虑和恐惧,积极配合治疗。

（五）护理评价

1.病人能否按时用药,疼痛是否逐渐减轻。
2.病人是否了解子宫内膜异位症的相关知识。
3.病人情绪是否稳定,能否面对疾病及不孕症的现实。

（六）健康教育

指导妇女加强经期自我保健,注意保暖,经期避免性生活、剧烈运动及妇科检查。做好避孕措施,尽量避免人工流产。行人工流产吸宫术时,宫腔内负压不宜过高,以免内膜碎片随负压被吸入腹腔引起异位种植。积极治疗引起子宫内膜异位症的原发病,如先天性生殖道畸形、宫颈粘连等,以免经血逆流入腹腔引起子宫内膜的异位种植。

本章小结

本章主要介绍了妇科腹部手术的一般护理及子宫肌瘤、子宫颈癌、子宫内膜癌、卵巢肿瘤、子宫内膜异位症5种疾病。

妇科腹部手术病人手术前后的常规护理与外科手术病人基本相同,较特殊的护理要点有:术前心理支持、胃肠道准备、阴道准备、膀胱准备等;术后留置导尿管的护理、阴道流血的观察和护理、术后常见并发症如尿潴留的预防等。

子宫颈癌是女性生殖系统最常见的恶性肿瘤,最早的症状是接触性出血,晚期常见的临床表现是阴道流血、阴道排液、疼痛等。宫颈刮片细胞学检查是普查常用的方法,宫颈活检是确诊的方法。治疗原则是手术为主,放化疗为辅。早期病人应行根治性子宫切除及盆腔淋巴结清扫术,手术范围大,术后易发生出血、尿潴留、泌尿系感染等并发症,护理重点是预防术后并发症及预防保健。

子宫肌瘤是女性生殖系统最常见的良性肿瘤。按其与子宫肌壁的关系可分为肌壁间肌瘤、浆膜下肌瘤和黏膜下肌瘤。主要症状是月经过多和继发性贫血。也有无症状仅在体检中发现者。临床上根据个体化情况采用随访观察、药物治疗、手术治疗等。护理重点是对阴道出血病人的观察和护理及围手术护理。

子宫内膜癌多发生于老年女性,主要临床表现为绝经后阴道流血。分段诊刮是其确诊方法,治疗以手术为首选。

卵巢肿瘤以上皮性肿瘤为多见。良性卵巢肿瘤早期多无症状,随着肿瘤增大,出现腹部包块、腹胀、压迫症状等。卵巢癌早期无症状,一旦出现症状往往已属晚期,晚期可有腹胀、腹水、疼痛、恶病质等临床表现。主要治疗原则是手术为主,辅以放化疗。

子宫内膜异位症是指有生长功能的子宫内膜出现在子宫体腔以外的身体其他部位,主要临床表现为继发性痛经且进行性加重、不孕、月经失调等症状。典型体征是子宫后倾固定,宫骶韧带或子宫壁下段等部位有触痛结节。腹腔镜检查是诊断内异症的金标准。治疗上应根据病人的症状、病变部位、年龄、生育要求等选择个体化的治疗方案。包括期待治疗、药物治疗和手术治疗。护理要点是加强对症护理、用药指导、心理支持、健康教育等。

本章关键词:子宫肌瘤;子宫颈癌;子宫内膜癌;卵巢肿瘤;子宫内膜异位症

课后思考

1.简述妇科腹部手术前后的护理要点。

2.宫颈癌的临床表现有哪些? 健康教育的内容有哪些?

3.卵巢肿瘤常见的并发症有哪些? 卵巢肿瘤腹腔化疗的护理要点有哪些?

4.简述子宫内膜异位症健康教育的内容。

5.某女,59 岁,因"绝经 7 年,阴道少量出血 2 次"入院。护理评估:体温 36.8℃,脉搏 76 次/分,呼吸 18 次/分,血压 130/85mmHg,心肺未见异常,腹部平软,无压痛、反跳痛。子宫正常大小、活动、稍软、无压痛,双侧附件未扪及异常。病人入院后,积极进行术前准备,准备手术治疗。问:

(1)病人最可能的医疗诊断是什么?

(2)你认为对该病人还需进一步收集哪些评估资料?

(3)病人目前存在的主要护理问题有哪些? 请针对你提出的护理问题制定出相应的护理措施。

6.某女,35 岁,因"发现右下腹包块 3 个月"入院。护理评估:体温 36.9℃,脉搏 80 次/分,呼吸 16 次/分,血压 120/75mmHg,心肺未见异常,腹部平软,无压痛、反跳痛。子宫正常大小、活动、质中、无压痛,右侧附件区可扪及 7cm×6cm×6cm 包块,囊性、活动、表面光滑、无压痛、无腹水。问：

    (1)首先考虑该病人患的是何疾病？

    (2)处理原则是什么？

    (3)护理要点有哪些？

（孙雪芹）

第十六章
妊娠滋养细胞疾病病人的护理

情景导入

病人张某,女,32岁,因停经3个月,不规则阴道流血3日,出血增多3小时入院。病人于停经40日左右出现恶心、呕吐现象,早孕试纸检查阳性。3日前无明显诱因下出现少量、暗红色、不规则阴道流血,无明显腹痛症状。3小时前阴道流血量突然增多,色鲜红,并有水泡样物质自阴道排出。妇科检查:外阴呈已婚未产式,阴道有大量暗红色血液,伴有水泡状物,宫颈光滑,子宫增大如孕4个月,质软,未扪及胎体,右侧附件扪及6cm×8cm×6cm大小囊性肿物,左侧附件扪及6cm×4cm×4cm大小囊性肿物。

问题:
1. 为明确诊断需要做哪些检查?
2. 该病人存在哪些护理诊断?
3. 请为该病人拟定护理措施。

本章学习目标

1. 掌握葡萄胎、侵蚀性葡萄胎和绒毛膜癌的临床表现、护理及随访方法。
2. 掌握妊娠滋养细胞疾病化疗病人的护理评估、护理诊断及护理措施。
3. 熟悉葡萄胎、侵蚀性葡萄胎和绒毛膜癌的处理原则。
4. 了解常见化疗药物的种类及作用机制。

妊娠滋养细胞疾病(gestational trophoblastic disease,GTD)是一组来源于胎盘绒毛滋养细胞的疾病。正常妊娠时,滋养细胞具有侵蚀周围组织,穿破血管进入血行的能力,但其侵蚀范围仅限于蜕膜层内,少数可进入子宫肌层但并不造成破坏,当胎盘形成并继续发育至一定阶段时,滋养细胞逐步退化。分娩后,大部分滋养细胞随胎盘排出母体,少数在产褥期随蜕膜脱落而消失。某些情况下,当滋养细胞异常增生和侵蚀能力超过一定限度时,可形成各种滋养细胞疾病。滋养细胞疾病绝大部分继发于妊娠,非妊娠滋养细胞疾病不在本章讨论之列。

第一节　葡萄胎

一、疾病概要

葡萄胎为妊娠后胎盘绒毛滋养细胞增生,间质水肿,形成大小不等的水泡,水泡间借细蒂相连成串,形如葡萄,称为葡萄胎。又称水泡状胎块(hydatidiform mole,HM),是一种良性滋养细胞疾病。根据有无正常绒毛及胚胎成分可分为完全性葡萄胎和部分性葡萄胎两种类型。

(一)病因

1.年龄　年龄大于 35 岁或小于 20 岁的妇女葡萄胎发生率显著升高,可能与这两个年龄段的妇女容易发生异常受精有关。

2.异常妊娠史　有葡萄胎妊娠史的妇女再次患病的可能性是第一次患病几率的 40 倍。

3.营养状况及社会经济因素　饮食中缺乏维生素 A 及其前体胡萝卜素和动物脂肪者发生葡萄胎的几率显著升高。

4.细胞遗传学异常　完全性葡萄胎的染色体核型为二倍体,90％为 46XX,部分性葡萄胎的染色体核型 90％以上为三倍体,最常见的为 69XXY。

5.地域因素　流行病学调查结果表明,亚洲和拉丁美洲国家的葡萄胎发生率较高。

(二)病理

完全性葡萄胎肉眼观整个宫腔充满大小不一的水泡,没有胎儿及其附属物或胎儿痕迹。镜下见滋养细胞呈不同程度的增生,间质水肿,间质内血管消失。部分性葡萄胎肉眼观仅部分胎盘绒毛变为水泡,常合并胚胎或胎儿组织,胎儿多已死亡。镜下见滋养细胞增生程度较轻,部分间质水肿,间质内可见胎源性血管。

(三)临床表现

1.停经后阴道流血　由于葡萄胎组织从蜕膜剥离后导致血管断裂引起,是葡萄胎最常见的症状。多数病人在停经 8～12 周开始出现不规则阴道流血,反复发作,量多少不定,可发生大出血,导致休克甚至死亡,有时水泡状组织可自行排出。反复阴道流血,可导致贫血及继发感染。

2.子宫异常增大、变软　由于水泡状胎块迅速增长及宫腔积血,约半数葡萄胎病人的子宫大于停经月份,且质地变软,常伴有血清绒毛膜促性腺激素(HCG)显著升高。也有病人的子宫大小与停经月份相符或小于停经月份,可能与水泡退行性变、停止发育有关。因此,若子宫异常增大则有助于诊断,反之,也不能排除葡萄胎。

3.妊娠呕吐及子痫前期征象　葡萄胎病人出现妊娠呕吐较正常妊娠早,持续时间长,且症状严重。子宫增大迅速及 HCG 水平异常增高者可在妊娠早期发生高血压、水肿、蛋白尿,容易发展为先兆子痫,但子痫罕见。

4.卵巢黄素化囊肿　由于滋养细胞显著增生,产生大量 HCG,刺激卵巢卵泡内膜细胞发生黄素化而形成囊肿,常双侧发生,大小不等,表面光滑,囊液清亮或呈琥珀色。葡萄胎清除后,随着 HCG 水平下降,黄素化囊肿多逐渐缩小,2~4 个月后自行消退。

5.腹痛　葡萄胎增长迅速引起子宫急速扩张时,可引起阵发性下腹隐痛,常发生于阴道流血前。如发生卵巢黄素化囊肿扭转或破裂则为急性腹痛。

6.甲状腺功能亢进征象　约 7% 葡萄胎病人合并轻度甲状腺功能亢进,表现为心动过速、皮肤温热及震颤,血浆 T_3、T_4、TSH 浓度上升,但突眼少见。

部分性葡萄胎除阴道流血外,常没有完全性葡萄胎的典型症状,常被误诊为不全流产或过期流产,需刮宫后经组织学检查方能确诊。

（四）治疗原则

一经确诊应迅速清除宫腔内容物。如无生育要求、子宫增大迅速、年龄在 40 岁以上者可行子宫切除。对病理报告提示滋养细胞高度增生或伴有不典型增生且随访困难的葡萄胎病人可采用预防性化疗。卵巢黄素化囊肿一般不需处理,若发生急性扭转,在 B 型超声或腹腔镜下穿刺吸液后多可自然复位,若扭转时间较长,血运恢复不良,则需行患侧附件切除术。

二、护　理

（一）护理评估

1.健康史　详细了解既往妊娠、生育及月经情况,询问病人或其家族其他成员中有无滋养细胞疾病史。了解本次妊娠情况,如早孕反应发生的时间及程度、有无阴道出血（量、质、时间、是否有水泡状物排出）等。

2.身体状况

（1）症状:了解病人有无停经后反复发生不规则阴道流血,出血多者应注意有无贫血和感染症状。了解病人有无阵发性隐痛或急腹痛。了解病人有无子痫前期症状。

（2）体征:通过妇科检查了解子宫大小、质地,腹部检查确定是否扪及胎体。伴有子痫前期征象时可出现水肿。

（3）辅助检查

1）超声检查:为葡萄胎重要的辅助诊断方法。完全性葡萄胎的典型超声影像学表现为子宫明显大于相应孕周,无妊娠囊或胎心搏动,宫腔内充满不均质密集状或短条状回声,呈"落雪状"或"蜂窝状"。

2）HCG 测定:正常妊娠时,在受精卵着床后数日形成滋养细胞并开始分泌 HCG,于妊娠 8~10 周达高峰,持续 1~2 周后逐渐下降。葡萄胎因滋养细胞高度增生,产生大量 HCG,病人血、尿中 HCG 浓度通常远远高于正常妊娠相应月份的 HCG 值,而且在停经 8~10 周以后,随着子宫增大仍继续上升。

3.心理社会状况　葡萄胎发生不规则流血时,部分病人会误认为是流产而行保胎治疗,当明确诊断后,常会引起病人极大的不安,如担心自身的安全,想了解该如何进行治疗及对今后生育是否有影响等,并对清宫术表现出无助感和恐惧。同时对疾病知识的缺乏会增加病人及家属的焦虑情绪。

（二）护理诊断/问题

1.焦虑　与不了解病情及担心清宫术及预后有关。

2.悲哀　与对分娩的期望得不到满足及对今后生育担心有关。

3.知识缺乏　缺乏疾病治疗护理的信息及葡萄胎随访的知识。

4.有感染的危险　与反复阴道流血、贫血造成机体免疫力下降和清宫手术有关。

（三）护理目标

1.病人情绪稳定,学会减轻焦虑的方法,积极配合清宫手术。

2.病人能接受葡萄胎的诊断及不良妊娠结局。

3.病人能陈述疾病的相关治疗护理知识及随访的重要性和具体方法。

4.病人住院期间无感染征象。

（四）护理措施

1.一般护理　保持室内空气新鲜,定期消毒。加强营养,摄入高蛋白质、高维生素、易消化的饮食。注意休息,改善机体的免疫功能。保持外阴部清洁,每日擦洗外阴,使用消毒会阴垫,防止感染。

2.对症护理

（1）清宫术前准备:由于葡萄胎子宫大而软,清宫时出血较多且易发生子宫穿孔,一般在手术室进行,采用吸刮术。刮宫前应配血备用,建立静脉通路,并准备好缩宫素和抢救药品及物品,以防治大出血造成的休克。

（2）清宫术中配合:术中遵医嘱使用缩宫素静脉滴注,以加强宫缩减少出血,但应在充分扩张宫颈管和开始吸宫后给药,以防滋养细胞压入子宫壁血窦,导致发生肺栓塞或转移而出现急性呼吸窘迫、甚至急性右心衰竭。术中严密观察病人面色和生命体征的变化,了解病人的感受,发现异常及时报告医生并配合处理。子宫大于妊娠 12 周者或不宜 1 次刮干净者,1 周后行第 2 次刮宫,每次刮出物均需送病理检查,注意送检时从刮出物中选取近宫壁的葡萄胎组织。

（3）清宫术后护理:为预防感染,术后遵医嘱使用抗生素;保持会阴部清洁,1 个月内禁止盆浴和性生活;指导病人加强营养,纠正贫血。

（4）对行子宫切除术的病人,按腹部手术护理常规做好术前术后护理。

3.用药护理　需要预防性化疗者,做好相应的化疗护理,详见本章第三节。

4.病情观察　严密观察腹痛及阴道流血情况,检查每次阴道排出物有无水泡状组织,如发现要及时送病理检查。保留会阴垫,以评估出血量及流出物的性质。大量出血时要密切观察病人面色、血压、脉搏、呼吸等。

5.心理护理　评估病人心理承受能力,耐心倾听病人诉说,确定其主要的心理问题。关心体贴病人,与病人建立良好的护患关系,鼓励其表达不能获得良好妊娠结局的哀伤,安慰病人接受现实,使病人懂得葡萄胎属良性病变,经积极治疗 2 年后可正常妊娠。向病人讲解有关疾病的治疗、护理知识和清宫术的必要性，增强病人战胜疾病的信心，让病人以较平静的心态接受治疗。

（五）护理评价

1.病人及家属能理解清宫的重要性，清宫术期间病人能积极配合，顺利经历手术。

2.病人焦虑减轻，情绪稳定，对治愈疾病充满信心，以积极的态度配合诊治的全过程。

3.病人及家属了解定期随访的重要性，并能正确地参与随访全过程。

4.病人在住院期间，体温、白细胞计数及分类维持在正常范围内。

（六）健康教育

1.清宫术后禁止盆浴和性生活1个月，保持外阴清洁，以防感染。

2.葡萄胎的恶变率为10%～25%，葡萄胎排出后，需定期随访，便于早期发现并及时处理。随访内容为血、尿HCG定量测定，每周1次直至连续3次正常，然后每个月1次，持续至少半年，此后每半年1次，共随访2年；同时应注意月经是否规则、有无转移灶症状（如异常阴道流血、咳嗽、咯血、头痛等）；并做妇科检查了解阴道有无紫蓝色结节，子宫大小、有无结节状突出，卵巢黄素囊肿是否缩小或消失；必要时进行盆腔B超、X线胸片或CT检查。

3.葡萄胎随访期间应避孕2年，以免妊娠后混淆病情。避孕方法首选避孕套，一般不选用宫内节育器，以免穿孔或混淆子宫出血的原因。

第二节　妊娠滋养细胞肿瘤

一、疾病概要

妊娠滋养细胞肿瘤（gestational trophoblastic tumor，GTT）是滋养细胞的恶性疾病，包括侵蚀性葡萄胎、绒毛膜癌和胎盘部位滋养细胞肿瘤（临床罕见）。本节主要讨论侵蚀性葡萄胎和绒癌。侵蚀性葡萄胎（invasive mole）是指葡萄胎组织侵入子宫肌层或转移至近处或远处器官。绒毛膜癌（choriocarcinoma）在滋养细胞疾病中恶性程度最高，其特点是早期就可通过血行转移至全身，破坏组织或器官，引起出血和坏死。

（一）病因

侵蚀性葡萄胎来自良性葡萄胎，大多发生在葡萄胎清除后6个月内，具有恶性肿瘤行为，但恶性程度不高，预后较好。绒毛膜癌常继发于葡萄胎清除1年以上，也可发生于足月产、流产及异位妊娠后，少数发生于绝经以后，这是因为滋养细胞具有可隐匿多年的特性。

（二）病理

侵蚀性葡萄胎大体检查可见子宫肌壁内有大小不等、深浅不一的水泡状物，镜下见侵入子宫肌层的水泡状组织的形态和葡萄胎相似，可见绒毛结构及滋养细胞增生和分化不良。绒毛膜癌多数发生在子宫，但也有未发现子宫内有原发灶而只出现转移灶者，大体检查见子宫肌层内有单个或多个肿瘤,质软而脆,无固定形态,与周围组织分界清。镜下可见滋养细胞极度不规则增生,并广泛侵入子宫肌层及血管,无绒毛结构。

(三)临床表现

1. 原发灶表现

(1)不规则阴道流血:葡萄胎清宫后,或流产、足月产、异位妊娠后出现不规则阴道出血,量可多可少,或月经恢复正常数月后又出现不规则阴道流血。

(2)子宫复旧不全或不均匀增大:葡萄胎排空后 4~6 周子宫未恢复正常大小,质地偏软,也可表现为子宫不均匀增大。

(3)卵巢黄素化囊肿:受 HCG 持续作用,在葡萄胎排空、流产或足月产后,卵巢黄素化囊肿可持续存在。

(4)腹痛:若肿瘤组织穿破子宫或脏器转移灶破裂,可引起急性腹痛及腹腔内出血甚至休克。卵巢黄素化囊肿发生扭转或破裂时也可出现急性腹痛。

(5)假孕症状:由于 HCG 及雌、孕激素的作用,使乳头及乳晕、外阴色素加深,阴道及子宫颈黏膜也有着色,并出现乳房增大、生殖道变软等症状。

2. 转移灶表现 症状、体征视转移部位而异。主要经过血行播散,常见转移部位是肺(80%)、阴道(30%)、盆腔(20%)、肝(10%)和脑(10%)等。由于滋养细胞具有破坏血管的特性,各转移灶的共同特点是局部出血。

(1)肺转移:多有胸痛、咳嗽、血痰或反复咯血等症状。这些症状常急性发作,也可持续数月之久。转移灶较小时也可无任何症状。

(2)阴道转移:为宫旁静脉逆行性转移所致,转移灶多位于阴道下段前壁,呈紫蓝色结节突起,破溃后可引起大出血,甚至危及生命。

(3)肝转移:是预后不良因素之一,表现为上腹部或肝区疼痛,若病灶穿破肝脏包膜可出现腹腔内出血,导致死亡。

(4)脑转移:可出现猝然跌倒、失明、失语、头痛、抽搐、偏瘫以至昏迷等症状,预后凶险,是绒毛膜癌致死的主要原因。

(四)治疗原则

侵蚀性葡萄胎和绒毛膜癌的治疗均以化疗为主,手术和放疗为辅。年轻未生育者尽可能不切除子宫,若不得已切除子宫者仍可保留正常卵巢。需手术治疗者一般主张先化疗,待病情基本控制后再手术,对肝、脑转移和肺部耐药病灶可加用放射治疗。

葡萄胎、侵蚀性葡萄胎和绒毛膜癌的鉴别见表 16-1。

表 16-1 妊娠滋养细胞疾病的鉴别

比较项目	葡萄胎	侵蚀性葡萄胎	绒毛膜癌
妊娠病史	有或无	葡萄胎	各种妊娠
潜伏期	无	多在 6 个月内	多在 12 个月以上
绒毛结构	存在	存在	消失

续表

比较项目	葡萄胎	侵蚀性葡萄胎	绒毛膜癌
滋养细胞增生	轻度	中度	重度
浸润深度	局限于子宫蜕膜层	侵入子宫肌层、可穿破浆膜层,引起血行转移	
组织坏死	无	有	有
转移病灶	无	有	有
HCG 测定	阳性	阳性	阳性

二、护 理

(一)护理评估

1.健康史 了解病人的既往史,包括月经史、生育史和避孕情况,有无正常或异常的妊娠史,有无阴道不规则流血史;若既往曾患葡萄胎,应详细了解第 1 次清宫的时间、水泡大小、吸出组织物的量,清宫的次数及清宫后阴道流血的量、质、时间及子宫复旧的情况;注意了解随访情况,如血、尿 HCG 和肺部 X 线、B 超等检查结果;了解是否接受过化疗及化疗的时间、药物、剂量、疗效、用药后机体的反应等。

2.身体状况

(1)症状:了解病人有无不规则阴道流血、腹痛、假孕症状等;有无咳嗽、咯血、胸痛、呼吸困难等肺转移症状;有无大量出血的阴道转移症状;有无上腹部或肝区疼痛等肝转移症状;有无一过性跌倒、失语、失明、头痛、呕吐、偏瘫等脑转移症状。

(2)体征:通过妇科检查了解病人子宫大小、质地、有无结节状突出、阴道有无紫蓝色结节、有无卵巢黄素化囊肿。

(3)辅助检查

1)血 HCG 测定:血 β-hCG 水平是妊娠滋养细胞肿瘤主要的诊断依据。葡萄胎清宫后血 HCG 水平持续异常达 6 个月或更长;或血 HCG 测定 4 次呈平台状态($\pm 10\%$)并持续 3 周或更长时间,或血 HCG 测定 3 次升高($>10\%$)并持续 2 周或更长时间;或足月产、流产和异位妊娠后 4 周以上,血 HCG 仍持续高水平或降至正常水平又迅速升高,排除妊娠物残留或再次妊娠,可诊断为滋养细胞肿瘤。

2)超声检查:可以早期发现葡萄胎组织侵入子宫肌层程度,用以协助诊断子宫内滋养细胞肿瘤病灶。在声像图上,子宫呈正常大小或不同程度增大,肌层内可见高回声团块,彩超显示其内有丰富的血流信号。

3)胸部 X 线摄片:对诊断肺转移有价值,典型表现为棉球状或团块状阴影。

4)CT 或磁共振成像:CT 对发现脑转移灶有较高的诊断价值。磁共振成像主要用于脑、肝和盆腔病灶的诊断。

5)组织学诊断:在子宫肌层或子宫外转移灶中,见到绒毛结构或退化的绒毛阴影,即可诊断为侵蚀性葡萄胎。若原发灶和转移灶诊断不一致,只要在任一组织切片中见有绒毛结构,均诊断为侵蚀性葡萄胎。若仅见大量滋养细胞浸润和坏死出血,没有绒毛结构即可诊断为绒毛膜癌。

3.心理社会状况　病人往往感到悲哀,情绪低落,担心疾病恶化,害怕化疗的副作用,对治疗和预后失去信心。部分病人因担心多次化疗给家庭经济带来的负担,表现出焦虑不安。若需要手术治疗,无生育要求的病人常因要切除子宫而担心影响女性特征,有生育要求的病人因无法再生育而产生绝望,迫切需要家人特别是丈夫的理解和关心。

（二）护理诊断/问题

1.恐惧　与担心疾病的预后和接受化疗及手术有关。
2.自我认同紊乱　与较长时间住院及化疗有关。
3.有感染的危险　与反复阴道流血及化疗造成机体抵抗力下降有关。
4.活动无耐力　与疾病导致的症状和化疗药物副作用有关。
5.潜在并发症　肺转移、阴道转移、肝转移、脑转移。

（三）护理目标

1.病人情绪稳定,恐惧感消失或减轻,能正视目前的健康状况。
2.病人能适应角色改变,主动参与治疗、护理活动。
3.病人在住院期间无感染发生。
4.病人能按要求参加适当的体力活动。
5.病人不发生并发症。

（四）护理措施

1.一般护理　保持室内空气清新,定期病室消毒。注意休息,适当运动。加强营养,多摄入高蛋白、高维生素、易消化的饮食,改善病人的营养状况。保持外阴部清洁。
2.对症护理
（1）肺转移病人的护理:
1）嘱病人卧床休息,有呼吸困难者给予半卧位并吸氧。
2）遵医嘱给予镇静剂及化疗药物,做好相应的用药护理。
3）大量咯血时立即让病人取头低患侧卧位并保持呼吸道通畅,轻拍背部,帮助病人排出积血。同时迅速通知医生,配合医生进行止血抗休克治疗。
（2）阴道转移病人的护理:
1）限制病人走动,尽量卧床休息,减少局部刺激、禁作不必要的阴道检查、禁止同房。
2）备好各种抢救器材和物品（如输血输液用物、长纱条、止血药物、氧气、照明灯等）,配血备用。
3）严密注意有无阴道破溃性出血,如发生阴道转移灶破溃大出血,立即通知医生并配合抢救,迅速建立静脉通道输血、输液,严密观察阴道出血情况、生命体征、有无感染及休克并作好记录。协助医生用长纱条填塞阴道以压迫止血,并于24～48小时内取出,取出时必须做好输液、输血及抢救的准备工作,若出血未止可再用纱条重新填塞,同时给予输血和输液。

注意保持外阴部清洁,遵医嘱使用抗生素预防感染。

（3）脑转移病人的护理：

1）卧床休息,起床时应有人陪伴,以防猝然跌倒而造成意外损伤。遵医嘱给予止血剂、脱水剂、吸氧、化疗等治疗措施,严格控制补液总量和补液速度,记录出入液量,防止颅内压升高。

2）采取必要的护理措施预防跌倒、咬伤、吸入性肺炎、角膜炎、压疮等发生。

3）做好血 HCG 测定、腰穿、CT、磁共振成像等检查项目的配合。

4）昏迷、偏瘫者按相应的护理常规实施护理,预防并发症的发生。

3.用药护理　接受化疗者按化疗病人的护理(详见本章第三节),对病人出现的化疗副反应,积极采取相应的措施,减轻病人的不适,尽可能地满足病人的合理要求。

4.病情观察　严密观察腹痛、阴道流血情况,记录出血量,出血量大时应密切观察病人的生命体征,配合医生做好抢救工作。认真观察有无转移灶症状,如发现异常,要及时通知医生并做好相应的配合处理。

5.心理护理　运用沟通技巧加强与病人的交流,评估病人及家属的应激反应及应对方式,了解其对疾病和预后的真实想法,鼓励病人表达其悲哀,并给予正确疏导。积极取得家属的配合,帮助病人分析可利用的支持系统,纠正消极的应对方式。为病人及家属提供疾病及护理的相关知识,告诉病人侵蚀性葡萄胎、绒毛膜癌已不是"不治之症",讲解化疗副反应的应对措施,以减少病人的顾虑、减轻病人的恐惧感,缓解其不安的情绪,增强其信心,使病人能以积极的态度接受诊治过程。对化疗的病人应耐心倾听病人诉说心理反应和身体不适,提供正确的信息,帮助病人克服化疗的不良反应,使其度过脱发、恶心、呕吐等所造成的心理危险期。

（五）护理评价

1.病人在住院期间情绪是否稳定,能否理解并信任所采取的治疗方案和护理措施,树立战胜疾病的信心。

2.病人能否积极主动地参与治疗和护理。

3.病人在住院期间体温是否保持正常,有无发生感染。

4.病人能否进行一些适当的活动,并在日常活动中无心慌、气短。

5.病人有无出现因护理不当引起的并发症。

（六）健康教育

1.鼓励进食,给予高蛋白质、高维生素、易消化的饮食,以增强机体抵抗力。

2.注意休息,避免劳累,有转移灶症状时应卧床休息,待病情缓解后再适当运动。

3.节制性生活并做好避孕。有阴道转移者严禁性生活。化疗停止≥12 个月方可妊娠。

4.保持外阴清洁,防止感染。

5.出院后应严密随访,观察有无复发。第 1 次随访在出院后的 3 个月,以后每 6 个月 1次直至 3 年,此后每年 1 次直至 5 年,以后每 2 年 1 次。随访内容同葡萄胎。

第三节　化疗病人的护理

一、概　述

(一)常见化疗药物的种类

妊娠滋养细胞疾病是所有肿瘤中对化疗最为敏感的一种。目前常用的一线化疗药物有以下几种。

1.烷化剂　属细胞周期非特异性药物,目前临床上常用的有环磷酰胺(CTX)。一般经静脉给药为主,常见的不良反应有骨髓抑制、恶心、呕吐、脱发等,大剂量环磷酰胺可引起出血性膀胱炎。

2.抗代谢药物　属细胞周期特异性药物,目前临床上常用的有甲氨碟呤(MTX)及5-氟尿嘧啶(5-FU)。甲氨碟呤一般经口服、肌内、静脉给药,5-氟尿嘧啶口服不吸收,需采用静脉给药。常见的不良反应有骨髓抑制、口腔及胃肠道黏膜溃疡、肝肾损害等。

3.抗肿瘤抗生素　属细胞周期非特异性药物,目前临床上常用的有放线菌素 D(Act-D)或国产更生霉素(KSM)。一般经静脉给药,常见的不良反应有消化道反应、骨髓抑制、脱发、皮炎等。

4.抗肿瘤植物药　属细胞周期特异性药物,目前临床上常用的有长春新碱(VCR)和依托泊苷(VP-16)。一般经静脉给药,常见的不良反应有骨髓抑制、神经毒性、消化道反应、脱发等。

(二)化疗药物的作用机制

化疗药物的主要作用机制为:直接影响 DNA 结构与功能;干扰核酸代谢,阻止细胞的分裂和繁殖;干扰转录过程和阻止 RNA 合成;抑制蛋白质的合成与功能。

二、护　理

(一)护理评估

1.病史　采集病人的生育史、既往病史(包括葡萄胎刮宫病史)、用药史(尤其是化疗史)、药物过敏史,记录既往接受化疗过程中出现的药物毒副反应及应对情况。询问病人有关造血系统、消化系统、肝、肾疾病史,了解疾病的诊疗经过及以往和本次治疗的化疗方案等。

2.身体状况

(1)症状体征:了解病人一般情况(意识状态、发育、营养、面容与表情)、皮肤、黏膜、淋巴结有无异常;了解病人的日常生活规律如每日进食情况、饮食型态、嗜好、睡眠型态、排泄状态及自理程度;了解原发肿瘤的症状和体征,转移症状出现的时间和表现;本次化疗的副作用,为制定护理计划提供依据。

(2)实验室检查资料:检查血常规、尿常规、肝肾功能、血小板计数等,化疗前如有异常则暂缓治疗,如白细胞低于 $4.0\times10^9/L$,血小板低于 $5.0\times10^9/L$ 不能用药。

3.心理社会状况　多数病人因担心疾病的预后和化疗效果产生焦虑、悲观情绪,对战胜疾病缺乏信心,对化疗的副作用产生恐惧心理,尤其是具有化疗经历的病人更明显。部分病人因为长期化疗给家庭经济带来的负担而感到内疚不安。化疗引起的脱发常使病人对自我形象产生错误认识,甚至产生自卑感。

(二)护理诊断/问题

1.恐惧　与担心化疗的副作用有关。
2.营养失调:低于机体需要量　与化疗所致的消化道反应有关。
3.体液不足　与化疗所致恶心、呕吐、腹泻、食欲减退有关。
4.有感染的危险　与化疗引起的白细胞减少有关。
5.自我认同紊乱　与化疗导致脱发有关。

(三)护理目标

1.病人的恐惧感减轻或消失。
2.病人能满足机体的营养需要。
3.病人补充足够水分。
4.病人住院期间无感染发生。
5.病人能够维持良好的自尊。

(四)护理措施

1.化疗前准备　测量病人的体温、脉搏、呼吸、血压,了解病人一般状况。为了正确计算和调整药量,一般需在每个疗程的用药前和用药中各测一次体重,应在早晨、空腹、排空大小便后进行测量,酌情减去衣服重量。如体重不准确,用药剂量过大,可发生中毒反应,过小则影响疗效。检查血常规、尿常规、肝肾功能、血小板计数等,化疗前如有异常则暂缓治疗,如白细胞低于 $4.0\times10^9/L$,血小板低于 $5.0\times10^9/L$ 不能用药。向病人及家属介绍疾病及化疗的相关知识,特别是目前妊娠滋养细胞疾病的治愈率,耐心向病人解释化疗对挽救生命,防止复发和转移的重要性,增强病人战胜疾病的信心,缓解其不安的情绪,对化疗做好充分的思想准备。

2.化疗中护理

(1)一般护理:定期消毒病室及病人物品,保证空气清新、安静舒适。严格控制探视,减少交叉感染。严格执行无菌技术,严防医源性感染发生。注意休息,保证充分的睡眠时间以减少消耗。鼓励病人采用少量多餐方式摄取足够的营养,合理进食高蛋白质、高碳水化合物、高维生素、易消化饮食,以维持体重及适当的营养状态。协助病人勤擦身、更换衣服,保持皮肤清洁,每日清洗外阴 2 次,防止上行性感染。

(2)用药护理:

1)正确配制药物:根据医嘱严格执行"三查七对",正确溶解和稀释药物,做到剂量准确,避免浪费；化疗药物现配现用，一般常温下不超过 1 小时；更生霉素（放线菌素 D）、顺铂等使用时注意避光，要用避光罩或黑布包好；如果是联合用药，应根据药物的性质排出先后顺序。

2）合理使用静脉血管并注意保护：遵循长期补液保护血管的原则，从身体的远端小静脉开始，有计划地穿刺，并使穿刺次数减少到最小。用药前先注入少量生理盐水，确认针头在静脉内再注入化疗药物，化疗结束前应用生理盐水冲管，以降低穿刺部位拔针后的残留浓度，起到保护血管的作用。

3）遵医嘱调整正确的滴速：输液速度与药物疗效、副作用有密切的关系，如 5-氟尿嘧啶输流速度过快，副作用大，过慢则影响疗效，一般要求 500ml 药液在 6～8 小时内滴完，疗效最佳。

4）药液外漏的护理：加强巡视，一旦怀疑或发现药物外渗应立即停止输液，重新穿刺。遇到局部刺激较强的药物，如长春新碱、更生霉素等外渗，应立即用冰袋局部冷敷，同时用生理盐水或 0.5％普鲁卡因皮下注射局部封闭，再用金黄散外敷，以防止局部组织坏死、减轻疼痛和肿胀。

5）腹腔化疗者要让病人经常变动体位，使药物到达腹部每个部位，以保证疗效。

（3）病情观察：

1）化疗过程中要加强观察：注意有无体温升高的感染征象；有无牙龈出血、鼻出血、皮下淤血或阴道活动性出血等倾向；有无腹痛、腹泻等伪膜性肠炎症状，如有要严密观察大便次数及性状，并正确收集大便标本；有无上腹疼痛等肝脏损害的症状；有无尿频、尿急、血尿等膀胱炎症状；有无肢体麻木、肌肉软弱、偏瘫等神经系统的副作用；有无皮疹等皮肤反应，如有上述发现，要立即通知医生并协助处理。

2）在化疗期间要定期监测相关指标，了解病情变化的动态信息：定期监测病人体重，以便根据体重正确调整药量；定期监测皮肤弹性、皮下脂肪厚度的变化，把握病人的营养状况；密切监测血常规的变化趋势，了解造血功能抑制的情况；用药后 1 周继续监测肝肾功能等各项化验指标，如有异常及时处理。

（4）心理护理：耐心倾听病人诉说心理反应和化疗带来的身体不适，关心体贴病人，给予病人以精神安慰；鼓励病人与同病种、治疗效果满意的病人相互交流，增强病人对治愈疾病的信心；提供正确的信息，鼓励病人克服化疗不良反应，告诉病人停药后症状可逐渐消失；利用支持系统，帮助病人顺利度过脱发、恶心、呕吐等所造成的心理危险期，促进病人各方面适应性反应，使身心全面康复。

3. 化疗副反应及护理

化疗常见的副反应有造血功能抑制（主要表现为外周血白细胞和血小板下降）、消化道反应（主要表现为恶心、呕吐、腹泻、便秘等）、口腔黏膜溃疡、脱发、肝肾功能损害、神经系统毒性、皮疹等。

（1）造血功能抑制的护理：遵医嘱定期测定白细胞计数，如白细胞计数低于 $3.0×10^9/L$ 时，考虑停药，同时要采取预防感染的措施，严格执行无菌操作。如白细胞计数低于 $1.0×10^9/L$，表明机体几乎没有自身免疫力，极易因轻微的感染导致败血症的发生。因此要进行保护性的隔离、净化空气、尽量谢绝探视、禁止带菌者入室、遵医嘱应用抗生素、输入输新鲜血液或白细胞浓缩液、血小板浓缩液等。

（2）消化道反应的护理：合理安排用药时间，在化疗前后给予镇吐剂，用各种方法减少恶心、呕吐的发生，以免对今后化疗产生呕吐的条件反射；提供病人清淡易消化的饮食，尽量做到多样化，用食物的色、香、味诱导病人进食，努力创造一个舒适愉快的进餐环境；对胃肠道反应严重的病人应及时补充液体，以防电解质紊乱，必要时需使用复方氨基酸或白蛋白以纠正低蛋白血症，提高病人抗病抗感染能力。化疗过程中出现腹泻的病人应进行粪便常规检查，注意是否合并肠道感染，如果存在感染则应使用抗生素，没有感染的单纯腹泻给予止泻药物。为避免严重腹泻导致的脱水和营养不良，应该进行补液。出现便秘时可以服用缓泻剂，还应增加食物中纤维素的含量以润肠通便。

（3）口腔护理：注意食品卫生，给予温凉的流质或软食，避免刺激性食物；保持口腔清洁，每日用生理盐水或漱口液漱口；如发现口腔黏膜充血疼痛，可局部喷射西瓜霜等粉剂；如有黏膜溃疡进食前后用消毒液漱口，做溃疡面分泌物培养，根据药敏试验结果选用抗生素和维生素 B_{12} 液混合，涂于溃疡面，促进愈合；如因口腔溃疡疼痛难以进食，可在进食前 15 分钟给予地卡因溶液涂敷溃疡面，进食后漱口，并用锡类散或冰硼散等局部涂抹；鼓励病人进食，促进咽部活动，减少咽部溃疡引起充血、水肿和结痂。

（4）脱发护理：化疗前应向病人解释，使其对脱发有思想准备，并消除恐惧心理；告知病人化疗引起的脱发一般是可逆的，停药后 1～2 个月毛发开始再生，且往往比以前更黑、更有光泽，所以不用担心；化疗期间头皮不可过度刺激，如不要用手搔抓头皮，梳头时动作轻柔些，洗头时水不可太热，避免用刺激性强的洗头水或洗头膏等；头发尽量剪短，便于梳理，也好清理床上、枕头上的脱发；脱发期间可戴假发或帽子，但更重要的是要调节自我心态，正确对待；为防止或减少脱发，可进行头皮的局部降温处理，如在化疗期间戴冰帽等，减少药物进入头皮下组织和避免对毛囊的损害。

（5）肝肾功能损害的护理：在化疗前、中、后要定期监测肝、肾功能；如有异常要及时处理，禁止使用肝毒性或肾毒性的药物；鼓励病人多饮水，记录尿量；必要时应用利尿剂、护肝药物。

（五）护理评价

1.病人在化疗期间情绪是否稳定。

2.病人能否坚持进食，满足机体的营养需要。

3.病人有无发生水电解质紊乱。

4.病人在化疗期间体温是否正常，有无发生感染。

5.病人能否接受当前身体外表的改变。

（六）健康教育

1.向病人介绍化疗的相关知识，包括常用的化疗药物、用法、常见的毒副作用及应对方法。

2.注意个人卫生，预防感染。病室环境应保持清洁，减少陪住，防止发生交叉感染；进食前后用生理盐水漱口，用软毛牙刷刷牙，如有牙龈出血，改用手指缠绕纱布清洁牙齿；经常擦身更衣，保持皮肤干燥和清洁，每日用温开水清洗外阴。

3.加强营养,增强体质。根据病人的口味提供高蛋白、高维生素、易消化饮食,保证所需营养的摄取及液体的摄入。化疗时和化疗后的两周内是化疗反应较重的阶段,不宜吃损伤口腔黏膜的坚果类和油炸类食品,避免吃油腻与甜的食品,鼓励病人少量多餐,每次进食以不吐为度,间隔时间以下次进食不吐为准。

4.出院后注意休息,生活要有规律,保持情绪稳定,根据体力恢复情况,适当参加工作或活动。鼓励和已治愈的病人沟通,交流体会,消除恐惧与焦虑的心理。指导病人在自觉乏力、头晕时以卧床休息为主,尽量避免去公共场所,如非去不可,应戴口罩,加强保暖,避免受凉感冒。

5.出院后遵医嘱定期复查血象、肝肾功能等,严密随访,如有不适,及时来院就诊。

本章小结

本章介绍了三种常见的妊娠滋养细胞疾病,包括葡萄胎、侵蚀性葡萄胎和绒毛膜癌。葡萄胎的特点是病变局限于子宫腔内,既不侵犯子宫肌层也不转移到其他器官。侵蚀性葡萄胎是葡萄胎组织已经侵入子宫肌层或转移到其他器官,多在葡萄胎清宫后 6 个月内发病,有绒毛结构。绒毛膜癌在滋养细胞疾病中恶性程度最高,早期就可通过血行转移至全身,破坏组织或器官,引起出血坏死,可来源于葡萄胎或足月产、流产、异位妊娠后,无绒毛结构。通过本章学习应掌握这三种疾病的临床表现、护理、随访要求及化疗病人的护理。

本章关键词:妊娠滋养细胞疾病;化疗

课后思考

1.简述葡萄胎清宫的术前准备及术中配合。

2.简述葡萄胎随访内容及随访时间。

3.简述绒毛膜癌阴道转移灶的护理。

4.刘女士,33 岁,已婚。1 年前行葡萄胎清宫术,术后出院出现少量不规则阴道出血,时断时续。近 1 个月来出现咳嗽,近 2 日加重并伴咯血入院。入院时精神差,呈中度贫血貌。体格检查:体温 37.8℃,脉搏 118 次/分,呼吸 26 次/分,血压 101/65mmHg,左肺闻及少量湿啰音,腹软,肝脾肋下未及。盆腔检查:外阴已婚已产式,阴道有少量暗红色血液流出,阴道右侧壁见一紫蓝色结节(1cm×2cm×2cm),宫颈光滑,宫体稍增大,质软,左侧和右侧附件处分别触及肿大的卵巢。请思考:

(1)本病最可能的临床诊断是什么?

(2)目前病人主要存在哪些护理问题?

(3)为该病人制定相应的护理措施。

(贾娟娟)

第十七章
月经失调病人的护理

情景导入

某学生,女,16岁,主诉月经初潮后一直紊乱,至今有2年半时间。本次月经来潮量多,已持续1周,感觉头晕。检查:面色苍白,外阴及阴道口有血,子宫正常大小,双侧附件正常。该学生由同学陪同来医院求治时神情紧张。

问题:
1. 该学生可能患了什么疾病?如何迅速止血?
2. 可能的护理诊断有哪些?如何护理?应做哪些健康教育?

本章学习目标

1. 掌握各类月经失调的定义、分类、护理诊断、护理措施、健康教育。
2. 熟悉各类月经失调的病因、临床表现、常用的辅助检查、处理原则、护理目标和护理评价。
3. 了解各类月经失调的发病机制。

第一节 功能失调性子宫出血

功能失调性子宫出血(dysfunctional uterine bleeding,DUB)简称功血,是由于调节生殖的神经内分泌机制失常引起的异常子宫出血,而全身及内外生殖器官无器质性病变存在。是一种常见的妇科疾病,可发生于月经初潮至绝经期间的任何年龄段,约50%发生于绝经前期,30%发生于生育期,20%发生于青春期。功血可分为排卵性和无排卵性2类,其中无排卵性功血约占85%。

一、疾病概要

(一)病因

正常月经的周期、持续时间和经量表现出明显的规律性和自限性。当许多内外因素影响机体时,均可通过大脑皮层和中枢神经系统,引起下丘脑—垂体—卵巢轴的功能调节或靶细胞的效应异常,从而导致月经失调。这些因素包括:精神紧张、情绪变化、营养不良、代谢紊乱、全身性疾病、环境和气候骤变、酗酒以及药物的影响等。此外,劳累、应激、流产、手术等也可导致月经失调。

(二)分类及发病机制

1.无排卵性功血 多见于青春期和绝经过渡期妇女,也可见于生育期。

(1)青春期:青春期下丘脑—垂体—卵巢轴调节功能尚未健全,大脑中枢对雌激素的正反馈作用存在缺陷,FSH持续低水平,无促排卵性LH高峰形成,因此不能排卵。

(2)绝经过渡期:绝经过渡期妇女因卵巢功能衰退,卵巢对垂体促性腺激素敏感性降低,卵泡发育受阻而不能排卵。

(3)生育期:内、外应激刺激可引起短期无排卵;肥胖、多囊卵巢综合征或高催乳素血症等可引起持续无排卵。

以上各种原因引起的不排卵均可导致子宫内膜受单一雌激素刺激无孕酮对抗而呈现不同程度的增生性改变,少数可呈萎缩性改变。随体内雌激素水平的波动可出现雌激素突破性出血或撤退性出血,常表现为间断性少量出血,出血时间延长或长时间闭经后大量突破性出血等。

2.排卵性功血 多见于生育期妇女。有排卵,但黄体功能异常,分为黄体功能不足和子宫内膜不规则脱落2种类型。

(1)黄体功能不足:由于神经内分泌功能紊乱,导致卵泡期卵泡刺激素(FSH)缺乏,卵泡发育缓慢,雌激素分泌减少,对垂体及下丘脑正反馈不足,LH峰值不高及排卵峰后LH低脉冲缺陷,使排卵后黄体发育不全,孕激素分泌减少,子宫内膜分泌反应不足。

(2)子宫内膜不规则脱落:卵巢有排卵,黄体发育良好,但由于神经内分泌功能紊乱,导致黄体萎缩过程延长,内膜持续受到孕激素影响而不能如期完整脱落。常于月经期第5～6天子宫内膜仍见分泌期内膜。

(三)临床表现

1.症状

(1)无排卵性功血:最常见的症状是子宫不规则出血。主要特点是月经周期紊乱、经期长短不一、经量多少不定,甚至大量出血。有时表现为数周或数月停经后阴道大量流血;有时一开始即表现为阴道不规则流血,量少,淋漓不净;也有表现为类似正常月经的周期性出血。出血期间一般不伴有下腹疼痛或其他不适,出血多、出血时间长者常继发贫血,甚至导致休克。

(2)排卵性功血:黄体功能不全者表现为月经周期缩短,月经频发。有时月经周期虽在正常范围内,但是卵泡期延长,黄体期缩短,可导致不孕或妊娠早期流产。子宫内膜不规则脱落者表现为月经周期正常,经期延长,可长达9～10日,且出血量多。

2.体征 出血时间长者可呈贫血貌。妇科检查内外生殖器官正常。无其他器官器质性病变体征。

（四）治疗原则

功血的主要治疗方法是药物治疗。

1.无排卵性功血　青春期及生育期无排卵性功血以止血、调整月经周期、促排卵为主；绝经过渡期功血以止血、调整月经周期、减少经量、防止子宫内膜病变为原则。

（1）一般治疗：出血期间需加强营养，改善全身状况，注意休息。予补充铁剂、维生素C和蛋白质，贫血严重者应输血，流血时间长者给予抗生素预防感染。

（2）药物治疗：

1）止血：根据出血量选择合适的制剂及使用方法。一般激素从小剂量开始使用，以减少药物副反应。大量出血病人，要求性激素治疗8小时内明显见效，24～48小时内出血基本停止，若96小时以上仍不止血，应考虑有其他疾病可能。①雌激素：大剂量雌激素可迅速促使子宫内膜生长，短期内修复创面而止血。适用于急性大出血或内源性雌激素水平不足的病人，主要用于青春期功血。一般可口服结合雌激素2.5mg，每4～6小时1次，血止后每3日递减1/3量至维持量1.25mg，1次/日，从血止日起连服21日停药。也可使用己烯雌酚、苯甲酸雌二醇等。有血液高凝或血栓性疾病史的功血病人禁止使用大剂量雌激素。②孕激素：可以使雌激素作用下持续增生的子宫内膜转化为分泌期的子宫内膜，从而达到止血的作用。停药后内膜能较完整地脱落，出现撤药性出血，又称"药物性刮宫"。适于体内有一定雌激素水平的功血病人。常用药物有17-羟孕酮衍生物（醋酸甲羟孕酮、甲地孕酮）和19-去甲基睾酮衍生物（炔诺酮、双醋炔诺酮等）。③雄激素：有拮抗雌激素，增强子宫平滑肌及子宫血管张力，减轻盆腔充血，减少出血量的作用。适用于绝经过渡期功血病人。大量出血时单独使用效果不佳。④联合用药：止血效果优于单一用药。青春期功血病人使用孕激素止血同时配伍小剂量雌激素，可以减少孕激素用量，防止突破性出血；绝经过渡期病人可在孕激素止血基础上配伍雌激素和雄激素，减少出血量。常用的药物有口服避孕药和肌注三合激素（黄体酮12.5mg，苯甲酸雌二醇1.25mg，丙酸睾酮25mg）。

2）调整月经周期：①雌、孕激素序贯疗法：即人工周期。模拟自然月经周期中卵巢的内分泌变化，序贯应用雌、孕激素，使子宫内膜发生周期性脱落。主要适用于青春期功血或生育期功血内源性雌激素水平不足的病人。可使用结合雌激素1.25mg，自撤药性出血第5日起，每晚1次，连服21日，于服药第11日起，每日加醋酸甲羟孕酮10mg，连用10日，两药同时停药。连续3个周期为1疗程。若体内有一定雌激素水平，雌激素用量可减半量或使用1/4量。②雌、孕激素联合疗法：治疗开始即雌孕激素同时使用，可以限制子宫内膜的增生程度，使过度增生的内膜逐渐退化，减少出血量。雌激素亦可防止孕激素造成的突破性出血。适于生育期功血内源性雌激素水平较高的病人和绝经过渡期病人。可口服短效避孕药，自撤药性出血第5日起，每晚1片，连服21日为1周期，连续3个周期为1个疗程。③后半期疗法：适用于青春期或活组织检查为增殖期内膜的功血病人。可于月经周期后半期（撤药性出血第16～25日）服用醋酸甲羟孕酮10mg，或肌注黄体酮20mg，1次/日，连用10日为1个周期，连续3个周期为1个疗程。

3）促进排卵：适于青春期功血和有生育要求的生育期无排卵性功血病人。可从根本上防止功血复发。青春期功血病人经人工周期治疗后部分可恢复自发排卵，一般不提倡使用促排卵药物。有生育要求的生育期无排卵性功血病人使用促排卵药物治疗,常用的促排卵药物有氯米芬(CC,又名克罗米芬)、人绒毛膜促性腺激素(HCG)和促性腺激素释放激素激动剂(GnRHa)。

(3)手术治疗:刮宫术最常用,既能明确诊断,又能迅速止血。适用于急性大出血或存在子宫内膜癌高危因素的功血病人。未婚者不宜选用。子宫切除术适于各种治疗效果不佳的功血病人,可由病人及家属知情选择。

2.排卵性功血

(1)黄体功能不足:治疗原则为促进卵泡发育,刺激卵泡排卵,维持正常黄体功能。常使用CC、HCG和黄体酮。其中,CC可促进卵泡发育,诱发排卵,促使正常黄体形成。HCG可促进和支持黄体功能。黄体酮可补充黄体分泌孕酮的不足。

(2)子宫内膜不规则脱落:主要通过孕激素调节下丘脑—垂体—卵巢轴的反馈功能,使黄体及时萎缩,内膜及时脱落。常用的药物有甲羟孕酮、黄体酮。HCG有促进黄体功能的作用。

二、护　理

(一)护理评估

1.健康史　了解病人的年龄、月经史、婚育史、避孕措施和既往健康史;评估病人发病前有无精神紧张或受到精神打击、有无过度劳累及环境改变等;了解病人的发病时间、流血持续时间、流血量、流血前有无停经史,了解疾病的诊治经过及诊治的效果和反应;评估病人目前的营养状况,有无贫血和感染的危险等。

2.身体状况

(1)症状、体征:评估月经失调的表现,包括月经周期是否规则、经期的长短、经量的多少,经血的性质等。了解出血期间有无腹痛或其他不适。全身检查评估病人的营养状态,是否有贫血、休克等体征;以腹部、阴道检查排除器质性病变。

(2)辅助检查:

1)诊断性刮宫:简称诊刮。以止血和明确子宫内膜病变性质为目的。适用于年龄>35岁,药物治疗无效或存在子宫内膜癌高危因素的异常子宫出血病人。根据功血类型不同安排诊刮时间。若为明确是否排卵或黄体功能,应于经前或月经来潮6小时内诊刮;若怀疑子宫内膜不规则脱落,应于月经期第5～6日诊刮;不规则出血或大出血病人可随时诊刮。

2)宫腔镜检查:可在直视下观察子宫内膜情况,表面是否平滑,有无组织突起和充血等。直视下选择病变处进行活检,可帮助诊断各种宫腔内病变,如子宫内膜息肉、子宫黏膜下肌瘤、子宫内膜癌等。

3)B超检查:可通过阴道B型超声检查了解子宫大小、形状、内膜厚度及宫腔内有无病变等。

4)基础体温测定:正常月经周期的基础体温呈双相型,于排卵后体温上升0.3～0.5℃,高温相持续14日左右下降(图17-1)。无排卵性功血,基础体温呈单相型(图17-2)。排卵性功血若黄体功能不足,基础体温呈双相型,但排卵后体温上升缓慢或上升幅度偏低,高温相仅维持 9～10 日即下降(图 17-3);子宫内膜不规则脱落,基础体温亦呈双相型,但高温相持续时间长,下降缓慢。

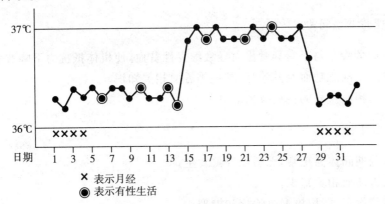

图 17-1　双相型基础体温(正常)

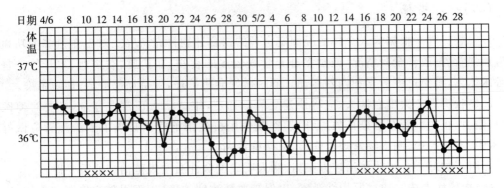

图 17-2　基础体温单向型(无排卵性功血)

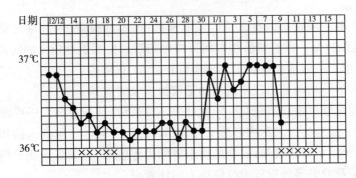

图 17-3　基础体温双相型(黄体期短)

5)宫颈黏液结晶检查:月经前行宫颈黏液涂片镜检为羊齿植物叶状结晶提示无排卵。

6)阴道脱落细胞涂片检查:判断雌激素影响程度。

7)激素测定:可于月经周期黄体期(一般在月经第 21 日)测血清孕酮或尿孕二酮值,若升高提示近期有排卵。还可测血睾酮、催乳激素水平及甲状腺功能排除其他内分泌疾病。

3.心理社会状况　异常出血和月经紊乱会造成各个年龄段病人的思想压力。年轻病人常因害羞或其他顾虑不及时就诊,使病程延长,导致感染或大出血而产生焦虑或恐惧等心理;生育期黄体功能不足的病人常因孕早期流产担心今后能否生育而焦虑。绝经过渡期病人因担心疾病性质而焦虑或恐惧。

（二）护理诊断/问题

1.有感染的危险　与子宫异常出血导致继发性贫血,使机体抵抗力下降有关。

2.知识缺乏　缺乏功血及其治疗、护理等方面相关知识。

3.焦虑　与担心疾病的性质及预后有关。

（三）护理目标

1.病人住院期间体温正常,无感染现象发生。

2.病人获得功血相关知识。

3.病人情绪稳定,能积极配合治疗和护理。

（四）护理措施

1.一般护理　根据病人个体情况制定合理的饮食计划补充营养。对出血量多的功血病人应加强营养,改善全身情况,鼓励多补充含铁较多的食物,如猪肝、动物血、木耳等。督促其卧床休息,避免过度劳累和剧烈运动。同时做好会阴护理,保持局部清洁,预防感染。

2.症状护理　大出血病人,应尽快建立静脉通道,维持病人正常血容量,必要时遵医嘱配血、输血、止血。若有感染征象,及时遵医嘱使用抗生素治疗。必须手术治疗者应做好术前、术中、术后护理,刮出物常规送病检,以明确诊断。

3.用药护理　介绍功血治疗方案,让病人明确配合性激素规范治疗的重要性。

（1）指导病人按时按量服用性激素,以保持血药浓度的稳定,不得随意停服和漏服,以免引起子宫异常出血。

（2）指导病人药物减量必须在血止后才能进行,每 3 日减量 1 次,每次减量不得超过原剂量的 1/3,直至维持量。维持量服用时间可按停药后发生撤退性出血的时间与病人上一次行经时间综合考虑。一般应用维持量到出血停止后 21 日停药。

（3）告知病人治疗期间若出现不规则阴道流血应及时就诊。

（4）口服大剂量雌激素,可出现恶心、呕吐等不良反应,应指导病人饭后服用。

4.心理护理　鼓励病人表达内心感受,耐心倾听病人诉说,了解病人的担心和疑虑。向病人解释病情并介绍功血相关知识,帮助病人解除思想顾虑,克服焦虑或恐惧心理。也可使用看电视、听音乐及看书等放松技术分散病人的注意力。

5.病情观察　观察、记录病人的生命体征、阴道流血的情况和出入量等,嘱病人保留出血期间使用的会阴垫及内裤,以便准确地估计出血量。严密观察体温、脉搏、阴道分泌物性状、有无下腹部疼痛等,监测白细胞计数及分类,预防感染。

（五）护理评价

1.病人住院期间是否发生感染,体温和血白细胞计数是否正常,血红蛋白是否正常。

2.病人能否复述功血治疗、护理等方面相关知识。

3.病人情绪是否稳定,能否正确配合医护人员治疗和护理。

（六）健康教育

向病人介绍功血相关知识,指导病人注意经期外阴清洁卫生,以防继发感染,发现月经异常需及时就诊。指导病人养成良好的生活习惯,合理饮食,适度锻炼,增强体质。指导病人调节情绪的方法,以促进心身健康。需要时指导病人测定及绘制基础体温,指导出院后继续治疗的病人正确使用性激素。

第二节　闭　经

闭经（amenorrhea）是妇科常见症状,表现为无月经或月经停止。闭经分原发性闭经和继发性闭经2类。年龄超过16岁,第二性征已发育尚无月经来潮,或年龄超过14岁第二性征尚未发育者称为原发性闭经;正常月经建立后月经停止6个月,或按自身原来月经周期计算停止3个周期以上者称为继发性闭经。青春期前、妊娠期、哺乳期以及绝经后月经不来潮者为生理性闭经,不在本章讨论范围。

一、疾病概要

（一）病因及分类

正常月经的建立和维持,有赖于下丘脑-垂体-卵巢轴的神经内分泌调节,有赖于子宫内膜对性激素的周期性反应和下生殖道的通畅,其中任何一个环节发生障碍均可导致闭经。

1.原发性闭经　较为少见,多由遗传学原因或先天发育缺陷引起。如米勒管发育不全综合征、雄激素不敏感综合征、生殖道闭锁、嗅觉缺失综合征、特纳综合征等。

2.继发性闭经　发生率明显高于原发性闭经。病因复杂,根据控制正常月经周期的4个主要环节分为下丘脑性闭经、垂体性闭经、卵巢性闭经和子宫性闭经4种类型,其中以下丘脑性闭经最为常见。

（1）下丘脑性闭经:最常见。原因复杂,以功能性原因为主。

1）精神应激:生活中的意外事件、长期精神压抑、环境改变、过度劳累、寒冷等,均可能引起神经内分泌障碍而导致闭经。

2）体重下降和神经性厌食:中枢神经对体重急剧下降极为敏感,如单纯性体重下降或神经性厌食,当体重下降到正常体重的85%以下时,均可诱发闭经。

3）剧烈运动:长期剧烈运动或芭蕾舞、现代舞训练等易致闭经。初潮发生和月经的维持有赖于一定比例（17%～20%）的机体脂肪,机体肌肉/脂肪比率增加或总体脂肪减少,可导致月经异常。另外,运动加剧后GnRH释放受到抑制亦可引起闭经。

4）药物:某些药物,如吩噻嗪及其衍生物（奋乃静、氯丙嗪）、利血平以及甾体类避孕药,如果长期使用可抑制下丘脑分泌GnRH或抑制下丘脑多巴胺使垂体分泌催乳激素增加而引起继发性闭经,但通常是可逆的,停药后3～6个月月经多能自然恢复。

5）颅咽管瘤:较为罕见。瘤体增大可压迫下丘脑和垂体柄引起闭经、生殖器萎缩、肥胖、颅内压增高和视力障碍等症状,又称肥胖生殖无能营养不良症。

(2)垂体性闭经:主要病变在垂体。腺垂体器质性病变或功能失调均可影响促性腺激素的分泌,继而影响卵巢功能而引起闭经。常见的有垂体梗死(如希恩综合征)、垂体肿瘤(如催乳激素细胞肿瘤引起的闭经溢乳综合征)、空蝶鞍综合征等。

(3)卵巢性闭经:闭经原因在卵巢。可因卵巢分泌的性激素水平低下或缺失,子宫内膜不发生周期性变化而导致闭经。如卵巢早衰、卵巢功能性肿瘤、多囊卵巢综合征、卵巢已切除或组织被破坏等而导致闭经。

(4)子宫性闭经:闭经原因在子宫。月经调节功能正常,但由于子宫内膜受到破坏或对卵巢激素不能产生正常的反应而引起闭经。如 Asherman 综合征、子宫内膜炎、手术切除子宫或宫腔放疗破坏了子宫内膜等。

(二)临床表现

1.症状　年满 16 岁仍无月经来潮;以往月经正常者停经 6 个月以上或按自身原来月经周期计算停止 3 个周期以上。

2.体征　由体重下降和神经性厌食引起的闭经往往伴营养和发育不良;部分子宫性闭经可有子宫畸形或缺如。卵巢、垂体性闭经可有性腺、性器官及第二性征发育异常。闭经泌乳综合征伴有乳腺泌乳。多囊卵巢综合征者有多毛、肥胖等体征。

(三)治疗原则

改善全身健康状况,针对病因进行治疗。

1.全身治疗　在闭经的治疗中占有重要地位。包括积极治疗与闭经相关的全身性疾病;补充营养,增强体质,保持标准体重;运动性闭经适当减少运动量;应激或精神因素所致的闭经进行心理治疗;对肿瘤、多囊卵巢综合症引起的闭经进行特异性治疗等。

2.激素治疗

(1)性激素替代疗法:性激素替代疗法可以维持女性全身健康和生殖健康,促进和维持第二性征和月经。目前常用的方法有:雌激素替代疗法,适用于无子宫病人;雌、孕激素人工周期疗法,适用于有子宫病人;孕激素疗法,适用于体内有一定内源性雌激素水平的闭经病人。

(2)促排卵:适用于下丘脑垂体性闭经而卵巢功能存在且有生育要求的病人。可根据临床情况选用促排卵药,最常用的促排卵药物是氯米芬,适用于有一定内源性雌激素水平的无排卵病人。此外还有促性腺激素,包括尿促性素和卵泡刺激素,适用于低促性腺激素闭经及氯米芬促排卵失败者;促性腺激素释放激素,适用于下丘脑性闭经。

(3)溴隐亭等:溴隐亭系多巴胺受体激动剂,通过与垂体多巴胺受体结合直接抑制垂体 PRL 分泌恢复排卵;同时直接抑制垂体分泌 PRL 的肿瘤细胞生长。适用于单纯高 PRL 血症病人和垂体催乳激素细胞肿瘤病人。此外,其他激素治疗,如肾上腺皮质激素和甲状腺素,分别适用于先天性肾上腺皮质增生和甲状腺功能减退所致的闭经病人。

3.手术治疗　可根据各种不同的器质性病因,采用相应的手术治疗。如卵巢肿瘤一经确诊应手术治疗。

二、护　理

(一)护理评估

1.健康史　详细询问病人年龄、闭经前月经情况(包括初潮年龄、月经周期、经期、经量等)、闭经时间。询问病人发病前有无导致闭经的诱因,如精神应激、剧烈运动、体重急剧下降、服用某些药物史。了解病人生长发育过程,询问病人有无先天性缺陷或其他疾病史。询问家族中有无相同疾病病人。已婚妇女则需询问生育史及产后并发症情况。

2.身体状况

(1)症状、体征:询问病人月经史、闭经时间和伴随症状等。观察病人身体发育状况、营养状态、精神状况;测量病人体重、身高、四肢与躯干比例;检查病人第二性征发育是否正常,有无多毛,有无乳汁分泌;检查内外生殖器发育是否正常,有无缺陷、畸形;排除妊娠引起的闭经;有无明显器质性病变等。

(2)辅助检查:

1)子宫功能检查:主要用于了解子宫和子宫内膜的状态及功能。①诊断性刮宫:适用于已婚妇女,可判断宫颈管或宫腔有无粘连。刮取的子宫内膜作病理学检查,可了解子宫内膜对卵巢激素的反应;刮出物作结核菌培养,可帮助确定有无子宫内膜结核。②子宫输卵管碘油造影:可协助诊断有无子宫发育畸形、结核及宫腔粘连等。③宫腔镜检查:可在直视下观察有无宫腔粘连或可疑结核病变,并取材送病理学检查。④药物撤退试验:常用孕激素试验或雌、孕激素序贯试验。

孕激素试验:可评估内源性雌激素水平。常用黄体酮20mg,每日肌注1次,连用5日,或每日口服甲羟孕酮10mg,连用5日。停药后3~7日有撤退性出血为阳性反应,说明子宫内膜已受一定水平雌激素的影响,为Ⅰ度闭经,可排除子宫性闭经;没有出血为阴性反应,需进一步做雌、孕激素序贯试验。

雌、孕激素序贯试验:每晚口服雌激素(己烯雌酚1mg或妊马雌酮1.25mg),连续20日,最后10日每日加服孕激素(醋酸甲羟孕酮10mg),停药后3~7日有撤退性出血为阳性,提示子宫内膜正常,排除子宫性闭经,说明闭经是由于病人体内雌激素水平低所致,为Ⅱ度闭经,应进一步寻找原因;无撤药性出血为阴性,应重复一次雌、孕激素序贯试验,若仍没有出血,提示子宫内膜有缺陷或被破坏,可诊断为子宫性闭经。

2)卵巢功能检查:雌、孕激素序贯试验阳性提示病人体内雌激素水平低者,为明确发病原因,需进行卵巢功能检查。①基础体温测定:基础体温呈双相型,提示卵巢功能正常,有排卵和黄体形成。若无排卵,基础体温呈单相型。②生殖道脱落细胞学检查:涂片检查有正常周期性变化,提示卵巢功能正常,闭经原因在子宫;涂片检查见中、底层细胞,表层细胞极少或无,无周期性变化,结合FSH升高,提示为卵巢性闭经。③宫颈黏液结晶检查:涂片上见羊齿植物叶状结晶,提示宫颈黏液受雌激素影响。涂片上见椭圆体结晶,提示宫颈黏液在雌激素作用的基础上已受孕激素影响。④血甾体激素测定:可做雌二醇、孕酮和睾酮的放射免疫测定。若雌激素和孕激素浓度低,提示卵巢功能不正常或卵巢功能衰竭;若睾酮值高,提示有多囊卵巢综合征、卵巢支持-间质细胞瘤等疾病的可能。⑤卵巢兴奋试验:又称尿促性素（HMG）刺激试验。可用 HMG 连续 4 日肌内注射，了解卵巢是否产生雌激素。若卵巢对垂体激素无反应，提示病变在卵巢；若卵巢有反应，则提示病变在垂体或垂体以上。⑥盆腔 B 型超声检查：可了解卵巢的大小、形态及卵泡的数目，还可动态监测卵泡发育及排卵情况。同时可以帮助了解盆腔有无子宫，子宫的大小、形态和内膜情况等。

3）垂体功能检查：雌、孕激素序贯试验阳性提示病人体内雌激素水平低，需进一步做血 PRL、FSH 和 LH 放射免疫测定、垂体兴奋试验及影像学检查。明确发病原因是在卵巢、垂体还是下丘脑。①催乳激素及垂体促性腺激素测定：PRL＞$25\mu g/L$ 时称高催乳激素血症，PRL 进一步升高时应做头颅 MRI 或 CT 检查，以排除垂体肿瘤。PRL 正常者应测定垂体促性腺激素。若两次测定 FSH 25～40U/L，提示卵巢功能衰竭；若 LH＞25U/L 或 FSH/LH ＞3，应高度怀疑为多囊卵巢综合征；若 FSH、LH 均＜5U/L，提示垂体功能减退，病变可能在垂体或下丘脑。②垂体兴奋试验：称 GnRH 刺激试验。用于了解垂体对 GnRH 的反应。方法：将 LHRH $100\mu g$ 溶于 0.9％氯化钠注射液 5ml 中，30 秒内静脉注射完毕，于注射前及注射后 15、30、60、120 分钟分别采血测定 LH 含量。如果注射后 15～60 分钟 LH 高峰值较注射前升高 2～4 倍，说明垂体功能正常，病变在下丘脑；如果多次重复试验，LH 值皆无升高或升高不明显，说明垂体功能减退，如希恩综合征。③影像学检查：怀疑有垂体肿瘤时应做蝶鞍 X 线摄片，阴性时需再做 CT 或 MRI 检查。

4）其他检查：如染色体检查，用于鉴别性腺发育不全所致的闭经；血 T3、T4、TSH 测定，用于判断甲状腺功能异常所致的闭经等。

3. 心理社会状况　闭经病人往往担心闭经对自己的健康、生育能力和性生活产生影响产生自卑、焦虑心理。如果病程长，治疗效果欠佳则思想压力更大，甚至对治疗和护理丧失信心，病情会进一步加重。

（二）护理诊断/问题

1. 悲哀　与长期闭经和治疗效果不佳，担心丧失女性形象有关。
2. 焦虑　与担心疾病对性生活、生育和健康的影响及治疗效果有关。
3. 知识缺乏　缺乏闭经诊疗等相关知识。

（三）护理措施

1. 一般护理　鼓励病人加强营养，合理运动，劳逸结合，增强体质，保持标准体重。

2. 用药护理　指导病人按医嘱合理使用性激素，给病人介绍各种性激素的作用、副反应、剂量、具体用药方法及时间等问题。嘱咐病人不得随意增加或减量，并注意观察使用性激素的不良反应。

3. 心理护理

（1）建立良好的护患关系，鼓励病人表达自己的感情和对健康、治疗和预后的疑问，给病人提供一些闭经诊疗等相关知识信息，解除病人因知识缺乏导致的心理压力和焦虑心态。

（2）鼓励病人多与人沟通，积极参与力所能及的社会活动，保持心情舒畅，正确对待疾病。

（四）健康教育

给病人介绍引起闭经的原因及诊治知识，指导病人按规定接受有关检查，并积极配合治疗。鼓励病人加强锻炼，供给足够的营养，保持标准体重，增强体质。运动性闭经者应适当减少运动量，注意休息。同时鼓励病人保持乐观的心态积极面对疾病和生活。

第三节　痛　经

痛经（dysmenorrhea）是指在行经前后或月经期出现下腹疼痛、坠胀、伴腰酸或其他不适，症状较重，影响生活和工作质量者。为妇科最常见的症状之一。痛经分为原发性痛经和继发性痛经两类，前者指生殖器官无器质性病变的痛经，占痛经90％以上；后者指盆腔器质性疾病，如子宫内膜异位症、盆腔炎或宫颈狭窄等引起的痛经。本节只叙述原发性痛经。

一、疾病概要

（一）病因、发病机制

原发性痛经的发生主要与月经时子宫内膜合成和释放前列腺素（PG）增加有关。研究发现，原发性痛经病人子宫内膜和月经血中 $PGF_{2\alpha}$ 和 PGE_2 含量明显高于正常妇女，而 $PGF_{2\alpha}$ 含量增高是造成痛经的主要原因。$PGF_{2\alpha}$ 含量过高可诱发子宫平滑肌过强地收缩，造成子宫缺血、缺氧，刺激子宫自主神经疼痛纤维而引起疼痛。原发性痛经的发生还受内分泌、遗传、免疫以及精神和神经等因素的影响。增多的前列腺素进入血循环，还可以引起心血管和消化道症状。在正常月经周期中，分泌期子宫内膜前列腺素浓度较增生期子宫内膜高，因此，无排卵性功血病人一般不发生痛经。

（二）临床表现

1. 症状　月经期下腹痛是主要症状。原发性痛经多在初潮后6～12个月发病，青春期多见。疼痛多自月经来潮后开始，最早出现在经前12小时。于行经第1日疼痛最剧，持续2～3日缓解。疼痛呈痉挛性，可伴随恶心、呕吐、腹泻、头晕、乏力等症状，严重时面色发白，出冷汗，甚至晕厥。疼痛多数位于下腹部耻骨上，可放射至腰骶部、外阴与肛门，少数人可放射至大腿内侧。

2. 体征　妇科检查多无异常发现。偶有发现子宫过度前倾前屈或后倾后屈位者。

（三）治疗原则

目前停留在对症治疗阶段。应重视精神心理治疗，必要时可使用镇痛药、镇静药和解痉药。常用的药物有前列腺素合成酶抑制剂，如布洛芬200～400mg，3～4次/日，或酮洛芬50mg，3次/日。口服避孕药也有治疗痛经的作用，与避孕药抑制排卵、月经血PG浓度低有关，适用于要求避孕的痛经妇女。还可配合中医中药治疗。

二、护　理

（一）护理评估

1. 健康史　了解病人的年龄、婚育史、月经史；有无与痛经有关的诱发因素；痛经发生的时间、性质、部位、程度及与月经的关系；疼痛能否自行缓解，应用止痛药的剂量、持续时间、用药后疼痛能否缓解；有无其他缓解疼痛的方法；疼痛时有无伴随症状。

2. 身体状况

（1）症状、体征：了解痛经发作时疼痛的性质，疼痛发生的时间、部位、程度及与月经的关系，有无伴随症状等。妇科检查一般无异常体征。

（2）辅助检查：超声检查、腹腔镜检查、子宫输卵管造影和宫腔镜检查等有助于排除盆腔器质性病变。以腹腔镜检查价值最大。

3. 心理社会状况　耐心倾听病人对疾病的叙述，由于病人几乎每次月经来潮都伴随身体的不适，容易在经前就出现紧张、焦虑心理。而且痛经目前治疗还停留在治标不治本的阶段，部分病人反复治疗仍不能得到彻底改善，如果病人对痛经知识再缺乏了解，紧张、焦虑心理会逐渐加重，甚至出现神经质性格特征。

（二）护理诊断/问题

1. 疼痛　与子宫痉挛性收缩，子宫肌组织缺血缺氧有关。
2. 焦虑　与长时间痛经引起精神紧张有关。
3. 失眠　与痛经影响睡眠质量有关。

（三）护理措施

1. 一般护理　注意经期卫生，保持外阴清洁，防止感染；注意经期休息和营养，提高机体抵抗力。

2. 症状护理　可采取腹部局部热敷、进食热饮料，或应用生物反馈法增加病人的自我控制感，使病人身体放松等方法缓解疼痛。

3. 用药护理　遵医嘱口服前列腺素合成酶抑制剂和避孕药可有效治疗痛经。避孕药适用于要求避孕的痛经妇女，但应注意避孕药的正确使用。前列腺素合成酶抑制剂服用时防止药物成瘾。

4. 心理护理　建立良好的护患关系，关心病人的痛苦，给病人介绍痛经相关知识，给予心理疏导，缓解病人的紧张、焦虑、恐惧心理。疼痛不能忍受时指导病人用药以缓解症状。

（四）健康教育

进行月经期保健知识宣教。指导病人经期注意卫生、保持外阴清洁，经期禁止性生活；指导病人注意合理休息，保持充足的睡眠，避免剧烈运动或过度劳累。注意摄取足够的营养，勿食生冷和辛辣刺激食物。指导病人注意保暖，防止受凉。注意自我心理调节，保持情绪稳定。如果经期疼痛不能忍受时应指导病人及时就医，缓解症状和排除器质性病变。

第四节 围绝经期综合征

绝经(menopause)是每个妇女生命进程中必经的生理过程,指月经完全停止 1 年以上。据统计,我国城市妇女的平均绝经年龄为 49.5 岁,农村妇女为 47.5 岁。绝经提示妇女卵巢功能衰退或消失,生殖能力终止。绝经分为自然绝经和人工绝经,自然绝经系卵巢内卵泡生理性耗竭所致的绝经,人工绝经是指两侧卵巢经手术切除或受放射线损坏导致的绝经。

围绝经期(perimenopausal period)指妇女绝经前后的一段时期,从出现与绝经有关的内分泌、生物学和临床特征起,一直持续到最后一次月经后 1 年。主要表现为卵巢功能衰退。此期约 1/3 妇女可以平稳过渡,没有明显不适,约 2/3 的妇女出现程度不同的围绝经期综合征。

围绝经期综合征指妇女在绝经前后因雌激素水平波动或下降所致的以植物神经功能紊乱、神经心理症状为主的综合征,以往称更年期综合征,多发生在 45～55 岁之间,有人可持续至绝经后 2～3 年,少数人持续到绝经后 5～10 年症状才有所减轻或消失。

一、疾病概要

(一)病因

病因不明确,多认为卵巢功能衰退,雌激素减少是其主要病因。

1.内分泌因素 早期表现为卵巢功能衰退,随后出现下丘脑、垂体功能逐渐退化。由于卵巢功能减退,血中雌、孕激素水平降低,使下丘脑－垂体－卵巢轴平衡失调,影响了自主神经中枢及其支配下的各脏器功能,从而出现一系列自主神经功能失调的症状。卵巢切除或放疗后,雌激素急剧下降,症状更为明显,补充雌激素后症状可迅速改善。

2.神经递质 如血 β-内啡肽及其自身抗体含量降低可引起神经内分泌调节功能紊乱;神经递质 5-羟色胺(5-HT)水平异常与情绪的变化密切相关。

3.种族、遗传因素 个体人格特征、神经类型、职业及文化水平与围绝经期综合征的发病及症状严重程度相关。调查发现,围绝经期综合征病人大多神经类型不稳定,多有精神压抑或精神受过强烈刺激病史;此外,经常从事体力劳动的人围绝经期综合征发生的少,即使发生,一般症状都较轻,消退也快。

(二)临床表现

1.症状 近期症状主要有月经紊乱、血管舒缩症状、精神神经症状;远期症状主要有泌尿生殖道症状、骨质疏松、阿尔茨海默病和心血管病变。

(1)月经紊乱:是围绝经期的常见症状。绝经前半数以上妇女可出现月经紊乱,多表现为月经周期不规则,持续时间长短不一,经量多少不定。症状的出现取决于此期的卵巢功能状态。

(2)血管舒缩症状:主要表现为阵发性潮热,是雌激素下降的特征性症状,也是围绝经期常见的典型症状。其特点是:反复出现短暂的自胸部向颈及面部扩散的轰热,伴上述部位皮肤阵发性发红,继之出汗,出汗后又有畏寒。持续时间数秒至数分钟,每日发作数次,重者十余次或更多,多在凌晨、夜间或应激状态时发作,影响病人的情绪、工作和睡眠。此种血管舒缩症状可历时1~2年,有的长达5年或更长。自然绝经者的发生率超过50%,人工绝经者的发生率更高。

(3)精神神经症状:围绝经期妇女往往出现激动易怒、焦虑不安或情绪低落、抑郁、注意力不集中、记忆力减退等症状。于围绝经期首次发病,多伴有性功能衰退。同时,还可出现心悸、头痛、眩晕、失眠、耳鸣等自主神经失调的症状。

(4)泌尿、生殖道症状:主要出现泌尿生殖道萎缩症状,表现为阴道干燥,性交疼痛及反复发作的阴道炎、膀胱炎,常有张力性尿失禁。

(5)骨质疏松:绝经后妇女雌激素水平下降使骨质吸收速度加快,促使骨质丢失,导致骨质疏松。骨质疏松可引起骨骼压缩使体格变小,严重者可导致骨折,常见于桡骨远端、股骨颈或椎体等部位。调查发现,50岁以上妇女约半数以上会发生骨质疏松,一般发生在绝经后5~10年内。

(6)心血管症状:雌激素对女性心血管系统有保护作用。绝经后妇女受精神因素影响常有心悸、胸闷等症状。血压出现明显的波动,易发生动脉粥样硬化、心肌缺血、心肌梗死、高血压和脑卒中等。

(7)阿尔茨海默病(Alzheimer's disease,AD):是老年性痴呆的主要类型,表现为记忆丧失、失语失认,定向计算判断障碍及性格行为情绪改变。绝经后妇女多见,可能与绝经后内源性雌激素水平降低有关。

2.体征 围绝经期妇女全身检查主要可见皮肤和毛发的变化。表现为皮肤皱纹增多、加深;皮肤变薄、干燥甚至皲裂;皮肤色素沉着增加;皮肤营养障碍导致的皮炎与水肿等。毛发分布的变化表现为口唇上方毫毛消失,代之以恒久毛,形成轻度胡须;阴毛和腋毛有不同程度丧失;躯体和四肢毛发增多或减少,偶有轻度脱发。还可见乳房萎缩、下垂,血压波动等。妇科检查可见外阴萎缩,大、小阴唇变薄;阴道皱襞变平,弹性减弱,黏膜变薄,可见点状出血,阴道分泌物增多,子宫颈及子宫萎缩变小,尿道口因萎缩而呈红色等。

(三)治疗原则

围绝经综合征应重视精神心理治疗,必要时选用镇静剂或用性激素治疗。

1.一般治疗 由于围绝经期容易出现精神神经症状,应进行精神心理治疗。必要时可选用适量的镇静药促进睡眠,如睡前服用艾司唑仑2.5mg。选用谷维素口服调节自主神经功能,治疗潮热症状,3次/日,每次20mg。为预防骨质疏松,应鼓励围绝经期妇女坚持体育锻炼,增加日晒时间,摄取足量蛋白质及含钙丰富食物,补充钙剂。

2.性激素治疗(hormone therapy,HT)

(1)适应证:缓解因雌激素缺乏所致的血管舒缩症状和泌尿生殖道萎缩症状,预防心血管疾病及骨质疏松等。

(2)禁忌证:绝对禁忌证包括已有或可疑子宫内膜癌、生殖道异常出血、乳腺癌、近期有活动性血栓病、重症肝脏疾病等;相对禁忌证包括心脏病、偏头痛,有血栓性疾病、肝胆疾病、子宫内膜癌、乳腺良性疾病病史及乳腺癌家族史的病人。

(3)制剂及剂量:主要为雌激素,常辅以孕激素。单纯雌激素治疗仅适用于子宫已切除者。单用孕激素适合绝经过渡期功能失调性子宫出血病人。剂量要求个体化,以最小有效剂量为佳。雌激素原则上尽量选用天然制剂,常用戊酸雌二醇、结合雌激素和尼尔雌醇。孕激素常用醋酸甲羟孕酮。

(4)用药途径:性激素用药途径较多,不同的用药途径选用的制剂不同。如口服以片剂为主;经皮肤的有皮帖、涂抹胶;经阴道的有霜、片、栓、硅胶环等;此外,还有肌内注射的油剂及鼻喷用制剂等。

(5)用药方案:常用的方案有雌孕激素序贯给药、雌孕激素联合用药和单用雌激素治疗。

(6)用药时间:于卵巢功能开始减退出现相关绝经症状时开始用药,一般使用 3～5 年,要求定期评估,受益大于风险方可继续使用。停用雌激素应逐渐减量,防止症状复发。

(7)副作用及危险性:

1)子宫出血:多为突破性出血,需高度重视,查明原因,必要时诊刮排除内膜病变。

2)性激素副作用:雌激素用量过大会引起乳胀、白带多、头痛、水肿、色素沉着等副作用,应酌情减量或改用雌三醇。孕激素的副作用包括抑郁、易怒、乳房痛、浮肿,常不易耐受。使用雄激素有发生高血脂、动脉硬化、血管栓塞性疾病的危险,大剂量应用还可出现体重增加、多毛、痤疮等。

3)子宫内膜癌:单一雌激素长期应用,可使子宫内膜异常增生和子宫内膜癌的危险性增加。目前认为,对有子宫者采取雌孕激素联合治疗的方案可降低风险。

4)乳腺癌:目前有资料显示,雌孕激素联合治疗超过 5 年,患乳腺癌的风险增加。

二、护　理

(一)护理评估

1.健康史　询问病人的年龄,对 40 岁以上因月经增多或不规则阴道出血就诊的病人,应详细询问月经、生育史;了解有无肝病、高血压及其他疾病史等。了解有无妇科卵巢手术和放射线治疗史。了解病人既往的精神状况。

2.身体状况

(1)症状、体征:了解病人的月经周期、经期、经量,有无阵发性潮热、性交痛、心悸、胸闷等表现。全身检查评估病人精神状态、贫血程度、高血压程度,皮肤、毛发是否改变,乳房是否萎缩、下垂等。妇科检查评估是否有外阴萎缩,大、小阴唇变薄,阴道皱襞减少,阴道分泌物增多,子宫颈及子宫萎缩变小,尿道口因萎缩而呈红色等。

(2)辅助检查:

1)血清 FSH 值及 E_2 测定:用于了解卵巢功能。绝经过渡期,若血清 FSH>10U/L,提示卵巢储备功能下降;闭经、FSH>40U/L,E_2<10～20pg/ml,提示卵巢功能衰竭。

2)氯米芬兴奋试验:自月经第 5 日起口服氯米芬,每日 50mg,共服 5 日,停药第 1 日测血清 FSH>12U/L,提示卵巢储备功能下降。

3)其他检查:可做血常规、血小板计数、出凝血时间等检查,了解贫血程度及有无出血倾向;做心电图检查,了解有无心律失常、判断心肌受损程度等;血脂检查,了解有无胆固醇增高;尿常规、细菌学检查及膀胱镜检查排除泌尿系统病变;宫颈刮片检查排除子宫颈癌;分段诊断性刮宫排除子宫颈癌或子宫内膜癌。必要时行 X 线、生殖道脱落细胞、B 超及腹腔镜等检查排除其他器质性病变。

3.心理社会状况　应详细询问病人有无失眠、焦虑、抑郁、注意力不集中、记忆力减退和易激动等症状。进入围绝经期以后,由于生理原因以及家庭、社会环境和社会地位的变化,妇女身体与精神负担加重。子女长大离家、父母年老或去世、丈夫地位的改变、妇女自己工作责任的加重或离职,健康与容貌的改变等,皆可引起妇女情绪波动,导致焦虑、抑郁、多疑等精神症状。有的妇女希望通过药物来预防围绝经期症状的发生。也有一些妇女认为绝经后摆脱了妇女生理上的烦恼,反而可以重新焕发出青春的活力。

（二）护理诊断/问题

1.自我认同紊乱　与月经紊乱、出现围绝经期综合征精神神经症状有关。
2.焦虑　与围绝经期生理改变、家庭和社会环境改变及个性特征等有关。
3.有感染的危险　与围绝经期阴道、膀胱黏膜抵抗能力下降有关。

（三）护理措施

1.一般护理　为预防骨质疏松,应鼓励围绝经期妇女加强营养,摄取足量蛋白质及含钙丰富食物,增加日晒时间,补充钙剂和维生素 D。坚持体育锻炼,以促进血液循环,维持肌肉良好的张力,延缓骨质疏松症的发生;正确对待性生活,注意保持外阴清洁干燥,防止感染。

2.用药护理及病情观察　帮助病人了解性激素治疗的适应证、禁忌证,用药方案、用药的剂量和途径以及用药时可能出现的副作用和危险性等,督促长期使用性激素者定期随访。出现性激素治疗的不良反应,应及时就诊,遵医嘱酌情减量或停药观察。治疗期间若子宫不规则出血,应做妇科检查并进行诊断性刮宫,刮出物应送病理检查排除子宫内膜病变。

3.心理护理　建立良好的护患关系,给围绝经期妇女及其家属解释绝经是一个生理过程,介绍绝经发生的原因及绝经前后身体发生的变化,帮助病人消除因知识缺乏而产生的焦虑、自卑心理。与病人共同制定治疗方案,使病人在知情的情况下积极配合治疗和护理。在此基础上进行心理疏导,给予病人安慰和鼓励,帮助病人减轻症状。

（四）健康教育

帮助病人了解围绝经期是正常的生理过程,消除病人的焦虑心理,帮助其克服各种情绪障碍。对围绝经期妇女的生活给予关心和指导。鼓励病人合理营养,补充足够蛋白质,增加钙质饮食,必要时补充钙剂,避免进食辛辣刺激性食物;注意根据外界环境温度及时调节衣着,避免过暖,以减轻潮热症状。鼓励病人多到户外活动,增加日晒时间,合理安排自己的生活和工作,注意劳逸结合。指导病人使用润滑剂润滑阴道壁,预防阴道干涩,提高性生活质量。此外,应鼓励病人积极防治围绝经期常见病、多发病,每年进行女性生殖道和乳腺的防癌检查,以便及时发现生殖器恶性肿瘤;对需要性激素治疗的病人应认真介绍性激素治疗相关知识。也可以通过设立"妇女围绝经期门诊",给予咨询和指导。

本章小结

　　本章主要介绍了功能失调性子宫出血、闭经、痛经和围绝经期综合征,这四种疾病都与女性生殖内分泌关系密切,容易受到心理、应激因素的影响。疾病会影响病人的心理,甚至影响病人正常的生活和工作,因此,临床护理除做好一般护理和用药护理外,应重视病人的心理护理。

　　功能失调性子宫出血是调节生殖的神经内分泌机制失调引起的子宫异常出血,全身及内外生殖器官无器质性病变存在,分无排卵性和排卵性功血,可发生在月经初潮至绝经间的任何年龄,不同年龄阶段发生的功血其病因、临床表现、治疗方案有所不同。以性激素治疗为主,护理时应提醒病人注意性激素使用的注意事项;闭经是妇科疾病中的常见症状,表现为无月经或者月经停止,包括原发性闭经和继发性闭经两大类,前者较少见,往往因为遗传学因素或者先天发育缺陷引起,而继发性闭经病因复杂,这给病因的寻找带来了一定的难度,最常见的为下丘脑性闭经;痛经主要讲述的是原发性痛经,多见于青春期,疼痛的产生与前列腺素(PG),尤其是 $PGF_{2\alpha}$ 的增加有关,表现为周期性的下腹疼痛;围绝经期综合征是妇女绝经前后卵巢功能衰退,雌激素水平波动或下降所致的以植物神经功能紊乱、神经心理症状为主的综合症,多发生于 $45 \sim 55$ 岁之间。

　　本章关键词:功能失调性子宫出血;闭经;痛经;围绝经期综合征

课后思考

　　1. 功能失调性子宫出血有哪两种分类? 不同的分类病因、临床表现和治疗原则有什么不同? 需要使用性激素治疗时应如何护理?

　　2. 闭经的分类和病因有哪些? 如何识别闭经的原因?

　　3. 痛经病人周期性下腹疼痛不适会引起哪些心理问题? 如何进行心理护理?

　　4. 为绝经期综合征病人有哪些临床表现? 使用性激素治疗有哪些注意事项? 如何进行健康教育?

　　5. 某女性,48 岁,已婚,2—0—1—2,因月经紊乱有 1 年时间到医院就诊,此次月经 10 日前来潮,至今淋漓不尽,经常出现面色潮热,感到胸闷,情绪有时难以自控。妇科检查见外阴、阴道正常,宫颈光滑,子宫正常大小,质地中等,无触痛,双侧附件正常,基础体温呈单相型。病人为自己健康感到担心。问:

　　1. 该病人可能的护理诊断有哪些?

　　2. 应采取哪些护理措施? 如何进行健康教育?

(王玉蓉)

第十八章
外阴、阴道手术病人的护理

情景导入

66 岁妇女,G_5P_3,自诉阴道脱出一肿物已 1 年,开始时休息能还纳,近半个月来经休息也不能回纳,伴有腰酸、下坠感,大笑、咳嗽有小便流出。查体:外阴已产型,会阴Ⅱ度旧裂,子宫萎缩状,宫颈及部分宫体脱出阴道口外,阴道前壁脱垂和后壁轻度膨出。

问题:

1.该病人最可能的诊断是什么?

2.该病人存在哪些护理问题?

3.请为该病人拟定护理措施。

本章学习目标

1.掌握外阴、阴道手术病人的术前护理和术后护理。

2.掌握外阴癌和尿瘘病人的护理。

3.掌握外阴、阴道创伤和子宫脱垂的病因、临床表现和护理。

4.熟悉外阴癌和尿瘘的临床表现和治疗原则。

5.了解外阴癌和尿瘘的病因。

外阴手术是指女性外生殖器部位的手术,阴道手术指阴道局部或途经阴道的手术。外阴、阴道手术在妇科应用比较广泛,主要适用于外阴、阴道及宫颈病变、创伤,生殖道瘘、畸形,子宫及阴道前后壁脱垂,子宫黏膜下肌瘤以及阴式子宫切除等。由于外阴、阴道手术区域神经、血管丰富,组织松软,与尿道、肛门邻近,易出现疼痛、出血、感染等相关护理问题,同时由于手术涉及身体隐私部位,病人容易产生自我形象紊乱、自尊低下、焦虑等护理问题。

第一节 外阴、阴道手术病人的一般护理

一、术前护理

(一)心理准备

外阴、阴道手术病人常因担心手术损伤其身体的完整性及切口疤痕对将来性生活产生影响而显得焦虑不安,加之手术需要暴露身体的隐私部位也在一定程度上加重病人的心理负担。护士应充分理解病人的内心感受,运用沟通技巧,建立良好的护患关系,针对其具体的心理问题给予指导;耐心解答病人有关疾病治疗的相关疑问,帮助病人选择积极的应对措施,消除病人的紧张情绪,使其能够主动配合手术;最大限度的保护病人的隐私,进行术前准备、检查及各项操作时要注意使用屏风遮挡病人,请无关人员回避,尽量减少暴露部位,减轻病人的羞怯感;同时应做好家属的思想工作,特别是丈夫,让其理解病人,充分发挥家庭支持系统的作用,积极参与到病人的治疗及护理过程中。

(二)全身情况准备

了解病人的一般情况(如营养状况、皮肤的颜色、弹性等),完善相关术前检查(包括血、尿、粪三大常规及心、肺、肝、肾等重要脏器功能的检查等),准确评估病人对手术的耐受能力。如合并贫血、高血压、心脏病、糖尿病等内科系统疾病时应先给予纠正,待症状改善后再行手术。观察病人的生命体征,特别是体温的变化,注意有无月经来潮,如有异常情况发生要及时通知医生予以处理。术前需做药物过敏试验、配血备用等。

(三)术前指导

根据病人的具体情况,用通俗易懂的语言向其介绍疾病的相关知识、手术的名称及过程;解释术前准备的内容、目的、方法及主动配合的技巧等;讲解术后保持外阴阴道清洁的重要性、方法及拆线时间等;向病人讲解外阴、阴道手术过程常用的体位及术后维持相应体位的重要性,以便病人能在护士指导下保持必要的体位,从而促进伤口的愈合;告知病人外阴、阴道手术后卧床时间较长,让病人术前进行床上大小便的练习,使病人习惯于床上使用便器;教会病人正确的咳嗽、咳痰方法及床上进行肢体功能锻炼的方法,以预防术后并发症。

(四)皮肤准备

外阴、阴道手术病人术前要特别注意个人清洁卫生,每日清洗外阴。如外阴部皮肤有炎症、溃疡时,需治愈后再手术。术前 1 日行皮肤准备,备皮范围上至耻骨联合上 10cm,下至会阴部、肛门周围,腹股沟及大腿内侧上 1/3。备皮后用温水洗净、拭干。

(五)肠道准备

由于外阴、阴道与肛门邻近,术后排便易污染手术部位,因此外阴、阴道手术术前需作好

肠道准备。术前 3 日进无渣半流饮食,并按医嘱给予肠道抗生素,常用庆大霉素口服,每次 8 万 U,3 次/日。每日用肥皂水灌肠 1 次或用 20％甘露醇 250ml 加等量水口服。大型手术需术前 1 日禁食,给予静脉补液。手术前 1 日晚及术晨行清洁灌肠,直到排出的灌肠液中无大便残渣。

(六)阴道准备

为防止术后感染,术前 3 日开始进行阴道准备,一般行阴道冲洗或坐浴,2 次/日,常用的溶液有 1∶5000 的高锰酸钾、0.2‰碘伏或 1∶1000 新洁尔灭溶液等。术晨用消毒液进行阴道消毒,消毒时要特别注意阴道穹隆处,消毒后用大棉球拭干。

(七)膀胱准备

病人去手术室前一般不留置尿管,嘱病人排空膀胱,由手术室准备硅胶弗勒(foley)导尿管,待手术结束后再使用。

(八)特殊用物准备

根据手术的不同种类做好相应的用物准备。外阴、阴道手术多采取膀胱截石位,为避免腘窝处的血管、神经受压导致血液循环障碍,要准备软垫;有的手术采取膝胸卧位,要准备支托等;根据手术名称准备阴道模型、丁字带、绷带等。

其它同妇科腹部手术病人的术前准备。

二、术后护理

(一)体位

根据不同的手术采取相应的体位。如因外阴癌行外阴根治术术后的病人应采取平卧位,双腿外展屈膝,膝下垫软枕头,减少腹股沟及外阴部的张力,有利于切口的愈合;行阴道前后壁修补或盆底修补术后的病人应采取平卧位,禁止半卧位,以降低外阴阴道张力,促进切口的愈合。

(二)切口的护理

因外阴阴道肌肉组织较少、切口张力大,不易愈合。因此,护士要随时观察会阴切口的情况,注意有无渗血及红、肿、热、痛等炎性反应。观察局部皮肤的颜色、温度、湿度,有无皮肤或皮下组织的坏死。保持引流管通畅,严密观察引流物的量及性质,定时更换引流袋。有些外阴部手术需要加压包扎或阴道内留置纱条压迫止血,外阴包扎或阴道内纱条一般在术后 12～24 小时内取出,取出时要注意核对数目,外阴加压包扎者要注意观察双下肢皮温、足背动脉搏动等,若有异常要及时通知医生并处理。术后 3 日后可行外阴烤灯,促进血液循环,保持切口干燥,有利于切口的愈合。

(三)外阴部的护理

注意保持外阴部清洁干燥,勤换内衣内裤,保持床单位清洁,每日行外阴擦洗 2 次,排便后用同法清洁外阴以防止感染。注意观察阴道分泌物的性状,包括量、性质、颜色及有无异味,如有异常情况要及时通知医生。

(四)尿管的护理

外阴、阴道手术后保留尿管的时间较长,根据手术范围及病情尿管一般留置 2~10 日。要特别注意保持尿管的通畅,观察尿液的颜色、量、透明度等性质,特别是尿瘘修补术的病人,如发现尿管引流不畅时需及时查找原因并给予处理。长期留置尿管者为避免尿路感染,可给予膀胱冲洗。留置尿管期间要注意训练病人膀胱功能,拔除尿管后应嘱病人尽早排尿,注意观察病人自解小便的情况。如有排尿困难,给予诱导、按摩、热敷、药物治疗等措施帮助排尿,必要时重新留置尿管。

(五)肠道护理

外阴、阴道手术病人为防止粪便对切口的污染及排便时对切口的牵拉,应控制首次排便的时间,以术后 5 日大便为宜,以利于切口的愈合,防止感染的发生。涉及肠道的手术应在病人排气后抑制肠蠕动,常用药物有鸦片酊 5ml,加水至 100ml 口服,3 次/日,每次 10ml。术后第 5 日给予缓泻剂,以软化大便,避免排便困难而影响手术切口愈合。

(六)避免增加腹压

嘱病人应避免增加腹压的动作,如长期下蹲、用力排便、咳嗽等,以免影响切口的愈合。

(七)疼痛的护理

由于会阴部神经末梢丰富,对疼痛特别敏感。护士应充分理解、同情病人,在正确评估病人疼痛的基础上,根据个体差异采用不同方法来缓解疼痛,如保持病房环境安静、勿过多打扰、保证病人充分休息、分散病人的注意力(如看电视、听音乐、做慢节律呼吸等)、更换体位减轻切口的张力、遵医嘱及时给予止痛药物、应用自控镇痛泵等。同时要注意观察用药后的止痛效果。

(八)出院指导

外阴部手术后的病人切口局部愈合较腹部手术慢。嘱病人出院后应继续保持外阴部的清洁,防止感染;一般休息 3 个月,禁止性生活及盆浴;避免重体力劳动及增加腹压的动作如下蹲、用力大便等,以免增加切口局部的张力,影响切口的愈合;应循序渐进,逐渐增加活动量;出院 1 月后到门诊检查术后恢复情况,术后 3 个月再次到门诊复查,经医生检查确定切口完全愈合后方可恢复性生活;如有病情变化要及时就诊。

第二节 外阴癌

一、疾病概要

外阴癌(carcinoma of vulva)占女性生殖道恶性肿瘤的 3%~5%,多见于 60 岁以上妇女,其组织类型较多,以外阴鳞状细胞癌最常见。

（一）病因

病因尚不完全明确,但外阴白色病变、外阴慢性溃疡可能会发展成外阴癌;也可能与人乳头状瘤病毒、单纯疱疹病毒Ⅱ型、巨细胞病毒感染及慢性外阴营养不良等有关。

（二）病理

多为高分化鳞癌。病灶初起时多为圆形硬块,少数呈乳头状或菜花样赘生物,晚期成火山状质硬的溃疡或菜花状肿块。外阴癌具有转移早、发展快、高度恶性的特点,转移途径以直接浸润、淋巴转移为主,血行转移常发生在晚期。直接浸润时癌组织沿皮肤、黏膜向内侵及阴道、尿道,晚期可累及肛门、直肠、膀胱等。淋巴转移最初到达腹股沟浅淋巴结,再至股深淋巴结,并经此进入盆腔淋巴结,最后转移至腹主动脉旁淋巴结。晚期经血行播散,多见于肺、骨等。

外阴癌的临床分期多采用国际妇产科联盟（FIGO）分期法（表18-1）。

表18-1　外阴癌国际妇产科联盟(FIGO,2000年)分期

FIGO	癌肿累及范围
0期	原位癌
Ⅰ期	肿瘤局限于外阴和(或)会阴,肿瘤最大直径≤2cm
ⅠA期	肿瘤直径≤2cm伴间质浸润≤1cm
ⅠB期	肿瘤直径≤2cm伴间质浸润＞1cm
Ⅱ期	肿瘤局限于外阴和(或)会阴,肿瘤直径＞2cm
Ⅲ期	肿瘤浸润尿道下段,或阴道,或肛门
ⅣA期	肿瘤浸润膀胱黏膜、或直肠黏膜,或尿道上段黏膜;或固定于骨盆
ⅣB期	任何远处转移,包括盆腔淋巴结转移

注:浸润深度指肿瘤临近最表浅真皮乳头的表皮－间质连接处至浸润最深点

（三）临床表现

1.症状　主要为久治不愈的外阴瘙痒和不同形态的外阴肿物,如结节状、菜花状、溃疡状。肿瘤合并感染或较晚期时可出现疼痛、渗液和出血。肿瘤侵犯直肠或尿道时,会产生相应的症状,如尿频、尿急、尿痛、血尿、便血等。

2.体征　外阴癌可生长在外阴任何部位,如大阴唇、小阴唇、阴蒂、会阴、尿道口和肛周,以大阴唇最多见。早期局部见丘疹、结节或小溃疡,晚期呈不规则肿块。若癌灶已转移至腹股沟淋巴,可扪及一侧或双侧腹股沟淋巴结增大、质硬且固定。

（四）治疗原则

以手术治疗为主,晚期癌或复发癌可辅以放射治疗与化学药物治疗。手术的范围取决

于临床分期、病变的部位、浸润的深度、肿瘤细胞的分化程度、病人的身体状况以及年龄等。应尽最大限度地缩小手术范围,减少手术创伤和并发症,改善生活质量。一般采取外阴癌根治术及双侧腹股沟深浅淋巴清扫术。对 0 期的病人,可只行单侧外阴切除。如有转移或浸润,应根据受累情况选作相应切除术。

二、护 理

(一)护理评估

1.健康史 了解病人有无不明原因的外阴瘙痒,外阴赘生物史等,评估病人各系统的健康状况。由于外阴癌常发生于老年妇女,要特别注意有无合并高血压、冠心病、糖尿病等。

2.身体状况

(1)症状:了解病人有无外阴瘙痒、烧灼感等局部刺激的症状;有无疼痛、渗液和出血症状;有无尿频、尿急、尿痛、血尿、便血等。

(2)体征:注意外阴局部有无丘疹、硬结、溃疡或赘生物,并观察其形态、范围;评估病人双侧腹股沟有无增大、质硬、固定的淋巴结。

(3)辅助检查:对可疑病变应及时作外阴活体组织病理检查以明确诊断。常采用1%甲苯胺蓝涂抹外阴病变皮肤,待干后用1%醋酸液擦洗脱色,在仍有蓝染部位做活检,或借助阴道镜做定位活检,以提高活检的阳性率。

3.心理社会状况 病人因外阴的瘙痒及肿物常会烦燥不安、工作及社交能力下降;因担心疾病的预后常感到悲哀、恐惧、绝望;手术破坏了身体完整性,病人担心夫妻感情受到影响,心理压力较大,常会出现自尊低下、自我形象紊乱等心理方面的问题。

(二)护理诊断/问题

1.慢性疼痛 与癌肿晚期侵犯神经、血管和淋巴系统有关。

2.自我形象紊乱 与外阴切除有关。

3.有感染的危险 与病人年龄偏大、机体抵抗力低下、手术创面大且邻近肛门有关。

(三)护理目标

1.病人在住院期间自诉疼痛程度减轻。

2.病人在手术后对自我有正确的认识。

3.病人在住院治疗期间无感染发生。

(四)护理措施

1.一般护理 鼓励病人进食营养丰富的饮食,以获得足够的营养,增强机体抵抗力。协助病人接受各种检查,注意保护病人的隐私。

2.术前护理 除按一般外阴、阴道手术病人术前准备以外,由于外阴癌病人多为老年人,常伴有高血压、冠心病、糖尿病等疾患,应积极纠正内科合并症,为手术做好准备,特别是糖尿病病人,要积极纠正血糖,防止影响术后伤口愈合。指导病人练习深呼吸、咳嗽、床上肢体功能锻炼、床上大小便等。如外阴需要植皮者,应在充分了解手术方式的基础上对植皮部位进行剃毛、消毒后用无菌治疗巾包裹。将病人术后需要使用的物品如棉垫、绷带、各种引流管等进行消毒备用。

3.术后护理 除按一般外阴、阴道手术病人术后护理以外,外阴癌术后应取平卧位,双腿外展屈膝,并在膝下垫软枕,减少腹股沟及外阴部的张力,有利于切口的愈合。手术后外阴及腹股沟伤口加压包扎 24 小时,压沙袋 4～8 小时。严密观察切口有无渗血,皮肤有无红、肿、热、痛等感染征象。观察移植皮瓣的愈合情况如皮肤湿度、温度、颜色等。保持引流通畅,注意观察引流物的量、色、性状等,如有异常要及时报告医生并给予处理。手术后 24 小时内疼痛最为明显,故各项治疗护理操作要动作轻柔、集中进行,术后可遵医嘱给予度冷丁等止痛剂,以减轻病人痛苦,使病人得到充分休息。保持外阴部清洁、干燥,每日行会阴擦洗。术后 2 日起,为促进切口愈合,会阴部、腹股沟部可用红外线照射,2 次/日,每次 20 分钟。鼓励病人在床上进行上半身及上肢活动,定时翻身、按摩背部及骶尾部皮肤,预防压疮,术后 1 周开始进行外阴肌肉功能锻炼。指导病人合理进食,术后 3～5 日给予无渣饮食,术后第 5 日给予缓泻剂口服,以促使粪便软化,以减少或避免因排便引起的疼痛和切口出血,病人排便后要及时擦洗外阴部。外阴切口术后 5 日开始间断拆线,腹股沟切口术后 7 日拆线。

4.放射治疗病人的皮肤护理 放射线治疗者常在照射后 8～10 日出现皮肤的反应。护士应在病人放疗期间及以后的一段时间内注意观察照射部位皮肤的颜色、结构及完整性,重视病人的主诉如皮肤干燥、瘙痒及疼痛,根据损伤的程度进行相应的护理。轻度损伤表现为皮肤红斑或干性脱屑,此期在保护皮肤的基础上可继续照射;中度损伤表现为水泡、溃烂和组织皮层丧失,此时应停止放疗,给予止痛措施,保持皮肤清洁干燥,避免感染,勿刺破水泡,可涂 1% 甲紫或用无菌凡士林纱布换药;重度表现为局部皮肤溃疡,应停止照射,保持局部清洁干燥,注意观察皮肤的颜色,避免局部刺激,可用生肌散或抗生素软膏换药。

5.心理护理 护士应关心理解病人,鼓励病人表达自己的不适,针对具体问题给予耐心的解释、帮助和支持,给予病人精神的安慰;向病人及家属讲解外阴癌的相关知识,告知病人手术将重建切除的会阴等,消除病人对手术的恐惧及对预后的忧虑,积极配合治疗,树立战胜疾病的信心;指导病人充分发挥家庭支持系统的作用,采取积极的应对方式。

(五)护理评价

1.病人在住院期间是否主诉疼痛的程度减轻,可以忍受。

2.病人在语言和行为上是否表现出对躯体局部改变的接受。

3.病人在住院期间,手术切口有无红肿、渗血等感染征象,体温保持是否正常,白细胞计数及分类是否维持在正常范围内。

(六)健康教育

1.注意休息,鼓励病人进食高热量、高蛋白质、高维生素饮食,加强营养,促进机体康复,保持外阴清洁干燥,养成良好的卫生习惯。

2.告知病人应于外阴癌根治术后 3 个月返回医院复诊,以全面评估术后恢复情况,商讨下一步的治疗及随访计划。如有不适，及时就诊。

3.外阴癌治疗后应加强随访，观察治疗的效果及有无肿瘤复发的征象。随访时间为第1年的前6个月每月1次，后6个月每2个月1次，第2年每3个月1次，第3～4年每半年1次，第5年及以后每年1次。

4.外阴癌的预防：养成良好的卫生习惯，每日清洗外阴部，内裤和卫生用品要干净，不滥用药物。积极治疗外阴瘙痒、性传播疾病或感染性疾病。注意外阴部的各种不适，如瘙痒、疼痛、破溃、出血等，观察外阴部的皮肤颜色有无改变，有无硬结、肿物，如有症状要及时就诊治疗。

第三节　外阴、阴道创伤

一、疾病概要

(一)病因

1.分娩　分娩是导致外阴、阴道创伤的主要原因。

2.外伤　如骑跨伤、不慎跌倒或碰撞损伤、外阴骤然触于锐器上等。

3.其他　如幼女受到强暴可致软组织损伤。初次性交可使处女膜破裂甚至裂口延至小阴唇、阴道或损伤穹隆等。

(二)临床表现

1.症状

(1)疼痛：疼痛是外阴、阴道创伤的主要症状。程度可轻可重，甚至可出现疼痛性休克。

(2)局部肿胀：由于外阴部皮肤、黏膜下组织疏松，血管丰富，局部损伤后可使组织液、血液在疏松结缔组织中迅速蔓延，形成外阴或阴道的水肿或血肿。如处理不及时血肿可向上扩展，形成巨大的盆腔血肿。

(3)外出血：由于局部组织受到损伤，血管破裂，可有少量或大量的新鲜血液从阴道或外阴的创伤处流出。

(4)其他：由于疼痛，病人常出现坐卧不安，行走困难；出血量多时，病人可有头晕、乏力、心慌、出汗等失血性贫血或休克症状；合并感染时可有发热和局部热、痛等感染症状。

2.体征　外阴部可见局部裂伤或血肿，外阴皮肤、皮下组织或阴道有明显裂口及活动性出血；形成外阴血肿时，可见外阴部有紫蓝色块状物突起，压痛明显；伤及膀胱、尿道，可有尿液自阴道流出；伤及直肠，可有粪便从阴道排出等；出血量多者，可有脉搏增快、血压下降等失血性休克的表现。

(三)治疗原则

治疗原则为止痛、止血、抗休克和抗感染。

二、护　理

（一）护理评估

1. 健康史　了解导致创伤的原因，如分娩情况、有无外阴撞击史、有无遭受强暴还是性交后阴道出血。询问创伤发生的时间、创伤后采取的措施及效果。

2. 身体状况

（1）症状：评估疼痛的程度、性质、相关因素；出血的部位、量、质、色等；有无贫血、休克及感染的表现。

（2）体征：通过妇科检查，了解局部裂伤或血肿的部位和程度，局部组织有无红、肿及脓性分泌物。注意创伤有无穿透膀胱、直肠，甚至腹腔等。观察阴道出血的量及休克体征。

（3）辅助检查：出血量多者红细胞计数及血红蛋白值下降；有感染者见白细胞数目增多。

3. 心理社会状况　病人及家属常由于突然发生的意外事件而表现出惊慌、焦虑。由于外阴、阴道神经末梢丰富，病人因严重疼痛而加重焦虑。由于创伤涉及隐私部位，病人常出现羞怯心理。

（二）护理诊断/问题

1. 急性疼痛　与外阴、阴道创伤有关。

2. 恐惧　与突发创伤事件，担心预后和对自身的影响有关。

3. 潜在并发症　失血性休克。

（三）护理措施

1. 一般护理　对于外出血量多或较大血肿伴面色苍白者立即使病人平卧、吸氧，建立静脉通道，作好输液、输血准备，遵医嘱及时给予止血、镇痛、抗感染的药物。

2. 对症护理　对血肿小采取保守治疗的病人，应嘱咐其采取正确的体位，避免血肿受压；剧烈疼痛者，遵医嘱及时给予镇静、止痛的药物；24 小时内可用冷敷，降低局部血流速度及神经的敏感性，减轻病人的疼痛及不舒适感，也可用棉垫或丁字带加压包扎，防止血肿扩散；24 小时后可以热敷或行外阴部烤灯照射，以促进水肿或血肿的吸收；保持外阴部的清洁、干燥，每日外阴冲洗 3 次，大便后及时清洁外阴。

3. 病情观察　密切观察病人血压、脉搏，并准确记录；密切观察伤口情况，警惕有无活动性出血。

4. 手术病人的护理　外阴、阴道创伤较重的病人有急诊手术的可能，应做好配血、皮肤准备，嘱病人暂时禁食，充分消毒外阴及伤口，向病人及家属讲解手术的相关知识，取得积极配合。术后注意观察尿量及神志的变化，病人往往疼痛程度较重，要采取措施积极止痛，如采取外展屈膝平卧位、给予止痛药物等。外阴、阴道创伤手术后阴道常填塞纱条，外阴加压包扎，阴道纱条取出或外阴包扎松解后应密切观察阴道及外阴伤口有无出血，病人有无进行性疼痛加重或阴道、肛门坠胀感等，警惕再次形成血肿的可能。保持外阴部清洁、干燥，术后加用大剂量抗生素。

5.心理护理　护士应关心体贴病人,通过护患沟通与病人及家属建立良好的护患关系,取得信任,用亲切温和的语言安慰病人,鼓励病人面对现实,积极配合治疗,争取取得良好的治疗效果。

第四节　子宫脱垂

一、疾病概要

子宫脱垂(uterine prolapse)是指子宫从正常位置沿阴道下降,宫颈外口到达坐骨棘水平面以下,甚至子宫全部脱出于阴道口外。子宫脱垂常伴有阴道前壁和后壁脱垂。

(一)病因

1.分娩损伤　是最主要的发病原因。分娩中,特别是经阴道手术助产或第二产程延长者,软产道及盆底组织极度延伸,张力降低,甚至出现撕裂伤,而分娩结束后未进行修补或修补不佳,使支持子宫的筋膜和韧带不能恢复。另外,多次分娩也可影响盆底组织的恢复。

2.产褥期过早进行体力劳动　尤其是过早参加重体力劳动,此时子宫尚未复旧,子宫轴与阴道轴仍相一致,过高的腹压将子宫推向阴道以致发生子宫脱垂。

3.长期腹压增加　如长期慢性咳嗽,习惯性便秘、经常重体力劳动(如肩挑、举重、蹲位、长期站立),盆腹腔内巨大肿瘤或大量腹水等,均会使腹压增加,迫使子宫向下移位。

4.盆底组织发育不良或退行性变　多系先天性盆底组织发育不良,常伴有其它脏器的下垂。绝经后期妇女由于雌激素水平下降,盆底组织萎缩退化而薄弱,也可导致子宫脱垂或病情加重。

(二)临床分度

以病人平卧用力向下屏气时,子宫下降的最低点为分度标准分为3度(图18-1,18-2)。

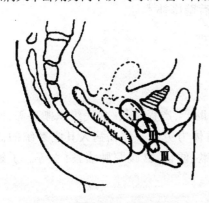

图18-1　子宫脱垂分度

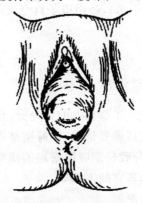

图18-2　子宫脱垂

1.Ⅰ度　轻型:宫颈外口距离处女膜缘小于4cm,但尚未达处女膜缘;重型:宫颈外口已达处女膜缘,但未超出该缘,在阴道口可见到宫颈。

2.Ⅱ度　轻型:宫颈已脱出阴道口外,但宫体仍在阴道内;重型:宫颈或部分宫体已脱出阴道口外。

3.Ⅲ度　宫颈和宫体全部脱出至阴道口外。

(三)临床表现

1.症状　Ⅰ度病人多无症状。Ⅱ度以上可出现以下症状。

(1)下坠感及腰骶酸痛:由于下垂子宫对韧带的牵拉,盆腔充血所致。久站、走路、负重、久蹲后症状加重,卧床休息后可减轻。

(2)肿物自阴道脱出:常在走路、劳动、下蹲、排便等腹压增加时,有一肿物自阴道口脱出。初起,卧床休息后可自行还纳,严重时需用手还纳,若脱出的子宫及阴道黏膜高度水肿,难以回纳,长期脱出在外,可影响病人正常行动。

(3)排便异常:由于膀胱、尿道的膨出,常出现排尿困难、尿潴留或压力性尿失禁等。如继发泌尿道感染可出现尿频、尿急、尿痛等。如合并直肠膨出,可有便秘、排便困难。

2.体征　病人屏气时可见子宫脱出,可合并膀胱、直肠膨出。由于子宫脱垂的病人宫颈及阴道壁长期暴露于体外,可见宫颈及阴道壁溃疡,有少量出血或脓性分泌物。

(四)治疗原则

无症状者无需治疗,有症状者采用保守或手术治疗,以安全、简单和有效为原则。

1.保守治疗　加强营养,注意休息,避免重体力劳动,积极治疗导致长期腹压增加的疾病,加强盆底肌肉的锻炼,亦可用中草药如补中益气汤或适当补充雌激素。子宫托是一种使子宫和阴道壁维持在阴道内而不脱出的工具,适用于不同程度的子宫脱垂和阴道前后壁膨出者,但重度子宫脱垂伴盆底明显萎缩及宫颈或阴道壁有炎症或溃疡者不宜使用。

2.手术治疗　适应证为保守治疗无效者,或Ⅱ度、Ⅲ度子宫脱垂或有症状的膀胱、直肠膨出者。应根据病人年龄、全身状况、有无生育要求、子宫脱垂的分度等选择适当的手术方式。如阴道前、后壁修补术,阴道前、后壁修补术加缩短主韧带及子宫颈部分切除术(Manchester手术),经阴道子宫全切除及阴道前、后壁修补术等。

二、护　理

(一)护理评估

1.健康史　了解病人的分娩史,有无阴道手术助产、产程过长、盆底组织撕裂等,同时注意了解病人产后恢复情况,产褥期是否过早从事重体力劳动。评估病人其它系统的健康状况,了解有无导致长期腹压增加的疾病,如慢性咳嗽、便秘、盆腹腔肿瘤、腹水等。了解病人是否伴有其他器官的下垂等。

2.身体状况

(1)症状:了解病人有无下腹坠胀、腰痛症状;是否在走路、劳动、下蹲、排便时有阴道肿物脱出,注意评估卧床休息后症状有无减轻,能否用手回纳;是否有排尿排便困难、腹压增加如咳嗽时有无溢尿等。

（2）体征：妇科检查时注意评估子宫脱垂的程度，是否伴有阴道、膀胱、直肠膨出及其程度，宫颈、阴道壁有无溃疡及其部位、大小、深浅等。

（3）诊断检查：在病人膀胱充盈时，取膀胱截石位，嘱病人咳嗽，观察有无尿液溢出，检查者用示、中指分置尿道口两旁，稍向前压迫，再嘱病人咳嗽，如能控制尿液外溢，表示有压力性尿失禁。再嘱病人自行排空小便，外阴消毒后，插入导尿管，检查有无尿潴留及潴留量的多少。

3. 心理社会状况　由于长期的子宫脱垂使行动不便，加之大、小便的异常，影响正常的工作和生活，严重者性生活困难，受孕受到影响，病人常感到焦虑、情绪低落，不愿与他人交往。

（二）护理诊断/问题

1. 慢性疼痛　与子宫脱垂牵拉韧带、宫颈阴道壁溃疡有关。
2. 焦虑　与长期的子宫脱出影响正常生活有关。
3. 尿潴留　与脱垂的子宫压迫膀胱有关。
4. 压力性尿失禁　与膀胱膨出、尿道膨出有关。
5. 便秘　与直肠膨出有关。

（三）护理目标

1. 病人能应用减轻疼痛的方法，出院后疼痛减轻或消失。
2. 病人能表达焦虑的原因，并能积极的应对，焦虑程度减轻。
3. 出院后病人能恢复或改善排尿、排便状态。

（四）护理措施

1. 一般护理　积极治疗原发疾病，消除增加腹压的各种因素，如慢性咳嗽、便秘等；进食高蛋白、高维生素的饮食，加强营养，增强体质，改善全身健康状况；保持大便通畅，必要时可采用缓泻剂；如有尿潴留者应立即给予导尿处理，并防止尿路感染；教会病人做肛提肌锻炼，增强盆底肌肉、肛门括约肌的张力，每日 3 次，每次 5～10 分钟；病情严重，不能回纳者需卧床休息，减少下地活动次数、时间。

2. 对症护理

（1）做好局部护理：保持外阴部的清洁干燥，勤换内衣，每日使用流动的清水进行外阴冲洗，禁止使用酸性或碱性等刺激性药液；因宫颈无感觉，易导致病人烫伤，要特别注意冲洗液的温度，一般在 41～43℃为宜；冲洗后戴上无菌手套将脱垂的子宫还纳于阴道内，嘱病人平卧于床上半小时；用清洁的卫生带、丁字带支托下垂的子宫，避免或减少子宫与内裤的摩擦。

（2）指导病人正确使用子宫托：在医生指导下选择合适的型号。教会病人子宫托的放取方法，放托时让病人排尽大小便，将双手洗净，蹲下并两腿分开，一手握托柄，使托盘呈倾斜位进入阴道口内，然后将托柄边向内推、边向前旋转，直至托盘达宫颈处，然后屏气，使子宫下降，同时用手指将托柄向上推，使托盘牢牢地吸附在宫颈上，放妥后，调整托柄弯度朝前，对正耻骨弓后面即可。取托时以手指捏住托柄，上、下、左、右轻轻摇动，待负压消除后向后外方牵拉,子宫托即可自阴道内滑出。使用子宫托时应注意:放置前阴道应有一定水平的雌激素作用,对于绝经后妇女在应用子宫托前4~6周使用阴道雌激素霜剂,并在放托的过程中长期使用;子宫托应每日早上起床后放入阴道,每晚睡前取出,洗净后备用,切忌久置不取造成生殖道糜烂、溃疡,甚至坏死;保持阴道清洁,经期及妊娠期停用;用托后1个月、3个月、6个月各复查1次,以后每3~6个月检查1次,以便及时调换大小合适的子宫托。

3.术前护理 术前5日开始进行阴道准备,Ⅰ度子宫脱垂病人每日用1:5000的高锰酸钾或0.2‰的碘伏液坐浴2次,Ⅱ、Ⅲ度子宫脱垂特别是有溃疡者,行阴道冲洗后局部涂40%紫草油或含抗生素的软膏。积极治疗局部炎症,遵医嘱使用抗生素及局部涂含雌激素的软膏。其余同外阴、阴道手术病人的术前护理。

4.术后护理 卧床休息7~10日,尿管留置10~14日;对留置尿管的病人,要做好导尿管护理如严格无菌操作、保持尿管的通畅、严密观察尿量及尿色、鼓励病人每日饮水量在3000ml、有泌尿系统感染者进行膀胱冲洗等;术后应用缓泻剂预防便秘;每日行外阴擦洗,并注意观察阴道分泌物的特点;避免增加腹压的动作如下蹲、咳嗽等;遵医嘱应用抗生素预防感染。其余同外阴、阴道手术病人的术后护理。

5.心理护理 护士要关爱、理解病人,鼓励病人说出自己的内心感受,针对其具体的心理反应做好相应的疏导。向病人及其家属介绍子宫脱垂的疾病知识和预后,帮助病人树立战胜疾病的信心,充分发挥家属的作用,协助病人早日康复。

(五)护理评价

1.病人是否自述疼痛减轻或消失。
2.病人能否说出减轻焦虑的应对措施,并能积极应用。
3.病人排便排尿的异常状况得到改善。

(六)健康教育

1.术后休息3个月,期间禁止盆浴及性生活;半年内避免从事重体力劳动;避免提举重物、长时间站立、行走、久蹲;积极预防咳嗽、便秘等使腹压增加的疾病;加强营养,注意饮食结构,保证营养物质及粗纤维的摄入,养成良好的排便习惯,保持大便通畅;术后要坚持做肛提肌功能的训练,增强盆底肌肉的张力。

2.术后2个月到医院复查伤口愈合情况,3个月后再到门诊复查,医生确认完全恢复以后方可有性生活。绝经期的妇女要在医生的指导下合理使用激素替代疗法,并定期复查。

3.积极开展预防措施:宣传计划生育政策,防止生育过多、过密;严密观察产程,避免滞产及第二产程延长;会阴较紧者分娩前应作会阴切开术,已发生裂伤者应正确缝合;注意无菌操作,防止感染,以利伤口愈合;开展全民健康教育,普及产褥期保健及有关预防子宫脱垂的知识;提倡做产后保健操以帮助机体恢复,避免产后过早参加体力劳动;注意防治慢性病如慢性气管炎,便秘等。

第五节　尿　瘘

一、疾病概要

尿瘘是指泌尿生殖瘘,是指生殖道和泌尿道之间形成的异常通道,使病人无法自主控制排尿,表现为尿液不断外流。根据发生的部位,尿瘘分为膀胱阴道瘘、膀胱宫颈瘘、尿道阴道瘘、膀胱尿道阴道瘘、膀胱宫颈阴道瘘及输尿管阴道瘘等(图 18-3),以膀胱阴道瘘最多见。

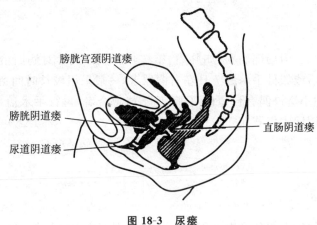

图 18-3　尿瘘

(一)病因

1.产伤　是引起尿瘘的主要原因,约占尿瘘的 90%,多由于难产处理不当所致。根据导致的原因不同分为坏死型及创伤型。坏死型尿瘘是由于滞产,胎头长时间压迫阴道前壁、膀胱和尿道,导致局部组织缺血、坏死、脱落形成;创伤型尿瘘是由于剖宫产手术或产科助产手术操作不当直接损伤所致。

2.妇科手术创伤　经阴道或经腹的手术,可因组织粘连、操作不细致而误伤膀胱、尿道或输尿管所致。

3.其他　膀胱结核、生殖器官肿瘤放射治疗后、生殖系统晚期癌症、长期放置子宫托引起局部组织受压、缺血、坏死等。

(二)临床表现

1.症状

(1)漏尿:为主要的临床表现,漏尿出现时间与尿瘘形成的原因有关。分娩时压迫及手术时组织剥离过度所致的坏死型尿瘘,多在产后或手术后 3~7 日开始漏尿;手术时直接损伤所致的创伤型尿瘘,术后立即开始漏尿。漏尿的表现形式因漏尿部位不同而异,如膀胱阴道瘘不能控制排尿,尿液完全由阴道漏出;尿道阴道瘘仅在膀胱充盈时才漏尿;一侧性输尿管阴道瘘由于健侧尿液仍可进入膀胱,在漏尿的同时仍有自主排尿;膀胱内瘘孔极小或瘘道曲折迂回者在取某种体位时可能暂时不漏尿,但改变体位后出现漏尿,例如夜间睡眠时不漏尿,晨起后漏尿。

(2)外阴皮炎:由于尿液长期浸润刺激,外阴部、臀部、甚至大腿内侧,可见湿疹或皮炎,可有外阴不适、瘙痒、灼痛、行动困难等症状。

(3)尿路感染:因泌尿道与生殖道相通,可引起泌尿道逆行感染,出现尿频、尿急、尿痛、下腹不适等症状。

(4)闭经:有的病人出现长期闭经或月经减少,原因尚不清楚,可能与精神创伤有关。

2.体征　妇科检查时可发现瘘孔所在的位置,在病人的外阴部、臀部、大腿内侧可见皮疹,甚至表浅溃疡。

(三)治疗原则

以手术修补为主。因局部病变(如肿瘤、结核)造成者,先针对病因治疗,然后再根据病情考虑修补术。产后或妇科手术后 7 日左右漏尿者,一般采用较长时间留置尿管、变换体位等方法,部分病人的小瘘口偶有自愈的可能,仍不能愈合者,再行手术治疗。年老体弱不能耐受手术者考虑采用尿收集器保守治疗。

二、护　理

(一)护理评估

1.健康史　评估病人的分娩史,了解有无难产、剖宫产及阴道助产史;评估病人的既往史,尤其是肿瘤、结核、接受放射治疗等相关病史;评估病人手术史,特别注意有无盆腔手术史,找出病人尿瘘发生的原因。详细评估病人的现病史,了解漏尿发生的时间、程度。

2.身体状况

(1)症状:询问病人有无外阴瘙痒和疼痛,漏尿的时间和表现形式,是否为持续性漏尿、与体位的关系,漏尿的同时有无自主排尿等。有无尿频、尿急、尿痛等尿路感染症状。

(2)体征:通过外阴检查观察是否有外阴湿疹及湿疹的大小、范围、有无溃疡等,阴道检查明确瘘孔的部位、大小、周围瘢痕情况、阴道有无狭窄。观察尿液自阴道流出的方式。

(3)辅助检查

1)亚甲蓝试验:目的在于鉴别膀胱阴道瘘、膀胱宫颈瘘或输尿管阴道瘘。将 200ml 稀释亚甲蓝溶液经尿道注入膀胱,如有蓝色液体经阴道壁小孔溢出者为膀胱阴道瘘;如有蓝色液体自宫颈口溢出为膀胱宫颈瘘;如阴道内流出清亮尿液,说明流出的尿液来自肾脏为输尿管阴道瘘。

2)靛胭脂试验:亚甲蓝试验瘘孔流出清亮尿液的病人,静脉推注靛胭脂 5ml,10 分钟内见瘘孔流出蓝色尿液,确诊为输尿管阴道瘘。

3)其他:膀胱镜检查可了解膀胱内瘘孔的位置和数目等;肾显像、排泄性尿路造影等也可帮助尿瘘诊断。

3.心理社会状况　由于漏尿及身体异味,生活起居多有不便,病人自卑感明显,表现为不愿意或不能出门,与他人的交往减少,社交孤立。

（二）护理诊断/问题

1.皮肤完整性受损　与尿液长期刺激所致外阴皮炎有关。

2.社交障碍　与长期漏尿，不愿与人交往有关。

3.长期自尊低下　与疾病对躯体和精神的长期折磨有关。

（三）护理目标

1.病人住院期间外阴皮炎得到有效控制。

2.病人逐渐恢复正常的人际交往。

3.病人能够理解漏尿引起的身体变化，自尊增强，树立了治愈的信心。

（四）护理措施

1.一般护理　加强营养，进食高蛋白、高维生素、高纤维素的饮食，保证营养物质的摄入，增强体质。保持外阴清洁干燥，每日清洗外阴，勤更换内裤。

2.对症护理　由于漏尿，病人往往限制饮水量，造成尿液呈酸性，这样漏出的尿液对皮肤刺激更大。因此，要强调饮水的重要性，嘱病人多饮水，一般每日不少于 3000 ml，必要时遵医嘱给予静脉输液，以保证液体入量，达到稀释尿液、自身冲洗膀胱的目的，缓解和预防外阴皮炎。对产后或有些妇科手术后所致的小瘘孔，给予保留尿管，采用正确的体位，使瘘孔高于尿液液面的位置，使小瘘孔自行愈合。

3.术前护理　除按一般外阴、阴道手术病人的术前准备以外，积极控制外阴炎症，为手术创造条件。常规用 1：5000 高锰酸钾液坐浴 3～5 日；对外阴部有湿疹者，可用红外线灯照射后涂氧化锌软膏，促使局部干燥、舒适，待痊愈后再行手术；有尿路感染者先控制感染后再手术；疤痕严重者，术前给肾上腺皮质激素促使疤痕软化；对绝经后妇女或闭经者按医嘱给予雌激素药物半个月，促使阴道上皮生长，有利于术后伤口愈合；术前数小时遵医嘱应用抗生素预防感染。

4.术后护理　术后护理是尿瘘修补手术成功的关键。除按一般的外阴、阴道手术术后护理外，要特别注意以下几点：术后必须留置导尿管或耻骨上膀胱造瘘 7～14 日，注意将导尿管妥善固定，避免脱落，保持引流通畅，发现阻塞时要及时处理，以免膀胱过度充盈影响伤口的愈合。注意观察尿液的颜色，如发现血尿或洗肉水样尿，说明伤口在渗血，应及时通知医生并处理。拔管前要训练膀胱功能，拔管后协助病人每 1～2 小时排尿 1 次，然后逐步延长排尿时间。根据病人瘘孔的位置选择合适的体位，目的是使瘘孔居于高位，减少尿液对修补伤口处的浸泡。如膀胱阴道瘘：瘘孔在膀胱后底部者，应取俯卧位，瘘孔在侧面者应取健侧卧位。术后每日补液不少于 3000ml，达到增加尿量，冲洗膀胱，预防尿路感染的目的。注意保持外阴清洁，每日进行外阴擦洗，排便后要及时清洗，避免逆行感染。术后 4～5 日进流质或少渣半流饮食，以减少粪便形成，避免因用力排便而影响伤口的愈合。积极预防咳嗽、便秘及避免下蹲等增加腹压的动作。术后遵医嘱给予广谱抗生素预防感染。

5.心理护理　护士应理解、关心病人，鼓励病人说出内心的痛苦，与其共同探讨解除自卑心理的方法。介绍有关疾病的知识及手术前后的注意事项，增进病人战胜疾病的信心，使其主动配合治疗及护理。充分发挥家庭支持系统的作用,让病人体验到家庭的温暖,减轻疾病造成的无助感。

（五）护理评价

1.病人在住院期间外阴、臀部皮疹是否减退或消失。

2.病人能否与他人进行正常的沟通与交流。

3.病人能否自我肯定,积极自我评价,在治疗全过程中能积极配合。

（六）健康教育

1.出院后遵医嘱继续服用抗生素或雌激素类药物,告知病人服药的方法及注意事项。

2.术后3个月内禁止性生活及重体力劳动。如再次出现漏尿要及时到医院就诊。

3.对于手术失败者,应指导病人保持外阴清洁的方法,每日清洗外阴,勤更换内裤,尽量避免对外阴皮肤的刺激。同时,告之下次手术的时间,让病人有信心接受再次手术。

4.尿瘘修补手术成功者应避孕1年以上,妊娠后应加强孕期保健并提前住院,原则上行剖宫产结束分娩。

本章小结

本章介绍了外阴、阴道手术病人的术前护理和术后护理以及几种常见妇科疾病。

外阴癌是女性外阴恶性肿瘤中最常见的一种,具有转移早、发展快的特点,手术治疗是其主要的治疗手段。外阴、阴道创伤其治疗原则是止痛、止血、抗休克和抗感染。分娩损伤是导致子宫脱垂的主要原因,可采取保守或手术治疗。产伤是引起尿瘘的主要原因,一般均需手术治疗。通过本章学习应掌握这几种疾病的临床表现和护理。

本章关键词:外阴;阴道;手术;外阴癌;子宫脱垂;尿瘘

课后思考

1.简述外阴癌放射治疗后皮肤损伤的分度及相应的护理。

2.简述子宫托使用过程中的注意事项。

3.简述子宫脱垂的临床分度。

4.病人李某,30岁,G_1P_0,孕39^{+4}周,6 am 因临产收入院,于次日凌晨4时行会阴侧切术,在产钳助产下分娩一活男婴,重3750g,产后保留尿管,72小时后拔除尿管后,病人能自解小便但出现控制不住的溢尿,病人情绪波动较大。请根据上述情况列出2个主要的护理诊断,并制定相应的护理措施。

（贾娟娟）

第十九章
不孕症妇女的护理

情景导入

张女士,29 岁,结婚 2 年未怀孕,月经 14 岁初潮,经期 4~5 日,周期 29 日,到医院寻求帮助,希望找到不孕的原因,并进行治疗。

问题:

1.你如何指导她进行检查?

2.请分析女性不孕的原因有哪些?

本章学习目标

1.掌握不孕症的原因及其护理评估、护理诊断、护理措施。

2.掌握辅助生殖技术的护理措施。

3.了解辅助生殖技术方法。

4.理解和关心不孕症妇女,做好不孕症妇女的心理护理。

第一节　不孕症

凡婚后未避孕、有正常性生活、同居 1 年而未妊娠者,称为不孕症。婚后未避孕而从未妊娠者称为原发不孕;曾有过妊娠而后未避孕连续 1 年不孕者称为继发不孕。夫妇一方有先天或后天生理解剖的缺陷,无法纠正而不能妊娠者,称绝对不孕;夫妇一方因某种因素阻碍受孕,一旦得到纠正仍能受孕者,称相对不孕。我国不孕症发病率 7%~10%。反复流产和异位妊娠而一直没有活婴,目前也属不孕不育范畴。

一、疾病概要

(一)病因

影响受孕的因素包括女方、男方和男女双方。据调查,女方因素占 40%,男方因素占

30％～40％,男女双方因素占 10％～20％。

1.女方不孕因素 包括输卵管、卵巢、子宫、宫颈和阴道因素,以输卵管因素和排卵障碍为多。

(1)输卵管因素:最常见,占女性不孕因素的 1/2。输卵管具有运送精子、摄取卵子和把受精卵送入宫腔的作用,任何影响输卵管功能的情况都可能导致不孕。常见有:①慢性输卵管炎:输卵管渗出、粘连、堵塞可导致不孕,如:衣原体、淋球菌及结核杆菌等引起的感染,阑尾炎或人工流产引起的继发感染等。②输卵管发育不良:输卵管肌层菲薄、纤细、输卵管纤毛缺如等。③子宫内膜异位症:异位内膜种植于输卵管等。

(2)卵巢因素:凡导致卵巢排卵功能障碍的因素。如:①卵巢病变:如先天性卵巢发育不全、多囊卵巢综合征、卵巢功能早衰、功能性卵巢肿瘤、卵巢不敏感综合征、卵巢子宫内膜异位囊肿等。②下丘脑－垂体－卵巢轴功能紊乱:包括下丘脑和垂体功能障碍引起无排卵。③全身性因素:如营养不良、压力、肥胖、甲状腺功能亢进、肾上腺功能异常及药物副作用等,影响卵巢功能,导致不排卵。

(3)子宫因素:子宫先天畸形或发育不良、子宫内膜炎、子宫内膜结核、宫腔粘连或子宫黏膜下肌瘤等均影响受精卵着床导致不孕。

(4)宫颈因素:宫颈管是精子上行的通道,其解剖结构和宫颈黏液的分泌性状与生育存在着密切关系。宫颈狭窄或先天性宫颈发育异常可以影响精子进入宫腔。宫腔感染、慢性宫颈炎时,改变了宫颈黏液的量和性状,不利于精子的活动和穿透,也可影响受孕。

(5)外阴、阴道因素:外阴、阴道发育异常或损伤后可影响性交并阻碍精子进入;严重阴道炎时,阴道 pH 发生改变,降低了精子的活力,可影响受孕。

2.男方不孕因素 男方不孕的因素主要有生精障碍和输精障碍。

(1)生精障碍和精液异常:先天性睾丸发育不全、腮腺炎并发睾丸炎、结核侵犯睾丸、隐睾引起曲细精管萎缩均影响精子产生;慢性中毒(吸烟、酗酒),精神过度紧张,性生活过频等,会导致精子数量异常,活力减弱,形态异常及精液液化不全等。

(2)精子运送障碍:附睾或输精管炎症(如淋球菌、梅毒、结核等)和外伤等因素导致输精管阻塞;性生活障碍如阳痿、早泄,往往不能使精子进入女性生殖道。

(3)免疫因素:男性体内产生对抗自身精子的抗体,使射出的精子发生自身凝集而不能通过宫颈黏液。

(4)内分泌功能障碍:如甲状腺功能减退、肾上腺皮质功能亢进、垂体功能减退等可影响精子产生而导致不孕。

3.男女双方因素

(1)缺乏性生活的基本知识:男女双方因不了解生殖系统解剖和生理导致不正确的性生活。

(2)精神因素:夫妇双方过分期盼妊娠,精神过度紧张或过度焦虑者,都可能影响神经内分泌系统而影响卵巢功能,造成不孕。

(3)免疫因素:

1)同种免疫:精子、精浆或受精卵是抗原物质,被阴道或子宫内膜吸收后,通过免疫反应产生抗体,使精子与卵子不能结合或受精卵不能着床。

2)自身免疫:不孕妇女血清中存在透明带自身抗体,与透明带起反应后可阻止精子穿透卵子,而影响受精。

(4)原因不明:有少数不孕夫妇经系统检查,各项指标都正常,不孕原因又无法明确。

(二)治疗原则

1.一般处理 纠正营养不良和贫血,戒烟、戒毒、不酗酒,增强体质,促进健康;使病人掌握性知识,学会自测基础体温,预测排卵,选择适当日期性交,性交次数适当,以增加受孕机会。

2.病因处理

(1)输卵管慢性炎症及阻塞的治疗:

1)一般疗法:可口服活血化淤中药,中药保留灌肠,同时配合理疗等促进局部血液循环,消除炎症。

2)输卵管内注药:用地塞米松 5mg,庆大霉素 8 万 U,加于 20ml 生理盐水中,在150mmHg 压力下,以每分钟 1ml 速度缓慢注入,有减轻局部充血、水肿,抑制纤维组织梗阻形成,达到溶解或软化粘连的目的。于月经干净后 2~3 日开始,每周 2 次,直到排卵期前,可连用 2~3 个周期。

3)输卵管成形术:对不同部位输卵管阻塞可行造口术、吻合术及输卵管子宫移植术等,应用显微外科技术达到输卵管再通目的。

(2)卵巢肿瘤:可影响内分泌或导致输卵管扭曲而致不孕,直径大于 5cm 者,有手术探查指征,予以切除。

(3)子宫病变:可针对不同的病变选择子宫肌瘤剔除、子宫纵隔切除、慢性宫颈炎物理治疗或局部治疗、宫颈息肉摘除等方法治疗。

(4)阴道炎、生殖系统结核治疗:可行细菌培养及药敏试验指导治疗。

(5)子宫内膜异位症:影响妊娠各环节。可行保守治疗或腹腔镜下松解粘连,清除异位病灶。重症或复发者可考虑使用辅助生殖技术帮助妊娠。

3.诱发排卵

(1)氯米芬(CC):为首选促排卵药,适用于体内有一定雌激素水平者。月经周期第 5 日起,每日口服 50mg(最大剂量达 150mg),连用 5 日,3 个周期为 1 个疗程。排卵率高达80%,受孕率为 30%~40%。用药后 B 超监测卵泡,卵泡成熟后用 HCG 5000U 一次性肌注,36~40 小时后排卵。若药后有排卵但黄体功能不全,可加用 HCG 2000U,每隔 3 日肌注 1 次;或用黄体酮每日 20~40mg 肌注或口服。

(2)HCG:具有类似 LH 作用,常在促排卵周期卵泡成熟后一次性肌注 HCG 5000~10000U,模拟内源性 LH 峰,诱导排卵。

(3)尿促性素(HMG):含有 FSH 和 LH 各 75U,促使卵泡生长发育成熟。于月经周期第 2~3 日起,每日或隔日肌注 HMG 75~150U,直至卵泡发育成熟,加用 HCG 5000~10000U 一次性肌注,促进排卵及黄体形成。

(4)黄体生成素释放激素(LHRH):LHRH 脉冲疗法适用于下丘脑性无排卵。采用微泵脉冲式静脉注射,脉冲间隔 90 分钟,连续用药 17~20 日可获得较好效果。

(5)溴隐亭:适用于高催乳素血症无排卵者。从每日 1.25mg 开始,于进餐中间服用,如无反应,1 周后改为日量 2.5mg,分 2 次口服。一般连续用药至血催乳激素降至正常范围后继续用药 1～2 年,恢复排卵率为 75％～80％,妊娠率为 60％。

4.免疫性不孕治疗　抗精子抗体阳性者,可于性生活时应用避孕套 6～12 月,可使部分病人抗精子抗体水平下降。抗磷脂抗体阳性的自身免疫性不孕者,可采用泼尼松 10mg,3次/日,加阿司匹林每日 80mg,孕前和孕中期长期口服,防止反复流产和死胎的发生。

5.辅助生育技术包括人工授精、体外受精与胚胎移植、配子输卵管移植等(详见下节)。

二、护　　理

(一)护理评估

1.健康史　详细询问男女双方的病史,包括男女双方的个人发育史,儿童期是否患影响性腺发育的疾病如结核病、腮腺炎等;家族中有无遗传病史;双方结婚年龄、婚育史、是否两地分居、性生活情况(包括是否采用避孕措施、性生活频率、有无性交困难);双方的嗜好等。重点了解妇女的月经情况(包括初潮年龄、经期、经量及伴随症状等),生殖器官炎症史(包括阴道炎、宫颈炎、盆腔炎等)。继发不孕者应了解以往流产、分娩情况,有无产后感染病史等。

2.身体状况

(1)症状:不孕是病人就诊的主要症状。

(2)体征:夫妻双方均应进行全身检查进行评估。男方应检查外生殖器有无畸形或病变,包括阴茎、阴囊、睾丸和前列腺的大小和形状等。女方应做妇科检查了解有无处女膜过厚或坚韧,有无阴道痉挛或横膈、纵膈、瘢痕或狭窄,有无子宫颈或子宫异常,子宫附件有无压痛、增厚或肿块等。

(3)辅助检查:

1)男方检查:重点是精液常规检查。正常精液量为 2～6ml,平均为 3～4ml,小于 1.5ml为异常;正常 pH 为 7.0～7.8,在室温中放置 30 分钟内完全液化,精子密度(20～200)×10^9/L,精子活率>50％,正常形态精子占 66％～88％。

2)女方检查:①卵巢功能检查:包括基础体温测定、宫颈黏液结晶检查、阴道脱落细胞涂片检查、B 超监测卵泡发育、月经来潮前子宫内膜活组织检查及女性激素测定等,了解卵巢有无排卵及黄体功能状态。②输卵管功能检查:常用的方法有输卵管通液术、子宫输卵管碘油造影、B 超下输卵管通液术及子宫输卵管超声造影,了解输卵管通畅情况、明确阻塞部位。③宫腔镜检查:了解宫腔情况,能发现宫腔粘连、黏膜下肌瘤、内膜息肉和子宫畸形等。④腹腔镜检查:用以进一步了解盆腔情况,直接观察子宫、输卵管和卵巢有无病变或粘连,并可结合输卵管通液术,直视下确定输卵管是否通畅,必要时在病变处取活检。⑤性交后精子穿透力试验:夫妇双方上述检查未见异常时,进行性交后试验。根据基础体温选择在预测的排卵期进行,试验前 3 日禁止性交,避免阴道用药或冲洗,在性交后 2～8 小时内取阴道后穹隆液检查有无活动的精子,验证性交是否成功等。⑥免疫检查:可用宫颈黏液、精液相合试验,判断免疫性不孕的因素是男方的自身抗体因素还是女方的抗精子抗体因素。

3.心理社会状况　要仔细评估夫妇双方对不孕的心理反应。不孕病人的心理因素主要体现在：自卑感，心神不安，精神紧张，社交减少，对生活缺乏兴趣，焦躁多虑，失落感，她们不愿也忌讳和他人交谈生育方面的问题，这种现象在农村文化水平偏低的不孕症病人中表现得更为突出，许多女性随着婚龄的延长，年龄的增大，心理上的压力就会更加沉重，从而失去了治愈的信心。不孕不育虽然不是致命的疾病，但它不仅对病人的身心健康造成严重的影响，而且会带来一系列的社会问题，如夫妻感情破裂、家庭不和、离婚等。对大多数不育夫妇来说，不孕症是其生活中经历的最有压力的事件之一，极易出现情绪不稳定和精神压力。因此不孕症不但是一种生理疾病，更是一种心理创伤。

（二）护理诊断／问题

1. 知识缺乏　缺乏妊娠和不孕症的相关知识。
2. 自我认同紊乱　与长期不孕及不孕症诊治无效等有关。
3. 社交孤立　与缺乏家人的支持理解、不愿与他人沟通有关。

（三）护理目标

1. 病人了解妊娠各环节及导致自己不孕的原因等有关信息。
2. 病人能够正确的自我评价。
3. 病人与他人（包括家庭成员）能够彼此沟通。

（四）护理措施

1. 对症护理
（1）向妇女介绍诊断性检查可能引起的不适，如子宫输卵管碘油造影可能引起腹部痉挛感，术后约持续 1～2 小时，可以于当日即正常工作，无后遗症。子宫内膜活检后可能引起下腹部不适感，还可能出现阴道流血，术后应注意保持外阴清洁，2 周内禁盆浴和性生活。腹腔镜手术后 1～2 小时病人可能感到一侧或双侧肩部疼痛，可遵医嘱用可待因等止痛。
（2）教会妇女提高受孕的技巧：指导病人加强营养、增强体质；减轻压力，与伴侣多沟通，不把性生活单纯看作是为了妊娠而进行；在性交前、中、后不使用阴道润滑剂或进行阴道灌洗，不要在性交后立即起床，宜卧床并抬高臀部，持续 20～30 分钟，以便精子进入宫颈；在排卵期增加性交次数等。
2. 用药护理　指导妇女正确服药的时间和量；告知药物的副作用，如服用克罗米酚类促排卵药物，多有月经间期下腹一侧疼痛、卵巢囊肿和潮热，偶有恶心、呕吐、食欲增加、体重增加、乏力、头昏、抑郁、风疹、皮疹、过敏性皮炎、畏光、复视、多胎妊娠、自然流产、乳房不适及可逆性脱发等。如出现应及时报告医生给予处理；指导妇女在发生妊娠后立即停药。
3. 心理护理　心理性因素是导致女性不孕的重要原因之一，也是不孕症病人的重要护理问题，需要尽早治疗和家人、社会的关心。为了更准确地寻找针对性护理措施，需要护理人员耐心、细致地与不孕女性进行沟通，了解不孕女性的心理。护理人员应提供对夫妇双方的护理，可以单独进行以保证隐私，也可夫妇双方同时进行。与不孕夫妇共同讨论影响其受孕和治疗决策的因素，告知不孕症治疗可能的结果，帮助不孕夫妇选择停止治疗或继续治疗，和他们探讨适合自己的辅助生殖技术，对她们的选择给予支持，减轻他们的焦虑心理。不孕的时间越长,夫妇双方对生活的控制感越差,因此应积极采取措施帮助他们尽快度过悲伤期。鼓励不孕夫妇多沟通交流,并及时给予鼓励和疏导,防止长期悲伤、孤独、压抑造成心理疾病。

（五）护理评价

1.病人是否掌握了妊娠及不孕症相关知识。

2.病人能否正确地自我评价,表现出积极的应对方式。

3.病人能否与人沟通,表达自己对不孕的感受。

（六）健康教育

向病人介绍妊娠相关知识;指导病人推测排卵时间,以正确掌握性交的时间和次数;帮助病人调适心理,鼓励病人纠正一些错误观念,消除不孕引起的羞耻感,使病人满怀信心,保持良好的情绪状态。

第二节　辅助生殖技术及护理

辅助生殖技术(assisted reproductive techniques,ART)是指在体外对配子和胚胎采用显微操作技术,帮助不孕夫妇受孕的方法。包括人工授精、体外受精与胚胎移植以及在这些技术基础上派生的各种新技术。

一、辅助生殖技术

（一）常见的辅助生殖技术

1.人工授精（AI）　人工授精是用器械将精液注入女性生殖道内取代性交使女性妊娠的技术。按精液来源不同分丈夫精液人工授精（AIH）、供精者精液人工授精（AID）和混合精液人工授精（AIM）。

（1）人工授精的适应证:

1）AIH适应证:主要适用于男方性功能障碍,如阳痿、早泄、逆行射精、尿道下裂等;女方先天或后天生殖道畸形及宫颈性不孕,如宫颈狭窄、子宫高度屈曲、宫颈黏液异常等。

2）AID适应证:主要适用于男方精子质量问题,包括少精子症、弱精子症、精液液化不良、免疫性不孕等。

3）AIM适应证:适用于男方少精子症或精子质量差,有心理治疗意义。

（2）人工授精的禁忌证:患有严重躯体疾病、生殖泌尿系统急慢性感染（如严重的宫颈炎、输卵管堵塞）、性传播疾病、生殖器官发育不全或者畸形、不排卵等。

（3）人工授精的主要步骤:

1）收集及处理精液。

2）促进排卵或预测自然排卵的规律。

3）选择人工授精时间:受孕的最佳时间是排卵前后的3～4日。于排卵前和排卵后各注射1次精液为宜。

2.体外受精与胚胎移植(IVF-ET)　体外受精与胚胎移植,即试管婴儿。体外受精指从妇女体内取出卵子,放入试管内培养一个阶段与精子受精后,发育成早期胚泡。胚胎移植指将胚泡移植到妇女宫腔内使其着床发育成胎儿的全过程。IVF-ET 的主要步骤为:促进与监测卵泡发育,取卵,体外受精,胚胎移植及移植后处理。

3.卵细胞胞浆内单精子注射(ICSI)　卵细胞胞浆内单精子注射是借助于显微技术,将一个精子直接注射到卵细胞胞浆内,使卵子受精的方法。该技术又称第二代试管婴儿,主要适用于重度少、弱、畸精症男性不育病人。

4.胚胎植入前遗传学诊断(PGD)　此法也称第三代试管婴儿,指在 IVF-ET 的胚胎移植前,取胚胎的遗传物质进行分析,诊断是否有异常,筛选出健康胚胎进行移植,防止遗传病传给下一代。用于解决有严重遗传病风险和染色体异常夫妇的生育问题。

（二）常见并发症

1.卵巢过度刺激综合征(OHSS)　是一种由于诱发促排卵所引起的医源性并发症。轻度主要表现为腹胀,卵巢增大;中度有明显下腹胀痛,明显腹水,少量胸水,双侧卵巢明显增大;重度腹胀痛加剧,腹水明显增多,可因腹水而使膈肌上升或胸水致呼吸困难,卵巢直径≥12cm,严重者可出现急性肾衰竭、血栓形成及成人呼吸窘迫综合征,甚至死亡。

2.多胎妊娠　是由于促排卵药物应用及多个胚胎移植引起。多胎妊娠会增加母体孕产期并发症,增加围生儿的病死率。

3.流产和宫外孕　IVF-ET 的流产率较高,宫外孕发生率为 3%。

二、护　理

（一）护理评估

1.健康史　基本同不孕症,重点了解不孕夫妇双方有无做辅助生殖技术的适应证,特别是有无辅助生殖技术治疗经历,既往治疗的方法及效果,有无并发症的发生等。

2.身体状况　基本同不孕症。辅助检查女方应增加术前检查项目,如血常规、凝血酶原时间、肝肾功能、胸部摄片、阴道超声检查等。

3.心理社会状况　做辅助生殖技术的不孕夫妇多经过多次治疗无效,加之对辅助生殖技术缺乏了解,多存在较严重的焦虑心理,担心治疗再次失败。因为做辅助生殖技术的费用较高,也会给不孕夫妇家庭带来一定的经济压力。

（二）护理诊断/问题

1.知识缺乏　缺乏辅助生殖技术相关知识。

2.焦虑　因知识缺乏和担心辅助生殖技术治疗再次失败等造成。

（四）护理措施

1.心理护理　护理人员在护理过程中注意态度和蔼,操作严谨、认真。根据不孕夫妇具体情况与他们一起分析应采取何种辅助生殖技术助孕,可能出现的问题及应对方法,减轻不孕夫妇因知识缺乏产生的焦虑。此外,应客观告知病人他们选择的辅助生殖技术的成功率,鼓励他们调整好心态,树立信心。

2. 治疗配合　遵医嘱对中重度 OHSS 住院病人静脉使用人白蛋白、低分子右旋糖酐等;对卵巢反应不足和病人使用 HMG 等诱发超排卵;若三胎及以上妊娠者教育其在早期进行选择性胚胎减灭术。

3. 病情观察　在用药过程中严密关注病情变化,中重度 OHSS 住院病人每 4 小时测量生命体征,记录出入量,每天测量体重和腹围。注意识别继发于 OHSS 的严重并发症如卵巢破裂或蒂扭转、肝肾功能损害甚至衰竭、血栓形成、成人呼吸窘迫综合征等。加强多胎妊娠产前检查的监护,要求病人提前住院观察,足月后尽早终止妊娠。

（五）健康教育

教育妇女采取各项预防措施预防自然流产;合理用药;避免多胎妊娠;充分补充黄体功能;移植前进行胚胎染色体分析,防止异常胚胎的种植;预防相关疾病等。

本章小结

本章主要讲述了不孕症和常用辅助生殖技术的护理。不孕症是一个影响到妇女生理、心理、社会健康的问题,原因可能在女性、男性或男女双方。由于传统观念的影响,生育被看做是女性的主要职能,因此不孕症严重影响了妇女正常生活的各个方面。它的处理关键在于正确寻找病因、对因治疗和进行有效的心理支持。常用的辅助生殖技术有人工受精、体外受精与胚胎移植和卵细胞胞浆内单精子注射等,辅助生殖技术给各种原因造成不孕的夫妇提供了受孕的可能,但给不孕病人带来受孕希望的同时也会给不孕病人带来一些生理、心理的影响,因此应加强护理。

本章关键词:不孕症;辅助生殖技术

课后思考

1. 男女双方不孕症的病因主要有哪些?
2. 对不孕症的病人应如何做相关检查?
3. 某 25 岁女性,人工流产后 2 年未孕,输卵管通畅试验注入药液时有阻力,同时病人下腹疼痛。问:

（1）影响受孕的可能因素是什么?
（2）护士应做好哪些护理工作?

（常　青）

第二十章
妇产科护理操作技术

情景导入

    一位初产妇于 3 天前经阴道分娩一足月新生儿,主诉会阴部疼痛、肿胀。查体可见外阴分泌物多,会阴侧切伤口处局部组织红肿,皮温升高,触之有波动感。

    问题：
    1. 对此产妇应该实施什么护理操作?
    2. 这些护理操作的要点是什么?

本章学习目标

    1. 掌握会阴擦洗、坐浴、会阴湿热敷、阴道及宫颈上药、阴道灌洗的操作目的、操作方法和护理要点。
    2. 熟悉会阴擦洗、坐浴、会阴湿热敷、阴道及宫颈上药、阴道灌洗的操作前评估和准备。
    3. 了解会防擦洗、坐浴、会防湿热敷、阴道及宫颈上药、阴道灌洗的适应证。

一、会阴擦洗

(一)操作目的

    会阴擦洗作为妇产科临床护理工作中最常用的护理技术可以帮助病人清除会阴部分泌物,保持会阴及肛门部的清洁,促进舒适和会阴伤口愈合,有效防止生殖系统、泌尿系统的逆行感染。常用于以下情况:
    1. 长期卧床,生活不能自理者。
    2. 术后留置导尿管者。
    3. 外阴、阴道手术病人。
    4. 产褥期会阴有切口者。
    5. 急性外阴炎病人。

6.长期阴道流血者。

（二）操作前评估

1.了解病室环境是否适宜操作。

2.评估病人病情、会阴伤口情况、病人的意识状态及合作程度。

（三）操作前准备

1.操作者准备　着装整齐符合要求，仪表端庄，态度和蔼，洗手、戴口罩。

2.环境准备　清洁，室温适宜，有遮蔽设施，病室内无多余人员（特别是异性）。

3.物品准备　药液（1∶5000高锰酸钾溶液，0.2％碘伏溶液等）；会阴擦洗盘：无菌碗内盛无菌干棉球数个、无菌镊子或无菌止血钳2把、无菌干纱布2块、弯盘1个、一次性垫巾1块、一次性手套1副。

4.病人准备　了解会阴擦洗的目的及方法，能够配合操作，必要时先排便。

（四）操作步骤

1.将用物带至床旁，核对、解释。用屏风遮挡病人，帮助病人脱去一侧裤腿，协助病人穿上单腿裤并保暖，取屈膝仰卧位暴露外阴。

2.将会阴擦洗盘放在床边，操作者戴一次性手套，于病人臀下垫一次性垫巾。

3.将适量的药液倒入盛有无菌干棉球的无菌碗内，用镊子或止血钳夹取浸透药液的棉球，进行擦洗。擦洗的顺序为：第1遍自上而下，由外向内，初步清除会阴部的分泌物和血迹。第2遍的顺序则以伤口或阴道口为中心，由内向外，自上而下。最后擦洗肛门及肛门周围。第3遍顺序同第2遍。1个棉球限用1次，可根据病人情况增加擦洗次数，直至擦洗干净，最后用干纱布擦干。

4.擦洗完毕，撤去一次性垫巾，协助病人穿好裤子，采取舒适卧位，整理床单位。

5.清理用物，洗手，记录。

（五）操作要点

1.擦洗动作轻稳，擦洗顺序正确，严格执行无菌技术操作。

2.在擦洗时应注意观察会阴部及会阴伤口周围组织有无红肿及分泌物的情况，如发现异常应向医生汇报，配合处理。

3.对留置导尿管的病人，应注意保持尿管通畅，避免脱落、扭曲和受压。

4.每擦洗一个病人后护理人员应清洁双手，并注意将切口感染者以及有接触传播疾病的病人安排在最后擦洗，防止交叉感染。

二、坐　浴

（一）操作目的

坐浴是临床上各种外阴、阴道炎症的辅助治疗措施，也是外阴阴道手术术前准备的措施之一。通过坐浴可以改善局部组织的血液循环,增强抵抗力,减轻外阴局部伤口的炎症及疼痛,促进创面的愈合。

1.清洁作用　行外阴、阴道手术,经阴道行子宫切除术前进行坐浴以达到局部清洁的目的。

2.治疗作用　对于患有外阴、阴道非特异性炎症或特异性炎症、子宫脱垂的病人,应根据不同病因配制不同溶液,以坐浴辅助治疗,以提高治疗效果。

(二)操作前评估

评估病人病情、外阴伤口情况、手术方式及病人是否能配合操作。

(三)操作前准备

1.操作者准备　着装整齐符合要求,洗手。了解坐浴的适应证和禁忌证。

2.环境准备　室内温度适宜。

3.物品准备

(1)坐浴盆 1 个,坐浴溶液 2000ml,30cm 高的坐浴架 1 个,无菌干纱布 1 块。

(2)溶液的配制:

1)滴虫性阴道炎:常用 1:5000 的高锰酸钾溶液、0.5%醋酸溶液或 1%乳酸溶液。

2)阴道假丝酵母菌病:常用 2%~4%碳酸氢钠溶液。

3)老年性阴道炎:常用 1:5000 的高锰酸钾溶液、0.5%醋酸溶液或 1%乳酸溶液。

4)外阴炎及其他非特异性阴道炎、外阴阴道手术前准备:常用 1:5000 的高锰酸钾溶液,0.025%碘伏溶液;中成药液如洁尔阴、肤阴洁溶液等。

4.病人准备　了解坐浴的目的及方法,能够配合,坐浴前排空膀胱。

(四)操作步骤

将配置好的坐浴溶液 2000ml 倒入坐浴盆内,坐浴盆置于坐浴架上,嘱病人将全臀和外阴部浸泡于溶液中,结束后用无菌干纱布擦拭外阴部。根据坐浴水温不同可分为 3 种情况:

1.热水坐浴　水温在 41~43℃,适用于渗出性病变及急性炎性浸润,可先熏后坐,持续 20 分钟左右。

2.温水坐浴　水温在 35~37℃,适用于慢性盆腔炎、手术前准备,可持续 20 分钟左右。

3.冷水坐浴　水温在 14~15℃,适用于膀胱阴道松弛、性无能及功能性无月经,持续 3 分钟左右。

(五)操作要点

1.月经期或阴道流血者、孕妇、产后 7 日内的产妇不能进行坐浴。

2.坐浴液严格按照比例配制,浓度太高容易造成黏膜烧伤,浓度太低影响治疗效果。

3.坐浴时应将臀部及全部外阴浸入药液中。

4.室温适宜,防止受凉,坐浴液温度适中,不可过高以免皮肤黏膜烫伤。

三、会阴湿热敷

（一）操作目的

会阴湿热敷是通过局部热疗和药物直接接触患处，促进局部血液循环，增加白细胞的吞噬作用和组织活力，有助于局限脓肿，刺激局部组织的生长和修复，并能达到消炎止痛的目的。常用于会阴水肿、血肿的吸收期、伤口硬结及早期感染等病人。

（二）操作前评估

了解病人会阴水肿、血肿情况及局部伤口情况，病人的意识状态及合作程度。

（三）操作前准备

1.操作者准备　着装整齐符合要求，洗手，戴口罩。
2.环境准备　病室环境安静，整洁，光线、温度适宜。
3.物品准备　热源如热水袋或电热包、红外线灯等，橡胶单及治疗巾各1块，棉垫1个，会阴擦洗盘1只，内有无菌治疗碗1个，无菌弯盘1个，无菌镊子或无菌止血钳2把，消毒干纱布数块，医用凡士林，盛有煮沸的50%硫酸镁或95%酒精或沸水的无菌罐1个，内有纱布若干。
4.病人准备　了解会阴湿热敷的目的及方法，能够配合，进行湿热敷前排空膀胱。

（四）操作步骤

1.携用物至病人床旁，再次核对和解释。操作时予以屏风遮挡。
2.病人取膀胱截石位暴露外阴，在臀下垫橡皮单及治疗巾。
3.行会阴擦洗，清洁局部伤口。
4.在热敷部位涂凡士林后盖纱布。
5.用无菌镊子或止血钳将浸在无菌罐内的纱布取出拧至不滴水，抖开纱布，敷在患处，外面盖上棉垫保温。
6.每3~5分钟更换热敷纱布1次，亦可将热水源袋放在棉垫外或用红外线灯照射，延长更换敷料时间。
7.湿热敷15~30分钟后，撤掉敷布和纱布，擦去凡士林。更换清洁会阴垫，协助病人取舒适卧位并整理床铺。
8.整理用物，清洁消毒后放于原处备用。

（五）操作要点

1.热敷面积应是病损面积的2倍。
2.湿热敷的温度一般为41~48℃，注意防止烫伤，对休克、虚脱、昏迷及术后感觉不灵敏的病人尤其要警惕。
3.有伤口或创面者，须严格执行无菌操作。

4.热敷过程中操作者应随时评价热敷效果,热敷完毕应记录湿热敷部位、时间、效果、反应。

四、阴道及宫颈上药

(一)操作目的

阴道及宫颈上药常用于各种阴道炎、宫颈炎及术后阴道残端炎的治疗。由于操作简单一般在妇科门诊进行操作,也可教会病人在家自己上药。

(二)操作前评估

1.病人的病情、治疗情况、用药史。

2.病人有无阴道流血。

3.病人的意识状态、心理状态、对用药的认知合作程度。

(三)操作前准备

1.操作者准备　洗手,戴口罩,熟悉药物的用法及药理作用。

2.环境准备　环境清洁,操作环境温度适宜,有遮蔽设施。

3.物品准备　阴道灌洗用品、窥阴器、消毒干棉球、长镊子、药品。根据药物性质和上药方法可另备长棉签、一次性手套等。

4.病人准备　了解用药目的及方法,能够积极配合。

(四)操作步骤

嘱病人平卧于妇科检查床上,取膀胱截石位,再次核对和解释。上药前应先作阴道冲洗或灌洗,拭去宫颈及阴道后穹隆、阴道壁黏液或炎性分泌物,使药物直接接触炎性组织面而取得疗效。有以下 4 种上药方法。

1.局部用药　局部所用药物包括腐蚀性药物和非腐蚀性药物,常用于治疗宫颈炎和阴道炎的病人。

(1)腐蚀性药物:

1)20%～50%硝酸银溶液:多用于慢性宫颈炎颗粒增生型病人的治疗。方法为用长棉签蘸少许药液涂于宫颈糜烂面,并插入宫颈管内口约 0.5cm,稍待片刻后用生理盐水棉球洗去表面残余的药液,再用干棉球吸干,每周 1 次,2～4 次为 1 疗程。

2)20%或 100%铬酸溶液:适应证与硝酸银局部用药同,用棉签蘸铬酸涂于宫颈糜烂面上,糜烂面乳头较大的可反复涂药数次,使局部呈黄褐色。再用长棉签蘸药液插入宫颈管内约 0.5cm 持续 1 分钟。每 20～30 日上药 1 次,直至糜烂面乳头完全光滑为止。

(2)非腐蚀性药物:

1)新霉素、氯霉素等消炎药可用于急性或亚急性宫颈炎、阴道炎,给药方式为用蘸有药膏的棉球或长棉签涂擦阴道壁或子宫颈。

2)1%甲紫或大蒜液涂擦,适用于假丝酵母菌性阴道炎。每日 1 次,7～10 次为 1 疗程。

2.喷雾法 阴道用的各种粉剂如磺胺嘧啶、呋喃西林等药物,可用喷雾器将药物均匀地喷在炎症组织的表面。适用于非特异性阴道炎及老年性阴道炎病人。

3.阴道后穹隆塞药 凡栓剂、丸剂及片剂,如达克宁栓、甲硝唑、制霉菌素片剂等均可将药物直接塞入阴道后穹隆处,用于治疗阴道毛滴虫、假丝酵母菌感染者、老年性阴道炎及慢性宫颈炎。可指导病人自行放置:于临睡前洗净双手或戴无菌手套用示指将药片沿阴道后壁向上向后推进,直到示指完全进入为止。为保证药物局部作用的时间,每晚 1 次,10 次为 1 疗程。

4.子宫颈棉球上药 适用于宫颈急性或亚急性炎症伴有出血者。常用药物有抗生素药液和止血粉等。操作方法为:先用窥阴器充分暴露宫颈,然后将带尾线的大棉球蘸上药液和药粉,再用长镊子将棉球置于子宫颈处,同时退出窥阴器,最后取出镊子,将棉球尾线留于阴道外,并用胶布将尾线固定于阴阜侧上方,嘱病人于放药 12~24 小时后自行牵引尾线取出棉球。

（五）操作要点

1.月经期或阴道出血者应停止阴道上药,避免引起逆行感染。

2.上药期间禁止性生活。

3.阴道壁涂非腐蚀性药物时,应转动阴道窥器,将药物均匀地涂布阴道四壁。

4.应用腐蚀性药物时,要注意保护阴道壁及正常子宫颈组织。上药前将棉球或纱布垫于阴道后壁及后穹隆部,蘸取的药液不宜过多,以免药液下流灼伤正常组织,药液涂擦后,用棉球吸干,然后如数取出棉球和纱布。子宫颈如有腺囊肿,应先刺破,并挤出黏液后再上药。

5.未婚女性上药时不可使用阴道窥器,可用长棉签涂抹。但应注意将棉签上的药棉捻紧,涂药时顺着一个方向转动,避免棉花脱落遗留于阴道内。

6.宫颈棉球上药者,放药完毕切记嘱病人按时取出阴道内的棉球。

7.阴道栓剂最好于晚上或休息时上药,以免起床后脱出,影响治疗效果。

五、阴道灌洗

（一）操作目的

阴道灌洗是妇科某些手术前的常规阴道准备内容之一。通过阴道灌洗可以促进阴道血液循环,减少阴道分泌物,缓解局部充血。控制和治疗阴道炎、宫颈炎。

（二）操作前评估

评估病人的病情,有无阴道流血。病人的意识状态、心理状态、合作程度。

（三）操作前准备

1.操作者准备 着装整洁,洗手,戴口罩。

2.环境准备 关闭门窗,屏风遮蔽。

3.物品准备

(1)物品:消毒灌洗筒 1 个,带调节夹的橡皮管 1 根,灌洗头 1 个,弯盘 1 只,窥阴器 1 只,卵圆钳 1 只,消毒大棉球 1~2 个,橡胶单、治疗巾各 1 块或一次性塑料垫巾 1 块,便盆 1 个,一次性手套 1 副。

(2)灌洗溶液:常用的有 1:5000 高锰酸钾溶液,生理盐水,0.025％碘伏溶液,4％硼酸溶液,2％~4％碳酸氢钠溶液等。

4.病人准备　了解阴道灌洗的目的及方法,能够积极配合,进行阴道灌洗前排空膀胱。

(四)操作步骤

1.向病人介绍操作目的、方法及可能的感受,以取得病人的配合。

2.病人取膀胱截石位,臀下铺橡胶单、治疗巾或一次性垫巾,放置便盆。

3.按病情需要配制灌洗液 500~1000ml,将灌洗筒挂于距床沿 60~70cm 的高处,排去管内空气,试水温适当后备用。

4.先用灌洗液冲洗外阴,然后分开小阴唇,将灌洗头沿阴道侧壁插入至后穹隆处,边冲洗边在阴道内轻轻地上下左右移动,灌洗液剩下 100ml 时,拔出灌洗头,再冲洗 1 次外阴部。

5.扶病人坐于便盆上,使阴道内存留的液体流出。

6.撤离便盆,帮助病人擦干外阴,取舒适体位并整理床单位。

(五)操作要点

1.灌洗液以 41~43℃为宜,温度过低,病人不舒适,温度过高则可能烫伤阴道黏膜。

2.灌洗筒与床沿的距离不超过 70cm,以免压力过大,使水流过速,液体或污物进入子宫腔或灌洗液与局部作用的时间不充足。

3.灌洗头插入不宜过深,操作时动作要轻柔,切勿损伤阴道黏膜和宫颈组织。灌洗的弯头应向上,避免刺激后穹隆引起不适,或损伤组织引起出血。

4.必要时可用窥阴器将阴道张开暴露宫颈,直视下进行冲洗,能够达到更好的效果。

5.产后 10 日或妇产科手术 2 周后的病人,若合并阴道分泌物混浊、有臭味、阴道伤口愈合不良、黏膜感染坏死等,可行低位阴道灌洗,灌洗筒的高度一般不超过床沿 30cm,以免污物进入宫腔或损伤阴道残端伤口。

6.宫颈癌病人有活动性出血者、月经期、产后或人工流产术后宫口未闭、阴道出血者,不宜进行阴道灌洗。

本章小结

本章所列出的几项妇产科护理操作技术在妇产科病房或者门诊运用极为广泛,作为妇产科护士来说必须能够掌握这几项护理操作技术,以增进病人舒适,减轻病人的痛苦,达到促进健康,恢复健康的目的。

本章关键词:会阴擦洗;坐浴;会阴湿热敷;阴道及宫颈上药;阴道灌洗

课后思考

1. 为什么要为病人实施会阴擦洗、坐浴、会阴湿热敷、阴道及宫颈上药、阴道灌洗?

2. 如何为病人实施会阴擦洗、坐浴、会阴湿热敷、阴道及宫颈上药、阴道灌洗?

（岳　峰）

第二十一章
计划生育妇女的护理

情景导入

    某女子，28岁，因停经46天来门诊行人工流产术。既往有肝炎病史，月经规律，3年前足月顺产一女婴，产后曾采用避孕套、安全期避孕法，但失败率高，为此曾2次行人工流产术，此次又因避孕措施失败再次接受人工流产术。病人感到非常烦恼，希望能落实一种较为可靠的避孕措施。

问题：

1. 你建议她如何避孕？
2. 避孕的方法有哪些？针对该病人应做哪些健康教育？

本章学习目标

1. 掌握避孕的方法及护理，掌握女性绝育方法及护理。
2. 了解人工终止妊娠的方法及护理。
3. 重视计划生育，做好相关知识的宣教。

    计划生育是我国的一项基本国策。计划生育工作的具体内容包括：①晚婚：按国家法定年龄推迟3年以上结婚。②晚育：按国家法定年龄推迟3年以上生育。③节育：国家提倡一对夫妻生育一个子女，通过采用科学的方法实施生育调节，育龄夫妇以避孕为主，辅以绝育及避孕失败的补救措施。④优生优育：避免先天缺陷代代相传，防止后天因素影响发育，以提高人口素质。计划生育措施主要包括避孕、绝育及避孕失败后的补救措施。

第一节　避孕方法及护理

    避孕指通过药物、器具以及利用妇女的生殖生理自然规律，使妇女暂时不受孕。常用的避孕方法有：①工具避孕。②药物避孕。③其他避孕方法，如安全期避孕、免疫避孕等。

一、工具避孕法

利用器具阻止精子和卵子结合或干扰孕卵着床达到避孕目的。

(一)阴茎套

阴茎套(condom)也称避孕套,是男性避孕工具,为筒状优质薄乳胶制品,顶端呈小囊状,筒径有 29、31、33、35mm 4 种,排精时精液储留于小囊内而达到避孕目的。每次性交时应更换新的阴茎套,选择合适的阴茎套型号,吹气检验证实其无漏孔,排去小囊内空气后可立即使用。排精后在阴茎尚未软缩时,应捏住套口随阴茎一并取出。阴茎套还可以防止性病的传播,故应用广泛。

(二)女用避孕套

女用避孕套(female condom)又称阴道套,是由聚氨酯特殊材料制成的柔软、透明且坚固耐磨的鞘状套,它的长度约为 17cm,厚度为 0.42~0.53mm,最大直径为 7.8cm。避孕套的两端各有一个易弯曲的环,套底完全封闭,使用时紧贴阴道的末端,外端的环较大且较薄,使用时始终置于阴道口外部,以阻隔男性阴茎根部与女性外阴的直接接触,较男用避孕套更有效地防止了病原体的传播。

(三)宫内节育器

宫内节育器(Intrauterine device,IUD)是一种相对安全、有效、简便、经济、可逆、广大妇女易于接受的节育器具。

1.种类　一般将宫内节育器分为惰性及活性 2 类(图 21-1)。

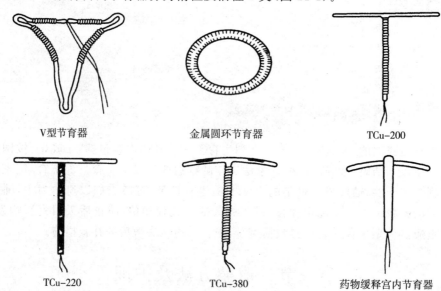

| V型节育器 | 金属圆环节育器 | TCu-200 |

| TCu-220 | TCu-380 | 药物缓释宫内节育器 |

图 21-1　国内常用宫内节育器

(1)惰性宫内节育器:为第一代 IUD,由惰性材料如金属、硅胶、尼龙等制成,我国主要为不锈钢圆环及改良制品,因带器妊娠率和脱落率高,目前较少使用。

(2)活性宫内节育器:为第二代 IUD,支架材料为塑料、聚乙烯、记忆合金等,其内含有活性物质如金属铜、激素、药物及磁性物质,可提高避孕效果,减少副反应。我国主要有:①带铜宫内节育器:有 T 形、V 形、伞形(母体乐)等,放置时间可达 15 年。②药物缓释宫内节育器:如含孕激素 T 形节育器(曼月乐),含锌、前列腺素合成酶抑制剂及抗纤溶药物等的节育器,有效期在 15 年左右。

2.避孕原理

(1)IUD 改变宫腔内生化环境,使胚泡的成熟与子宫内膜不同步,从而影响受精卵着床。

(2)带铜 IUD 在宫腔内释放铜离子,铜离子对精子有毒性作用。

(3)释放孕激素的 IUD 使子宫内膜腺体萎缩间质发生蜕膜反应,干扰并破坏受精和着床的同步化;孕激素抑制排卵可使宫颈黏液变黏稠,影响精子进入宫腔,阻碍受精卵着床。

3.宫内节育器放置术

(1)适应证:凡育龄妇女要求放置宫内节育器而无禁忌证者均可放置。

(2)禁忌证:①月经过多过频或不规则阴道流血。②生殖道急、慢性炎症。③生殖器官肿瘤。④严重全身性疾患。⑤生殖器官畸形,如双子宫、纵隔子宫等。⑥宫颈内口松弛、重度宫颈裂伤、子宫脱垂。⑦宫腔<5.5cm 或>9.0cm。⑧妊娠或可疑妊娠者。⑨人工流产、分娩或剖宫产后有组织物残留或感染可能者。⑩有铜过敏者。

(3)放置时间:①月经干净 3～7 日无性交者。②人工流产手术后、宫腔深度<10cm 者。③正常分娩后 42 日,生殖系统恢复正常者。④剖宫产后 6 个月。⑤哺乳期闭经排除早孕者。⑥含孕激素 IUD 在月经第 3 日放置。⑦自然流产转经后。

(4)放置方法:受术者排空膀胱后,取膀胱截石位;外阴、阴道常规消毒铺巾。双合诊检查后,充分暴露宫颈并再次消毒。宫颈钳夹持宫颈前唇,将子宫探针顺子宫屈势向宫腔深部探测,宫颈管较紧者可用宫颈扩张器依次顺序扩至 6 号。用放环叉或放置器将节育器推送入宫腔,其上缘必须抵达宫底部。带尾丝者在距宫口 2cm 处剪断。

(5)护理:

1)术前准备:①物品准备:阴道窥器 1 个,宫颈钳 1 把,子宫探针 1 个,消毒钳 2 把,纱布钳 1 把,弯盘 1 个,放环器(取环钩)1 把,剪刀 1 把,节育器 1 个,长方包布 1 块,洞巾,纱布,棉球,无菌手套。②受术者:自解小便,取膀胱截石位,消毒外阴与阴道。③节育器的选择:T 型节育器按其横臂宽度(mm)分为 26、28、30 号 3 种,宫腔深度>7cm 用 28 号,≤7cm 用 26 号。

2)术后注意事项:①术后可能有少量阴道出血及腹部轻微不适,常发生在放置宫内节育器最初 3 个月内,轻者无需处理,症状严重者应及时就诊。②放置术后休息 3 日,1 周内忌重体力劳动,2 周内禁性生活和盆浴。术后 3 个月内每次行经或排便时注意有无节育器脱落。③节育器放置术后 1、3、6、12 个月各复查 1 次,以后每年 1 次,直至取出。复查于月经干净后进行。

4.宫内节育器取出术

(1)适应证:①放环后副反应严重、出现并发症经治疗无效者。②带器妊娠者。③需改用其他避孕措施或绝育者。④放置期限已满需更换者或绝经 1 年者。⑤计划再生育者或不需要再避孕者。

(2)禁忌证:有生殖器官急慢性炎症或严重的全身性疾病者。

(3)取器时间:①月经干净 3～7 日。②带器妊娠者行人工流产手术同时取环。③带器异位妊娠者术前诊刮或术后出院前取出。④不规则阴道出血者随时取出。

（4）取器方法：受术者排空膀胱后，取膀胱截石位；外阴、阴道常规消毒铺巾。双合诊检查后，充分暴露宫颈并再次消毒。有尾丝者，用血管钳夹住后轻轻牵拉取出。无尾丝者，先用子宫探针探查 IUD 位置，再用取环钩或长钳取出。如取器困难，可在 B 型超声、X 线监视下或借助宫腔镜取器。

（5）护理：术前准备同放置术。术后休息 1 日，禁止性生活和盆浴 2 周，保持外阴清洁，预防感染。

5.宫内节育器的副反应及护理

（1）阴道流血：常发生于放置 IUD 后 6 个月左右，特别是 3 个月内较为常见，一般表现为月经过多、经期延长或月经周期中不规则出血。可按医嘱给予前列腺素合成酶抑制剂吲哚美辛片，并抗炎止血、纠正贫血。经上述处理无效，应考虑更改其他避孕方法。

（2）腰酸腹胀：IUD 与宫腔大小形态不符时，可引起子宫频繁收缩出现腰腹酸胀感。症状轻者无需处理，症状重者应考虑更换其他适合的节育器或选择其他避孕方法。

6.宫内节育器的并发症及护理

（1）子宫穿孔：由于子宫位置、大小未查清楚，操作不当，均可导致术中子宫穿孔。穿孔时受术者感觉腹痛，应停止操作，立即报告医生。损伤小者，住院观察；如损伤较大，须立即剖腹探查。

（2）感染：主要由放置节育环时未按无菌操作规程操作或因 T 型环尾丝上行感染所致。明确宫腔感染者，在积极抗感染同时取出 IUD。

（3）节育器异位：常因操作过于粗暴损伤宫壁引起，可移位于宫壁间或盆腔内。常在复查或取环时发现，发现后应立即报告医生，配合做好术前准备工作，设法从阴道取出或剖腹探查。

（4）节育器脱落：常见于放环时未将环送至宫底部，节育器与宫腔大小不适宜、宫颈内口松弛、月经量过多、劳动强度过大、子宫畸形等。常发生在放置 IUD 的最初 3 个月。

（5）带器妊娠：常因操作时未将环放到宫底部，环的大小、形态与宫腔不适宜。应行人工流产术，同时取出节育器。

（6）节育器嵌顿或断裂：由于节育器放置时损伤子宫壁或带器时间过长，致部分器体嵌入子宫肌壁或发生断裂，应及时取出。必要时在 B 超导视下取出。

二、药物避孕法

药物避孕（hormonal contraception）是指应用人工合成的甾体激素达到避孕的目的，目前国内常用的几乎全是女用避孕药，大多由雌、孕激素配伍组成。

（一）避孕原理

1.抑制排卵　通过影响下丘脑－垂体－卵巢轴的内分泌功能，抑制下丘脑释放 GnRH，从而使垂体分泌的 FSH 和 LH 减少；同时影响垂体对 GnRH 的反应，使 LH 不出现高峰，因此不能排卵。

2.干扰受精及受精卵着床　通过改变宫颈黏液的黏稠度，不利于精子的穿透，阻止受精;使子宫内膜分泌不典型,不利于孕卵着床;改变输卵管的正常分泌和蠕动功能,干扰受精卵着床。

(二)药物的种类与用法

1.短效口服避孕药 应用最广。药物剂型有糖衣片、纸型片及滴丸等。

(1)药物类型:①单相片:整个周期中雌、孕激素剂量固定,常用制剂有复方炔诺酮片(避孕片1号)、复方甲地孕酮片(避孕片2号)、复方去氧孕烯片(妈富隆)。月经周期第5日开始,每晚1片,连服22日。②三相片:将1个周期用药日数按雌、孕激素剂量不同分为第一相(第1~6片)、第二相(第7~11片)、第三相(第12~21片),自月经周期第1日开始,按顺序服用,每日1片,连服21日;第2周期及以后改为月经周期第3日开始服药。

(2)注意事项:①若漏服必须于次晨(12小时内)补服,以免发生突破性出血或避孕失败。②停药后7日内发生撤药性出血即月经,如停药7日尚无出血,于第2日开始第2周期服药。

2.长效口服避孕药 主要由长效雌激素和人工合成的孕激素配伍制成。首次最好在月经周期第5日服1片,月经周期第10日服第2片;以后按第1次服药日每月1片。因副反应较多,应用较少。

3.长效避孕针 目前有单纯孕激素类和雌、孕激素复合制剂2种。首次于月经周期第5日和第12日各肌内注射1支,第2个月起于每次月经周期第10~12日肌内注射1支。一般于注射后12~16日行经。每月肌注1次,避孕1个月。前3个月内可能出现月经周期不规则或经量增多,可用止血药或短效口服避孕药调整。

4.速效避孕药(探亲避孕药) 有孕激素制剂和雌孕激素复合制剂。服药不受月经周期时间的限制,在探亲前1日或当日中午服用1片,以后每晚服1片,连续服用10~14日,若已服14日而探亲期未结束,可改服短效口服避孕药至探亲结束。非孕激素制剂如53号避孕药,服用时间不受月经周期限制,性交后立即服1片,次晨加服1片,以后每次性交后1片,每月不少于12片。

5.缓释系统避孕药 将避孕药(主要是孕激素)与具备缓释性能的高分子化合物制成多种剂型,使避孕药缓慢释放,以维持恒定的血药浓度,达到长效避孕效果。类型有皮下埋置剂、微球和微囊避孕针、缓释避孕药阴道环。

(三)适应证与禁忌证

1.适应证 要求避孕的健康育龄妇女。

2.禁忌证

(1)重要器官病变:如心血管疾病、肝炎、肾炎、血液病或血栓性疾病、内分泌疾病等。

(2)恶性肿瘤、癌前病变、子宫或乳房肿块。

(3)严重精神病,生活不能自理者。

(4)月经稀少、频发、闭经或年龄大于45岁的妇女。

(5)年龄大于35岁的吸烟妇女。

(6)哺乳期妇女。

(四)药物副反应及护理

1.类早孕反应 避孕药中含有雌激素,可刺激胃黏膜,服药后多有恶心、食欲不振、困倦、头晕等,轻者无需处理,坚持服药 1～3 周期后常自行减轻或消失;症状严重者遵医嘱口服维生素 B_6、甲氧氯普胺等。

2.不规则阴道流血 若在服药的前半周期出血,为雌激素不足,每晚增服炔雌醇 0.005mg～0.015 mg,与避孕药同服至 22 日停。若在服药的后半周期出血,为孕激素不足,每晚增服短效避孕药 1/2～1 片,与避孕药同服至 22 日停。如出血量多,应立即停药,待出血第 5 日再开始用下 1 周期药物。

3.月经过少或停经 服药后因体内雌激素减少,子宫内膜变薄引起月经量减少或停经。连续用药 2 个周期无月经来潮,应考虑更换避孕药种类。更换药物后仍无月经来潮者,遵医嘱停止服用避孕药。

4.体重增加 部分妇女长时间服用避孕药,出现体重增加,但不致引起肥胖,也不影响健康,一般不需要处理。

5.色素沉着 少数妇女服药后颜面部皮肤出现蝶形淡褐色色素沉着,停药后可自行消退或减轻。

(五)护理要点

1.进行全面身心评估,排除禁忌证。

2.耐心告知药物的用法,确定其已掌握为止。

3.妥善保管药物,防止儿童误服;存放于阴凉干燥处,药物受潮后可能影响避孕效果。

4.注射避孕针时,应将药液吸尽,并做深部肌肉注射。欲停用时叮嘱病人要在停药后服用短效口服避孕药 3 个月,以免引起月经紊乱。

5.要求生育者在停用避孕药 6 个月后再考虑妊娠;哺乳期妇女不宜服用。

三、其他避孕法

(一)紧急避孕

紧急避孕(emergency contraception)是指在无防护性生活后或避孕失败后 3～5 日内,妇女为防止非意愿性妊娠的发生而采取的避孕方法。其避孕机制是阻止或延迟排卵,干扰受精或阻止受精卵着床。

1.紧急避孕药 一般在无保护性性生活 3 日(72 小时)之内口服。

(1)非激素类:米非司酮单次服用 25mg,不受性交时间及次数限制,经前 4 日使用均有效。

(2)激素类:如左炔诺孕酮片:首剂 1 片,12 小时再服 1 片。53 号避孕药:性交后立即服 1 片,次晨加服 1 片。

2.宫内节育器 常用带铜 IUD,一般应在无保护性性生活后 5 日(120 小时)之内放入带铜宫内节育器。

3.注意事项

(1)紧急避孕药应按要求一般在性交后 3 日内服用,性交后超过 3 日但未达 5 日则可放置宫内节育器。

(2)防止有可能延迟排出的卵子与精子相遇而受孕,服药后仍应坚持避孕。

(3)紧急避孕为临时性措施,仅用于偶尔避孕失败者。

(4)如紧急避孕失败,应终止妊娠。

(二)安全期避孕法

多数育龄妇女具有正常月经周期,排卵多在下次月经前 14 日,排卵前后 4～5 日内为易受孕期,其余时间不易受孕为安全期。采用安全期进行性交而达到避孕目的,称安全期避孕法或自然避孕法。因排卵受情绪、健康状况、外界环境等多种因素的影响,此法并不十分可靠,失败率高达 20%。

(三)免疫避孕法

免疫避孕法的导向药物避孕和抗生育疫苗,是近年来有发展前景的避孕药物,均在研究中。

(四)外用避孕药

通过阴道给药杀精或改变精子的功能,达到避孕效果。目前广泛使用是以壬苯醇醚为主药制成避孕药膜,将药膜揉成团状,于性交前 5 分钟放入阴道深处,待其溶解后即可性交。正确使用,避孕率达 95% 以上。

第二节　人工终止妊娠方法及护理

避孕失败的常用的补救措施有药物流产、人工流产、中期妊娠引产等。

一、药物流产

目前国内常用的药物是米非司酮(RU486)配伍米索前列醇。RU486 是一种合成类固醇,具有抗孕酮和抗糖皮质激素的特征。对子宫内膜孕激素受体的亲和力比孕酮高 5 倍,能和孕酮竞争受体,取代孕酮而与蜕膜的孕激素受体结合,阻断孕酮活性而使妊娠终止。米索前列醇是前列腺素衍生物,能促使宫颈软化及子宫收缩而排除妊娠物。药物流产必须在有急救措施和急诊刮宫设备的医疗单位,在医务人员监护下有选择地应用。若药物流产失败,应及时手术终止妊娠。

(一)适应证

1.年龄<40 岁健康妇女,本人自愿要求使用药物终止妊娠,确诊为正常宫内妊娠,妊娠在 7 周以内。

2.有人工流产高危因素者,如剖宫产术后 6 个月内、哺乳期、多次人工流产、子宫发育异常或骨盆严重畸形等。

(二)禁忌证

1.使用米非司酮的禁忌证 如肾上腺疾病、与甾体激素有关的肿瘤、糖尿病、肝肾功能异常、妊娠期皮肤瘙痒史、血液疾患、血管栓塞等病史。

2.使用前列腺素类药物的禁忌证 如哮喘、青光眼、带器妊娠、宫外孕、过敏体质等。

(三)用药方法

米非司酮 25mg,12 小时口服 1 次,共 3 日,于第 4 日上午用米索前列醇 0.6mg,1 次顿服。

(四)护理要点

1.用药前详细评估孕妇的健康史及身心状况,核实适应证,排除禁忌证。

2.帮助孕妇掌握用药方法,并详细说明注意事项及可能发生的不良反应。

(1)服药用水的温度不得超过 30℃。

(2)用药过程中会出现早孕反应加重,轻度腹痛、腹泻。

(3)80% 的孕妇在使用米索前列醇后 6 小时内排出孕囊,10% 在服药 1 周后排出妊娠物。服药后应在正规的有抢救条件的医疗机构内观察。

3.使用药物流产失败或出现大量流血者,必须行清宫术。

二、人工流产术

人工流产术(induced abortion)是指在妊娠 14 周以内用人工的方法终止妊娠的手术,其中包括负压吸引术和钳刮术。

(一)适应证

1.妊娠 14 周以内要求终止妊娠而无禁忌证者。

2.因患某种疾病不能继续妊娠者。

(二)禁忌证

1.全身各种病症的急性期。

2.急性生殖器官炎症。

3.妊娠剧吐致酸中毒未纠正者。

4.术前 24 小时内 2 次体温在 37.5℃ 以上。

(三)用物准备

换药碗 1 个,消毒钳 1 把,弯盘 1 个,小药杯 1 个,阴道窥器 1 个,宫颈钳 1 把,探针 1 个,宫颈扩张器 4～10 号各 1 根,吸管 5～8 号各 1 根,小头卵圆钳 1 把,小刮匙 1 把,有齿卵圆钳 1 把,硬质橡皮管 1 根,无菌长方布包和洞巾各 1 块、干棉球数个,长棉签 2 支,无菌手套 1

副,纱布若干,人工流产负压吸引器1台。

(四)手术的镇痛与麻醉

人工流产操作时间很短,一般不需要麻醉,但为了减轻受术者疼痛,亦可在麻醉下行人工流产术。常用的麻醉方法有:①依托咪酯静注法:是目前人工流产常用的方法。要求术前禁食,将依托咪酯溶液10ml(20mg),于15～60秒内静脉推注完毕,待药物起效后开始手术。需有麻醉师负责麻醉管理。②宫旁神经阻滞麻醉:取1%利多卡因于宫颈4、8点钟处各注射2.5ml,5分钟后开始手术。

(五)手术操作

术前排空膀胱,取膀胱截石位,常规外阴消毒,铺巾。做双合诊检查,查清子宫大小、位置及附件情况。

1.负压吸引术 适用于妊娠10周以内者。利用负压通过吸管,将妊娠组织吸出而终止妊娠的手术。

(1)消毒宫颈:用窥阴器暴露宫颈,重新消毒。

(2)探宫腔、扩宫颈:用宫颈钳钳夹前唇(或后唇),用探针顺子宫屈向探测宫腔深度。以执笔式手法持宫颈扩张器按子宫屈向扩张,顶端超过宫颈管内口,自4号起逐步扩张至大于所用吸管半号或1号。

(3)吸刮:连接好吸管试吸无误后,将吸管插入宫腔,按顺时针方向吸宫腔1～2周,最大负压不得超过500mmHg,当感觉宫壁粗糙、宫腔缩小出现少量血性泡沫时,表示已吸干净。捏紧吸引管并退出,用小刮匙轻轻绕宫腔刮1周,特别注意两侧宫角及宫底部,将吸刮物清洗过滤,仔细检查有无绒毛及胎儿组织,肉眼观有异常者送检。

2.钳刮术 适用于妊娠11～14周者。子宫颈充分扩张后,用卵圆钳夹取妊娠组织,再行刮宫、吸宫的手术。术前24小时常规消毒后用橡胶导尿管扩张宫颈管,也可在手术前3～4小时在阴道后穹隆部放置前列腺素制剂。

(1)消毒宫颈:基本同人工流产。

(2)探测宫腔:孕11～12周者,宫腔深11～13cm,孕13～14周者,宫腔深13～15cm。

(3)扩张宫颈管:其操作方法同人工流产术。

(4)用有齿钳逐步钳出胎儿组织,余同吸引术。

(六)人工流产并发症及防治

1.子宫穿孔 常见于手术者操作技术不熟练,哺乳期子宫或子宫壁有瘢痕者。疑有穿孔应立即停止手术,予缩宫素和抗生素,同时密切观察受术者的生命体征、腹痛及有无内出血情况。必要时可剖腹探查处理。

2.人工流产综合征 受术者在术中或术后出现面色苍白、出冷汗、心动过缓、血压下降、头晕甚至晕厥等症状,大多数可在手术后逐渐恢复。防治措施主要有:缓慢扩张宫颈;适当降低吸宫的压力;各种操作要轻柔;术前肌肉注射阿托品0.5mg等。

3.不全流产 为人工流产术常见并发症,多见于手术者技术不熟练或子宫过度前屈或后屈导致吸刮不全者。表现为人工流产后 10 日流血量仍多,或者血止后又有多量流血。如流血多,应立即刮宫;流血不多,可先用抗生素,然后再刮宫。

4.感染　多因不全流产、用具消毒不严、手术者无菌观念不强造成,或受术者不执行医嘱,提前房事引起。多表现为子宫内膜炎、盆腔炎甚至腹膜炎。受术者应卧床休息,给予支持疗法,提高机体抵抗力,及时抗感染治疗。如宫腔内有残留物合并感染者,应按感染性流产处理。

5.漏吸　手术未吸出胚胎及绒毛组织。应复查子宫位置、大小、形态,重新探查宫腔,再次行负压吸引术。

(七)护理要点

1.术前护士要热情接待,关心病人,主动介绍手术简单经过、注意事项。详细询问病史,测量生命体征,做相关的术前检查。

2.手术过程中责任护士及家属尽可能床旁陪护,使病人有安全感。

3.术后休息 1 小时,观察宫缩及阴道流血等情况。

4.遵医嘱给予药物治疗。

5.嘱受术者保持外阴清洁,禁止盆浴及性生活 1 个月。有异常情况随诊。

6.指导病人采取安全可靠的避孕措施。

三、中期妊娠引产术

中期妊娠引产术常用乳酸依沙吖啶(利凡诺)引产和水囊引产。乳酸依沙吖啶引产是将依沙吖啶注入羊膜腔内或羊膜腔外宫腔内,使胎盘组织变性坏死,损害胎儿主要脏器使胎儿中毒死亡,刺激子宫平滑肌兴奋,使内源性前列腺素升高引起宫缩,促使胎儿及附属物排出。水囊引产是将水囊置于子宫壁与胎膜之间,水囊内注入适量无菌生理盐水,借膨胀的水囊增加宫内压力,刺激子宫引起宫缩,促使胎儿及附属物排出。由于水囊引产须经阴道操作,感染率较药物引产高,目前临床应用较少。故这里只介绍依沙吖啶引产羊膜腔内注入法。

(一)适应证

妊娠在 13～28 周,因疾病或胚胎异常不宜继续妊娠者。

(二)禁忌证

1.严重的心脏病、高血压及血液病等。

2.有急、慢性肾疾病或肝、肾功能不全者。

3.各种疾病急性期,如急性传染病、生殖器官炎症。

4.术前 24 小时内 2 次体温在 37.5℃以上者。

5.前置胎盘或局部皮肤感染者。

(三)用药剂量

安全用药量每次不超过 100mg。

（四）用物准备

双层包布 1 块,孔巾 1 块,无菌卵圆钳 2 把,9 号腰椎穿刺针 1 个,弯盘 1 个,5ml 及 10ml 注射器各 1 个,纱布若干,无菌手套 1 副。

（五）手术步骤

1.体位　排空膀胱,取膀胱截石位。

2.穿刺点　穿刺点取在宫底与耻骨联合中点、腹中线偏一侧 1cm 处或在胎儿肢体侧囊性感明显处。必要时在 B 超下定位。

3.消毒　以穿刺点为中心,常规消毒腹部皮肤,铺无菌孔巾。

4.羊膜腔穿刺　用腰椎穿刺针经腹壁垂直刺入至羊膜腔。

5.注入药液　换上内有 100mg 利凡诺的注射器,回抽有羊水后缓慢注入药物。拔出穿刺针,覆盖无菌纱布,压迫 2～3 分钟,胶布固定。

（六）并发症及防治

1.全身反应　偶有在 24～48 小时内体温升高者,可在短时间内自动恢复。

2.胎盘胎膜残留　疑有胎盘、胎膜残留者,可行清宫术。防止出血及感染。目前多主张胎盘排出后即行清宫术。

3.出血和感染　大约 80% 的病人有出血,但不超过 100ml,否则要清宫。感染发生率较低,一旦发现感染征象,应立即处理。

（七）护理要点

1.术前护士要热情接待,主动介绍病房环境、手术经过和注意事项。详细询问病史,测量生命体征,做相关的术前检查。

2.严密观察手术过程,及时识别呼吸困难、发绀等羊水栓塞症状。对引产者应无菌接生,仔细检查胎盘胎膜的完整性,使用抗生素预防感染。

3.术后或产后应及时观察宫缩及阴道流血等情况,发现宫缩不好立即按摩子宫,并报告医生及时处理。

4.嘱受术者保持外阴清洁,禁止盆浴及性生活 1 个月。

5.有腹痛和阴道流血增多等异常情况应随时就诊。

6.指导采取安全可靠的避孕措施。

第三节　女性绝育方法及护理

女性绝育方法是通过手术或药物的方法,达到永久不生育的目的,称为输卵管绝育术 (tubal sterilization operation)。常用的女性绝育方法有经腹输卵管结扎术、腹腔镜绝育术。

一、经腹输卵管结扎术

(一)适应证

1.育龄期妇女自愿接受绝育手术而无禁忌证者。
2.患有全身性疾病如心脏病、肝脏病、肾脏病或其他疾病不宜生育者。

(二)禁忌证

1.生殖器炎症或腹部皮肤有感染者。
2.各种疾病的急性期如急性传染病。
3.全身状况不良不能胜任手术者,如心力衰竭、产后出血、肝肾功能不全。
4.24 小时内有 2 次体温≥37.5℃者。
5.有严重的神经官能症者。

(三)手术时间

1.非妊娠妇女绝育最好选择月经干净后 3～7 日内。
2.剖宫产术中;人工流产术后;足月顺产后 24 小时内。
3.哺乳期妇女、闭经者应排除早孕后再手术。

(四)手术步骤

1.术前准备　可肌肉或静脉注射杜冷丁 50mg,手术在局部浸润麻醉下进行。
2.体位　受术者排空膀胱,取仰卧位,留置导尿管,手术野按常规消毒、铺巾。
3.选择腹部切口　一般在腹中线耻骨联合上方 3～4cm 处作约 2cm 长纵切口或横切口,产妇则在宫底下方 2cm 处作切口,分层进入腹腔。
4.暴露输卵管　术者左手示指伸入腹腔,沿宫底后方滑向一侧宫角,到达卵巢或输卵管后,右手持卵圆钳将输卵管夹住,轻轻提至切口,并以 2 把无齿镊交替依次夹取输卵管直至伞端,并检查卵巢情况。亦可用指板或吊钩法提取输卵管。
5.结扎输卵管　目前国内多采用抽心包埋法。在输卵管峡部浆膜下注入 0.5％～1％利多卡因 1ml,用尖刀切开膨胀的浆膜层,再用弯蚊钳轻轻游离该段输卵管,相距 1.5cm 处以 4 号丝线各作一道结扎,剪除其间约 1cm 长的输卵管,最用 1 号丝线连续缝合浆膜层,将近端包埋于输卵管系膜内,远端留在系膜外,查无出血、渗血后,送回腹腔。同法处理对侧。

(五)术后并发症及处理

1.出血、血肿　因过度牵拉,损伤输卵管或其系膜所致。也可见于血管结扎不紧引起出血。一旦发现须立即止血后再缝合。
2.感染　多因手术中未严格执行无菌操作规程造成。因此,要严格掌握手术适应证及禁忌证,加强无菌观念,规范操作程序,术后预防性使用抗生素。
3.脏器损伤　多为解剖关系辨认不清,操作技术不熟练造成膀胱或肠管损伤。因此,要求术中严格执行操作规程,一旦发现误伤要及时处理。

4.绝育失败　偶有发生,多由于绝育方法本身缺陷或手术操作技术差引起。

(六)护理要点

1.术前主动与受术者交流,使其消除对手术的恐惧心理。简单介绍手术过程,使病人接受手术,并主动配合手术。

2.作好术前准备,如按一般妇科腹部手术备皮;作普鲁卡因、青霉素皮肤过敏试验。准备器械、敷料等。

3.术中与医生密切配合,熟悉手术步骤,按顺序递送器械、物品,术前、术后清点器械及敷料,确保无误。并随时注意受术者情况,有异常及时报告手术医生。

4.术后需卧床数小时,密切观察体温、脉搏变化,有无腹痛及内出血征象。鼓励及早下床活动,以免腹腔粘连。每日协助医生观察切口,保持敷料干燥、整洁,以利切口愈合。

5.做好健康指导。指导手术者出院后注意休息,禁止性生活2周。

二、经腹腔镜输卵管绝育术

(一)适应证

同经腹输卵管结扎术。

(二)禁忌证

已有腹腔粘连及心肺功能不全者禁用,其他同经腹输卵管结扎术。

(三)手术步骤

硬膜外或局部麻醉。手术时取头低仰卧位,于脐孔下缘作约1cm的横弧形切口,把气腹针插进腹腔,充二氧化碳气体约2～3L,然后置换腹腔镜。在腹腔镜直视下将弹簧夹或硅胶环钳夹或环套于输卵管峡部。也可用双极电凝烧灼输卵管峡部1～2cm。

(四)护理要点

基本同经腹输卵管结扎术的护理要点,术后静卧4～6小时即可下床。

本章小结

计划生育是我国的基本国策,避孕、节育是落实计划生育的重要手段。本章介绍了避孕、人工终止妊娠和女性绝育的各种常用方法及护理。

采用科学的方法使妇女暂时不受孕称避孕。永久不受孕,称绝育。避孕、绝育的方法很多。工具避孕是利用工具在宫腔内长期对子宫内膜起异物刺激作用,从而引起无菌性炎症反应等,达到避孕的目的。常用的避孕工具有宫内节育器。药物避孕法是采用人工合成的甾体激素阻止女性生殖细胞的排出或阻断精卵相遇,干扰受精卵的着床,达到暂时不孕的目的。其他避孕方法有安全期避孕法、阴茎套避孕法。避孕失败的补救措施包括药物流产、人工流产及中期妊娠引产。手术流产应明确手术的适应证、禁忌证,对手术者的外阴、阴道及其他手术部位进行清洁、消毒,并准备好器械药物,术前、术中要注意病人的心理变化,给予心理支持及心理辅导,手术过程中除配合医生顺利手术外,还仔细观察手术过程中护理对象的反应,有异常情况及时报告医生,术后应告知护理对象日常生活的注意事项及自我护理的基本做法,做好健康指导。女性绝育方法是通过阻断输卵管的方式,使精子与卵子不能相遇而达到永久不孕的目的,常用的女性绝育方法为经腹输卵管结扎术和经腹腔镜输卵管绝育术。

本章关键词:避孕;人工流产;绝育

课后思考

1. 常用的避孕方法有哪些?

2. 如何进行输卵管绝育术的护理?

3. 人工流产的并发症有哪些? 如何护理?

4. 张女士,28岁,足月顺产后3个月,哺乳期,月经未复潮。现到医院咨询既不影响婴儿喂奶又方便省事的避孕办法。请你给出指导。

(周群英 常 青)

第二十二章

妇女保健

情景导入

妇女保健是以妇女为对象,以保健为中心,针对妇女不同时期的生理、心理、社会特点和保健要求,以及影响妇女健康的卫生服务、社会环境、自然环境和遗传等方面因素,综合运用预防医学、临床医学、心理学、社会学、管理学等多学科的知识和技术,保护和促进妇女健康。学好妇女保健能够帮助同学们在以后的工作中宣传妇女保健知识,普及科学保健,架起护患之间沟通的桥梁。

问题:

1. 妇女保健的目的是什么?
2. 重点应做好哪几个时期的保健?

本章学习目标

1. 掌握妇女各期的保健。
2. 了解妇女保健工作的目的、意义、组织机构和工作范围。
3. 了解妇女保健常用的统计指标。

第一节　妇女保健工作意义与组织机构

一、妇女保健工作的目的和意义

1. 妇女保健工作的目的是通过积极的普查、预防保健及监护和治疗措施,开展以维护生殖健康为核心的妇女各期保健工作,降低孕产妇及围生儿死亡率,减少患病率和伤残率,控制某些疾病特别是遗传性疾病的发生及性传播疾病的传播,促进妇女身心健康。

2. 妇女保健工作是我国卫生保健事业的重要组成部分,与临床医学、疾病预防控制构成我国医学卫生防病的基本体系,采取以预防为主,以保健为中心,以群体为服务对象,以基层为重点,以保健与临床相结合的方法,开展以生殖健康为核心的妇女保健工作,提高民族综合素质,直接关系到子孙后代的健康、家庭幸福、民族素质提高和计划生育基本国策的贯彻落实。

二、妇女保健工作的组织机构

1.卫生行政机构　卫生部内设妇幼保健司并下设妇幼保健处;省(直辖市、自治区)卫生厅设基层卫生与妇幼保健处;市(地)级卫生局设妇幼保健科;县(市)级卫生局设防保股或业务股。

2.专业机构　妇幼卫生专业机构如各级妇产科医院、儿童医院、综合医院的妇产科、计划生育科、儿科、预防保健科以及国家级、省级、(地)市级、县级等各级妇幼保健机构,如省市妇幼保健院、县妇幼保健所等。

各级妇幼保健机构均属业务实体,都必须接受同级卫生行政部门的领导,认真贯彻妇幼工作方针。

第二节　妇女保健工作范围

妇女保健工作范围包括:①妇女各期保健。②普及科学接生、提高产科质量。③积极防治妇女常见病、多发病。④宣传并落实计划生育政策。⑤做好妇女劳动保护。⑥女性心理保健。

一、妇女各期保健

(一)儿童期保健

女童保健是妇女一生生殖健康的基础,由于女童的生殖系统解剖特点,应该注意保持外阴清洁(不穿开裆裤、大便后清洗),防止损伤和感染。应根据女童的生理、心理和社会特点,做好以下保健指导:①培养良好的卫生习惯。②保护女童安全。③尽早发现并治疗发育成熟障碍,注意营养的合理与均衡,避免女童体格发育偏离及性早熟。④慎重对待女童生殖器官的发育畸形或缺陷。⑤女童生殖道肿瘤恶性程度高,应引起足够的重视。⑥重视女童心理卫生。

(二)青春期保健

青春期保健分三级。

一级预防为重点,主要根据青春期女性生理、心理特点,为培养良好的健康行为给予保健指导。包括:①培养良好的饮食习惯。②自我保健,培养良好的生活方式和卫生习惯。③参与适当的体育锻炼和体力劳动。④普及月经生理和经期卫生知识。⑤进行青春期心理卫生和性知识教育以及性道德培养。

二级预防:通过定期体格检查,及早发现青春期少女常见疾病如痛经、青春期功血、原发性和继发性闭经及少女生殖系统肿瘤等,及时发现行为偏差,减少或避免诱发因素。

三级预防:女性青春期疾病的治疗与康复。

（三）围婚期保健

围婚期保健是指围绕结婚前后，为保障婚配双方及其后代健康所进行的一系列保健服务措施，它有利于男女双方了解自己的健康状况，有利于未来家庭的美满幸福，有利于优生优育和计划生育，有利于提高出生人口素质。包括婚前医学检查、围婚期健康教育及婚前卫生咨询。

1.婚前医学检查的主要疾病包括：

（1）严重遗传性疾病：由于遗传因素先天形成，病人全部或部分丧失自主生活能力，子代患病风险高，医学上认为不宜生育的疾病。

（2）指定传染病：病毒性肝炎、结核病、艾滋病、淋病、梅毒以及医学上认为影响结婚和生育的其他传染病。

（3）有关精神病：精神分裂症、躁狂抑郁型精神病以及其他重型精神病。

（4）其他与婚育有关的疾病，如重要脏器疾病和生殖系统疾病等。

2.围婚期健康教育是指对准备结婚的男女双方和已婚未育的夫妇进行以生殖健康为核心的，与结婚和生育有关的保健知识的教育。

3.婚前卫生咨询是指针对医学检查中出现的异常情况和服务对象提出的问题进行解答，帮助受检对象在知情选择的基础上做出决定。对于医学上认为"不宜结婚"、"暂缓结婚"、"不宜生育"或"建议采取医学措施，尊重受检双方意见"的服务对象，应耐心讲明科学道理，提出医学预防、治疗及采取措施的意见，进行重点咨询指导，达到保护母婴健康和减少严重遗传性疾病患儿出生的目的。

（四）生育期保健

主要目的是维护妇女生殖功能的正常，通过加强孕产期保健保证母婴安全，降低孕产妇和围生儿死亡率；给予计划生育技术指导，避免妇女在生育期因孕育或节育导致的各种疾病；加强疾病普查和卫生宣传，提高处理水平，确保妇女的身心健康。

（五）围生期保健

围生期保健是指一次妊娠从妊娠前、妊娠期、分娩期、产褥期到哺乳期，为孕母和胎婴儿的健康所进行的一系列保健措施，从而保证母亲安全，提高出生人口质量，降低围生儿和孕产妇死亡率及远期伤残率。

1.孕前期保健　目的是为了选择最佳的受孕时机，减少危险因素和高危妊娠。小于18岁或大于35岁的女性，妊娠的危险因素增加，易造成难产、产科其他合并症以及胎儿染色体病，所以应选择适宜的生育年龄。妊娠前，妇女尽量保持良好的精神状态。饮食营养丰富，生活有规律，工作适度，睡眠充足。妊娠前应积极治疗对妊娠有不良影响的疾病，如病毒性肝炎、肺结核、糖尿病、甲状腺功能亢进症、心脏病、高血压病等，待疾病痊愈或好转后再选择适当的时间妊娠。妊娠前应戒烟禁酒，避免接触化学毒物及放射线等，必要时应调换工作，以免影响胚胎或胎儿发育或致畸。使用长效避孕药避孕者应停药改用工具避孕6个月后再怀孕，以免避孕药对胎儿造成不良影响。有不良孕产史者应向医生咨询并提前做好准备，以减少高危妊娠和高危儿的发生。

2.孕期保健 孕期保健一般分为。个阶段:孕早期保健、孕中期保健及孕晚期保健。

(1)孕早期是胚胎、胎儿分化发育阶段,容易受各种生物、物理、化学等因素的干预,导致胎儿畸形或发生流产。孕妇应注意孕期卫生,保持室内空气清新,避免接触污浊空气,避免病毒感染,患病时用药要遵医嘱,以防药物致胎儿畸形;避免精神刺激,保持心情舒畅,注意营养,提供足够热量、蛋白质,多吃蔬菜水果;生活起居要有规律,避免过劳,保证充足睡眠,每日有适当活动。应尽早确诊早孕,建立早孕保健卡,测量基础血压和基础体重。进行高危妊娠的初筛,了解有无高血压、心脏病、糖尿病、肝肾疾病等病史,有无不良孕产史,询问家族成员有无遗传病史。

(2)孕中期是胎儿生长发育较快的阶段。此阶段应仔细检查孕早期各种影响因素对胎儿是否有损伤,监测胎儿生长发育的各项指标(如宫高、腹围、体重、胎儿双顶径等),对疑有畸形或遗传病及高龄孕妇的胎儿要进一步做产前诊断。预防并发症,预防及治疗生殖道感染,做好高危妊娠的各项筛查工作。指导孕妇注意加强营养,适当补充铁剂、钙剂。

(3)孕晚期胎儿生长发育最快,胎儿体重增加明显。此期应注意指导孕妇合理补充热量、蛋白质、维生素、微量元素和矿物质。注意防治妊娠期并发症(妊娠期高血压疾病、胎膜早破、早产、胎位异常、产前出血等)。还应特别重视监测胎盘功能,及早发现且及时纠正胎儿宫内缺氧。做好分娩前身体、心理、物质上的准备,选择对母儿合适的分娩方式。做好乳房准备以利于产后哺乳。

3.分娩期保健 是指分娩与接产时的各种保健和处理,目的是为了确保分娩顺利,母儿安全。指导产妇应住院分娩,如果为高危孕妇应提前入院。分娩期产妇生理、心理负担最重,体力消耗巨大,最容易出现问题,要做好"五防、一加强"。五防:防感染、防滞产、防产伤、防出血、防新生儿窒息。一加强:加强对高危妊娠的产时监护和产程处理。

4.产褥期保健 产褥期保健的目的是防止产后出血、感染等并发症,促进产妇产后生理功能恢复。护理人员应在产褥期为产妇提供相应的身心指导和帮助,于产后 3 日、产后 14 日和产后 28 日进行产后访视,指导产妇在产后 42 日到医院进行全面的健康检查。

5.哺乳期保健 哺乳期是指产后产妇用自己乳汁喂养婴儿的时期,通常为 10～12 个月。保健的中心任务是保护母婴健康,降低乳幼儿死亡率,保护、促进和支持母乳喂养。护理人员应帮助产妇认识到母乳喂养的好处,增强母乳喂养的信心,以保证新生儿的正常生长发育。WHO 提出的母乳喂养十项措施包括:

①有书面的母乳喂养规定,并常规的传达到全体卫生人员。②对全体卫生人员进行必要的技术培训,使其能实施有关规定。③把有关母乳喂养的好处及处理方法告诉所有的孕妇。④帮助母亲在产后半小时内开奶。⑤指导母亲如何喂奶,以及在需与新生儿分开的情况下如何保持泌乳。⑥除母乳外,禁止给新生儿吃任何食物或饮料,除非有医学指征。⑦实施母婴同室。⑧鼓励按需哺乳。⑨不要给母乳喂养的新生儿吸吮橡皮奶头,或使用奶头做安慰物。⑩促进母乳喂养支持组织的建立,并将出院的母亲转给这些组织。

哺乳期还应该指导乳母正确护理乳房;勿滥用药品,必须时应在医生指导下用药;最好采用工具避孕或产后 3～6 个月放置宫内节育器的方法,不宜口服避孕药物;不要过分延长哺乳期。要做好定期访视,评估母乳喂养及婴儿生长发育情况;评估家庭支持系统,完善家庭功能。

(六)围绝经期保健

围绝经期妇女由于性激素减少可引发一系列躯体和精神心理症状,此期的保健内容有:保持心情舒畅,合理安排生活和饮食,适度的体格锻炼及肛提肌锻炼,保持外阴部清洁,定期接受妇科常见疾病及肿瘤普查,必要时在医生指导下采用激素替代、补充钙剂等综合措施防治围绝经期综合征、骨质疏松、心血管病等,指导避孕至停经 12 个月以后,放置宫内节育器者应于绝经 1 年内取出。

(七)老年期保健

65 岁以后为老年期,应指导老年期的女性定期进行身体各系统的检查,防治老年易患疾病如:老年性阴道炎、子宫脱垂、妇科恶性肿瘤、骨质疏松、脂代谢紊乱、老年性痴呆等,加强体育锻炼,从事力所能及的工作,保持心情愉悦,以提高生命质量。

二、普及科学接生、提高产科质量

普及科学接生并开展围产期保健。防治产科并发症,推广产前胎儿健康情况预测,提高民族人口素质,降低孕、产妇及围产儿死亡率。鼓励产妇住院分娩,加强助产人员培训,提高助产水平。

三、积极防治妇科常见病、多发病

健全妇女保健网络,定期进行妇女常见病、多发病及良恶性肿瘤的普查普治,35 岁以上妇女每 1~2 年普查 1 次,中老年妇女以防癌为重点,做到早期发现、早期诊断及早期治疗。针对普查结果,总结发病规律,制定预防措施,降低发病率,提高治愈率,维护妇女健康。

四、宣传并落实计划生育政策

宣传和落实计划生育措施,是妇女保健工作中一个重要内容。宣传晚婚晚育、计划生育的重要意义和有关的科学知识,使育龄期妇女了解人工流产只能作为避孕失败后的补救手段,指导育龄夫妇选择安全有效的节育方法,预防性病的传播。做好心理指导,降低人工流产率及中期妊娠引产率。提高节育手术质量,减少和防止手术并发症的发生。

五、做好妇女劳动保护

目前我国已建立较完善的妇女劳动保护和保健法规,以防止职业性有害因素对妇女的生殖器官和生殖功能造成影响,以及通过妊娠、哺乳等影响胎婴儿的健康。我国政府规定:

1. 月经期 女职工在月经期不得从事装卸、搬运等重体力劳动及高处作业;不得从事低温、冷水、野外作业及用纯苯作溶剂而无防护措施的作业;不得从事连续负重(每小时负重次数在 6 次以上者),单次负重超过 20kg,间断负重每次负重超过 25kg 的作业。

2. 妊娠期 妊娠期妇女在劳动时间进行产前检查,可按劳动工时计算;妊娠期不得加班、加点,妊娠满 7 个月后不得安排夜班劳动;不得从事频繁弯腰、攀高、下蹲的作业;不允许在女职工妊娠期、产期、哺乳期降低基本工资或解除劳动合同。

3.产期 女职工产假为 98 日,其中产前休息 15 日,难产增加 15 日,多胎生育者每多生 1 个婴儿增加产假 15 日,女职工执行计划生育可按本地区本部门规定延长产假。

4.哺乳期 时间为 1 年,每班工作应给予两次哺乳时间,每次哺乳时间,单胎为 30 分钟;有未满 1 周岁婴儿的女职工,不得安排夜班及加班。

5.围绝经期 围绝经期妇女应该得到社会广泛的体谅和关怀。经医疗保健机构诊断为围绝经期综合征者的女职工,经治疗效果不佳,已不适应现任工作时,应安排其他适宜的工作。

6.其他 妇女应遵守国家计划生育法规,但有不育的自由;各单位对妇女应定期进行以防癌为主的妇科病普查、普治;女职工的劳动负荷,单人负荷一般不得超过 25kg,两人抬运不得超过 50kg。

六、做好妇女心理保健

1.月经期心理卫生 月经初潮来临时应对少女进行适当的性教育及经期卫生保健指导,月经期应注意个人卫生,补充足够的营养,注意休息,调整个人身心状态。避免不良因素干扰导致月经周期紊乱和闭经。

2.妊娠期和分娩期心理卫生 妊娠期是孕产妇所经历的起始阶段,在此期间护理人员应指导孕妇逐渐形成对妊娠及分娩过程的正确认知,构建积极健康的心理状态,使孕妇慢慢接受并适应妊娠这一应激事件,避免心理障碍对妊娠和分娩的消极影响。在分娩过程中,医护人员应及时对产妇的心理状态进行评估,避免因紧张、焦虑、恐惧心理导致产程异常,有条件的情况下可以开展家庭式分娩室,让配偶或家人陪伴分娩。

3.产褥期心理卫生 产妇在产褥期最常见的心理问题是焦虑和产后抑郁,在产褥期应依靠家人和社区妇幼保健人员及时发现不良因素对产妇的影响,加强指导,减轻心理压力,促进母亲角色适应,鼓励进行母乳喂养和产后锻炼。

4.围绝经期及老年期心理卫生 围绝经期及老年期的女性,由于体内激素水平的下降,以及家庭、工作的变化,容易出现如抑郁、焦虑及情绪不稳定、身心疲劳、孤独、个性和行为改变等问题,对此期的女性要加强心理咨询、健康教育和激素替代治疗,并鼓励其积极参加社会活动,使生活变得丰富充实。

第三节 妇女保健统计指标

一、妇女病普查普治常用统计指标

(1)妇女病普查率=期内(次)实查人数/期内(次)应查人数×100%。

(2)妇女病患病率=期内患病人数/期内受检查人数×10 万/10 万。

(3)妇女病治愈率=治愈例数/患妇女病总例数×100%。

(4)妇女病普治率=接受治疗人数/患病总人数×100%。

二、孕产妇保健指标

1. 孕产期保健工作统计指标

(1)孕产妇系统管理率＝期内接受系统管理的孕产妇数/同期产妇总数×100％。

(2)产前检查率＝期内产前检查总人次数/期内孕妇总数×100％。

(3)产后访视率＝期内产后访视产妇数/期内分娩的产妇总数×100％。

(4)住院分娩率＝期内住院分娩产妇数/期内分娩的产妇总数×100％。

2. 孕产期保健质量指标

(1)高危孕妇发生率＝期内高危孕妇数/期内孕(产)妇总数×100％。

(2)妊娠期高血压疾病发生率＝期内患病人数/期内孕妇总数×100％。

(3)产后出血率＝期内产后出血人数/期内产妇总数×100％。

(4)产褥感染率＝期内产褥感染人数/期内产妇总数×100％。

(5)会阴破裂率＝期内会阴破裂人数/期内产妇总数×100％。

3. 孕产期保健效果指标

(1)围生儿死亡率＝(孕28足周以上死胎、死产数＋生后7日内新生儿死亡数)/(孕28足周以上死胎、死产数＋活产数)×1000‰。

(2)孕产妇死亡率＝年内孕产妇死亡数/年内孕产妇总数×10万/10万。

(3)新生儿死亡率＝期内生后28日内新生儿死亡数/期内活产数×1000‰。

(4)早期新生儿死亡率＝期内生后7日内新生儿死亡数/期内活产数×1000‰。

(5)母乳喂养率＝4个月内母乳喂养的婴儿数/同期被访视的婴儿总指数×100％。

(6)新生儿访视率＝当年新生儿访视人数/当年活产儿数×100％。

4. 计划生育统计指标

(1)人口出生率＝某年出生人数/同年平均人口数×1000‰。

(2)人口死亡率＝某年死亡人数/同年平均人口数×1000‰。

(3)计划生育率＝符合计划生育的活产数/同年活产总数×100％。

(4)节育率＝落实节育措施人数(夫妇任一方)/已婚有生育能力的育龄妇女数×100％。

(5)节育失败率＝采取节育措施而妊娠的人数/落实节育措施总人数×100％。

本章小结

本章内容包括妇女保健工作意义与组织机构,妇女保健工作范围及妇女保健统计指标。

妇女一生中要经历青春期、孕期、产期、哺乳期、更年期5个关键期,每个期的保健都将与自己和下一代的心身健康、家庭和睦密切相连。本章重点介绍女性一生各个时期的特点和保健要求,影响妇女健康的卫生服务、社会环境和遗传等方面的各种高危因素以及有利于提高妇女健康水平的各种监护技术、保健对策和管理方法,妇女常见疾病的防治以及妇女保健常用指标等内容。

本章关键词:妇女保健;劳动保护;统计指标

课后思考

1. 妇女保健工作的意义是什么？
2. 如何做好妇女的各期保健工作？

（岳　峰）

参考文献

[1]郑修霞. 妇产科护理学,第 2 版. 北京:人民卫生出版社,2006.

[2]郑修霞. 妇产科护理学,第 4 版. 北京:人民卫生出版社,2008.

[3]乐杰. 妇产科学,第 7 版. 北京:人民卫生出版社,2008.

[4]乐杰. 妇产科学,第 8 版. 北京:人民卫生出版社,2009.

[5]夏海鸥. 妇产科护理学,第 2 版. 北京:人民卫生出版社,2007.

[6]魏碧蓉. 高级助产学,第 2 版. 北京:人民卫生出版社,2010.

[7]丰有吉. 妇产科学,第 1 版. 北京:人民卫生出版社,2005.

[8]张新宇. 妇产科护理学,第 1 版. 北京:人民卫生出版社,2009.

[9]苟文丽. 分娩学. 北京:人民卫生出版社,2003.

[10]杨秀瑾. 妇产科常见疾病护理流程与图解. 北京:军事医学科学出版社,2008.

[11]丁洁. 妇产科护士工作手册新编. 上海:第二军医大学出版社,2008.

[12]卢碧瑛. 简明产科护理. 北京:人民军医出版社,2006.

[13]杨秋玲. 产科护士实习手册. 北京:人民军医出版社,2009.

[14]杜彩素. 妇产科学,第 2 版. 北京:科学出版社,2006.